福建省“十四五”职业教育规划教材
高等职业学校“十四五”规划护理类专业书证融通特色教材
数字案例版

▶ 供护理、助产等专业使用

妇产科护理

（数字案例版）

主 编 彭 金 杨 娟 谢 菲
副主编 张艳慧 周倩倩 任 美 陈 哲
编 者 （以姓氏笔画为序）
王丽丽 上海市杨浦区控江医院
王艳波 甘肃中医药大学
吉秀家 甘肃中医药大学
朱海红 上海百佳妇产医院
任 美 郑州铁路职业技术学院
李克梅 宁夏医科大学
杨 艺 临汾职业技术学院
杨 娟 黄河科技学院
张艳慧 黄河科技学院
陈 哲 湖南交通工程学院
周倩倩 上海健康医学院
胡俊妹 镇江市高等专科学校
彭 金 泉州医学高等专科学校
谢 菲 镇江市高等专科学校
潘小燕 四川卫生康复职业学院

華中科技大學出版社
http://press.hust.edu.cn
中国·武汉

内容简介

本教材是福建省"十四五"职业教育规划教材，是高等职业学校"十四五"规划护理类专业书证融通特色教材(数字案例版)。

本教材共有21个项目，84个工作任务。每个项目设置了明确的能力目标；每个任务以案例为引导，通过问题导出该任务的重点和难点；文中加入护考提示，便于学生在学习中掌握护考要点；每个项目均设"直通护考"，配有与全国护士执业资格考试相对应的A型题。

本教材配有虚拟仿真(VR)视频，通过二维码关联虚拟仿真视频截图和虚拟仿真视频、案例解析、知识拓展、直通护考答案、PPT等数字化内容，加强数字融合，实现纸质与数字的互动互补。教材后还有常用妇产科专有名词英文缩写。

本教材可供护理、助产等专业使用。

图书在版编目(CIP)数据

妇产科护理：数字案例版/彭金，杨娟，谢菲主编. —武汉：华中科技大学出版社，2021.1(2025.1重印)
ISBN 978-7-5680-6746-1

Ⅰ.①妇… Ⅱ.①彭… ②杨… ③谢… Ⅲ.①妇产科学-护理学 Ⅳ.①R473.71

中国版本图书馆CIP数据核字(2021)第015436号

妇产科护理(数字案例版)　　彭　金　杨　娟　谢　菲　主编
Fuchanke Huli(Shuzi Anli Ban)

策划编辑：史燕丽
责任编辑：郭逸贤
封面设计：原色设计
责任校对：刘　竣
责任监印：周治超
出版发行：华中科技大学出版社(中国·武汉)　　电话：(027)81321913
武汉市东湖新技术开发区华工科技园　　邮编：430223
录　　排：华中科技大学惠友文印中心
印　　刷：武汉市洪林印务有限公司
开　　本：880mm×1230mm　1/16
印　　张：20.5
字　　数：605千字
版　　次：2025年1月第1版第3次印刷
定　　价：59.90元

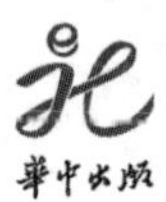

高等职业学校“十四五”规划护理类专业书证融通特色教材(数字案例版)

编委会

网络增值服务使用说明

欢迎使用华中科技大学出版社医学资源网yixue.hustp.com

1.教师使用流程

（1）登录网址：http://yixue.hustp.com（注册时请选择教师用户）

注册 → 登录 → 完善个人信息 → 等待审核

（2）审核通过后，您可以在网站使用以下功能：

2.学员使用流程

建议学员在PC端完成注册、登录、完善个人信息的操作。

（1） PC端学员操作步骤

①登录网址：http://yixue.hustp.com（注册时请选择普通用户）

注册 → 登录 → 完善个人信息

② 查看课程资源

如有学习码，请在个人中心-学习码验证中先验证，再进行操作。

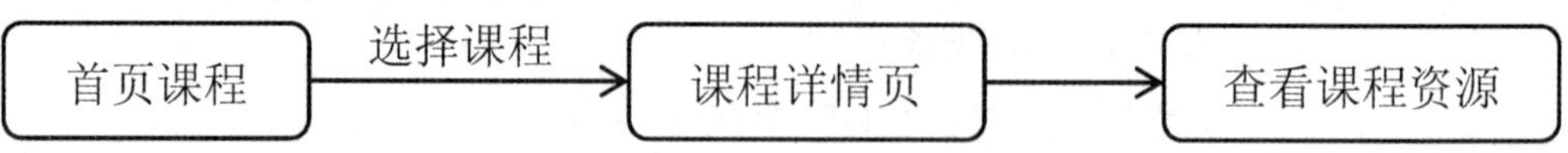

（2） 手机端扫码操作步骤

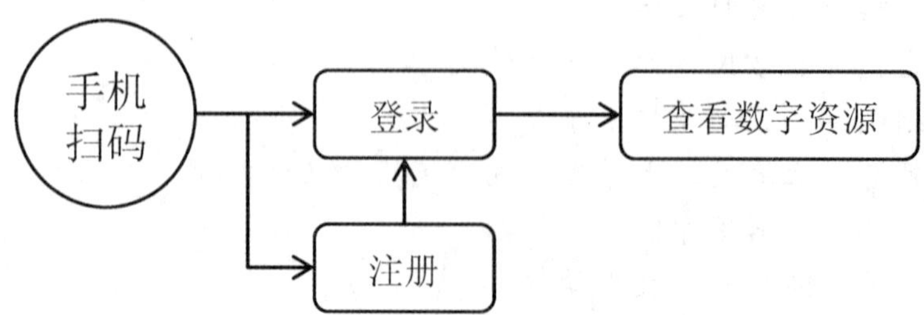

总序

Introduction

2019年国务院正式印发《国家职业教育改革实施方案》(下文简称《方案》),对职业教育改革提出了全方位设想。《方案》明确指出,职业教育与普通教育是两种不同教育类型,具有同等重要地位,要将职业教育摆在教育改革创新和经济社会发展中更加突出的位置。职业教育的重要性被提高到了"没有职业教育现代化就没有教育现代化"的地位,作为高等职业教育重要组成部分的高等卫生职业教育,同样受到关注。

高等卫生职业教育既具有职业教育的普遍特性,又具有医学教育的特殊性。其中,护理专业的专科人才培养要求以职业技能的培养为根本,以促进就业和适应产业发展需求为导向,与护士执业资格考试紧密结合,突出职业教育的特色,着力培养高素质复合型技术技能人才,力求满足学科、教学和社会三方面的需求。

为了进一步贯彻落实文件精神,适应护理专业高职教育改革发展的需要,满足"健康中国"对高素质复合型技术技能人才培养的需求,充分发挥教材建设在提高人才培养质量中的基础性作用。经调研后,在全国卫生职业教育教学指导委员会专家和部分高职高专示范院校领导的指导下,华中科技大学出版社组织了全国近50所高职高专医药院校的200多位老师编写了这套高等职业学校"十四五"规划护理类专业书证融通特色教材(数字案例版)。

本套教材强调以就业为导向、以能力为本位、以岗位需求为标准的原则。按照人才培养目标,遵循"三基"(基本理论、基本知识、基本技能)、"五性"(思想性、科学性、先进性、启发性、适应性)、"三特定"(特定目标、特定对象、特定限制)的编写原则,充分反映各院校的教学改革成果和研究成果,教材编写体系和内容均有所创新,在编写过程中重点突出以下特点。

(1)紧跟教改,接轨"1+X"制度。紧跟高等卫生职业教育的改革步伐,引领职业教育教材发展趋势,注重体现"学历证书+若干职业技能等级证书"制度(即"1+X证书"制度),提升学生的就业竞争力。

(2)坚持知行合一、工学结合。教材融传授知识、培养能力、提高技能、提高素质为一体,注重职业教育人才德能并重、知行合一和崇高职业精神的培养。

(3)创新模式,提高效用。教材大量应用问题导入、案例教学、探究教学等编写理念,将案例作为基础与临床课程改革的逻辑起点,引导课程内容的优化与传授,适应当下短学制医学生的学习特点,提高教材的趣味性、可读性、简约性。

(4)纸质数字,融合发展。教材对接科技发展趋势和市场需求,将新的教学技术融入教材建设中,开发多媒体教材、数字教材等新媒体教材形式,推进教材的数字化建设。

(5)紧扣大纲,直通护考。紧扣教育部制定的高等卫生职业教育教学大纲和最新护士执业资格考试要求,随章节配套习题,全面覆盖知识点和考点,有效提高护士执业资格考试通过率。

本套教材得到了专家和领导的大力支持与高度关注,我们衷心希望这套教材能在相关课程的教学中发挥积极作用,并得到读者的青睐。我们也相信这套教材在使用过程中,通过教学实践的检验和实际问题的解决,能不断得到改进、完善和提高。

高等职业学校“十四五”规划护理类专业书证融通特色教材

(数字案例版)编写委员会

Preface 前言

本教材是高等职业学校"十四五"规划护理类专业书证融通特色教材(数字案例版)。教材编写以培养高素质技术技能型护理、助产专业人才为目标，密切结合岗位实际，以工作过程及岗位典型工作任务为基础，按照临床护理程序框架，结合全国护士执业资格考试大纲的要求，确定编写内容。

本教材共有21个项目，84个项目任务。编写特点：①每个项目都设置了明确的能力目标。②任务以案例为引导，通过问题导出该任务的重点和难点。③文中加入护考提示，便于学生在学习中掌握护考要点。④每个项目均设"直通护考"，配有与全国护士执业资格考试相对应的A型题。⑤通过扫描二维码形式，教材使用者可在移动终端共享与教材配套的知识拓展、案例解析、直通护考答案、PPT等数字资源，还可以查看部分知识点的虚拟仿真(VR)视频截图和虚拟仿真视频，如在透视模式下展示分娩机制的关键步骤，在剖视模式下展示人工流产的关键步骤，便于使用者理解抽象的机理，掌握动作要领。

本教材的编写得到了泉州医学高等专科学校、黄河科技学院、镇江市高等专科学校、四川卫生康复职业学院、上海健康医学院、甘肃中医药大学、郑州铁路职业技术学院、湖南交通工程学院、宁夏医科大学、临汾职业技术学院、上海百佳妇产医院、上海市杨浦区控江医院专家和学者的大力支持和辛苦付出，谨在此表示感谢！

限于编写水平，教材中难免有疏漏之处。恳请本教材使用者予以批评指正。

编　者

目　录

MULU

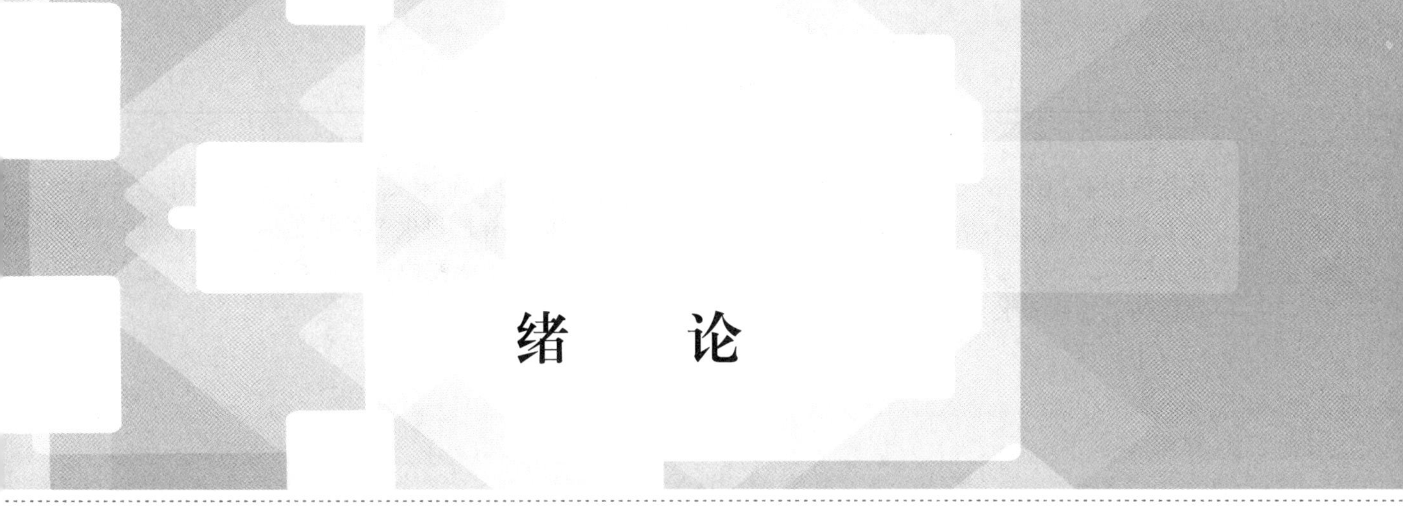

绪 论

妇产科护理学是现代护理学的重要组成部分，是研究并处理女性对现存和潜在健康问题的身心反应、为妇女健康提供服务的学科，其内容包括孕产妇的护理、妇科疾病患者的护理、生殖健康指导及妇女保健等内容。学习妇产科护理学，能够运用护理程序实施适当的护理措施，为母儿提供科学的医疗服务；为患者提供缓解痛苦、促进康复的护理活动，帮助护理对象尽快获得生活自理能力；为健康女性提供自我保健知识、预防疾病并维持健康状态。

一、妇产科护理的发展

妇产科护理源于产科护理。自古以来，就有人参与照顾妇女生产的过程，这是早期产科护理的雏形。但由于家庭分娩设施简陋、无严格消毒措施，感染、产后大出血致使新生儿、产妇的死亡率很高。近代妇女分娩场所逐渐由家庭转向医院，由经过正规培训的助产人员接生，孕产妇和新生儿的死亡率随之大大降低。由于医学妇产科学科的建立，妇科护理的内容逐渐与产科护理合并，形成现代的妇产科护理学。

为适应社会发展过程中人们对生育及医疗照顾需求的改变，妇产科护理经历了“以疾病为中心的护理”向“以患者为中心的护理”的变革。面向未来，开展“以整体人的健康为中心的护理”将成为当代护理学的发展趋势。护士的工作场所逐渐由医院扩大到家庭、地区和社会；工作内容也从被动执行医嘱、完成分工的常规技术操作和对患者的躯体护理，扩大到提供整体化护理。开展“以家庭为中心的产科护理”是当代护理学中最具典型意义的整体化护理，代表了妇产科护理的发展趋势。

二、妇产科护理课程的特点

1. 整体性和独特性 虽然女性生殖器官只是整个人体的一部分，但其生理、病理、心理的变化，以及妊娠、分娩、产褥的过程，都与其他脏器或者系统有着密切的联系，与人的整体密不可分。同时，女性的妊娠、分娩和产褥期的发生发展规律，具有独特性。

2. 预防性和保健性 女性一生是一个连续发育和发展的过程，早期的健康基础与后期的健康程度密切相关。所以，妇产科护理应以预防保健为中心、以生殖健康为核心，注重生理、心理、社会和精神卫生等诸多因素对女性健康的影响，为患者以及健康者提供全方位的整体护理和保健指导，提高人口素质，推进社会发展。

3. 实践性和应急性 妇产科护理是一门实践性学科，在学习理论知识的基础上，要重视实践技能的培养，掌握妇产科护理的基本技术。另外，分娩过程具有快速多变的特点，瞬息之间孕产妇就可能有各种临床变化，甚至危及生命，因此，在学习中要培养快速判断和应急处理的能力。

三、学习方法

妇产科护理学习包括基本理论和知识的学习、基本技能训练和临床实习三个部分。基本理论和知识的学习要注重理论联系实际，勤于思考，培养综合分析问题的能力。基本技能训练以职业技能

Note

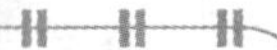

培养为根本,通过在实验室模拟操作训练,锻炼实际动手能力。临床实习是在实习医院带教老师指导下参加护理实践,培养实际工作能力,并根据服务对象的差异性提供个性化整体护理,满足护理对象的需求。只有通过不断的理论学习和反复的临床实践,才能掌握护患沟通技能,提高自己的职业素质和道德修养水平,更好地为患者服务。

(彭　金)

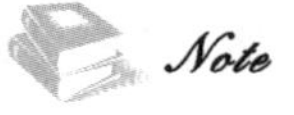

项目一　女性生殖系统基础知识

能力目标

1. 能说出内生殖器官的组成及功能，骨盆的组成、分界及各平面的径线。
2. 能解释雌、孕激素的生理作用，卵巢及子宫内膜的周期性变化。
3. 能指导女性进行月经期保健。

本项目 PPT

任务一　女性生殖系统解剖

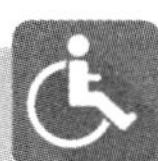

案例引导

某女，32 岁，已婚。整理房间时不慎摔倒，撞击到外阴部，然后出现外阴疼痛肿胀，行走困难，门诊就诊。妇科检查：左侧大阴唇肿胀，可触及 3 cm 肿物，囊性，触痛明显。

请问：

1. 患者最可能的诊断是什么？
2. 应如何进行治疗和护理？

案例解析

女性生殖系统基础知识包括女性生殖系统解剖和生理，是学习妇产科护理学的基础。女性生殖系统包括内、外生殖器及其相关组织。内生殖器位于骨盆内。骨盆的结构和形态与分娩密切相关。

一、外生殖器

女性外生殖器指生殖器官的外露部分，又称外阴(图 1-1)，位于两股内侧，前面为耻骨联合，后面为会阴，包括阴阜、大阴唇、小阴唇、阴蒂和阴道前庭。

(一) 阴阜

阴阜为耻骨联合上方的皮肤隆起的脂肪垫。青春期此部位开始生长阴毛，呈倒三角形分布，并扩展至大阴唇外侧。阴毛疏密、粗细、色泽存在种族和个体差异。

(二) 大阴唇

大阴唇为两股内侧的一对纵行隆起的皮肤皱襞，起自阴阜止于会阴。大阴唇外侧面为皮肤，内

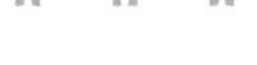

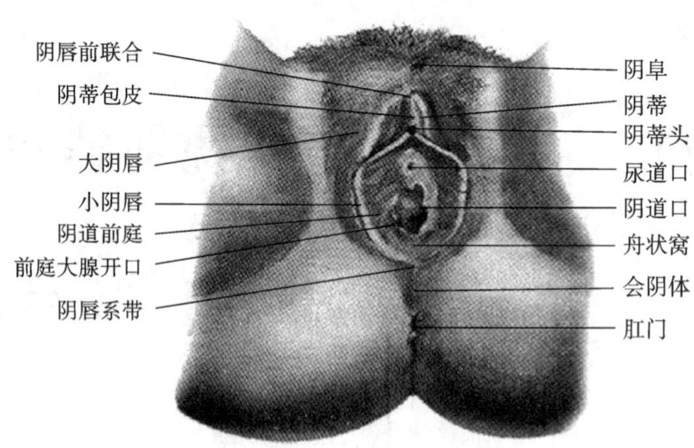

图 1-1　女性外生殖器

【护考提示】大阴唇外伤后易形成血肿。

含皮脂腺和汗腺,青春期后有阴毛分布并有色素沉着;其内侧面湿润似黏膜。大阴唇皮下为疏松结缔组织和脂肪组织,内含丰富的血管、淋巴管和神经,外伤后易出血形成血肿。未产妇两侧大阴唇自然合拢,遮盖阴道口和尿道外口;经产妇大阴唇由于分娩影响向两侧分开;绝经后妇女大阴唇阴毛稀少,呈萎缩状。

(三)小阴唇

小阴唇为位于大阴唇内侧的一对薄的纵行皮肤皱襞。其表面褐色、湿润、无阴毛分布,但神经末梢丰富。两侧小阴唇前端融合,并分为前后两叶,前叶形成阴蒂包皮,后叶形成阴蒂系带。大、小阴唇后端汇合,在正中线形成横皱襞,称阴唇系带。

【护考提示】阴蒂是外生殖器中最敏感的部位。

(四)阴蒂

阴蒂位于两侧小阴唇顶端下方,与男性阴茎海绵体组织相似,在性兴奋时勃起。阴蒂分为三个部分:前为阴蒂头,暴露于外阴,富含神经末梢,极为敏感;中为阴蒂体;后为两阴蒂脚,附着于两侧耻骨支上。

(五)阴道前庭

阴道前庭为两侧小阴唇之间的菱形区域,前为阴蒂,后为阴唇系带。阴道口与阴唇系带之间有一浅窝,称阴道前庭窝或舟状窝,经产妇受分娩影响此窝消失。前庭结构如下:

1. 尿道外口　位于阴蒂头的后下方,呈圆形,边缘折叠而合拢。其后壁有一对并列腺体称尿道旁腺,但此腺体开口小,容易有细菌潜伏。

2. 前庭球　又称球海绵体,位于前庭两侧,由具有勃起性的静脉丛组成,表面被球海绵体肌覆盖。其前端与阴蒂相接,后端膨大,与同侧的前庭大腺相邻。

【护考提示】前庭大腺的特点。

3. 前庭大腺　又称巴氏腺,位于两侧大阴唇后部,如黄豆大小,左右各一,被球海绵体肌覆盖。腺管细长,1~2 cm,开口于前庭后方小阴唇与处女膜之间的沟内。性兴奋时分泌黏液起润滑作用。正常情况下该腺体不能触及,若腺管口闭塞,可形成前庭大腺囊肿或脓肿。

4. 阴道口与处女膜　阴道口位于尿道外口下方、前庭的后部,其表面覆有一层较薄的黏膜皱襞,称处女膜。膜的两面均由复层扁平上皮所覆盖,内含结缔组织、血管与神经末梢。处女膜中央有一孔,呈圆形或新月形,少数呈筛状或伞状。孔的大小变异很大:小至不能通过一指,闭锁时需手术切开;大至可容两指,甚至处女膜缺如。处女膜因初次性交撕裂或其他损伤破裂,并受阴道分娩影响,产后留下处女膜痕。

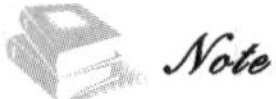
Note

二、内生殖器

女性内生殖器包括阴道、子宫、输卵管和卵巢，位于真骨盆内，输卵管和卵巢统称为子宫附件（图1-2）。

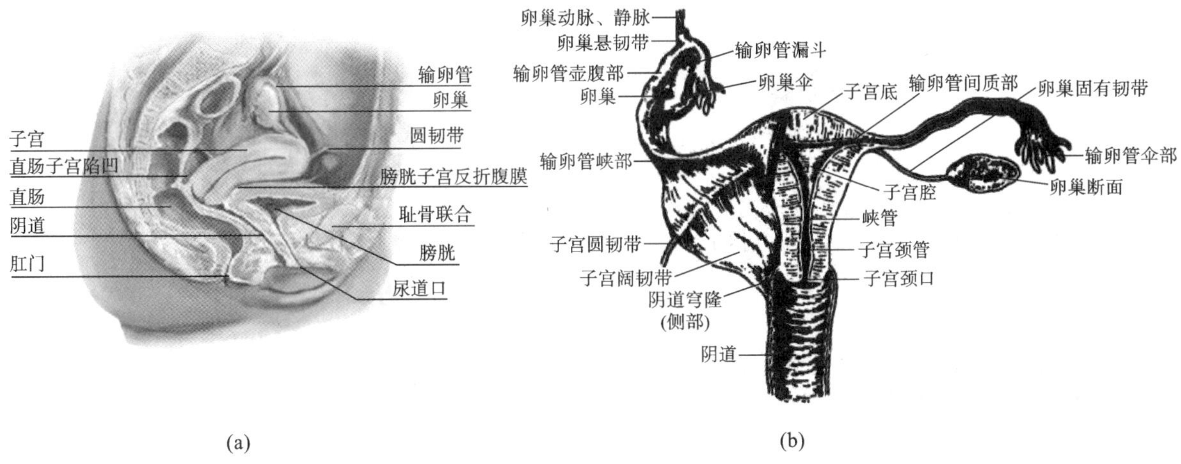

图 1-2　女性内生殖器

(a) 矢状面观；(b) 后面观

（一）阴道

1. 功能　阴道是性交器官，也是月经血排出及胎儿娩出的通道。

2. 位置和形态　位于真骨盆下部的中央，呈上宽下窄的腔道，前壁长 7～9 cm，后壁长 10～12 cm。阴道上端包绕子宫颈，下端开口于阴道前庭的后部，前面与膀胱和尿道相邻，后面与直肠贴近。子宫颈与阴道间的圆周状隐窝称阴道穹隆，按位置可分为前、后、左、右 4 部分，其中以后穹隆位置最深，其顶端与直肠子宫陷凹紧密相邻，而直肠子宫陷凹是盆腔最低点，临床上可经此处穿刺诊断，切开引流，或作为手术入路。

【护考提示】阴道的形态特点。

3. 组织结构　阴道壁由内而外由黏膜层、肌层和纤维组织膜组成。黏膜层由非角化复层鳞状上皮细胞覆盖，淡红色，无腺体，有很多横行皱襞，有较大的伸展性，阴道上端 1/3 处黏膜受性激素影响有周期性变化。阴道肌层由内环和外纵两层平滑肌构成，纤维组织膜与肌层紧密相贴。阴道壁富含静脉丛，损伤后易出血或形成血肿。幼女和绝经后妇女的阴道黏膜上皮较薄，皱襞少，伸展性小，容易受到创伤和感染。

（二）子宫

子宫是孕育胚胎、胎儿和产生月经的器官，也是精子进入输卵管的通道，分娩时子宫收缩，促使胎儿、胎盘的娩出。

1. 形态　子宫为上宽下窄、前扁后凸、壁厚腔小的中空器官，形状呈倒置梨形。成年女性子宫重 50～70 g，长 7～8 cm，宽 4～5 cm，厚 2～3 cm，容量约 5 mL。子宫上部较宽，称为子宫体，子宫体顶部称为子宫底，子宫底两侧为子宫角。子宫下部较窄呈圆柱状，称为子宫颈。子宫体与子宫颈的比例因年龄和卵巢功能而异，青春期前为 1∶2，生育期为 2∶1，绝经后子宫萎缩变为 1∶1。

子宫腔（简称宫腔）为上宽下窄的三角形，两侧与输卵管相通，尖端朝下接子宫颈管（简称宫颈管）。子宫体与子宫颈之间形成最狭窄部分称为子宫峡部，在非妊娠期长约 1 cm，其上端因解剖上狭窄，称解剖学内口；其下端因在此处子宫内膜转变为子宫颈黏膜，故称为组织学内口。妊娠时子宫峡部逐渐伸展变长，妊娠末期可达 7～10 cm，形成子宫下段，成为软产道的一部分，也是剖宫产术常用切口部位。子宫颈内腔呈梭形，称为子宫颈管，成年女性长 2.5～3.0 cm，其下端为子宫颈外口，通向

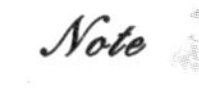

阴道。子宫颈以阴道为界分为上、下两部分。下部深入阴道内的部分占子宫颈的1/3,称子宫颈阴道部(图1-3)。上部占子宫颈的2/3,两侧与子宫主韧带相连,称为子宫颈阴道上部。未产妇的子宫颈外口呈圆形,经产妇因在分娩时受影响,所以产后子宫颈外口变成横裂状,将子宫颈分为前唇和后唇。

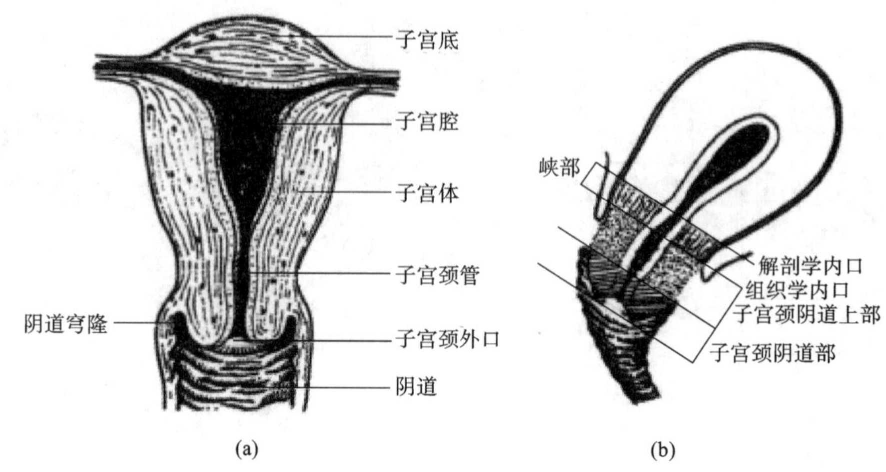

图1-3　子宫各部

(a) 子宫冠状面图;(b) 子宫矢状面图

【护考提示】
子宫的形态特点(子宫大小、重量、容量、解剖学内口、组织学内口,子宫下段的形成)。

2. 组织结构　子宫体和子宫颈的组织结构不同。

1) 子宫体　子宫体壁由3层组织构成,由内向外分别为子宫内膜层、子宫肌层和子宫浆膜层。

(1) 子宫内膜层:为一层衬于宫腔表面粉红色黏膜组织,分为3层,包括致密层、海绵层和基底层。内膜表面2/3为致密层和海绵层,统称为功能层,受卵巢性激素影响,发生周期性变化而脱落;下1/3靠近子宫肌层的内膜不受卵巢性激素的影响,无周期性变化,称为基底层。

(2) 子宫肌层:较厚,非妊娠时厚约0.8 cm,由大量平滑肌组织、少量弹性纤维和胶原纤维组成,分为3层,包括内层肌纤维环行排列,中层肌纤维交叉排列,外层肌纤维纵行排列。肌层中有血管,子宫收缩时可以机械性结扎血管,起到止血的作用。

(3) 子宫浆膜层:是覆盖子宫底部及其前后壁的脏腹膜。在子宫前面靠近峡部处,腹膜向前反折覆盖膀胱,形成膀胱子宫陷凹。在子宫后面,腹膜沿子宫壁向下,达子宫颈后方及阴道后穹隆处,再折向直肠,形成直肠子宫陷凹,又称道格拉斯陷凹。

【护考提示】
宫颈癌的好发部位。

2) 子宫颈　主要由结缔组织构成,含有少量平滑肌纤维、血管和弹性纤维。子宫颈管黏膜为单层高柱状上皮细胞,黏膜内有腺体,分泌碱性黏液,形成黏液栓堵塞子宫颈管。黏液栓成分及性状受性激素影响发生周期性变化。子宫颈阴道部由复层鳞状上皮覆盖,表面光滑。在子宫颈外口柱状上皮与鳞状上皮交接处是子宫颈癌的好发部位。

3. 位置　子宫位于盆腔中央,前为膀胱,后为直肠,下面连接阴道,两侧连接输卵管。子宫底位于骨盆入口平面以下,子宫颈外口位于坐骨棘水平稍上方。正常子宫呈前倾前屈位。

4. 子宫韧带　共有4对(图1-4)。

1) 圆韧带　呈圆索状,起自两侧子宫角的前面、输卵管近端的稍下方,在阔韧带前叶的覆盖下向前外侧走行达两侧骨盆侧壁后,经腹股沟管止于大阴唇前端。作用是维持子宫前倾位置。

2) 阔韧带　位于子宫两侧呈翼状的双侧腹膜皱襞,覆盖子宫前后壁的腹膜,自子宫侧缘向两侧延伸达骨盆壁,将盆腔分为前、后两部分。其作用是维持子宫位于盆腔中央。子宫动静脉和输尿管均从阔韧带基底部穿过。

3) 主韧带　位于阔韧带下部,横行于子宫颈和骨盆侧壁之间,又称宫颈横韧带。其是一对坚韧的平滑肌和结缔组织纤维束,作用是固定子宫颈的位置,防止子宫脱垂。

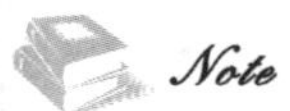

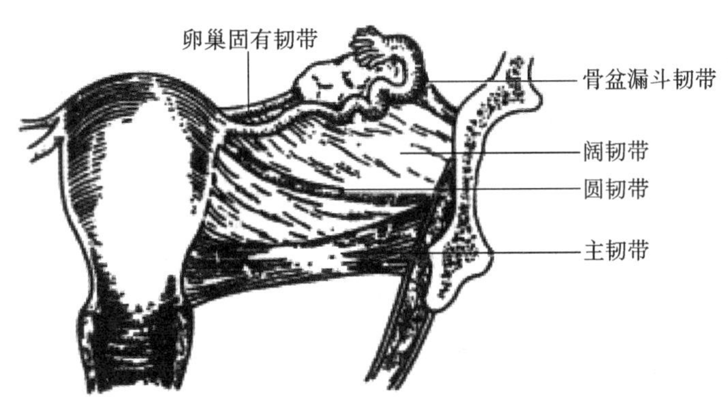

图 1-4　子宫各韧带

4）宫骶韧带　自子宫体和子宫颈交界处后面的上侧方（相当于组织学内口水平）出发，向两侧绕过直肠抵达第 2 骶椎、第 3 骶椎前面的筋膜。宫骶韧带短厚有力，将子宫颈向后上方牵引，作用是维持子宫前倾位置。

【护考提示】子宫的韧带及其作用。

（三）输卵管

输卵管为一对细长而弯曲的肌性管道，是精子和卵子相遇并形成受精卵的场所及输送受精卵的通道（图 1-5）。

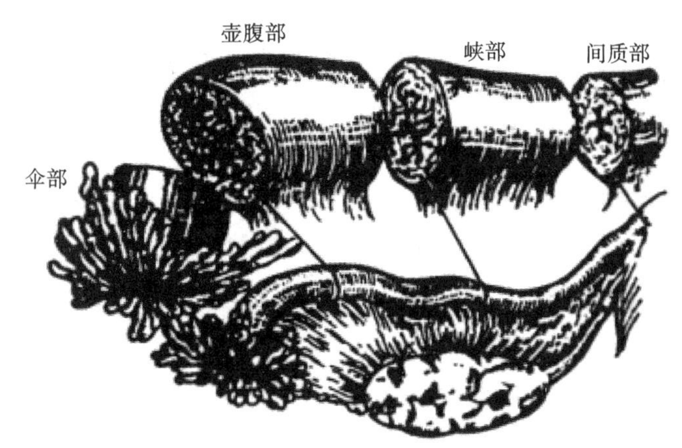

图 1-5　输卵管各部及其横断面

1. 位置和形态　输卵管位于子宫阔韧带上缘内，内侧与子宫角相连通，外端游离呈伞状，与卵巢接近，全长 8～14 cm。根据输卵管的形态由内向外可分为 4 个部分，即间质部、峡部、壶腹部和伞部。间质部为通入子宫壁内的部分，长约 1 cm，管腔最窄；峡部在间质部外侧，长 2～3 cm，细而较直，管腔较窄；壶腹部位于峡部外侧，长 5～8 cm，壁薄，管腔较宽大且弯曲，内含丰富皱襞，是正常情况下的受精部位；伞部为输卵管最外侧部分，长 1～1.5 cm，开口于腹腔，管口处有许多细长的指状突起，有"拾卵"的作用。

2. 组织结构　输卵管由内向外分为 3 层，分别是黏膜层、平滑肌层和浆膜层。黏膜层由单层高柱状上皮覆盖，有纤毛细胞及分泌细胞，纤毛向宫腔方向摆动，协助运送受精卵。平滑肌层的收缩协助拾卵、运送受精卵。浆膜层即阔韧带上缘，为腹膜的一部分。输卵管黏膜上皮细胞的形态、分泌及纤毛摆动和肌肉的收缩均受卵巢激素影响呈周期性变化。

（四）卵巢

卵巢为一对扁椭圆形的性腺，产生与排出卵子，并分泌甾体激素，具有生殖和内分泌功能。

1. 位置和形态　卵巢位于子宫的两侧，输卵管的后下方，上缘以卵巢系膜连接于阔韧带后叶，

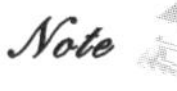

下缘游离,外侧以卵巢悬韧带(骨盆漏斗韧带)连接于骨盆壁,内侧以卵巢固有韧带连接于子宫。卵巢前缘中部有卵巢门,神经、血管通过骨盆漏斗韧带经卵巢系膜在此出入卵巢,卵巢后缘游离。青春期前卵巢表面光滑;随着青春期开始排卵后,表面逐渐凹凸不平。卵巢体积随年龄不同而变化,育龄妇女的卵巢大小约 4 cm×3 cm×1 cm,重 5～6 g,绝经后卵巢逐渐萎缩变小、变硬。

2. 组织结构 卵巢表面无腹膜,由单层立方上皮覆盖,称生发上皮。上皮的深面有一层致密纤维组织,称为卵巢白膜。白膜下的卵巢实质分为外层的皮质与内层的髓质。皮质是卵巢的主体,由大小不等的各级发育卵泡、黄体和它们退化形成的残余结构及间质组织构成;髓质与卵巢门相连,由疏松结缔组织及丰富的血管、神经、淋巴管以及少量与卵巢韧带相延续的平滑肌纤维构成(图 1-6)。

【护考提示】卵巢表面无腹膜,仅有生发上皮。

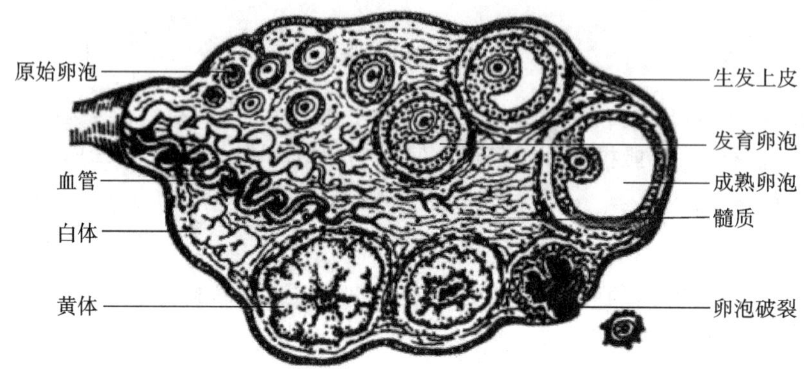

图 1-6 卵巢的结构(切面)

三、血管、淋巴及神经

女性生殖器官的血管与淋巴管相伴行,各器官间静脉及淋巴管以丛、网状吻合。

(一) 血管

女性内、外生殖器官的血液供应(血供)主要来自卵巢动脉、子宫动脉、阴道动脉及阴部内动脉。卵巢动脉自腹主动脉发出,子宫动脉起自髂内动脉前干。盆腔静脉与同名动脉伴行,但数量上比动脉多,并在相应器官及其周围形成静脉丛,且相互吻合,因此盆腔静脉感染容易蔓延。

(二) 淋巴

女性内、外生殖器官和盆腔组织具有丰富的淋巴系统,淋巴结通常沿相应的血管排列,成群或成串分布,其数目和位置变异很大。可分为外生殖器淋巴和盆腔淋巴两组。当内、外生殖器官发生感染或存在肿瘤时,会沿各部回流的淋巴管扩散或转移。

(三) 神经

女性内、外生殖器官由躯体神经和自主神经共同支配。外生殖器的神经支配主要由阴部神经支配。阴部神经由第Ⅱ、Ⅲ、Ⅳ骶神经分支组成,含感觉和运动神经纤维,与阴部内动脉伴行。在坐骨结节内侧下方分成会阴神经、阴蒂背神经及肛门神经 3 支,分布于会阴、阴唇及肛门周围。内生殖器的神经支配主要由交感神经和副交感神经支配。交感神经纤维自腹主动脉前神经丛分出,进入盆腔后分成两个部分:卵巢神经丛和骶前神经丛,其分支分别分布于输卵管、子宫、膀胱等部。子宫平滑肌有自主节律活动,完全切除其神经后仍能有节律收缩,还能完成分娩活动。临床上可见低位截瘫的产妇仍能自然分娩。

四、骨盆

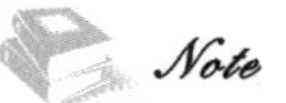

女性骨盆连接躯干和下肢,其作用是支持躯干和保护盆腔内脏器官,也是胎儿经阴道娩出时必

经的骨产道，其大小、形状直接影响分娩过程。

（一）骨盆的组成与分界

1. 骨盆的组成　骨盆由骶骨、尾骨及左右两块髋骨组成。骶骨由 5～6 块骶椎融合而成，呈楔（三角）形，第 1 骶椎向前凸出形成骶岬，是产科骨盆内测量对角径的重要依据点。尾骨由 4～5 块尾椎融合而成。每块髋骨又由髂骨、坐骨及耻骨融合而成（图 1-7）。骶骨与尾骨之间形成骶尾关节，有一定的活动度，分娩时尾骨可以后移；骶骨与髂骨之间形成骶髂关节；两耻骨之间由纤维软骨连接，称为耻骨联合。骨盆的关节和耻骨联合周围均有韧带附着，骶结节韧带是骶骨、尾骨与坐骨结节之间的韧带，骶棘韧带是骶骨、尾骨与坐骨棘之间的韧带。骶棘韧带宽度又称坐骨切迹宽度，是判断中骨盆平面是否狭窄的重要指标（图 1-8）。妊娠期由于性激素作用，韧带变松弛，利于分娩。

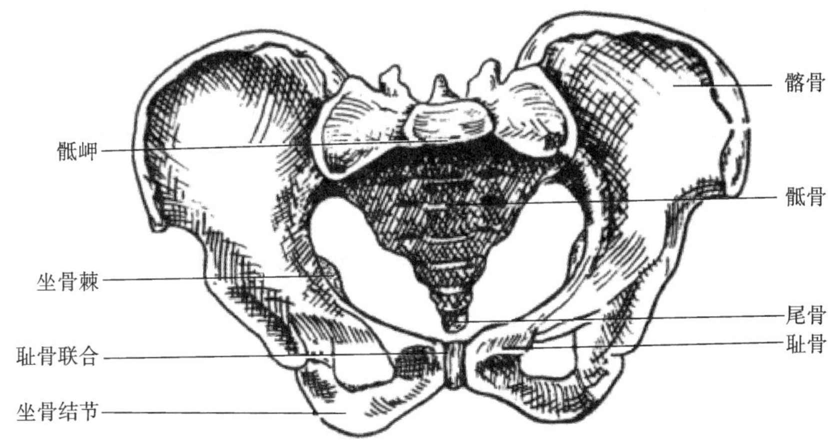

图 1-7　正常女性骨盆（前上观）

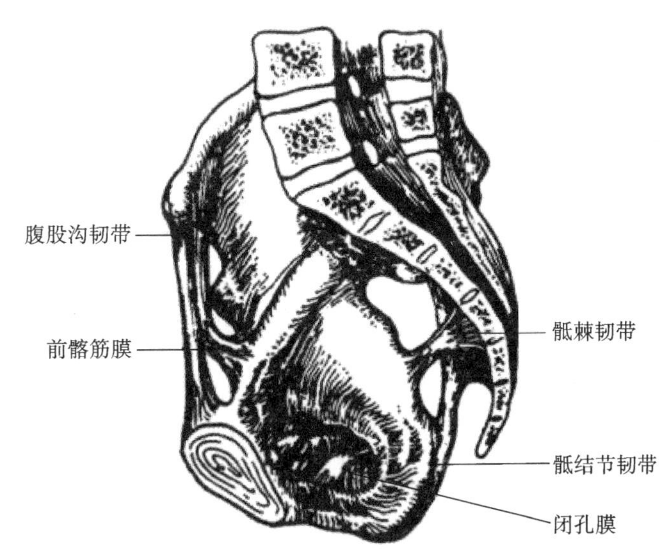

图 1-8　骨盆的韧带

2. 骨盆的分界　以耻骨联合上缘、两侧髂耻缘、骶岬上缘的连线为界，将骨盆分为假骨盆和真骨盆两个部分（图 1-9）。分界面以上的称为假骨盆，又称大骨盆，对分娩无直接影响，但通过测量假骨盆的某些径线可间接了解真骨盆的大小。分界面以下的称为真骨盆，又称小骨盆，是胎儿娩出的骨产道。

3. 骨盆的标记

1）骶岬　第一骶椎向前凸出，形成骶岬，是产科骨盆内测量对角径的重要依据点。

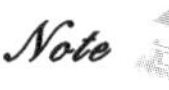

【护考提示】
骨盆的构成、骨盆的分界、耻骨弓角度。

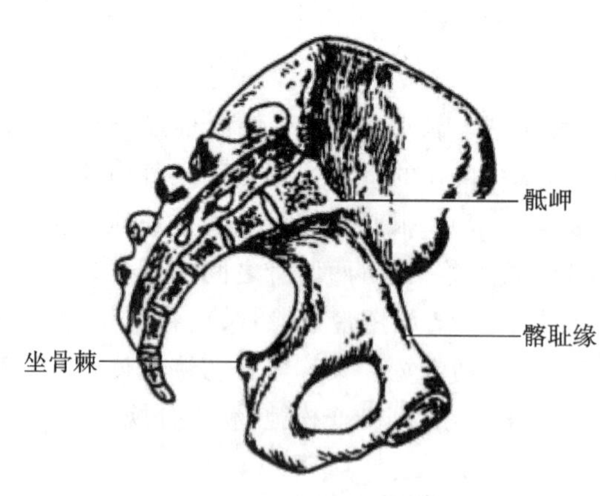

图 1-9　骨盆的分界(侧面观)

2）坐骨棘　坐骨棘是坐骨后缘凸出的部分，位于真骨盆中部，肛诊或阴道诊可触及，是分娩过程中衡量胎先露下降程度的重要标志。

3）耻骨弓　两耻骨降支的前部相连构成耻骨弓，它们之间的夹角称为耻骨弓角度，正常为90°～100°。

(二) 骨盆的平面和径线

一般人为地将骨盆分为 3 个与分娩有关的假想平面，即通常所称的骨盆平面。

1. 骨盆入口平面　即真假骨盆的交界面，呈横椭圆形，共有 4 条径线，即入口前后径、入口横径、入口左斜径和入口右斜径(图 1-10)。

1）入口前后径　也称真结合径，从耻骨联合上缘中点至骶岬前缘正中间的距离，平均值约为 11 cm，胎先露衔接与此径线关系密切。

2）入口横径　左右髂耻缘间的最大距离，平均值约为 13 cm。

3）入口斜径　入口左斜径指左骶髂关节至右髂耻隆突间的距离，入口右斜径指右骶髂关节至左髂耻隆突间的距离，平均值约为 12.75 cm。

2. 中骨盆平面　为骨盆的最小平面，呈纵椭圆形，其大小与分娩关系最密切。其前方为耻骨联合下缘，两侧为坐骨棘，后方为骶骨下端。此平面有两条径线，即中骨盆前后径和中骨盆横径(图 1-11)。

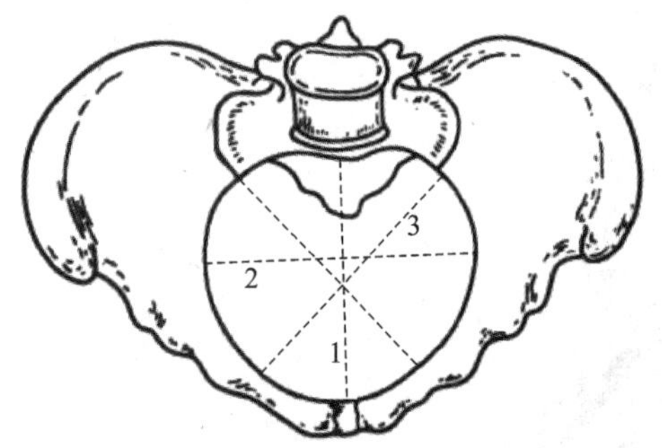

图 1-10　骨盆入口平面各径线

1. 入口前后径；2. 入口横径；3. 入口斜径

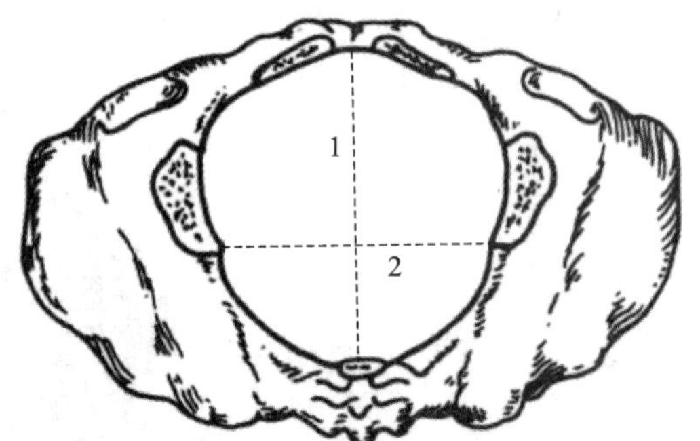

图 1-11　中骨盆平面各径线

1. 中骨盆前后径；2. 中骨盆横径

1）中骨盆前后径　耻骨联合下缘中点通过两侧坐骨棘连线中点至骶骨下端间的距离，平均值约为 11.5 cm。

2）中骨盆横径　即坐骨棘间径，指两侧坐骨棘间的距离，正常平均值约为 10 cm，其长短与胎先露内旋转关系密切。

3. 骨盆出口平面　由共用底边但不在同一平面的两个三角形组成。前三角顶端为耻骨联合下缘，两侧为耻骨降支。后三角顶端为骶尾关节，两侧为骶结节韧带。骨盆出口平面有 4 条径线，即出口横径、出口前后径、出口前矢状径和出口后矢状径(图 1-12)。

1）出口横径　即坐骨结节间径，指两坐骨结节内侧缘的距离，平均值约为 9 cm。出口横径是胎先露通过骨盆出口的径线，与分娩关系密切。

2）出口前后径　耻骨联合下缘至骶尾关节间的距离，平均值约为 11.5 cm。

3）出口前矢状径　耻骨联合下缘至坐骨结节间径中点的距离，平均值约为 6 cm。

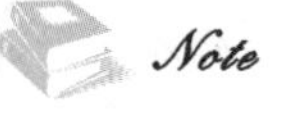

4）出口后矢状径　骶尾关节至坐骨结节间径中点的距离，平均值约为 8.5 cm。如果出口横径稍短，但出口后矢状径较长，两径线之和大于 15 cm，则中等大小的足月胎头可以通过后三角区经阴道娩出。

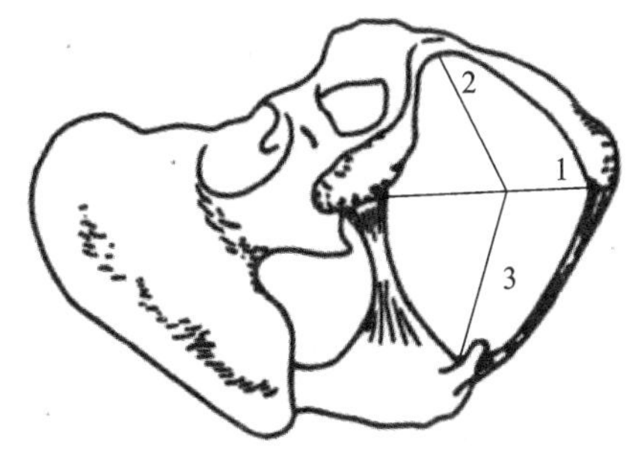

图 1-12　骨盆出口平面各径线

1. 出口横径；2. 出口前矢状径；3. 出口后矢状径

（三）骨盆轴、骨盆倾斜度和骨盆类型

1. 骨盆轴　骨盆轴为连接骨盆各假想平面中点的曲线。骨盆轴上段向下向后，中段向下，下段向下向前（图 1-13）。分娩及助产时，胎儿沿此轴方向娩出。

2. 骨盆倾斜度　妇女直立时，骨盆入口平面与地平面之间的角度，一般为 60°。如倾斜度过大，会影响胎头衔接，改变体位可改变骨盆倾斜度（图 1-14）。

3. 骨盆类型　骨盆的形态、大小个体差异性极大，受种族、遗传、营养、性激素、疾病等影响。按 Callwell 与 Moloy 分类，将骨盆分为女型、扁平型、类人猿型和男型 4 种（图 1-15）。

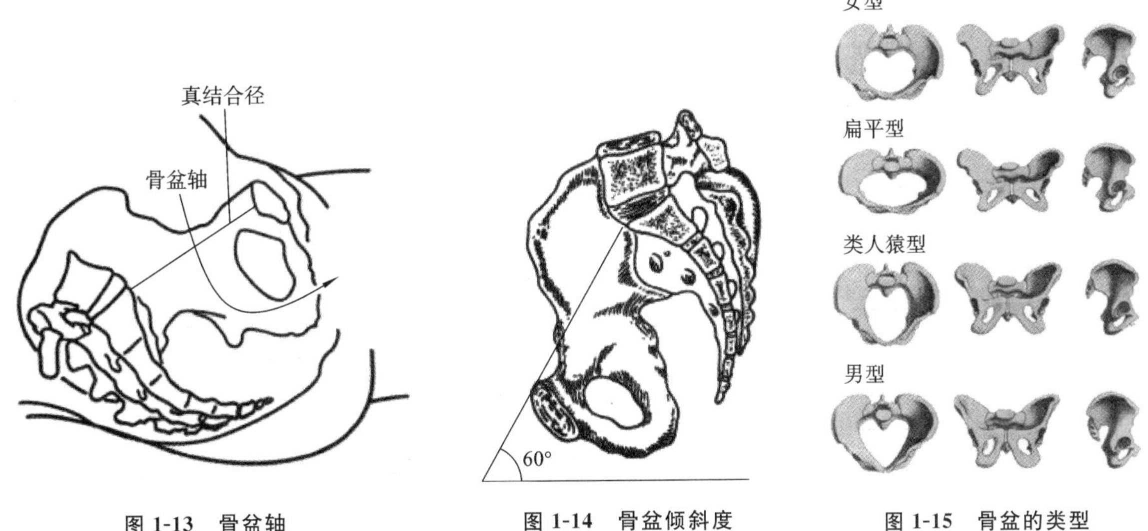

图 1-13　骨盆轴　　图 1-14　骨盆倾斜度　　图 1-15　骨盆的类型

1）女型　骨盆入口呈横椭圆形，入口横径较入口前后径稍长。耻骨弓较宽，坐骨棘间径≥10 cm，耻骨弓较宽。为女性正常骨盆，最常见，我国妇女占 52%～58.9%。

2）扁平型　骨盆入口呈扁椭圆形，入口横径长、入口前后径短。耻骨弓宽，骶骨失去正常的弯度，变直向后翘或深弧形，故骶骨短骨盆浅。在我国妇女中较常见，占 23.2%～29%。

3）类人猿型　骨盆入口呈长椭圆形，骨盆各平面前后径稍长，横径均较短。骨盆两侧壁稍内聚，坐骨棘较凸出，坐骨切迹较宽，耻骨弓较窄，骶骨向后倾斜，故骨盆前部较窄而后部较宽。骨盆的骶骨往往有 6 节，故比其他类型骨盆深。我国妇女占 14.2%～18%。

4）男型　骨盆入口略呈三角形，两侧壁内聚，坐骨棘突出，耻骨弓窄，坐骨切迹窄呈高弓形，骶骨较直而前倾，导致出口后矢状径较短。骨盆呈漏斗形，往往造成难产。在我国妇女中较少见，仅占 1%～3.7%。

上述 4 种基本类型仅为理论上分类，临床所见多为混合型骨盆。

【护考提示】
骨盆轴走向、骨盆倾斜度、不同类型骨盆的特点。

五、骨盆底

骨盆底是封闭骨盆出口的多层肌肉和筋膜，其作用是承托并保持盆腔脏器于正常位置。骨盆底前方是耻骨联合下缘，后方是尾骨尖，两侧由耻骨降支、坐骨升支及坐骨结节构成。两侧坐骨结节前

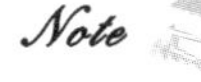

缘的连线将骨盆底分为前后两个三角区:前三角为尿生殖三角,向后下倾斜,有尿道和阴道通过;后三角为肛门三角,向前下倾斜,有肛管通过。若骨盆底结构和功能出现异常,可导致盆腔脏器脱垂或引起功能障碍;分娩时可以不同程度地损伤骨盆底组织或影响其功能。骨盆底由外向内分为三层。

(一) 外层

外层即骨盆底的浅层,位于外生殖器、会阴皮肤及皮下组织的下面,由会阴浅筋膜和其深面的球海绵体肌、坐骨海绵体肌、会阴浅横肌和肛门括约肌组成。该层肌肉的肌腱在阴道外口与肛门之间汇合,形成会阴中心腱(图 1-16)。

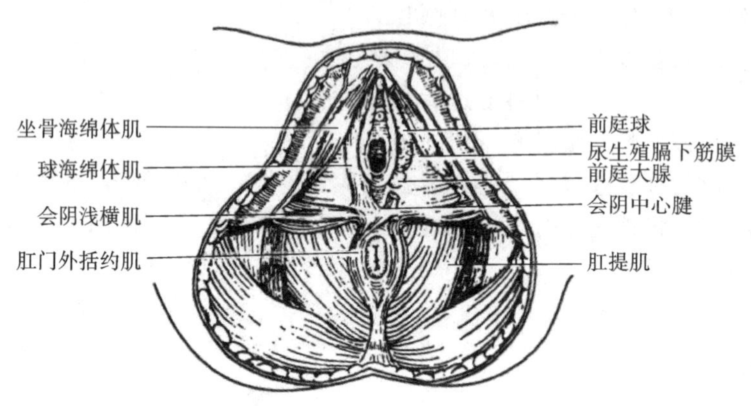

图 1-16　骨盆底浅层肌

(二) 中层

中层即泌尿生殖膈。由上、下两层坚韧筋膜和其间的一对会阴深横肌及尿道括约肌组成,尿道和阴道自此穿过(图 1-17)。

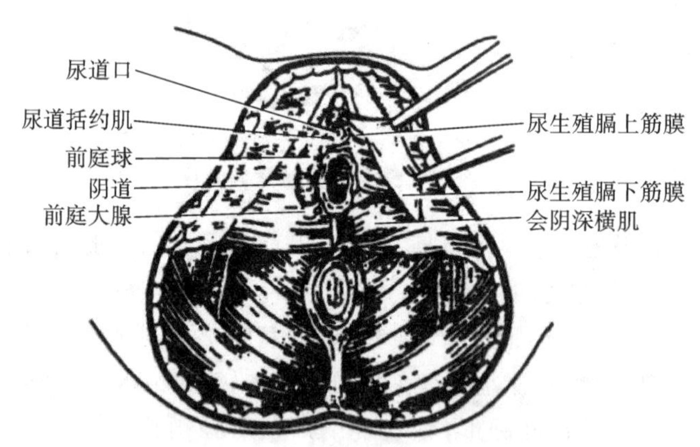

图 1-17　骨盆底中层肌及筋膜

(三) 内层

内层即盆膈,是骨盆底最坚韧的一层,由肛提肌及其内、外层筋膜所组成。该层封闭整个骨盆出口,自前向后有尿道、阴道和直肠穿过。每侧肛提肌由前内向后外由耻尾肌、髂尾肌、坐尾肌 3 部分组成(图 1-18)。肛提肌在骨盆底肌肉中起最重要的支持作用,在分娩机制中有协助胎头内旋转的作用。

(四) 会阴

会阴有广义和狭义之分。广义的会阴指封闭骨盆出口的所有软组织,前起自耻骨联合下缘,后至尾骨尖,两侧为耻骨降支、坐骨升支、坐骨结节和骶结节韧带。狭义的会阴又称会阴体,则指阴道

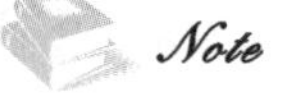

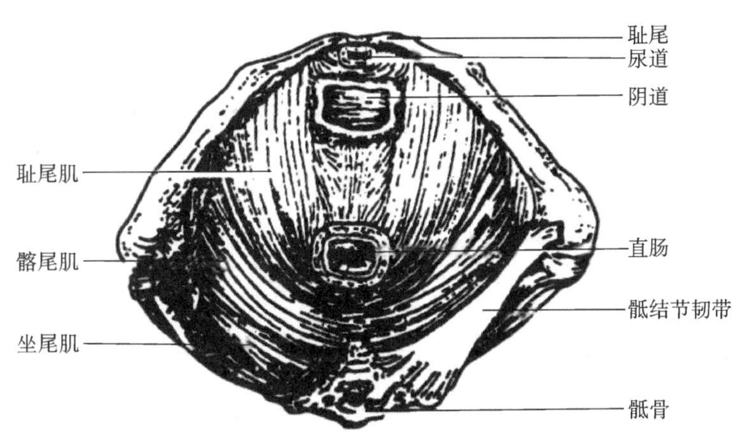

图 1-18 骨盆底内层肌

口与肛门之间的软组织，呈楔状，厚 3～4 cm，由表及里依次为皮肤、皮下脂肪、筋膜、部分肛提肌和会阴中心腱。妊娠后期会阴组织变软，伸展性变大，有利于分娩。分娩时会阴伸展变薄，容易发生裂伤，需注意保护。

六、内生殖器的邻近器官

女性内生殖器与同在盆腔内的其他器官位置邻近。当内生殖器有病变时，如感染、创伤、肿瘤等，易累及邻近器官。

（一）尿道

尿道为一肌性管道，位于阴道前面，始于膀胱三角尖端，穿过泌尿生殖膈，止于阴道前庭部的尿道外口，长 4～5 cm，直径约 0.6 cm。女性尿道短且直，并邻近阴道，易引发泌尿系统感染。

（二）膀胱

膀胱为一囊状肌性器官。位于耻骨联合与子宫之间，膀胱充盈时可凸向盆腔甚至腹腔，影响阴道及子宫位置，妨碍盆腔检查，且充盈的膀胱在手术中易受损伤，故妇科检查和妇科手术前必须排空膀胱。

（三）输尿管

输尿管是一对圆索状肌性管道，管壁厚 1 mm，由黏膜、肌层、外膜构成。其总长约 30 cm，粗细不均，最细部分的内径仅 3～4 mm，最粗可达 7～8 mm。输尿管起自肾盂，在腹膜后沿腰大肌前面偏中线侧下降，到骶髂关节处经髂外动脉起点的前方进入骨盆腔，继续沿髂内动脉下行，在阔韧带基底部向前内方走行，在子宫颈外侧约 2 cm 处、子宫动脉下方穿过，然后再经阴道侧穹隆绕向前方进入膀胱。在施行附件切除或结扎子宫动脉时，应避免造成输尿管损伤。

【护考提示】
内生殖器的邻近器官。

（四）直肠

直肠位于盆腔后部，上接乙状结肠，下接肛管，前为子宫、阴道，后为骶骨，全长 10～14 cm。肛管长 2～3 cm，借会阴体与阴道下段分开，阴道分娩时应保护会阴，避免损伤肛管。

（五）阑尾

阑尾通常位于右髂窝内，上连接盲肠，长 7～9 cm。有的下端甚至可达右侧输卵管和卵巢部位，故女性患阑尾炎时可累及右侧附件及子宫。此外，妊娠期阑尾位置还可随子宫增大逐渐向上外方移位，给妊娠期阑尾炎的诊断增加了难度。

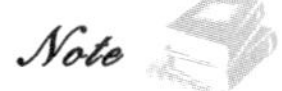

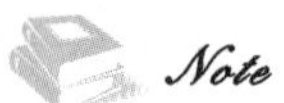

任务二　女性生殖系统生理

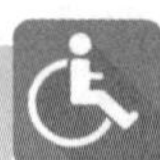

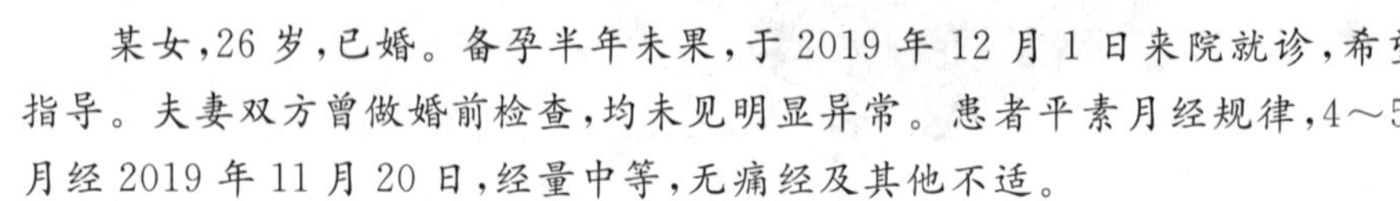

案例引导

案例解析

某女，26岁，已婚。备孕半年未果，于2019年12月1日来院就诊，希望医生给予生育指导。夫妻双方曾做婚前检查，均未见明显异常。患者平素月经规律，4～5天/30天，末次月经2019年11月20日，经量中等，无痛经及其他不适。

请问：

1. 患者现在处于月经周期中的哪个期？
2. 如有排卵，患者的排卵期应该是在什么时间？
3. 监测排卵都有哪些方法？

妇女一生经历不同时期，各时期具有不同的生理特征，其中生殖系统的变化最为显著。女性生殖系统的生理变化与其他系统的功能息息相关，并相互影响。

一、妇女一生各阶段的生理特点

女性从胎儿形成到衰老是一个渐进的生理过程，也是下丘脑-垂体-卵巢轴功能发育、成熟和衰退的过程。女性一生根据其生理特点可分为7个阶段。

(一) 胎儿期

胎儿期是指从卵子受精到胎儿娩出，共266天(从末次月经算起为280天)。受精卵是由父系和母系来源的23对(46条)染色体组成的新个体，其中1对在性别发育中起决定性作用，称为性染色体。性染色体决定胎儿性别，XX合子发育为女性，XY合子发育为男性。受精后8周内称为胚胎，第9周开始称为胎儿。

(二) 新生儿期

出生后4周内称为新生儿期。女性胎儿因在母体内受到胎盘和母体卵巢所产生的女性激素影响，新生儿外阴较为丰满、乳房略隆起或少量泌乳。新生儿出生后脱离母体环境，血中女性激素量迅速下降，可出现阴道少量流血。以上均属生理变化，短期内均可自然消退。

(三) 儿童期

从出生4周到12岁左右称为儿童期。儿童期早期(8岁之前)，儿童体格持续生长发育，但下丘脑-垂体-卵巢轴的功能处于抑制状态，生殖器仍为幼稚型。在儿童期后期(约8岁之后)，下丘脑促性腺激素释放激素抑制状态解除，卵巢内有卵泡发育，但仍达不到成熟阶段。卵巢形态逐渐变成扁椭圆形。子宫、输卵管及卵巢逐渐向骨盆腔内下降。开始逐步呈现女性特征，胸、髋、肩及耻骨前出现皮下脂肪堆积，乳房开始发育。

(四) 青春期

青春期是儿童到成人的转变期，此期生殖器官、内分泌、体格逐渐发育至成熟。世界卫生组织规定青春期为10～19岁，青春期发动通常在8～10岁，但发动时间主要与遗传有关，也与地理环境、个人体质、营养状况及心理因素有关。

1. 第一性征　在促性腺激素的作用下，卵巢增大，卵泡开始发育和分泌雌激素，生殖器官由幼稚型变为成人型。阴阜隆起，阴唇肥厚，有色素沉着；阴道长度与宽度增加，阴道黏膜增厚并出现皱襞；子宫增大，子宫体尤为明显，子宫体与子宫颈之比为 2∶1；输卵管变粗，弯曲度变小，黏膜出现许多皱襞和纤毛；卵巢增大，皮质内出现不同发育阶段的卵泡，致使卵巢表面稍呈凹凸不平。这时虽已初步具有生育能力，但整个生殖系统的功能尚未完善。

2. 第二性征　除生殖器官以外，女性其他特有的性征称为第二性征，包括音调变高，乳房发育（女性第二性征的最初特征），阴毛及腋毛出现，骨盆横径发育大于前后径，以及胸、髋、肩部皮下脂肪增多等，显现女性特有的体态。

3. 生长加速　11～12 岁青春期少女，因雌激素、生长激素等的分泌增加，体格生长直线加速，平均每年生长 9 cm。月经来潮后生长速度放缓。

【护考提示】区别第一性征和第二性征。

4. 月经初潮　女性第一次月经来潮称为月经初潮，为青春期的重要标志。月经初潮平均晚于乳房发育 2.5 年。月经来潮提示卵巢产生的雌激素足以使子宫内膜变化而出现月经。此时中枢对雌激素的反馈机制尚未成熟，故月经周期常不规律，经 5～7 年建立规律的周期性排卵后，月经周期才逐渐正常。

5. 其他　青春期女孩发生较大的心理变化，出现性意识，情绪和智力发生明显变化，容易激动，想象力和判断力明显增强。

（五）性成熟期

性成熟期是卵巢生殖功能和内分泌功能最旺盛的时期，又称为生育期。一般自 18 岁左右开始，约历时 30 年。此期妇女性功能旺盛，卵巢功能已发育成熟并分泌性激素，已建立规律的周期性排卵。生殖器官各部分和乳房在卵巢分泌的性激素作用下均发生周期性变化。

（六）绝经过渡期

绝经过渡期指从开始出现绝经趋势直至最后一次月经的时期。该阶段时间长短不一，因人而异。可始于 40 岁，短者 1～2 年，长者 10～20 年。此期卵巢功能逐步衰退，卵泡数量显著减少，对垂体促性腺激素敏感性下降，易发生卵泡发育不全，故月经不规律，常为无排卵性月经。当卵巢内卵泡自然耗竭，或剩余卵泡对垂体促性腺激素丧失反应时，卵巢功能衰竭，月经永久停止称为绝经。从卵巢功能开始衰退至绝经后 1 年内的时期称为围绝经期。围绝经期女性由于雌激素水平下降，可出现血管舒缩障碍和神经精神障碍的症状，表现为潮热、出汗、情绪不稳定、不安、失眠、抑郁或烦躁等，称绝经综合征。目前认为激素补充治疗可以有效缓解绝经相关症状，还可在一定程度上预防老年慢性疾病的发生。

（七）绝经后期

绝经后期指绝经后的生命时期。一般 60 岁后妇女机体逐渐老化进入老年期。此期卵巢功能已衰竭，雌激素水平低落，不足以维持女性第二性征，生殖器官进一步萎缩老化。骨代谢失常可致骨质疏松，易发生骨折。

二、卵巢的功能及周期性变化

在女性一生的不同阶段，卵巢的功能有较大的变化。

（一）卵巢功能

卵巢是女性的性腺，主要功能是产生卵子并排卵和分泌女性激素，分别称为卵巢的生殖和内分泌功能。

（二）卵巢的周期性变化

1. 卵泡的发育及成熟　卵泡自胚胎形成后即进入自主发育和闭锁的轨道，此过程不依赖于促

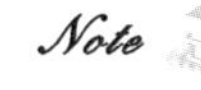

性腺激素，其机制尚不清楚。新生儿出生时卵巢内有100万～200万个卵泡，儿童期多数卵泡退化，至青春期只剩下30万个。女性一生一般只有400～500个卵泡发育成熟并排卵，其余的卵泡发育到一定程度通过细胞凋亡机制而自行退化、闭锁。进入青春期后，在腺垂体分泌的促性腺激素作用下，始基卵泡开始发育。每月发育一批(3～11个)卵泡，但一般只有一个优势卵泡可达完全成熟，称成熟卵泡，直径可达18～23 mm。

2. 排卵 发育成熟的卵泡向卵巢表面，卵泡壁颗粒细胞层和卵泡膜及其外周的卵巢组织变薄，最终溶解、破裂，出现排卵(图1-19)。卵细胞和它周围透明带、放射冠及小部分卵丘内的颗粒细胞一起从卵巢排出的过程称为排卵。排卵一般发生在下次月经来潮前的14天左右，卵子可由两侧卵巢轮流交替排出，也可由一侧卵巢连续排出。

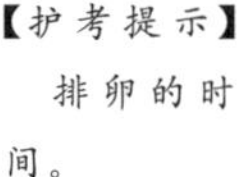

【护考提示】排卵的时间。

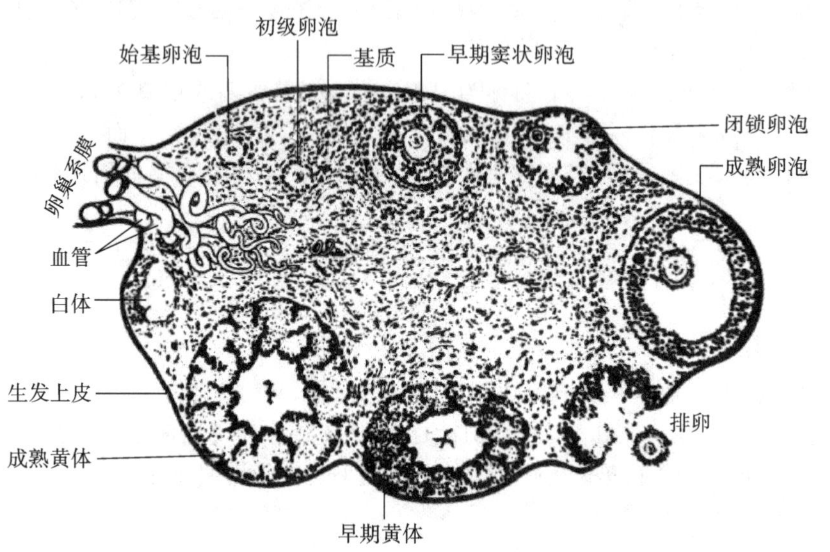

图1-19 人类卵巢的生命周期

【护考提示】黄体的生成及退化，黄体功能的自限性。

3. 黄体的生成与退化 排卵后，卵泡液流出，卵泡腔内压力下降，卵泡壁塌陷，卵泡膜血管破裂，血液流入卵泡腔内凝成血块称为血体。继而受腺垂体分泌的黄体生成素作用，向内侵入卵泡壁的颗粒细胞和内膜细胞生长变大，胞质内出现黄色颗粒类脂质，形成黄体。黄体分泌孕激素和雌激素，于排卵后7～8天(相当于正常月经周期第22～23天)，黄体成熟，其体积和功能发育达最高峰，直径1～2 cm。

若排出的卵子未受精，黄体在排卵后9～10天开始退化，逐渐被结缔组织所代替，外观转为白色，故称白体。黄体的功能仅限于14天，机制尚未完全明确。黄体衰退后月经来潮，卵巢中新一批卵泡开始发育，进入新一轮周期。若排出的卵子受精，黄体继续发育成为妊娠黄体，至妊娠3个月末才退化。

(三)卵巢性激素的合成和分泌

卵巢合成并分泌的性激素主要为雌激素、孕激素和少量的雄激素，均为甾体激素。卵泡膜细胞为排卵前雌激素的主要来源，黄体细胞在排卵后分泌大量的孕激素及雌激素。雄激素(睾酮)主要由卵巢间质细胞及门细胞产生。

1. 卵巢分泌的性激素的周期性变化

1)雌激素 卵泡发育初期，分泌量很少；随着卵泡发育，至月经周期第7天雌激素量开始迅速增加，于排卵前形成第一个高峰；排卵后雌激素稍下降，随着黄体的发育雌激素量又逐步上升，在排卵后7～8天黄体成熟时雌激素的量形成又一个高峰。当黄体萎缩时，雌激素水平急剧下降，月经期达最低水平。卵巢分泌的雌激素主要有雌二醇(E_2)和雌酮(E_1)。临床上可以通过测定血或尿中雌激

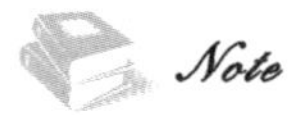

素的浓度来了解卵巢的功能。

2）孕激素　孕激素主要由黄体分泌，在月经周期中只有一个高峰。卵泡发育期卵泡不分泌孕酮，排卵后黄体分泌的孕酮逐渐增加，在排卵后 7～8 天黄体成熟时分泌量达到最高峰，之后逐渐下降，至月经来潮时降到卵泡期水平。

3）雄激素　女性雄激素主要来自肾上腺，卵巢也能分泌部分雄激素。排卵前血液循环中雄激素升高，一方面可促进非优势卵泡闭锁，另一方面可提高性欲。

2. 卵巢性激素的生理作用

1）雌激素的生理作用　促进子宫发育，增强子宫的收缩力及子宫平滑肌对缩宫素的敏感性；使子宫内膜增生及子宫颈（简称宫颈）口松弛，子宫颈黏液分泌增加，质变稀薄，拉丝度好，涂片呈现典型的羊齿状结晶，有利于精子穿过；促进输卵管发育并增强其蠕动；促进阴道上皮的增生、角化及阴唇的发育；促进乳腺腺管发育，乳头、乳晕着色；协同卵泡刺激素（FSH）促进卵泡的发育；可影响脂肪代谢，有利于预防冠心病；促进水、钠潴留并有助于钙在骨骼的沉积；此外，雌激素通过正、负反馈作用，调节垂体促性腺激素的分泌。

2）孕激素的生理作用　使子宫平滑肌松弛，降低子宫对缩宫素的敏感性，有利于胚胎和胎儿在子宫内生长发育；使子宫内膜由增生期转化为分泌期，为受精卵着床做准备；抑制输卵管的收缩，并使子宫颈口闭合，子宫颈黏液减少，变稠厚，拉丝度降低；促使阴道上皮细胞加快脱落；在雌激素作用的基础上，促进乳腺腺泡发育成熟；孕激素能兴奋下丘脑体温调节中枢，使基础体温升高 0.3～0.5 ℃，并可促进水、钠的排泄；通过对下丘脑的负反馈作用，影响脑垂体促性腺激素的分泌。孕激素在雌激素作用的基础上，进一步促使女性生殖器官和乳腺的发育，为妊娠准备条件，二者有协同作用，在子宫颈黏液、子宫收缩、输卵管蠕动、阴道上皮细胞以及水和钠代谢等方面两者又相互拮抗。

3）雄激素的生理作用　雄激素是维持女性生殖功能的重要激素。自青春期开始，雄激素分泌开始增加，促进阴蒂、阴唇、阴阜发育，促进阴毛和腋毛生长，维持第二性征。雄激素能促进蛋白质合成和肌肉、骨骼发育，并在性成熟后使骨骺关闭，促进血红蛋白、红细胞增生，促进水、钠重吸收并保留钙。雄激素还与性欲有关。

【护考提示】雌、孕激素的生理作用。

三、子宫内膜的周期性变化及月经

（一）子宫内膜的周期性变化

受卵巢周期性变化的影响，女性生殖系统各器官均出现相应的周期性变化，其中以子宫内膜的周期性变化最为明显（图 1-20）。以一个正常月经周期 28 天为例，根据其组织学变化，将月经周期分为增殖期、分泌期和月经期 3 个阶段。

1. 增殖期　月经周期第 5～14 天，相当于卵巢周期的卵泡期。在卵泡期雌激素作用下，子宫内膜表面上皮、腺体、间质、血管均增殖性变化，称增殖期。子宫内膜的增生、修复在月经期即已开始。

2. 分泌期　月经周期第 15～28 天，相当于卵巢周期中的黄体期。排卵后，受黄体分泌的雌、孕激素的作用，子宫内膜继续增厚，并呈锯齿状；腺体更长、屈曲更明显，腺体内的分泌上皮细胞开始分泌糖原；间质高度水肿、疏松；血管继续增生，呈现明显的螺旋化卷曲，子宫内膜供血充足，适宜受精卵的植入和发育。月经周期第 24～28 天，子宫内膜厚度可达 10 mm，呈海绵状。

3. 月经期　月经周期第 1～4 天。排出卵子未受精，黄体萎缩，体内激素水平降低，促进了子宫内膜中前列腺素的合成、活化，刺激子宫肌层收缩，使子宫内膜功能层的螺旋小动脉发生节段性收缩、痉挛，导致子宫内膜缺血、缺氧，发生局灶性坏死，继而受损缺血的坏死组织面积逐渐扩大，坏死组织剥脱与血液相混排出，形成月经。

【护考提示】子宫内膜的周期性变化。

（二）月经

月经是指伴随卵巢激素的周期性变化而出现的子宫内膜周期性脱落及出血，是生育期妇女重要

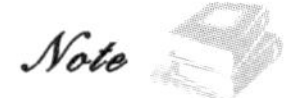

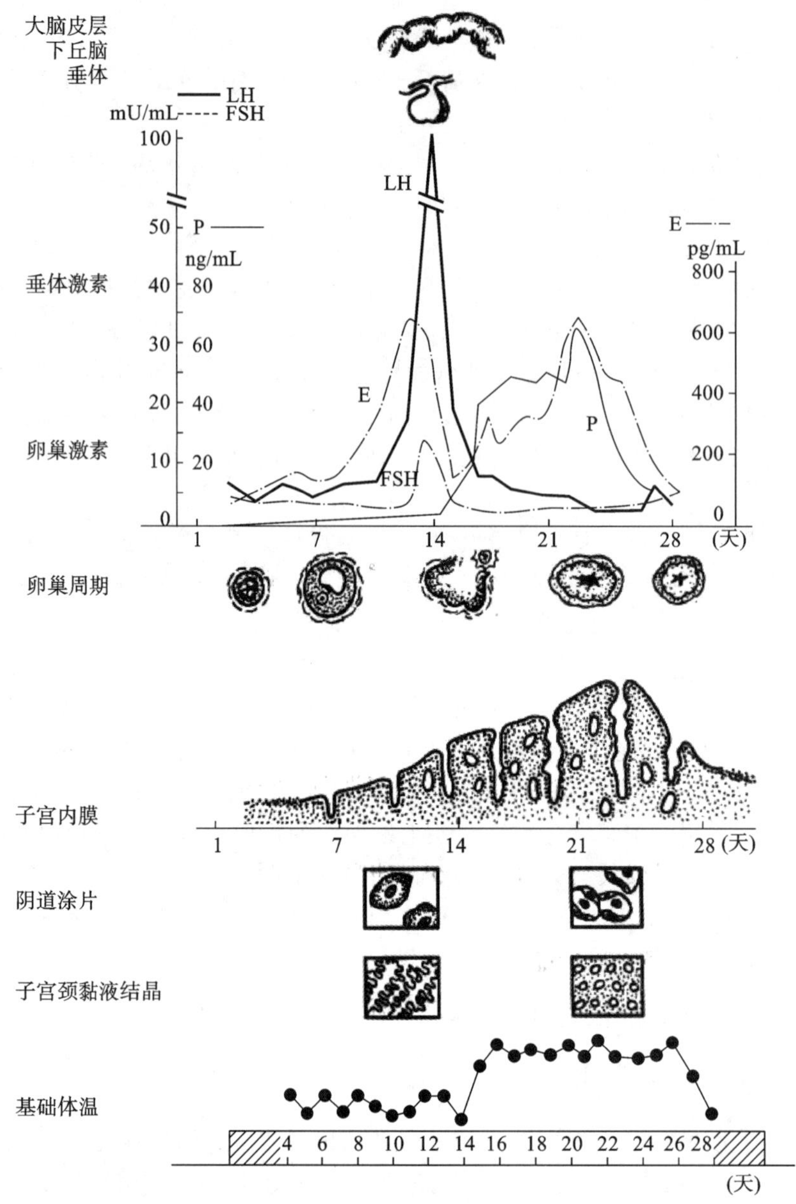

图 1-20 性激素及靶器官的周期性变化

的生理现象。规律月经的出现是女性生殖功能成熟的重要标志。月经第一次来潮称为月经初潮。月经初潮年龄多在 13～14 岁，但可能早在 11 岁或迟至 16 岁。16 岁之后月经尚未来潮者应当引起临床重视。月经初潮的早晚受遗传、身体素质、营养状况、气候环境等各种内外因素的影响。近年来月经初潮的年龄有提前的趋势。

1. 月经血的特点 月经血呈暗红色，除血液成分外，还含有子宫内膜碎片、子宫颈黏液及阴道上皮脱落细胞。由于月经血中含有来自子宫内膜的大量纤维蛋白溶解酶，故月经血不凝固，只在出血多的情况下出现血凝块。

【护考提示】

月经血的特点。

2. 正常月经的临床表现 正常月经具有周期性和自限性。出血的第 1 天为月经周期的开始，两次月经第 1 天的间隔时间称为一个月经周期，一般为 21～35 天，平均 28 天。每次月经持续的时间称为月经期(简称经期)，一般为 2～8 天，平均为 4～6 天。经量为一次月经的总失血量，正常经量为 20～60 mL，超过 80 mL 为月经过多。一般经期无特殊症状。但由于经期盆腔充血及受前列腺素的作用，有些妇女可出现下腹及腰骶部下坠或子宫收缩痛，并可出现腹泻等胃肠功能紊乱等症状。少

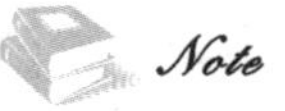

数还可出现轻度神经系统不稳定症状（如头痛、易激动、失眠、精神抑郁）、膀胱刺激症状（如尿频）、乳房胀痛、鼻黏膜出血、皮肤痤疮等，但一般不影响女性正常的工作和生活。

3. 经期的保健　经期盆腔充血，子宫颈口松弛，子宫内膜剥脱留下创面，阴道酸性环境改变，机体抵抗力下降，一旦病原菌侵入容易引起生殖器官炎症。

帮助青春期女性认识月经是一种正常的生理现象，可解除其不必要的思想顾虑，保持精神愉快。应指导女性做好经期保健，保持外阴清洁，每日清洗外阴，勤换卫生巾及内裤。经期不宜盆浴、不可游泳，禁止性生活、阴道冲洗或上药；注意保暖，避免冷水浴、淋雨，防止受寒；加强营养，忌食辛辣等刺激性食物，保持大小便通畅；经期一般可照常工作，但不宜参加剧烈运动和重体力劳动，注意劳逸结合。经期腹部绞痛可做局部热敷或按摩，以促进血液循环，有助于肌肉松弛，喝热饮也可减轻疼痛。经期如果出现异常表现，如严重腹痛、经量明显增多或减少、月经血混浊伴有臭味等症状，应及时就诊。

【护考提示】经期的保健。

（三）月经周期的调节

月经周期的调节是一个非常复杂的过程，是在中枢神经系统的控制下，通过下丘脑-垂体-卵巢轴（HPOA）（图 1-21）来实现的。下丘脑分泌促性腺激素释放激素（GnRH），通过调节垂体促性腺激素的分泌来调控卵巢功能。卵巢分泌的性激素对下丘脑-垂体又有反馈调节作用。下丘脑、垂体、卵巢之间相互调节、相互影响，形成了一个完整而协调的神经内分泌系统。

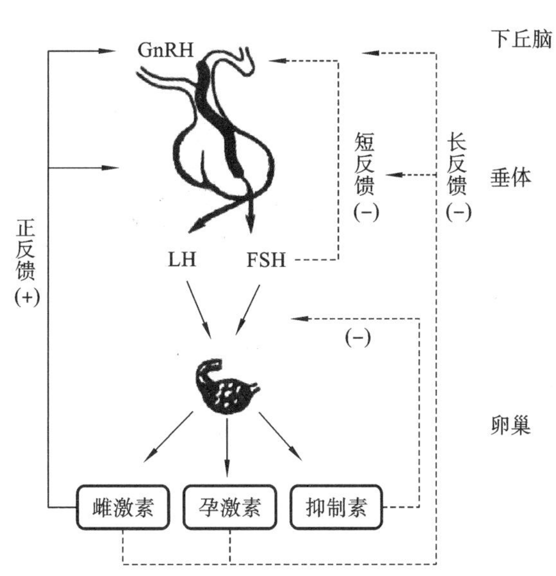

图 1-21　下丘脑-垂体-卵巢轴之间的相互关系示意图

1. 下丘脑性调节激素及功能　下丘脑是 HPOA 的启动中心，它分泌 GnRH 和生乳素抑制激素。前者主要使垂体合成和释放促黄体生成素，还具有调节和促使垂体合成和释放促卵泡激素的作用。下丘脑通过抑制作用调节垂体催乳素的分泌和释放。

2. 垂体性调节激素及其功能　腺垂体（垂体前叶）分泌的直接与生殖调节有关的激素包括促性腺激素和催乳素。

1）促性腺激素　促性腺激素包括卵泡刺激素（FSH）和黄体生成素（LH）。卵泡刺激素促进卵泡发育，使颗粒细胞增生，产生雌激素，在排卵前 1～2 天达高峰。黄体生成素在一定卵泡刺激素作用下，促使成熟的卵泡排卵，促使黄体生成并分泌孕激素和雌激素。

2）催乳素（PRL）　催乳素是由腺垂体的催乳素细胞分泌的多肽激素，具有促进乳汁合成的功能。

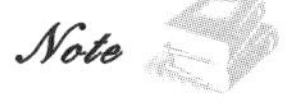

3. 月经周期的调节机制

1）卵泡期　在一次月经周期的黄体萎缩后，雌、孕激素降到最低水平，对下丘脑、垂体的负反馈作用解除，下丘脑开始分泌 GnRH，促使垂体 FSH 分泌增加，促进卵泡发育，分泌雌激素，使子宫内膜开始修复并产生增生期变化（图 1-22）。随着雌激素逐渐增加，其对下丘脑的负反馈作用增强，抑制 GnRH 的分泌，从而使 FSH 分泌减少。随着卵泡逐渐发育，接近成熟时卵泡分泌的雌激素达到 200 pg/mL 以上并维持 48 h 即对下丘脑和垂体产生正反馈作用，形成 LH 和 FSH 高峰，两者协调作用，促使成熟卵泡排卵。

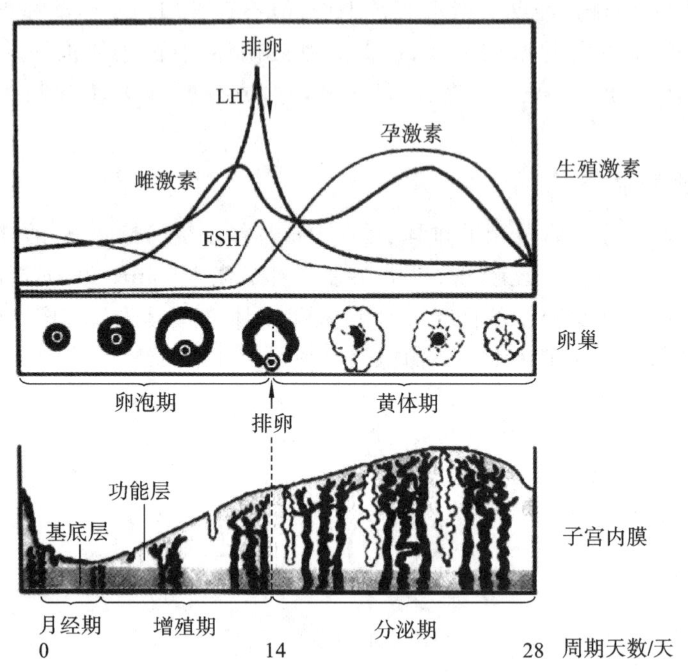

图 1-22　卵巢及子宫内膜周期性变化和激素水平关系示意图

2）黄体期　排卵后体内 LH 和 FSH 迅速下降。在少量 LH 和 FSH 作用下，黄体形成并逐渐发育成熟。黄体主要分泌孕激素，也分泌雌二醇，使子宫内膜发生分泌期改变。排卵后 7～8 天血液循环中的孕激素达到高峰，雌激素出现第二个高峰。大量的雌、孕激素对下丘脑和垂体的负反馈作用，使垂体分泌的 LH 和 FSH 相应减少，黄体开始萎缩，雌、孕激素分泌减少。

3）月经期　雌、孕激素的下降使子宫内膜失去性激素支持，坏死、剥脱，月经来潮。同时，雌、孕激素的减少解除了对下丘脑、垂体的抑制作用，使下丘脑 GnRH 呈脉冲式分泌释放，FSH 分泌增加，卵泡开始发育，下一个月经周期重新开始，如此周而复始。

正常月经是在下丘脑、垂体、卵巢的调节下完成的生理过程。在这一过程中，三者相互依存，相互制约，共同作用。除此以外，周围环境的变化、神经精神因素、体液因素及其他内分泌因素都对月经周期产生不同程度的影响。总之，与月经调节的相关因素发生异常，都可能导致月经失调。

参考答案

直通护考

一、A1 型题

1. 下列有关内生殖器的解剖，**不正确**的是（　　）。

A. 阴道前壁比后壁长　　B. 阴道后穹隆顶端为直肠子宫陷凹，是盆腔最低部位

C. 子宫腔为一上宽下窄的三角形　　D. 输卵管表面有腹膜覆盖

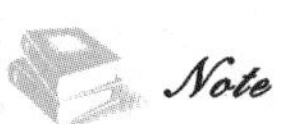

E. 卵巢皮质内含有数以万计的卵泡

2. 下列关于阴道的形态学的描述中正确的是(　　)。

A. 阴道前壁比后壁长　B. 平时阴道前后壁紧贴
C. 阴道黏膜有腺体　D. 黏膜覆以单层柱状上皮
E. 阴道上端包绕子宫颈,下端开口于前庭前部

3. 固定子宫颈位置的主要韧带是(　　)。

A. 圆韧带　B. 阔韧带　C. 骨盆漏斗韧带
D. 主韧带　E. 宫骶韧带

4. 子宫动脉来自(　　)。

A. 髂外动脉　B. 髂内动脉　C. 腹主动脉　D. 肾动脉　E. 下腔动脉

5. 下列有关子宫峡部的说法,**不正确**的是(　　)。

A. 是子宫颈和子宫体相连的狭窄部分　B. 非妊娠期仅 1 cm
C. 妊娠晚期及分娩期变长构成子宫下段　D. 其上端为解剖学内口,下端为组织学内口
E. 解剖学内口是子宫颈管内膜低柱状上皮与子宫腔内膜高柱状上皮的交界处

6. 骨盆的组成正确的是(　　)。

A. 骶骨、尾骨及两块髋骨　B. 骶骨、尾骨及两块髂骨
C. 骶骨、尾骨及坐骨　D. 髂骨、耻骨及坐骨
E. 骶骨、坐骨及耻骨

7. 了解胎头入盆后进展程度的主要标志是(　　)。

A. 坐骨棘　B. 坐骨结节　C. 耻骨弓　D. 骶尾关节　E. 骶棘韧带

8. 下列关于女性骨盆的叙述,**不正确**的是(　　)。

A. 大骨盆即假骨盆　B. 小骨盆又称真骨盆
C. 大骨盆的径线间接反映真骨盆的大小　D. 大骨盆的大小与分娩的关系最密切
E. 小骨盆的大小与分娩的关系最密切

二、A2 型题

1. 18 岁女学生,骑自行车与三轮车相撞,自觉外阴疼痛难忍并肿胀就诊。根据女性外阴解剖学特点,本例可能发生的是(　　)。

A. 小阴唇裂伤　B. 处女膜破裂　C. 大阴唇血肿
D. 阴道前庭损伤　E. 前庭大腺肿大伴出血

2. 妇女,29 岁,于 3 年前经阴道自然分娩一健康男婴,现进行妇科检查,其子宫颈正常,则形状应该是(　　)。

A. 圆形　B. 横椭圆形　C. 横裂状　D. 纵椭圆形　E. 梯形

3. 某妇女,月经规律,周期为 28 天,经期 5 天,现月经干净 2 天,目前处于(　　)。

A. 增殖早期　B. 增殖晚期　C. 分泌早期　D. 分泌晚期　E. 月经前期

4. 女性 14 岁,半年前第一次月经来潮后,月经周期紊乱,经量多少不定,现属于(　　)。

A. 儿童期　B. 性成熟期　C. 生育期　D. 青春期　E. 青春前期

(任　美)

Note

项目二　妊娠期妇女的护理

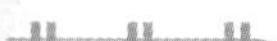

本项目 PPT

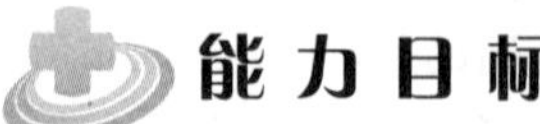

1. 能说出妊娠的概念；胎儿附属物的形成与功能；胎儿生理特点；妊娠期母体的变化。
2. 能说出受精及受精卵发育、输送与着床的过程。
3. 能正确描述早、中、晚期妊娠诊断；胎产式、胎先露、胎方位的概念。
4. 能用所学的知识对妊娠期妇女进行护理。

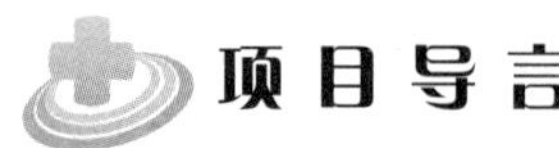

妊娠是胚胎和胎儿在母体内生长发育的过程。成熟卵子受精是妊娠的开始，胎儿及其附属物自母体排出是妊娠的终止。妊娠是非常复杂而变化极为协调的生理过程。初次分娩者称为初产妇，分娩过一次以上者称为经产妇。

任务一　妊娠发生

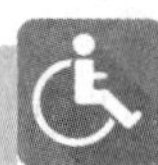

案例引导

案例解析

李女士，26 岁，结婚 3 个月，平素月经推迟但规律，未采取避孕措施。停经 50 多天，恶心、呕吐 3 天，自用药店买的验孕棒为阴性不放心，即来院就诊。查尿 hCG(＋)，B 超检查孕囊发育正常。张女士得知检查结果后表现为惊讶、焦虑等情绪。

请问：

1. 李女士这样的情绪变化会有几个阶段呢？
2. 妊娠早、中、晚期孕妇一般会有哪些生理变化？

一、受精及受精卵的发育与植入

（一）受精

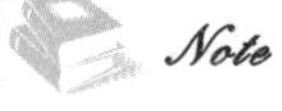

精液射入阴道后，精子经子宫颈管、子宫腔进入输卵管腔，在此过程中精子顶体表面糖蛋白被生

殖道分泌物中的 α、β 淀粉酶降解，使精子具有穿过透明带与卵子结合的能力，此过程称为精子获能，需 7 h 左右。

卵子（次级卵母细胞）从卵巢排出，经输卵管伞部“拾卵”进入输卵管，在输卵管壶腹部与获能的精子相遇，精子头部顶体外膜破裂，释放出顶体酶，溶解卵子外围的放射冠和透明带，称为顶体反应。借助酶的作用，精子穿过放射冠和透明带。只有发生顶体反应的精子才能与次级卵母细胞融合。

穿过透明带的精子外膜与卵子胞膜接触并融合，精子进入卵子内。随后卵子立即完成第二次减数分裂形成卵原核，卵原核与精原核融合，核膜消失，染色体相互混合，形成二倍体的受精卵，完成受精过程。

（二）受精卵的发育、输送与着床

受精后 30 h，受精卵借助输卵管蠕动和输卵管上皮纤毛推动向子宫腔方向移动。同时开始有丝分裂，形成多个子细胞，称为分裂球。受精后 50 h 为 8 个细胞阶段，至受精后 72 h 分裂为 16 个细胞的实心胚，称为桑椹胚，随后细胞继续分裂并在细胞间隙集聚来自子宫腔的液体形成早期囊胚。受精后第 4 天早期囊胚进入子宫腔。受精后 5～6 天，早期囊胚的透明带消失，继续分裂发育，形成晚期囊胚。在受精 6～7 天晚期囊胚逐渐侵入子宫内膜的过程称着床。

受精卵着床经过定位、黏附和穿透 3 个过程。①定位：透明带消失；②黏附：晚期囊胚黏附在子宫内膜，囊胚表面滋养细胞分化为两层，外层为合体滋养细胞，内层为细胞滋养细胞；③穿透：滋养细胞侵入子宫内膜、内 1/3 肌层及血管，囊胚完全埋入子宫内膜中。

受精卵着床必须具备的条件：①透明带消失；②囊胚细胞滋养细胞分化出合体滋养细胞；③囊胚和子宫内膜同步发育并相互配合；④孕妇体内分泌足量的雌激素和孕酮。

【护考提示】受精卵着床的必备条件。

（三）植入

在受精后 7～8 天，囊胚外周的透明带消失，滋养层与子宫内膜相互贴近，子宫内膜出现蜕膜反应，为孕卵的植入提供了有利条件。当滋养层细胞与子宫内膜接触时，分化出合体滋养细胞，合体滋养细胞可分泌一种蛋白溶解酶，侵袭子宫内膜，使子宫内膜形成一个缺口，受精卵经此缺口进入内膜深层，缺口很快修复。此时，为受精后的 11～12 天（图 2-1）。

（四）蜕膜

受精卵着床后的子宫内膜称为蜕膜。根据它与囊胚的关系可分为三部分（图 2-2）。

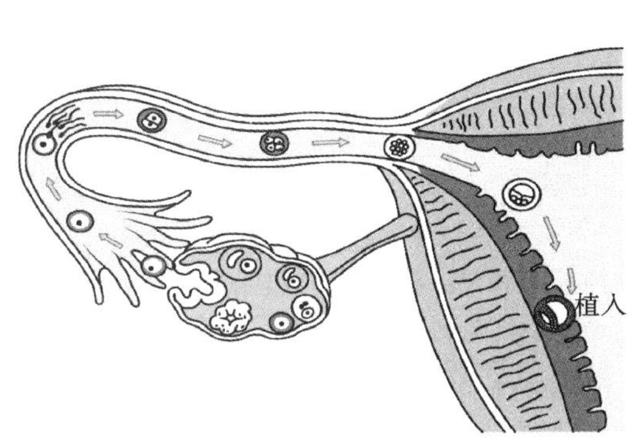

图 2-1　受精及受精卵的发育与植入

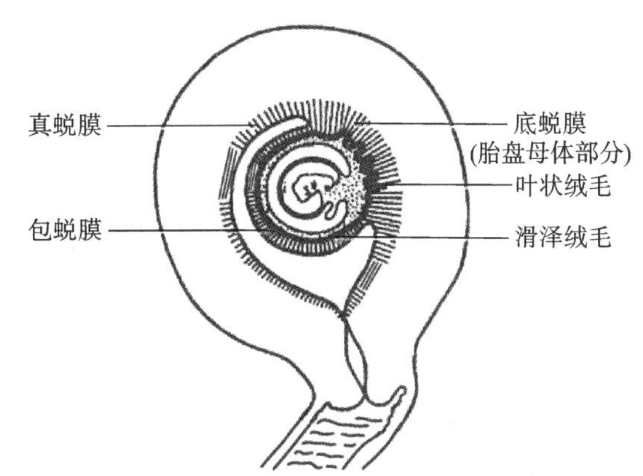

图 2-2　胎盘与胎膜形成

1. 底蜕膜　与囊胚及滋养层接触的蜕膜，以后发育成胎盘的母体部分。

2. 包蜕膜　覆盖在囊胚表面，随囊胚发育逐渐凸向子宫腔，约妊娠 12 周后，由于羊膜腔的增大而与真蜕膜贴近并融合，子宫腔消失，分娩时这两层已无法分开。

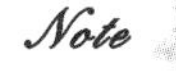
Note

3. 真蜕膜 除底蜕膜、包蜕膜以外的覆盖子宫腔表面的蜕膜。

(五) 绒毛膜

晚期囊胚着床后，着床部位的滋养层细胞迅速分裂增殖，内层为细胞滋养细胞，是分裂生长的细胞；外层为合体滋养细胞，是执行功能的细胞，由细胞滋养细胞分化而来。滋养层内面有一层胚外中胚层，与滋养层共同组成绒毛膜。与底蜕膜接触的绒毛营养丰富发育良好，称为叶状绒毛膜。与包蜕膜相接触的绒毛膜，因缺乏营养而退化，变得光滑，构成胎膜的一部分，称平滑绒毛膜。绒毛与绒毛之间有间隙，称绒毛间隙。间隙与蜕膜血管相通，间隙中充满着母体血液，绒毛浸在母体血液中。胎儿血液经脐动脉与绒毛动脉相连接，经绒毛静脉流入脐静脉最后流入胎儿体内。母体血液经底蜕膜的螺旋小动脉，开口通向绒毛间隙内，在经过开口的小静脉流回母体血循环中(图 2-3)。

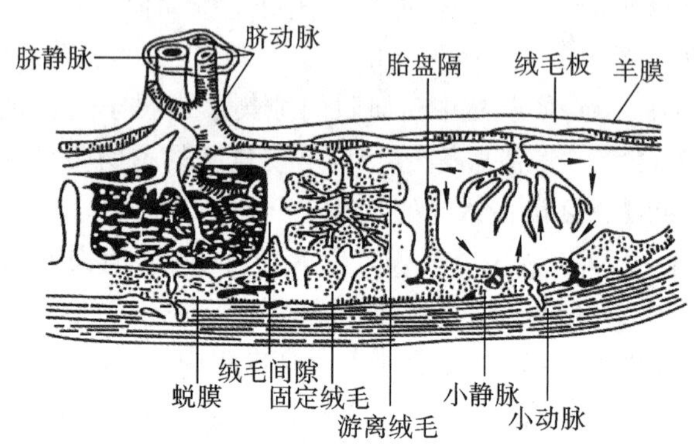

图 2-3 胎盘结构与胎盘血液循环模式图

因此，绒毛血管内的胎儿血液与绒毛间隙内的母体血液并不直接相通，而是隔着绒毛中的毛细血管壁、绒毛间质、绒毛表面细胞层，靠渗透、扩散、细胞的选择力，进行物质交换。

(六) 羊膜

羊膜是附着在胎盘胎儿面的半透明、无血管、有弹性的薄膜。正常羊膜厚 0.02～0.05 mm。羊膜腔发生于两胚层时期，随着胚胎的发育逐渐扩大，使羊膜和绒毛膜紧贴，与底蜕膜三者共同组成胎膜。

二、胎儿附属物的形成及其功能

胎儿附属物指胎儿以外的组织，包括胎盘、胎膜、脐带和羊水。

(一) 胎盘

1. 胎盘的结构 胎盘由胎儿部分的羊膜和叶状绒毛膜及母体部分的底蜕膜构成。胎盘是胎儿与母体之间相互联系的器官。

1) 羊膜 构成胎盘的胎儿部分，为一光滑，无血管、神经及淋巴，有弹性的透明薄膜。

2) 叶状绒毛膜 与底蜕膜相接处的绒毛，为胎盘的主要部分，构成胎盘的胎儿部分。晚期囊胚着床后，滋养层细胞迅速分裂增殖，表面形成许多突起，称为绒毛，此时的滋养层称为绒毛膜。与包蜕膜相接触的绒毛，称为平滑绒毛膜。与底蜕膜相接触的绒毛，称为叶状绒毛膜。其形成历经 3 个阶段：①初级绒毛；②次级绒毛；③三级绒毛。

绒毛之间的间隙称为绒毛间隙。在滋养细胞侵入子宫壁的过程中，子宫螺旋血管破裂，直接开口于绒毛间隙，绒毛间隙充满母体血液，游离绒毛悬浮于其中，母儿间物质交换在悬浮于母体血液的绒毛处进行。

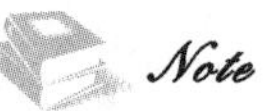

妊娠足月胎盘绒毛表面积达 12～14 m^2，相当于成人肠道总面积。因此，母儿之间交换面积巨

大。胎儿体内含氧量低、代谢废物浓度高的血液经脐动脉流至绒毛毛细血管，与绒毛间隙中的母体血液进行物质交换后，脐静脉将含氧量高、营养丰富的血液带回胎儿体内，以保证胎儿生长发育。胎儿血液和母体血液不直接相通，之间隔有绒毛毛细血管壁、绒毛间质及绒毛滋养细胞层，有胎盘屏障的作用。

3）底蜕膜　构成胎盘的母体部分。固定绒毛的滋养层细胞与底蜕膜共同形成绒毛间隙的底，称为蜕膜板。由此板向绒毛膜伸出蜕膜间隔，不超过胎盘厚度 2/3，将胎盘母体面分成 20 个左右肉眼可见的母体叶。

妊娠足月胎盘呈盘状，多为圆形或椭圆形，重 500～650 g，直径 16～20 cm，厚 1～3 cm，中央部位厚约 3 cm，中央厚，边缘薄。胎盘分胎儿面和母体面。胎儿面表面为羊膜，呈灰白色，光滑半透明，脐带动静脉从附着处分支向四周呈放射状分布达胎盘边缘，母体面粗糙呈暗红色，由 18～20 个小叶组成（图 2-4）。

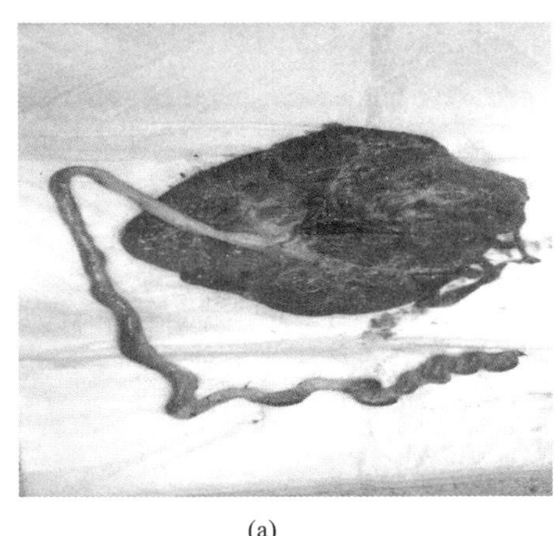

(a)

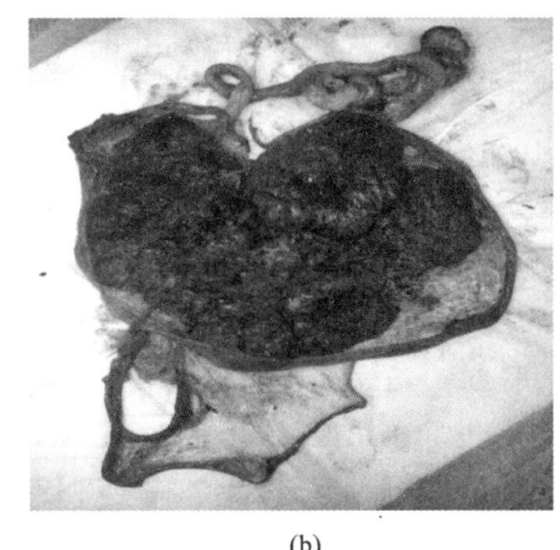

(b)

图 2-4　胎盘

（a）胎儿面；（b）母体面

2. 胎盘的功能

1）气体交换　母儿间 O_2 和 CO_2 在胎盘中以简单扩散方式进行交换，相当于胎儿呼吸系统的功能，吸收 O_2 排出 CO_2。

2）供给营养　葡萄糖是胎儿代谢的主要能源，以易化扩散方式通过胎盘，胎儿体内的葡萄糖均来自母体。氨基酸、钙、磷、碘和铁以主动运输方式通过胎盘。游离脂肪酸、水、钾、钠、镁，维生素 A、维生素 D、维生素 E、维生素 K 以简单扩散方式通过胎盘。

3）排出胎儿代谢产物　胎儿代谢产物如尿素、尿酸、肌酐、肌酸等，经胎盘转输入母体血液，由母体排出体外。

4）防御功能　胎盘屏障作用极为有限。母体血液中免疫抗体如 IgG 能通过胎盘，使胎儿在出生后短时间内获得被动免疫力。各种病毒（如风疹病毒、巨细胞病毒等）及大部分药物如巴比妥类、吗啡、氯丙嗪、乙醚等均可通过胎盘，影响胎儿生长发育。细菌、弓形虫、衣原体、梅毒螺旋体不能通过胎盘屏障，但可在胎盘部位形成病灶，破坏绒毛结构后进入胎体感染胚胎及胎儿。

5）合成功能　胎盘合体滋养细胞能合成多种激素及酶，对维持正常妊娠起重要作用。

（1）人绒毛膜促性腺激素（hCG）：一种由 α、β 亚基组成的糖蛋白激素，在受精卵着床后第 1 天可自母体血清中测出，妊娠 8～10 周达高峰，以后迅速下降，产后 2 周内消失。hCG 能使月经黄体继续发育成妊娠黄体，增加甾体激素分泌以维持妊娠；抑制淋巴细胞的免疫活性，保护滋养层不受母体的攻击。

（2）人胎盘生乳素（HPL）：妊娠 5～8 周即可在母体血浆中测出 HPL，随妊娠进展其分泌量持续

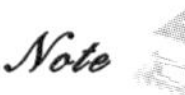

增加，至妊娠 34 周达高峰并维持至分娩，产后迅速下降，产后 7 h 即测不出。HPL 能促进乳腺腺泡发育，为产后泌乳做准备；促进胰岛素生成及蛋白质合成；抑制母体对葡萄糖的摄取和利用，将多余的葡萄糖转运给胎儿。

(3) 雌激素和孕激素：妊娠早期，主要由卵巢产生，妊娠 8～10 周后，主要来源是胎盘，孕激素与雌激素协同作用，对妊娠母体的生理变化起重要作用。妊娠期，孕激素在雌激素的协同作用下，使生殖器官发育增生，维持妊娠正常进行并使乳房发育。妊娠末期，雌激素促使子宫肌肉兴奋性加强，提高对子宫收缩物质(如缩宫素)的敏感性，为临产创造条件。

(4) 其他：胎盘尚能合成酶(缩宫素酶、耐热性碱性磷酸酶等)及细胞因子等物质，对妊娠的维持有一定的作用。

6) 免疫功能　正常妊娠母体能容受、不排斥胎儿，其具体机制目前尚不清楚，可能与早期胚胎组织无抗原性，胎盘产生许多有免疫抑制作用的激素，致使母体免疫能力降低有关；也可能因为绒毛细胞周围有免疫抑制物质存在。

(二) 胎膜

胎膜由平滑绒毛膜和羊膜组成。胎膜的重要作用是维持羊膜腔的完整性，对胎儿起保护作用，在分娩发动上也有一定的作用。

(三) 脐带

脐带是连接胎儿与胎盘的条索状组织，一端连接胎儿腹壁脐轮，另一端附着于胎盘的胎儿面。足月妊娠的脐带长 30～100 cm，平均约 55 cm，直径 0.8～2.0 cm。脐带内有一条脐静脉，两条脐动脉，其间充以胶状物称华通胶，有保护脐血管的作用。脐带是母儿间气体交换、营养物质供应和代谢产物排出的重要通道。脐带受压使血流受阻时，易危及胎儿生命。

(四) 羊水

1. 羊水的来源与特点　充满在羊膜腔内的液体，称为羊水。妊娠早期的羊水主要来自母体血清经胎膜进入羊膜腔的透析液；妊娠中期以后，胎儿尿液成为羊水的主要来源；妊娠晚期胎肺参与羊水的生成，每日大约 350 mL 液体从肺泡分泌至羊膜腔。此外，脐带与胎儿角化前的皮肤也能吸收羊水，参与了羊水的循环。

羊水量的调节包括以下四个因素：①自妊娠后半期开始胎儿排尿是羊水的主要来源；②胎儿分泌的肺泡液；③每日约有 400 mL 的羊水通过膜内运输进入胎盘表面的胎儿血管；④胎儿吞咽是羊水吸收的主要途径。

羊水呈弱碱性，比重为 1.008～1.025，pH 值约为 7.20，妊娠早期羊水为无色澄清液体。妊娠足月羊水略混浊、不透明，可见羊水内悬有小片状物(胎脂、胎儿脱落上皮细胞、毳毛、毛发、少量白细胞、白蛋白、尿酸盐等)。羊水中含大量激素和酶。

2. 羊水的功能

1) 保护胎儿　羊膜腔内恒温，适量的羊水对胎儿有缓冲作用，避免胎儿受到挤压，防止胎儿肢体粘连，避免子宫肌壁或胎儿对脐带直接压迫导致胎儿窘迫。

2) 保护母体　减少胎动所致不适感；临产后，前羊水囊帮助扩张子宫颈口及阴道；破膜后羊水冲洗阴道，减少感染发生。

【护考提示】
胎盘功能。

三、胎儿的发育及生理特点

(一) 胎儿发育

妊娠前 10 周内的人胚称为胚胎，是器官分化、形成时期。妊娠第 11 周起称为胎儿，是各器官逐渐生长、成熟的时期。以一个妊娠月(4 周)为孕龄单位描述如下：

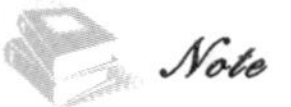

4周末：可辨认出胚盘与体蒂。

8周末：胚胎初具人形，头大，占整个胎体的一半，约一枚硬币大小。可分辨出眼、耳、口、鼻、手指及足趾，各器官正在分化发育，心脏已形成并有搏动。

12周末：胎儿身长7～9 cm，重约14 g。外生殖器可初辨性别。胎儿四肢可活动，开始有原始的面部显现。

16周末：胎儿身长约16 cm，体重约110 g。从外生殖器可确认胎儿性别。头皮已长出毛发，已开始出现呼吸运动，可有打嗝动作。部分孕妇可自觉胎动。

20周末：胎儿身长约25 cm，体重约320 g。胎头占身长1/3。皮肤暗红，出现胎脂，全身覆盖毳毛，可见少许头发。开始出现吞咽、排尿功能。检查孕妇可听到胎心音，母体可感受到胎儿手脚的蠕动。

24周末：胎儿身长约30 cm，体重约630 g。各脏器均已发育，皮下脂肪开始沉淀，但皮肤仍呈皱缩状，出现眉毛和睫毛，对外来的声音做出反应（睁开眼睛），知道子宫外的光线变化。

28周末：胎儿身长约35 cm，体重约1000 g。皮下脂肪仍少。面部多皱褶，皮肤粉红，表面覆盖胎脂。四肢活动好，有呼吸运动，可以清晰听到声音，具有思维和记忆的能力。出生后可存活，但易患特发性呼吸窘迫综合征，必须给予特别护理才可能存活。

32周末：胎儿身长约40 cm，体重约1700 g。皮肤深红色，面部毳毛已脱落。生存能力尚可，出生后加强护理可存活。

36周末：胎儿身长约45 cm，体重约2500 g。皮下脂肪较多，身体圆润，面部皱褶消失，皮肤光滑。毳毛明显减少。指（趾）甲已达指（趾）端。出生后能啼哭及吸吮，生存力良好，出生后基本可以存活。

【护考提示】胎儿妊娠周数及相应的身长、体重。

40周末：胎儿身长约50 cm，体重约3400 g。胎儿发育成熟，皮肤粉红色，皮下脂肪多，外观丰满。足底皮肤纹理大于1/2。男性睾丸已降至阴囊内，女性大小阴唇发育良好。出生后哭声响亮，吸吮能力强，存活能力强。

（二）胎儿的生理特点

1. 循环系统

1）解剖学特点

（1）脐静脉1条：将来自胎盘含氧量较高、营养较丰富的血液送入胎儿体内，脐静脉在出生后闭锁为肝圆韧带。

（2）脐动脉2条：将来自胎儿氧含量较低的混合血注入胎盘，与母体血液进行物质交换。

（3）动脉导管：位于主动脉弓与肺动脉之间。出生后动脉导管闭锁。

（4）卵圆孔：位于左、右心房之间，出生后即开始关闭。

2）血液循环特点　来自胎盘的血液进入胎儿体内后分为3支：一支直接入肝，一支与门静脉汇合入肝，此两支血液经肝静脉入下腔静脉；另一支经静脉导管直接入下腔静脉。下腔静脉血是混合血，有来自脐静脉含氧量较高的血液，也有来自胎儿身体下半部含氧量较低的血液。

【护考提示】胎儿血液循环的特点。

卵圆孔开口处正对下腔静脉入口，下腔静脉进入右心房的血液绝大部分经卵圆孔进入左心房。从上腔静脉进入右心房的血液直接流向右心室，随后进入肺动脉。由于肺循环阻力较大，肺动脉血液大部分经动脉导管流入主动脉，仅少部分的血液经肺静脉进入左心房。左心房血液进入左心室，继而进入主动脉直至全身，然后经腹下动脉再经脐动脉进入胎盘，与母体血液进行交换。

胎儿体内无纯动脉血，而是动静脉混合血。肝、心、头部及上肢的血液含氧量较高及营养较丰富，以适应需要。肺及身体下半部的血液含氧量及营养相对来说比较少（图2-5）。

胎儿出生后开始自主呼吸、肺循环建立，胎盘循环停止，循环系统血流动力学发生显著变化。

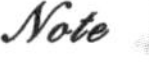

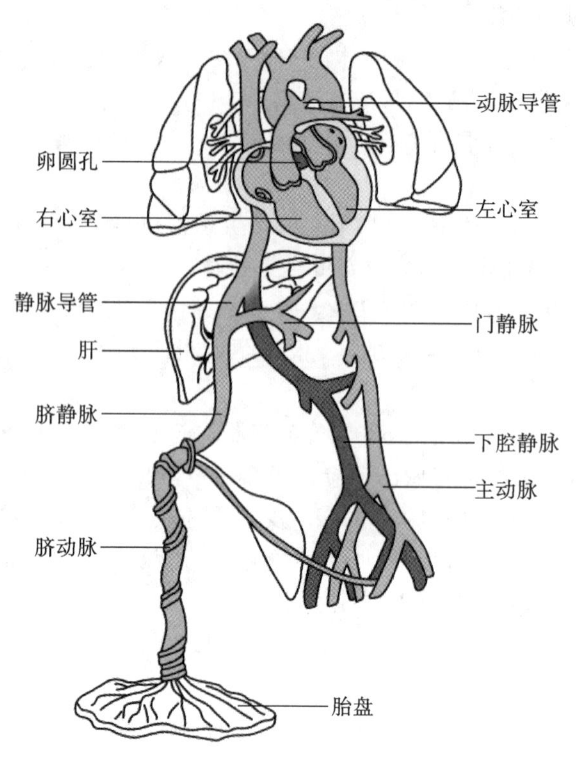

图 2-5　胎盘、胎儿血液循环

2. 血液

1）红细胞　妊娠早期主要卵黄囊生成红细胞，以后肝、骨髓、脾逐渐具有造血功能。妊娠足月时，90％红细胞由骨髓产生。至妊娠 32 周红细胞生成素大量产生，故无论早产儿或者足月儿红细胞数均增多，约为 6.0×10^{12}/L。胎儿红细胞生命周期短，约 90 天。

2）血红蛋白　胎儿血红蛋白分为 3 种，包括原始血红蛋白、胎儿血红蛋白、成人血红蛋白。妊娠前半期均为胎儿血红蛋白，至妊娠最后 4～6 周，成人血红蛋白增多。

3）白细胞　妊娠 8 周以后，胎儿血液循环开始出现粒细胞，形成防止细菌感染的第一道防线。妊娠 12 周，胸腺、脾产生淋巴细胞，为机体抗体主要来源，成为机体对抗外来抗原的又一道防线。妊娠足月时白细胞计数可高达（15～20）$\times10^{9}$/L。

3. 呼吸系统　胎儿期的呼吸功能由母儿血液在胎盘进行气体交换，但出生前胎儿已完成呼吸道（包括气管直至肺泡）、肺循环及呼吸肌的发育。妊娠 11 周可见胎儿胸壁运动，妊娠 16 周时出现能使羊水进出呼吸道的呼吸运动。新生儿出生后肺泡扩张，开始具备呼吸功能。通过检测羊水中的卵磷脂及磷脂酰甘油值，可以判断胎肺成熟度。

4. 消化系统　妊娠 11 周时胎儿小肠有蠕动，妊娠 16 周胃肠功能基本建立，胎儿能吞咽羊水，吸收水分、氨基酸、葡萄糖及其他可溶性营养物质。胎儿肝内缺乏许多酶，不能结合因红细胞破坏产生的大量游离胆红素。胆红素经胆道排入小肠氧化成胆绿素。胆绿素的降解产物导致胎粪呈黑绿色。

5. 泌尿系统　妊娠 11～14 周胎儿肾已有排尿功能，妊娠 14 周胎儿膀胱内已有尿液。胎儿通过排尿参与羊水的循环。妊娠中、晚期胎儿尿液成为羊水的主要来源之一。

6. 内分泌系统　胎儿甲状腺发育最早，妊娠 10～12 周已能合成甲状腺激素。妊娠 12 周开始胎儿甲状腺对碘的蓄积高于母亲甲状腺，因此，产妇孕期补碘要慎重。胎儿肾上腺发育比较突出，能产生大量甾体激素，与胎儿肝脏、胎盘、母体共同完成雌三醇的合成。因此，测定血、尿雌三醇的值有助于了解胎儿、胎盘的功能。

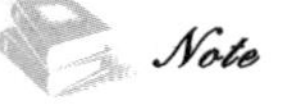

7. 神经系统　妊娠 6 个月脑脊髓和脑干神经根的髓鞘开始形成，但主要发生在出生后 1 年内。

妊娠24～26周胎儿已经能听见一些声音。妊娠28周胎儿眼开始出现对光反应。

8. 生殖系统及性腺分化发育　男性胎儿睾丸发育比较早，妊娠9周开始发育。睾丸于临产前降入阴囊。女性胎儿卵巢发育较晚，妊娠12周开始发育，形成子宫、输卵管、阴道。

四、妊娠期母体身心变化

在胎盘产生激素的影响下，孕妇全身各系统发生一系列生理变化以供给胎儿生长发育的需要，并为分娩做好准备。

（一）妊娠期母体生理变化

1. 生殖器官的变化

1）子宫　子宫是妊娠期及分娩后变化最大的器官。

（1）子宫体：随着妊娠月份的增加，子宫体逐渐增大变软。至妊娠足月时子宫体积达35 cm×25 cm×22 cm；容量约5000 mL，重量约1000 g，增加近20倍。子宫动脉逐渐由非妊娠期的屈曲到妊娠足月时的变直，以适应胎盘内绒毛间隙血流量增加的需要。妊娠早期子宫略呈球形且不对称，受精卵着床部位的子宫壁明显突出。妊娠12周后，增大的子宫逐渐超出盆腔，在耻骨联合上方可触及。妊娠晚期子宫轻度右旋，与乙状结肠占据在盆腔左侧有关。

子宫增大主要是由于肌细胞肥大、延长，并非肌细胞数目的增加。妊娠早期子宫增大主要受雌激素影响，孕激素作用尚不确切，妊娠12周以后子宫增大系因子宫腔内压力增加所致。自妊娠14周开始，子宫可出现不规律收缩。其特点为稀发、不规律和不对称，无疼痛感觉，这种生理性宫缩称为Braxton Hicks收缩。

（2）子宫颈：在激素作用下，子宫颈黏膜充血、水肿，肥大，逐渐变软，呈紫蓝色。妊娠期子宫颈黏液增多，形成黏稠的黏液栓，内富含免疫球蛋白，具有保护子宫腔免受外来感染侵袭的作用。

（3）子宫峡部：位于子宫体与子宫颈之间最狭窄的部位。非妊娠时长约1 cm，妊娠后子宫峡部变软，逐渐伸展拉长变薄，扩展成子宫腔的一部分，临产后可伸展至7～10 cm，成为软产道的一部分，此时称为子宫下段。

2）卵巢　妊娠期卵巢停止排卵，卵泡也不发育。妊娠黄体于妊娠10周前产生大量雌激素及孕激素，以维持妊娠。妊娠10周后黄体功能由胎盘取代，黄体开始萎缩。

3）输卵管　妊娠期输卵管伸长，但肌层并不增厚。

4）阴道　妊娠期阴道黏膜变软，充血水肿呈紫蓝色。阴道壁皱襞增多，周围结缔组织变疏松，伸展性增加。阴道脱落细胞及分泌物增多呈白色糊状。阴道上皮细胞糖原增加，乳酸含量增多，使阴道pH值降低，可抑制一般致病菌生长，有利于防止感染。

5）外阴　外阴充血，皮肤增厚，大小阴唇色素沉着，大阴唇内血管增多及结缔组织松软，弹性增加，以利于分娩时胎儿通过。妊娠时由于增大的子宫压迫下腔静脉，盆腔及下肢静脉血回流障碍，部分孕妇可有外阴静脉曲张，产后多自行消失。

2. 乳房的变化　孕妇自觉乳房发胀是妊娠早期的常见表现。在大量雌、孕激素的影响下，乳腺增生，乳房增大。乳头增大变黑，易勃起。乳晕颜色加深，其外围皮脂腺肥大形成散在结节状隆起，称蒙氏结节。在接近分娩期时挤压乳房，可有少量淡黄色稀薄液体溢出，称为初乳。产后胎盘娩出，雌、孕激素水平迅速下降，新生儿吸吮乳头，乳汁开始分泌。

3. 循环系统的变化

1）心脏　妊娠期增大的子宫使膈肌升高，心脏向左、上、前方移位，心浊音界稍扩大，心尖搏动左移1～2 cm。部分孕妇心尖区可闻及Ⅰ～Ⅱ级柔和吹风样收缩期杂音，第一心音分裂及第三心音产后逐渐消失。心脏容量从妊娠早期至妊娠末期增加约10%。心率于妊娠晚期每分钟增加10～15次。心排血量自妊娠10周逐渐增加，至妊娠32～34周达高峰，持续至分娩。左侧卧位时心排血量

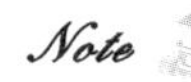

较未妊娠时约增加30%。临产后特别在第二产程心排血量显著增加。有基础心脏病的孕妇易在妊娠期和分娩期发生心衰。

2）血压　妊娠早期及中期血压偏低，妊娠晚期血压轻度升高。收缩压无变化，舒张压因受外周血管扩张、血液稀释及胎盘形成动静脉短路而轻度降低，使脉压稍增大。妊娠期下肢静脉压显著升高，增大的子宫压迫下腔静脉，导致下肢水肿、静脉曲张和痔疮的发生率增加。妊娠晚期仰卧位时增大的子宫压迫下腔静脉，回心血量减少、心排血量减少使血压下降，形成仰卧位低血压综合征。左侧卧位能解除子宫压迫，改善血液回流。因此，妊娠中、晚期鼓励孕妇左侧卧位休息。

4. 血液系统的变化

1）血容量　为适应子宫胎盘及各组织器官增加的血容量，妊娠期血容量于妊娠6～8周开始增加，至妊娠32～34周达高峰，增加40%～45%。其中血浆平均增加1000 mL，红细胞平均增加450 mL，血浆量增加多于红细胞增加，血液稀释，出现生理性贫血。

2）血液成分

(1) 红细胞：妊娠期骨髓不断产生红细胞，网织红细胞轻度增多。由于血液稀释，红细胞计数约为3.6×10^{12}/L(非妊娠期妇女约为4.2×10^{12}/L)，血红蛋白值约为110 g/L(非妊娠期妇女约为130 g/L)，血细胞比容从未妊娠时的0.38～0.47降至0.31～0.34。

(2) 白细胞：妊娠期白细胞计数轻度增加，有时可达15×10^{9}/L。主要为中性粒细胞增多，淋巴细胞增加不明显，单核细胞及嗜酸性粒细胞无明显改变。产后1～2周内白细胞水平恢复正常。

(3) 凝血因子：妊娠期血液处于高凝状态，可使胎盘剥离面血管内迅速形成血栓，为防止产后出血做好准备。凝血因子Ⅱ、Ⅴ、Ⅶ、Ⅷ、Ⅸ、Ⅹ增加，凝血因子Ⅺ及ⅩⅢ降低。血小板数轻度减少，纤溶活性降低。产后2周凝血因子水平恢复正常。

(4) 血浆蛋白：由于血液稀释，血浆蛋白自妊娠早期开始降低，至妊娠中期血浆蛋白为60～65 g/L，主要是白蛋白减少，约为35 g/L，以后持续此水平至分娩。

5. 泌尿系统的变化　妊娠期肾脏略增大。肾血浆流量及肾小球滤过率于妊娠早期均增加，整个妊娠期维持高水平。孕妇仰卧位时尿量增加，故夜尿量增多。妊娠期肾小球滤过率增加，而肾小管对葡萄糖重吸收能力未相应增加，孕妇饭后可出现生理性糖尿，应注意与糖尿病鉴别。

妊娠早期膀胱受增大子宫的压迫，可出现尿频，子宫出盆腔后症状缓解。由于子宫的增大，输尿管内压力增高，加之孕激素影响，肾盂及输尿管自妊娠中期轻度扩张，且右侧输尿管常受右旋妊娠子宫的压迫，可致肾盂积水。孕妇易患急性肾盂肾炎，以右侧居多。妊娠晚期，胎头入盆后，膀胱受压，孕妇可出现尿频及尿失禁。

6. 呼吸系统的变化　孕妇需氧量增加，呼吸稍快、较深大，每分钟不超过20次。妊娠晚期子宫增大，横膈上升，以胸式呼吸为主。受雌激素影响，上呼吸道(鼻、咽、气管)黏膜增厚，轻度充血、水肿，易发生上呼吸道感染。

7. 消化系统的变化　受雌激素影响胃有烧灼感，胃排空时间延长，有上腹部饱胀感。胆囊排空时间延长，胆道平滑肌松弛，胆汁稍黏稠可使胆汁淤积，齿龈肥厚，刷牙时容易出血。孕激素使胃贲门括约肌松弛，胃内酸性内容物逆流至食管下部产生淤积，易诱发胆囊炎及胆石症。肠蠕动减弱出现便秘，孕妇易发生痔疮或使原有痔疮加重。

8. 内分泌系统的变化　妊娠期垂体增大，尤其在妊娠末期，腺垂体增大明显。嗜酸细胞肥大增多，形成"妊娠细胞"。妊娠黄体及胎盘分泌的大量雌、孕激素，对下丘脑及腺垂体的负反馈作用使性腺激素分泌减少，故孕期卵巢内的卵泡不再发育成熟，也无排卵。

催乳素随妊娠进展逐渐增加，妊娠足月分娩前达高峰，催乳素促进乳腺发育，为产后泌乳做准备。妊娠期促肾上腺皮质激素、促甲状腺素分泌增加，受妊娠期雌激素大量分泌的影响，具有活性作用的游离糖皮质醇仅为10%，游离的甲状腺素也不多，故孕妇无肾上腺皮质、甲状腺功能亢进表现。甲状旁腺素在妊娠中、晚期逐渐升高，有利于为胎儿提供钙。

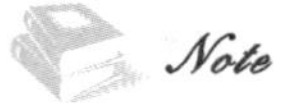

9. 皮肤的变化　孕妇乳头、乳晕、腹白线、外阴等处出现色素沉着。色素沉着于面颊呈蝶形分布的褐色斑，称为妊娠黄褐斑，产后自行消退。妊娠期间子宫增大使孕妇腹壁皮肤张力加大，皮肤弹性纤维断裂，多呈紫色或淡红色不规律的条纹，称为妊娠纹，见于初产妇。经产妇的妊娠纹呈银白色。

10. 新陈代谢的变化　基础代谢率在妊娠中期逐渐增高，至妊娠晚期可增高15%～20%。妊娠期间体重平均增加12.5 kg。妊娠期胰腺分泌胰岛素增多，孕妇空腹血糖值略低，糖耐量试验时血糖增高幅度大且恢复延迟。妊娠期糖代谢的特点和变化可致妊娠期糖尿病的发生。妊娠期能量消耗增多，母体脂肪积存多，糖原储备减少。当能量消耗过多时，体内动用大量脂肪，使血中酮体增加，易发生酮血症。孕妇对蛋白质的需要量明显增加。胎儿生长发育需要大量钙、磷、铁。因此，妊娠中、晚期应注意加强饮食中钙的摄入，并注意补充钙剂。妊娠期铁的需求主要在妊娠晚期，多数孕妇铁的储存量不足，有指征时需额外补充铁剂。

【护考提示】妊娠期母体的生殖器官及循环系统的变化。

11. 骨骼、关节及韧带的变化　部分孕妇自觉腰骶部及肢体疼痛不适，可能与松弛素使骨盆韧带及椎骨间关节、韧带松弛有关。部分孕妇耻骨联合松弛、分离导致明显疼痛、活动受限，产后一般都会消失。妊娠晚期孕妇重心前移，为保持身体平衡，头部与肩部向后仰，腰部向前挺形成典型的孕妇姿势。

（二）妊娠期母体心理变化

随着新生命的到来，家庭成员角色开始转变，孕妇及家庭成员的心理随着妊娠的发展而产生不同的变化，会产生不同的焦虑或恐惧等心理压力。了解这些心理、社会变化有助于医务人员在孕妇心理调适中起到积极的作用，有助于孕妇产后亲子关系的建立，以及转型、完善母亲角色。

1. 妊娠期母体的心理变化

1）妊娠早期　无论是计划中怀孕还是意外怀孕，孕妇都会产生惊讶或焦虑的反应。同时可能出现爱恨交加的矛盾心理，这种心理可能由孕妇的经济条件、工作条件不允许或者服用过药物担心宝宝畸形等所致。

2）妊娠中期　当妊娠继续发展，孕妇感觉到胎动时即接受了怀孕的事实，开始将注意力转移到了自己及孩子身上，为孩子及自己打算，关心胎动及胎儿性别等，甚至开始学习育儿知识。

3）妊娠晚期　随着子宫的增大，孕妇行动开始不便，出现睡眠不好、腰酸背痛等现象，随着预产期的临近，孕妇开始担心自己的分娩方式，害怕难产从而变得焦虑。

2. 妊娠期母体心理调适　美国心理学家鲁宾的研究认为，孕妇要接受新生命的诞生，同时要维系个人与家庭的功能完整，必须完成4项心理调适任务。

1）确保自己及胎儿能平安顺利地度过妊娠期及分娩期　为了能使妊娠顺利发展，确保胎儿及自己的安全，孕妇会学习一些关于妊娠期的注意事项，听取产科医生的指导和建议，按时做好产检。

2）使家庭成员接受新生儿　新生儿会对整个家庭带来巨大的影响，配偶是关键人物，起到决定性的作用，并给予孕妇精神上的支持，使孕妇完成孕期心理发展调适。

3）学习为孩子而奉献　孕妇开始调整自己，为了孩子的生长克制自己，迎合新生儿的需要。

4）与胎儿连成一体　随着妊娠的进展，孕妇会感觉到胎儿在身体里的变化，会有抚摸肚子和宝宝说话、让宝宝听音乐等行为。这种行为表现将会为孕妇日后与新生儿建立良好情感奠定基础。

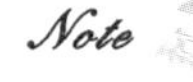

任务二 妊娠诊断

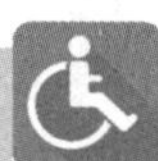

案例引导

案例解析

王女士,24岁,结婚半年。主诉:停经20天,末次月经2019年10月1日,恶心、呕吐3天来院就诊,查尿液中人绒毛膜促性腺激素(hCG)阳性。

请问:

1. 如何对该女士讲解妊娠的过程?
2. 王女士需做哪些进一步的检查?

妊娠期从末次月经的第一天开始计算,约为280天(即40周)。临床上分为3个时期:妊娠13^{+6}周称为早期妊娠,$14\sim27^{+6}$周称为中期妊娠,第28周及以后称为晚期妊娠。

一、早期妊娠诊断

(一) 症状与体征

1. 停经 生育年龄有性生活史的健康妇女,平时月经周期规律,一旦月经过期,应考虑到妊娠,停经10天以上,应疑为妊娠。

2. 早孕反应 在停经6周左右出现畏寒、头晕、乏力、嗜睡、食欲下降、喜食酸物、厌恶油腻、恶心、晨起呕吐等症状,称为早孕反应,部分患者有情绪改变。多在停经12周左右自行消失。

3. 尿频 由前倾增大的子宫在盆腔内压迫膀胱所致,妊娠12周后子宫增大超出盆腔进入腹腔,尿频症状自然消失。

4. 乳房变化 自觉乳房胀痛。检查乳房体积逐渐增大,有明显的静脉显露,乳头增大,乳头乳晕着色加深。乳晕周围皮脂腺增生出现深褐色结节,称为蒙氏结节。哺乳妇女再次妊娠后乳汁明显减少。

5. 妇科检查 阴道黏膜和子宫颈阴道部黏膜增厚、充血呈紫蓝色。妊娠6~8周时,双合诊检查子宫峡部极软,感觉子宫颈与子宫体之间似两个不相连的部分,称为黑加征。子宫逐渐增大变软,呈球形。妊娠8周时,子宫为非妊娠时的2倍,像鹅蛋,妊娠12周时为非妊娠时的3倍,比2个成人的拳头大一些,可在耻骨联合上方触及子宫底。

【护考提示】 B超是早期准确、快速确定宫内妊娠的方法。

(二) 辅助检查

1. 妊娠试验 可用放射免疫法测出受检者血液或尿液中人绒毛膜促性腺激素(hCG)含量,协助诊断。临床上多用早早孕试纸法检测受检者尿液,结果阳性结合临床表现可诊断为妊娠。

2. 超声检查 超声检查是诊断早期妊娠准确、快速的方法。早期超声检查的目的是确定宫内妊娠,排除异位妊娠、滋养细胞疾病、盆腔肿块、确定胎数等。妊娠4~5周时子宫腔内可见到椭圆形或圆形的妊娠囊。妊娠6周时,可见到胚芽和原始心管搏动。妊娠7周时超声波扫描可以看到心脏跳动,可确诊早期妊娠、活胎(图2-6)。

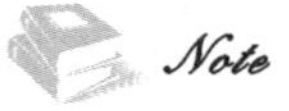

二、妊娠中、晚期诊断

（一）症状

妊娠18～20周时，孕妇开始感到胎动。随着月份的增加腹部逐渐增大。

（二）体征

1. 子宫增大　腹部检查可摸到增大的子宫，手测子宫底高度或尺测耻骨联合与子宫底高度可估计胎儿大小及妊娠周数（表2-1）。不同妊娠周数的子宫底高度不同，正常情况下，子宫底高度在妊娠36周时最高，至妊娠足月时因胎先露入盆略有下降。

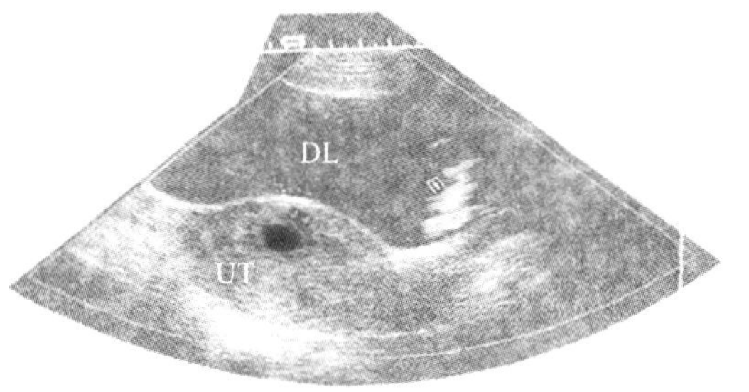

图2-6　早孕B超图像

表2-1　不同妊娠周数的子宫底高度

妊娠周数	手测子宫底高度	尺测耻骨联合上子宫底高度/cm
12周末	耻骨联合上2～3横指	—
16周末	脐耻之间	—
20周末	脐下1横指	18(15.3～21.4)
24周末	脐上1横指	24(22.0～25.1)
28周末	脐上3横指	26(22.4～29.0)
32周末	脐与剑突之间	29(25.3～32.0)
36周末	剑突下2横指	32(29.8～34.5)
40周末	脐与剑突之间或略高	33(30.0～35.3)

【护考提示】　不同妊娠周数的子宫底高度。

2. 胎动　胎动指胎儿的躯体活动。孕妇常在妊娠18～20周自觉胎动。胎动夜间和下午较为明显，妊娠28周以后，每2 h正常胎动次数≥10次。

3. 胎体　妊娠达20周后，经腹壁能触到胎体。妊娠达24周后通过腹部四步触诊能区分胎头、胎背、胎臀和胎儿肢体，查清胎儿在子宫内的位置。

4. 胎心音　妊娠18～20周用多普勒胎心听诊仪能够测到胎心音；似钟表的"嘀嗒"声，正常110～160次/分。听到胎心音即可确诊妊娠。胎心音需要与子宫杂音、腹主动脉音、脐带杂音相鉴别。

（三）辅助检查

1. 超声检查　超声检查不仅能显示胎儿数目、胎产式、胎先露、胎方位、有无胎心搏动、胎盘位置及其与子宫颈内口的关系、羊水量、评估胎儿体重，还能测量胎头双顶径、头围、腹围和股骨长等多条径线，了解胎儿生长发育情况，还可检测子宫动脉、脐动脉和胎儿动脉的血流速度和波形。

2. 胎动计数　孕妇自妊娠28周到临产，需自我监测胎动计数。

3. 胎儿心电图　通常于妊娠12周以后能显示较规律的图形，妊娠20周后检测，成功率更高。

三、胎姿势、胎产式、胎先露、胎方位

1. 胎姿势　胎姿势指胎儿在子宫内身体各部呈现的姿势。正常胎姿势为胎头俯屈，颏部贴近胸壁，脊柱略前弯，两臂交叉于胸前，两腿交叉在腹前，整个胎体成为头端小、臀端大的椭圆形。

2. 胎产式　胎产式指胎儿身体纵轴与母体纵轴的关系（图2-7）。

两轴平行称为纵产式，纵产式有头先露和臀先露，约占总数的99%。两轴垂直称为横产式，横产

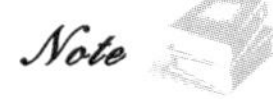

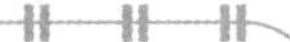

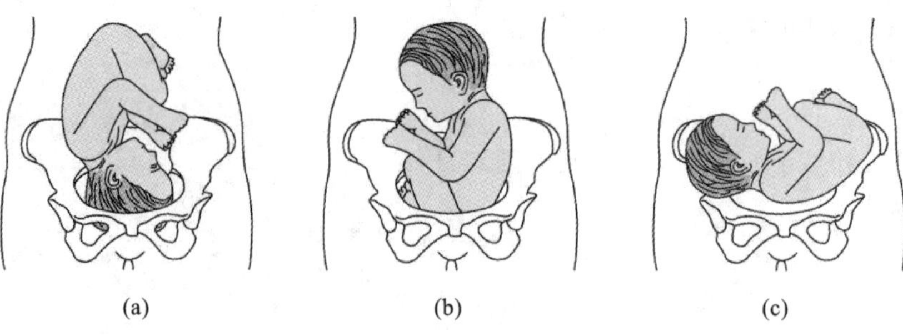

图 2-7 胎产式

(a) 纵产式-头先露;(b) 纵产式-臀先露;(c) 横产式-肩先露

式为肩先露,约占总数的 0.2%。胎儿身体纵轴与母体纵轴交叉者称为斜产式。斜产式是暂时的,在分娩过程中多数会转为纵产式,偶尔转成横产式。

3. 胎先露 胎先露指胎儿最先进入骨盆入口的部分。纵产式有头先露和臀先露,横产式为肩先露。根据胎头屈伸程度,头先露分为枕先露、前囟先露、额先露及面先露(图 2-8)。

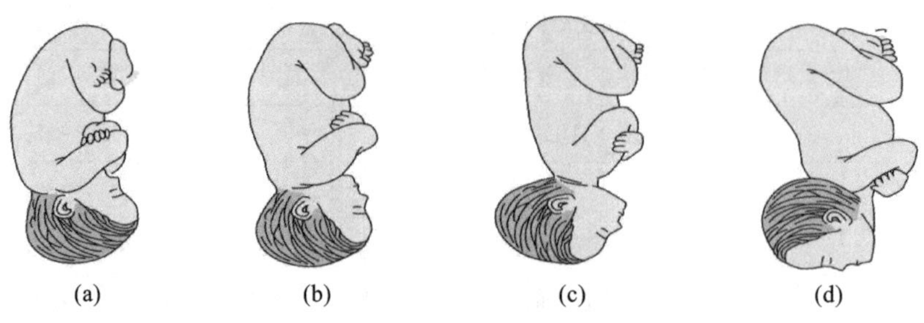

图 2-8 头先露的种类

(a) 枕先露;(b) 前囟先露;(c) 额先露;(d) 面先露

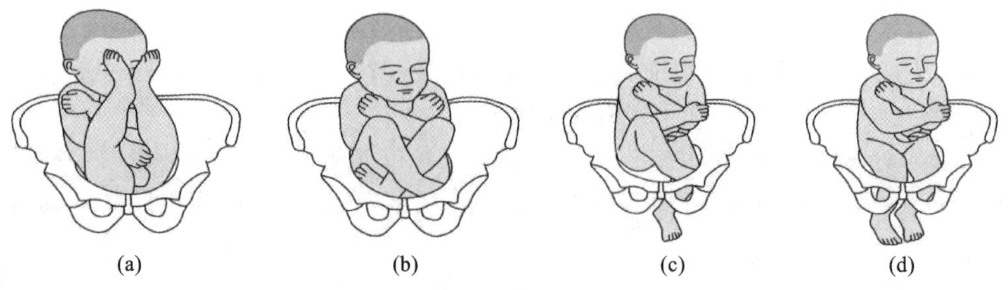

图 2-9 臀先露的种类

(a) 单臀先露;(b) 完全臀先露;(c) 单足先露;(d) 双足先露

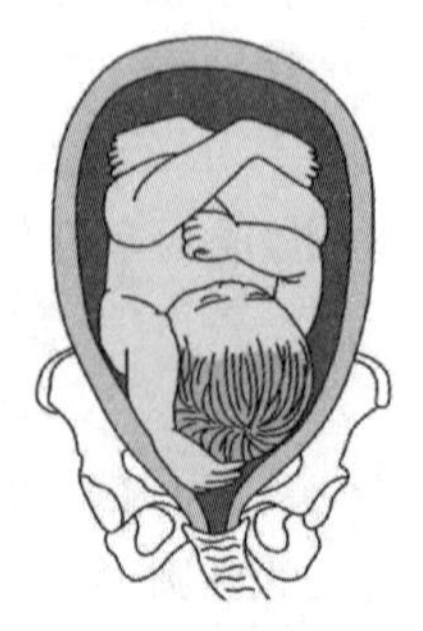

图 2-10 复合先露

臀先露分为单臀先露、完全臀先露、单足先露、双足先露等(图 2-9)。横产式时最先进入骨盆的是胎儿肩部,为肩先露,一般不能自然分娩。偶见胎儿头先露或臀先露与胎手或胎足同时入盆,称为复合先露(图 2-10)。

4. 胎方位 胎方位指胎儿先露部的指示点与母体骨盆的关系,简称胎位。枕先露以枕骨、面先露以颏骨、臀先露以骶骨、肩先露以肩胛骨为指示点。每个指示点与母体骨盆入口前、后、左、右、横的不同位置关系构成不同胎位。枕先露、面先露、臀先露各有 6 种胎方位,肩先露有 4 种胎方位(表 2-2)。如枕先露时,胎头枕骨位于母体骨盆的左前方,应为枕左前位,以此类推。

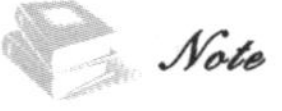

表 2-2　胎产式、胎先露和胎方位的关系及种类

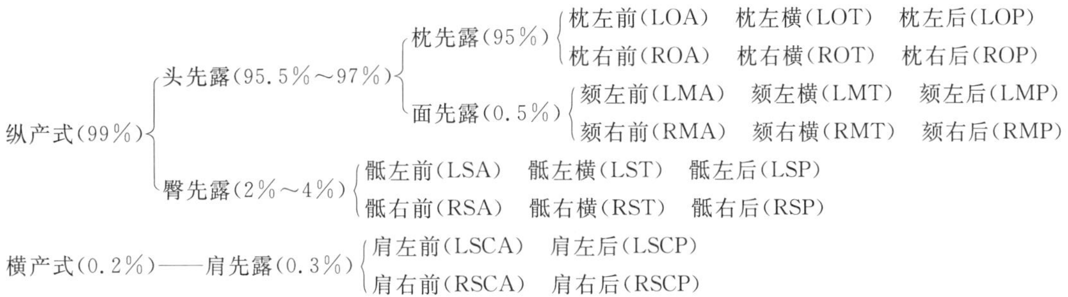

纵产式(99%)
- 头先露(95.5%～97%)
  - 枕先露(95%)：枕左前(LOA)　枕左横(LOT)　枕左后(LOP)；枕右前(ROA)　枕右横(ROT)　枕右后(ROP)
  - 面先露(0.5%)：颏左前(LMA)　颏左横(LMT)　颏左后(LMP)；颏右前(RMA)　颏右横(RMT)　颏右后(RMP)
- 臀先露(2%～4%)：骶左前(LSA)　骶左横(LST)　骶左后(LSP)；骶右前(RSA)　骶右横(RST)　骶右后(RSP)

横产式(0.2%)——肩先露(0.3%)：肩左前(LSCA)　肩左后(LSCP)；肩右前(RSCA)　肩右后(RSCP)

【护考提示】胎产式、胎姿势、胎先露、胎方位的定义。

任务三　妊娠期妇女的护理

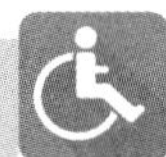

案例引导

王女士，30 岁，停经 32 周开始走路跛脚，孕妇焦虑担心分娩后会一直跛脚。预产期 2018 年 12 月 16 日。产检无异常、胎心 136 次/分，枕左前，宫高 34 cm，腹围 90 cm。骨盆外测量正常，助产士通过四步触诊法评估胎儿先露部未入盆。

请问：

1. 孕妇出现跛脚症状该如何指导及处理？
2. 助产士该为这个孕妇做哪些心理护理？

案例解析

一、孕期管理

孕妇通过定期产检及时发现和处理异常情况，以保证胎儿的健康，制订下一步产检计划。

根据我国孕期保健需要，《孕前和孕期保健指南(2018)》推荐产前检查时间如下：妊娠 $6\sim13^{+6}$ 周、$14\sim19^{+6}$ 周、$20\sim23^{+6}$ 周、$24\sim27^{+6}$ 周、$28\sim31^{+6}$ 周、$32\sim36^{+6}$ 周各 1 次、37～41 周则每周检查 1 次，有异常及时检查。

国际上对围生期的规定有四种。围生期Ⅰ：妊娠满 28 周(胎儿体重＞1000 g 或身长＞35 cm)到产后 1 周。围生期Ⅱ：妊娠满 20 周(胎儿体重＞500 g 或身长＞25 cm)到产后 4 周。围生期Ⅲ：妊娠满 28 周到产后 4 周。围生期Ⅳ：胚胎形成到产后 1 周。我国采用围生期Ⅰ来计算围生儿死亡率，是衡量产科质量的重要指标。

【护考提示】产前检查的时间、次数及孕周；围生期的定义。

二、产前检查

(一) 护理评估

详细询问病史，进行系统的全身检查、产科检查及辅助检查。

1. 健康史

1) 既往史　了解孕妇在妊娠前有无高血压、心脏病、糖尿病、肝肾疾病、结核病、血液病等以及做过何种手术及手术名称。

2) 现病史　了解孕妇的年龄、月经周期、月经量、职业、本次妊娠的过程、推算预产期。年龄过

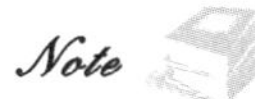

小易发生难产,35 岁以上高龄初产妇易并发妊娠期高血压疾病、产力异常等。如孕妇接触过放射线或有毒物质,母儿不良结局风险增加。

3) 推算预产期　方法:按末次月经第一天算起,月份减 3 或加 9,日数加 7,也可根据早期超声检查来核对预产期。实际分娩日期与推算的预产期可能相差 1～2 周。若孕妇记不清自己的末次月经日期可根据早孕反应出现的时间、胎动出现的时间、手测的子宫底高度、超声测的胎头臀长结果校正预产期。

4) 家族史　家族有无遗传性疾病、双胎妊娠、妊娠合并症等。

5) 配偶健康状况　询问健康情况,有无不良嗜好及有无遗传性疾病等。

2. 身体评估

1) 体格检查　注意观察营养及精神状态、身高及步态,身材矮小者(小于 145 cm)常伴有骨盆狭窄;注意检查心脏有无病变;脊柱及下肢有无畸形;检查乳房发育情况;测量血压、体重和身高,计算体重指数(BMI)。妊娠晚期每周体重增加不超过 500 g,超过者应注意有无水肿。

2) 产科检查　包括腹部检查测量腹围和宫高、骨盆测量、阴道检查等。

(1) 腹部检查:孕妇排空膀胱,仰卧于检查床上,露出腹部,两腿略屈曲分开,放松腹肌,检查者站在孕妇右侧。

①视诊:注意腹部外形、有无妊娠纹、手术瘢痕和水肿。

②触诊:先测量腹围和宫高,通过测量孕妇的腹围和宫高可估计胎儿大小,了解胎儿发育情况。皮尺测量耻骨联合上缘中点至子宫底的距离。采用四步触诊法可明确胎产式、胎方位、胎先露以及胎先露是否衔接(图 2-11)。四步触诊法做前三步时检查者面向孕妇头侧,做第四步时检查者面向孕妇足端。

四步触诊虚拟仿真视频

第一步手法:检查者双手置于孕妇子宫底部,确定子宫底高度,估计妊娠月份与胎儿大小是否相符。然后用两手指腹交替轻推,判断子宫底部的胎儿部分,胎头圆而硬、有浮球感,胎臀软而宽或者不规则形。

第二步手法:检查者两手放于产妇腹部两侧,一手固定,另一手轻轻深按,两手交替检查,判断胎背及肢体的方向。饱满平坦为胎背,凹凸不平为胎儿肢体,有时可以感觉到肢体活动。

第三步手法:检查者右手拇指和其余四指分开,于耻骨联合上方握住先露部,进一步确定胎头或胎臀,轻轻推动确定是否衔接。推之不动说明已衔接,左右移动说明未入盆。

第四步手法:检查者左右手沿着骨盆入口插入向下深按,进一步确定胎先露诊断是否正确,并确定先露部入盆的程度。

③听诊:胎心音在靠近胎背侧孕妇的腹壁上听得最清楚(图 2-12)。

枕先露时胎心在脐下方偏左或偏右侧;臀先露时胎心在脐上方偏左或偏右侧。

(2) 骨盆测量:骨盆的大小关系到分娩的难易度。骨盆测量分为骨盆外测量和骨盆内测量。

①骨盆外测量:用骨盆测量器进行测量。

a. 髂棘间径:为两髂前上棘外缘间的距离(图 2-13),正常值为 23～26 cm。

b. 髂嵴间径:为两髂嵴外缘间最宽的距离(图 2-14),正常值为 25～28 cm。

c. 骶耻外径:为耻骨联合上缘中点至第 5 腰椎棘突下的距离(图 2-15),正常值为 18～20 cm。

已有充分证据表明测量髂棘间径、髂嵴间径、骶耻外径并不能预测产时头盆不称,无须常规测量。

d. 出口横径:又称坐骨结节间径,孕妇仰卧位,双手抱膝,测量两侧坐骨结节内缘间的距离(图 2-16),正常值为 8.5～9.5 cm,平均 9 cm。此径线可直接测出骨盆出口横径长度。出口横径小于 8 cm 时,应测量出口后矢状径。

e. 出口后矢状径:出口横径中点至骶骨尖的距离(图 2-17),正常值为 8～9 cm。出口后矢状径与出口横径之和大于 15 cm 表示一般足月胎儿可通过。

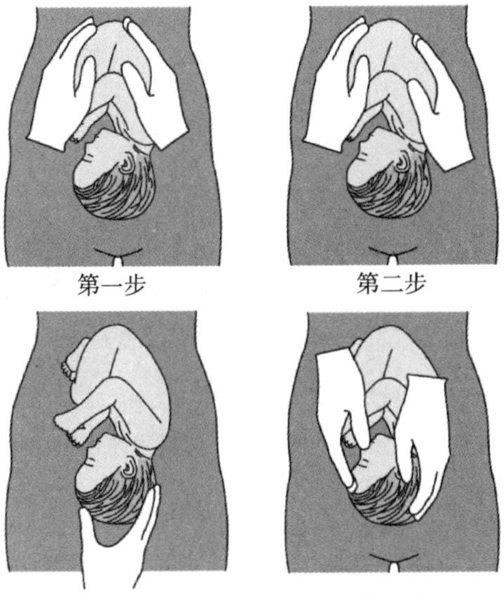

第一步　第二步

第三步　第四步

图 2-11　四步触诊法

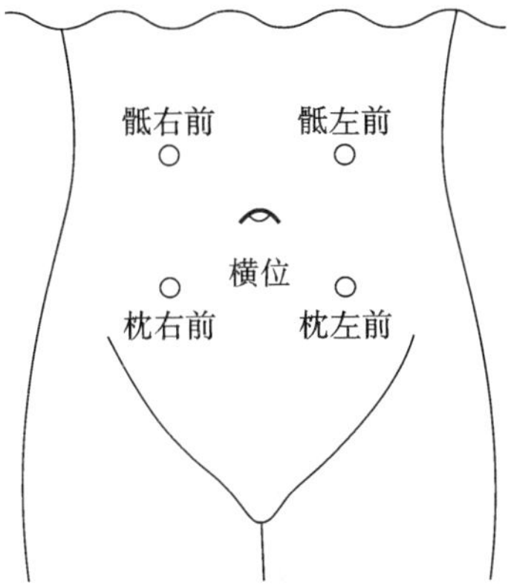

骶右前　骶左前

横位

枕右前　枕左前

图 2-12　胎心音听诊部位

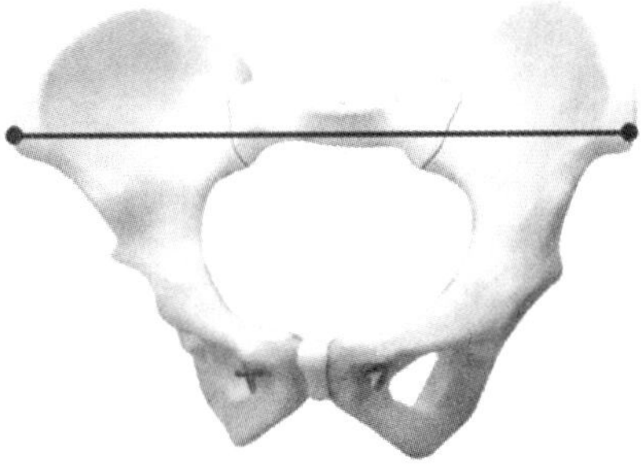

图 2-13　髂棘间径

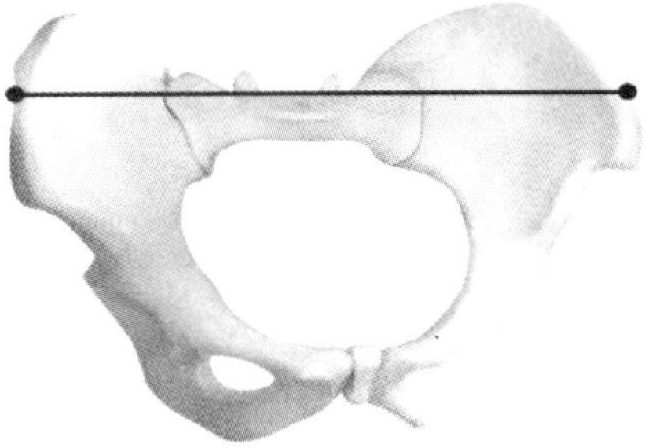

图 2-14　髂嵴间径

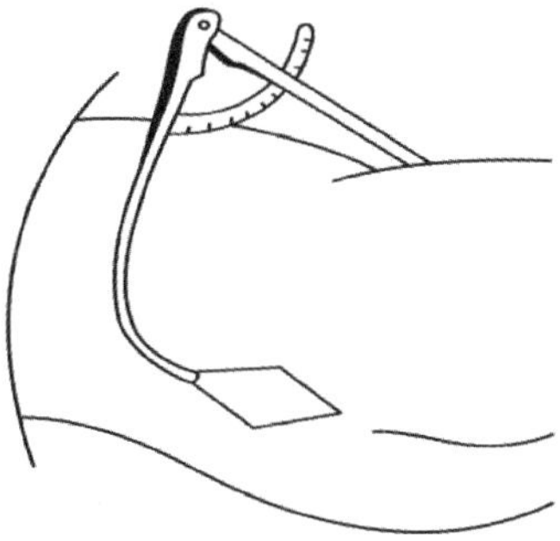

图 2-15　骶耻外径

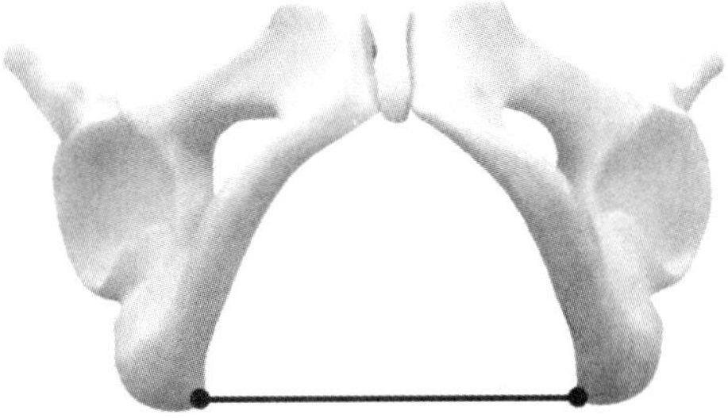

图 2-16　出口横径

f. 耻骨弓角度:用两手拇指抵住耻骨下支可估计耻骨弓角度(图 2-18),正常为 90°,小于 80°为异常。

②骨盆内测量:适用于骨盆外测量有异常者,阴道分娩前或产时需要确定骨产道情况时可进行,通常妊娠 24～26 周进行测量。

a. 对角径:也称骶耻内径,自耻骨联合下缘至骶岬上缘中点间的距离(图 2-19),正常为 12.5 cm,减去 1.5～2 cm 即为真结合径,正常值为 11 cm。

检查者将食指和中指伸入阴道内,用中指尖触碰骶岬上缘中点,食指上缘紧贴耻骨联合下缘,固

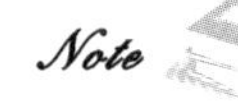

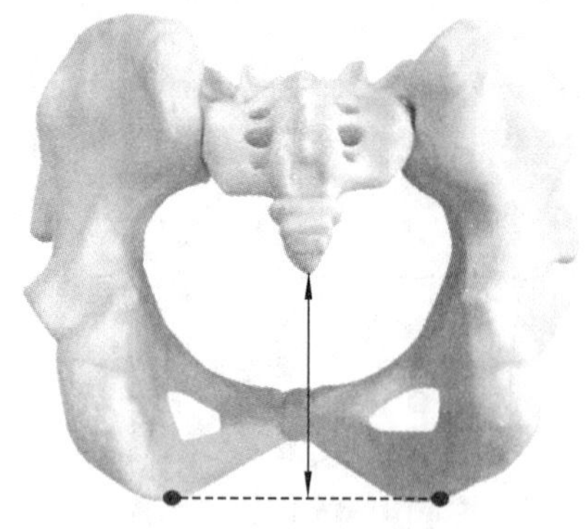
图 2-17　出口后矢状径

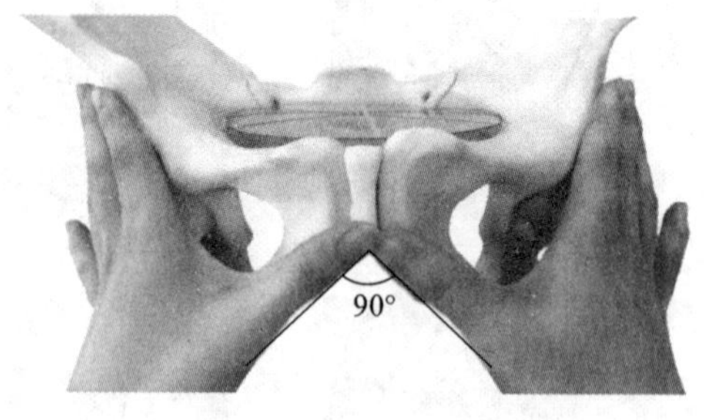

图 2-18　耻骨弓角度

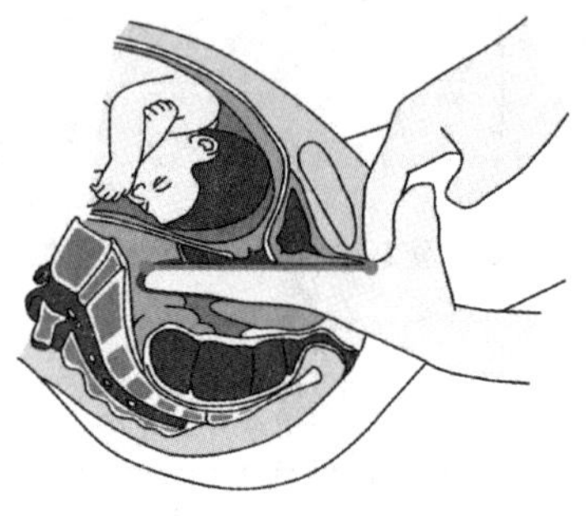
图 2-19　对角径

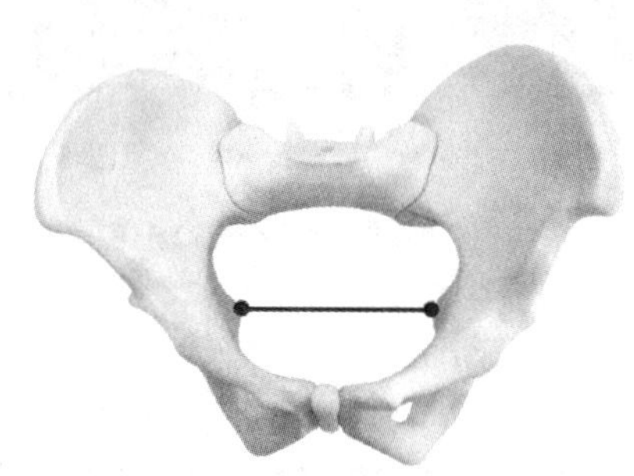
图 2-20　坐骨棘间径

定此接触点，中指尖至接触点的距离就是对角径。正常情况下中指触不到骶岬，说明对角径大于12.5 cm。

b. 坐骨棘间径：为两侧坐骨棘之间的距离(图 2-20)，正常值 10 cm。测量时手指左右反复横行估计距离。

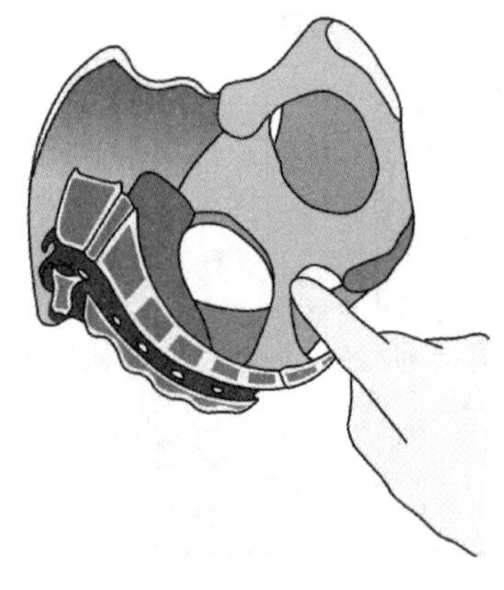
图 2-21　坐骨切迹宽度

c. 坐骨切迹宽度：可以间接说明骨盆后部是否狭窄。即骶棘韧带的长度，可将手指置于韧带之上，估计其宽度(图 2-21)。正常值 5～5.5 cm，约 3 指宽为正常，不然属中骨盆狭窄。

(3) 阴道检查：在妊娠早期需严格消毒行双合诊检查，了解子宫、阴道及附件情况。妊娠 24 周检查时需测量对角径、坐骨棘间径及坐骨切迹宽度。妊娠最后一个月及临产后避免不必要的阴道检查，以防感染。

(4) 绘制妊娠图：将每次产检的各项数值，包括体重、血压、宫高、腹围、胎位、胎心等分别记录在妊娠图上，绘制成曲线观察其动态变化，以便及早发现孕妇与胎儿的异常情况。

【护考提示】
四步触诊法；骨盆测量；妊娠期身体评估。

3. 心理社会评估

1) 妊娠早期　评估孕妇对妊娠的感受、态度及看法。孕妇因妊娠的不确定而感到困惑。

2) 妊娠中、晚期　孕妇情绪较稳定，对一切有关孕妇的信息有浓厚兴趣。比较关心自己及胎儿成长的问题。

3) 临近预产期　孕妇出现焦虑、恐惧的情绪变化，担心自己能否自然分娩，担心胎儿有无异常。此时家属尤其是丈夫的态度，对孕妇会产生极大的影响。

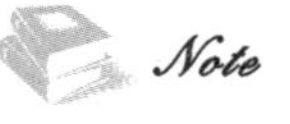

4. 高危因素评估　年龄＜18 岁或≥35 岁；既往有习惯性流产、早产、死胎、死产等；有妊娠期合

并症如心脏病、肾病、肝病等；有妊娠期并发症如妊娠期高血压、前置胎盘、胎盘早剥、过期妊娠等。

（二）护理诊断

1. 知识缺乏　缺乏妊娠相关的基础知识及专业知识。

2. 焦虑　与担心自己及胎儿的健康状况有关。

3. 恐惧　与担心分娩结局有关。

4. 便秘　与妊娠引起肠蠕动减弱、胎头压迫有关。

5. 尿频　与胎儿先露部压迫有关。

6. 自我形象紊乱　与怀孕体型变化有关。

（三）预期目标

（1）孕妇了解孕期保健知识后，能大概说出妊娠期主要的生理变化。

（2）孕妇了解左侧卧位可减轻对下腔静脉的压迫，有利于改善胎盘子宫血流。

（3）孕妇了解产前检查的目的及作用，能积极配合。

（4）孕妇了解如何改变体位来获得更舒适的睡眠姿势。

（5）孕妇了解难产形成的原因和相关解决方法，更加信任医务人员，避免焦虑、恐惧。

（6）孕妇自我护理能力增强，母儿健康安全。

（四）护理措施

1. 一般护理　指导孕妇适当休息及运动，注意个人卫生。根据孕妇具体情况约好下次产前检查的时间及项目。

2. 症状护理

1）消化道症状　妊娠早期恶心、呕吐的早孕反应是常见现象，可少量多餐、进食易消化食物避免空腹，该症状 12 周后即消失。如 12 周后仍有呕吐需到医院就诊，住院治疗。

2）尿频　妊娠早期，可因增大的子宫压迫膀胱出现尿频，妊娠末期，由于先露部入盆压迫膀胱再次出现尿频。若无任何感染现象则无须处理。

3）白带增多　白带增多是正常的生理变化，雌激素水平升高，盆腔充血，宫颈腺体增多所致。但应排除霉菌、滴虫、衣原体等感染。保持外阴清洁，每日沐浴，避免坐浴，勤换棉质内裤。

4）水肿　孕妇后期易下肢水肿，因妊娠子宫压迫下腔静脉导致，休息或者左侧卧位后即可缓解。如下肢水肿明显或者休息后不退，警惕妊娠高血压疾病，应及时就诊。

5）便秘　常见症状，嘱孕妇多吃新鲜蔬菜、水果等富含纤维素的食物，注意适当运动。未经医生允许，不能随便使用大便软化剂或泻药。

6）下肢、外阴静脉曲张　妊娠子宫压迫下腔静脉还常发生痔疮。除指导孕妇少吃辛辣食物、增加饮水量，还应指导孕妇取左侧卧位，抬高下肢，避免长时间站立。建议孕妇穿弹力裤和弹力袜，以促进血液回流。

7）腰背痛　可经常按摩腰背部，或坐瑜伽球休息，必要时卧床休息，严重者寻找原因进行治疗。

8）下肢痉挛　下肢痉挛是缺钙的表现，于妊娠晚期出现，常在夜间发作。可局部热敷或按摩，痉挛大多能自行缓解。指导孕妇增加钙及维生素 D 的摄入。

9）贫血　妊娠期应适当增加含铁食物的摄入，如动物肝脏、蛋黄、瘦肉、豆类等。根据情况需补充铁剂，可用温开水或水果汁在餐后 20 min 送服。告知孕妇服用铁剂大便颜色变黑或导致便秘等不用担心。

10）仰卧位低血压综合征　孕妇仰卧位时间过长会出现血压下降、面色苍白、心悸、出冷汗等症状，是因为增大的子宫压迫下腔静脉，导致血流受阻，回心血量减少所致。立即采取左侧卧位症状会消失，不用紧张。

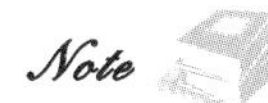

3. 用药护理

(1) 美国食品药物管理局(FDA)根据药物对胎儿的致畸情况,将药物分为A、B、C、D、X 5个级别,介绍不同等级药物对妊娠可能造成的影响。A级对孕妇安全,对胚胎、胎儿无害,无致畸,如维生素类;B级对孕妇比较安全,对胎儿基本无害,可在医生观察下使用,如青霉素、红霉素、胰岛素等;C级在动物研究中证明对胎儿有害,致畸或者死亡,但无临床对照试验,如庆大霉素、异烟肼;D级有足够证据证明对胎儿有害,如硫酸链霉素、盐酸四环素等;X级可致胎儿异常,妊娠期妇女禁用,如氨甲蝶呤、己烯雌酚等。

(2) 妊娠初期是胚胎器官发育形成时期,许多药物可通过胎盘屏障进入,影响胚胎发育,此时用药应注意。

(3) 若必须用药须在医生指导下,严格掌握用药指征和剂量。

4. 心理护理 给孕妇讲解妊娠期的相关知识及心理产生的不同变化,提供缓解心理应激的方法,同时指导家属了解孕妇妊娠期的心理变化,配合并协助孕妇安全顺利度过这一阶段。

(五) 健康教育

指导孕妇注意妊娠期营养,养成良好的卫生习惯。勤洗澡勤换内衣裤,妊娠前3个月及末3个月,应避免性生活。健康孕妇可以照常工作。妊娠28周后需减轻工作量,避免重体力劳动,保证足够的睡眠,每天不少于8 h。接触有害物质的工种应调离。卧床时易采取左侧卧位,增加胎盘血供。室内保持空气流通,妊娠期要保证适量的运动,如果出现阴道流血,头晕、眼花、头痛、胸闷、心悸或者阴道流液、胎动减少时立即就诊。

(六) 护理评价

【护考提示】高危因素评估;护理措施。

(1) 孕妇明白妊娠期生理变化对孕妇的影响。

(2) 孕妇明白左侧卧位的意义,主动采取左侧卧位,下肢未发生水肿。

(3) 孕妇采用舒适的睡眠姿势,睡眠得到改善。

(4) 孕妇应监测胎心,有问题及时去医院就诊。

(5) 孕妇有自然分娩的信心。

(6) 孕妇能自我护理,母儿安全。

三、胎儿健康监测

(一) 妊娠早期

妇科检查确定子宫大小及其是否与妊娠周数相符;超声检查最早在妊娠第6周可见孕囊和原始胎血管搏动;有条件时,妊娠11～13^{+6}周B超测量胎儿颈项透明层厚度和胎儿发育情况。

(二) 妊娠中期

产前检查每次测量宫高和腹围,协助判断胎儿大小及其是否与妊娠周数相符。超声检查胎儿生长状况并筛查胎儿结构有无异常。每次产前检查时听取胎心音。

(三) 妊娠晚期

每次产前检查测量宫高和腹围并听取胎心音。超声检查判断胎儿生长情况,胎位、胎盘位置,羊水量及胎盘成熟度。

1. 胎动监测 一般妊娠20周开始自觉胎动,胎动在夜间和下午较为明显。胎动常在胎儿睡眠周期消失,持续20～40 min。妊娠28周后,每2 h胎动计数<10次或减少50%者提示胎儿可能缺氧。

2. 电子胎心监护 能连续观察并记录胎心率的动态变化,同时描记子宫收缩和胎动情况,反映三者之间的关系。

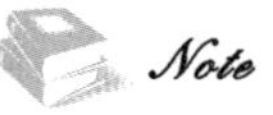

1）胎心率基线　胎心率基线指 10 min 内胎心率水平的平均值，至少需观察 2 min。正常胎心率基线 110～160 次/分；胎儿心动过速：胎心率基线＞160 次/分；胎儿心动过缓：胎心率基线＜110 次/分。

胎心率基线变异是指每分钟胎心率自波峰到波谷摆动的周期性改变。胎心率基线摆动，包括胎心率的振幅和频率。胎心率的振幅指胎心率上下波动的高度，正常范围为 10～25 次/分；胎心率的频率指 1 min 内胎心率摆动的次数，正常≥6 次。变异消失：振幅波动完全消失；微小变异：振幅波动≤5 次/分；中等变异（正常）：振幅波动 6～25 次/分；变异活跃：振幅波动＞25 次/分。胎心率基线摆动表示胎儿有一定的储备能力，是胎儿健康的表现。胎心率基线变异微小或变异消失，则表示胎儿储备能力差。

2）胎心率变化　胎心率变化有加速和减速两种情况。胎心率加速是指胎心率基线突然波动活跃，胎心率加速≥15 次/分，持续时间＞15 s，但不超过 2 min，是胎儿状况良好的表现。胎心率减速是指伴随着宫缩出现的暂时性胎心率的减慢，分为以下三种类型。

（1）早期减速：伴随宫缩同步开始，宫缩停止后即刻恢复正常，开始减速到胎心率最低点的时间≥30 s，振幅＜50 次/分。一般认为其与胎头受压有关，改变体位可缓解（图 2-22）。

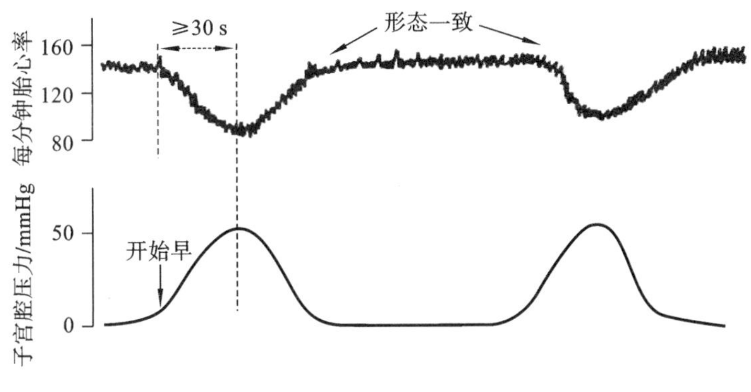

图 2-22　早期减速

（2）晚期减速：多在宫缩后出现的对称的、缓慢下降的胎心率基线，开始减速到胎心率最低点的时间≥30 s，持续时间长，振幅＜50 次/分。晚期减速是胎儿缺氧的表现，需尽快结束妊娠（图 2-23）。

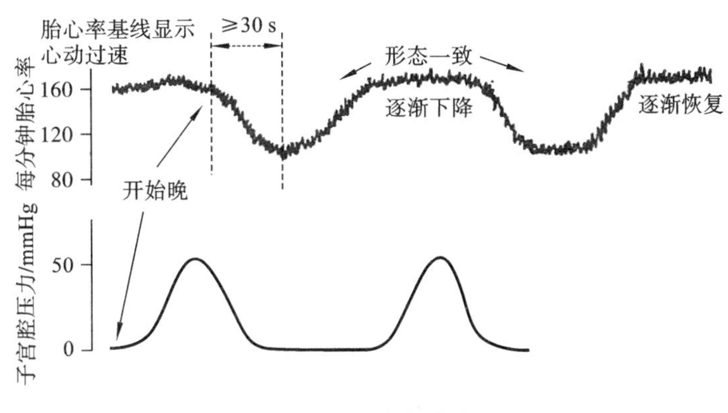

图 2-23　晚期减速

（3）变异减速：减速与宫缩之间无固定规律，开始减速到胎心率最低点的时间＜30 s，下降迅速、持续时间短、恢复快，振幅＞70 次/分。一般认为是脐带受压，迷走神经兴奋所致，需严密观察（图 2-24）。

3. 预测胎儿宫内的储备能力

（1）无应激试验（NST），用于产前监护。

（2）缩宫素激惹试验（OCT），指用缩宫素诱导宫缩并用电子胎心监护仪记录胎心率的变化。

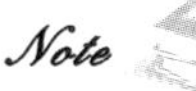

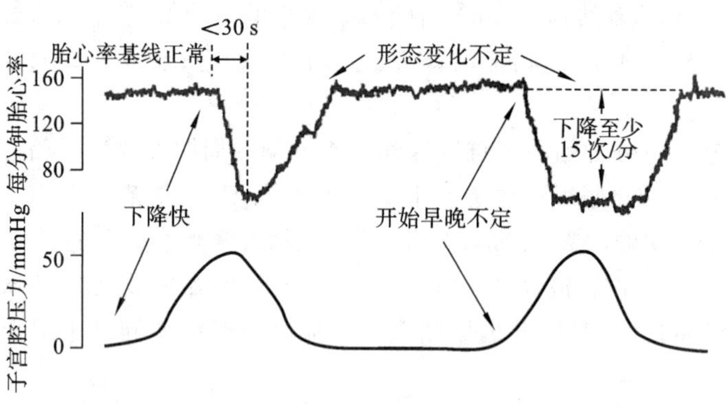

图 2-24　变异减速

OCT 可用于产前监护及引产时胎盘功能的评价。

4. NST 的结果判读　参照 2007 年加拿大妇产科医师学会指南将 NST 结果判断及处理列入表 2-3。

表 2-3　NST 的结果判读及处理

参数	正常 NST (先前的“有反应型”)	不典型 NST (先前的“可疑型”)	异常 NST (先前的“无反应型”)
胎心率基线	110～160 次/分	100～110 次/分； >160 次/分，<30 min	胎心过缓<100 次/分；胎心过速>160 次/分，超过 30 min
基线变异	6～25 次/分(中度变异)； ≤5 次/分(变异消失及微小变异)，持续 40 min	≤5 次/分，持续 40～80 min	≤5 次/分，持续≥80 min ≥25 次/分，持续>10 min 正弦波形
减速	无减速或偶发变异减速，持续 30 s	变异减速，持续 30～60 s	变异减速，持续时间≥60 s 晚期减速
加速 (≥32 周)	40 min 内 2 次或 2 次以上 加速超过 15 次/分，持续 15 s	40～80 min 2 次以下 加速超过 15 次/分，持续 15 s	大于 80 min 2 次以下 加速超过 15 次/分，持续 15 s
(<32 周)	40 min 内 2 次或 2 次以上 加速超过 10 次/分，持续 10 s	40～80 min 2 次以下 加速超过 10 次/分，持续 10 s	大于 80 min 2 次以下 加速超过 10 次/分，持续 10 s
处理	继续随访或进一步评估	需要进一步评估	复查；全面评估胎儿状况； 生物物理评分；及时终止妊娠

5. 产时胎心监护图形的判读　推荐采用产时胎心监护的三级判读系统。

1）Ⅰ类电子胎心监护　需同时满足下列条件：①胎心率基线 110～160 次/分；②胎心率基线变异为中等变异；③无晚期减速及变异减速；④存在或者缺乏早期减速；⑤存在或者缺乏加速。

Ⅰ类电子胎心监护结果提示胎儿酸碱平衡正常，可常规监护，不需采取特殊措施。

2）Ⅱ类电子胎心监护　除了Ⅰ类和Ⅲ类电子胎心监护图形外的其他情况均归为Ⅱ类电子胎心监护。

Ⅱ类电子胎心监护结果尚不能说明存在胎儿酸碱平衡紊乱，但是应该综合考虑临床情况、持续胎心监护、采取其他评估方法来判定胎儿有无缺氧，可能需要宫内复苏来改善胎儿状况。

3）Ⅲ类电子胎心监护　有以下两种情况。

(1) 胎心率基线无变异并且存在下面任何一种情况：①复发性晚期减速；②复发性变异减速；③胎心过缓(胎心率基线<110 次/分)。

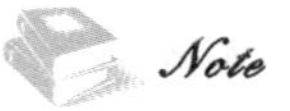

(2) 正弦波型：Ⅲ类电子胎心监护提示胎儿存在酸碱平衡失调即胎儿缺氧，应该立即采取相应措施纠正胎儿缺氧，包括改变孕妇体位、吸氧、停止使用缩宫素、抑制宫缩、纠正孕妇低血压等措施，如果这些措施均不奏效，应该紧急终止妊娠。

6. 胎儿生物物理评分　胎儿生物物理评分是综合胎心监护与超声检查结果来判断胎儿有无急慢性缺氧的一种产前监护方法。分别要测 5 项指标，包括无应激试验、胎儿呼吸运动、胎儿张力、胎动、羊水垂直深度。满分 10 分，8 分以上提示胎儿无急慢性缺氧，≤4 分说明胎儿有急慢性缺氧。

7. 胎儿血流监测　应用彩色多普勒监测胎儿血流，常用的指标包括脐动脉与胎儿大脑中动脉的 S/D 值、RI 值（阻力指数）、PI 值（搏动指数）等。不同妊娠周数 S/D 值、PI 值、RI 值不同。判断胎儿血流异常的标准如下：脐动脉血流指数大于各妊娠周数的第 95 百分位数或超过平均值 2 个标准差，提示胎儿缺氧；脐动脉的舒张末期血流频谱倒置或消失，提示胎儿严重缺氧；S/D 值降低，提示胎儿缺氧；脐静脉或者静脉导管搏动、静脉导管血流 α 波反向均提示胎儿处于濒死状态。

【护考提示】胎心监护的评价。

（四）相关实验室检查

1. 羊水检测卵磷脂/鞘磷脂(L/S)值　因为卵磷脂与鞘磷脂是肺表面活性物质的主要成分，若 L/S≥2，提示胎儿肺成熟。若能测出磷脂酰甘油，提示胎肺成熟。

2. 磷脂酰甘油　阳性提示胎肺成熟。

直通护考

孕期营养及体重管理

参考答案

一、A1 型题

1. 不属于胎儿附属物的是(　　)。

A. 胎盘　B. 子宫肌壁　C. 羊水　D. 脐带　E. 胎膜

2. 对于胎心描述不恰当的是(　　)。

A. 妊娠 18～20 周可用胎心听筒听到
B. 枕先露在母体脐右(左)上方最清楚
C. 每分钟的胎心 110～160 次
D. 胎心似钟表“嘀嗒”声
E. 听到胎儿心音可确诊妊娠且为活胎

3. 受精卵开始着床，一般开始于受精的第(　　)。

A. 1～3 天　B. 4～5 天　C. 6～8 天　D. 9～10 天　E. 11～12 天

4. 脐带内的血管是(　　)。

A. 1 条动脉，1 条静脉
B. 2 条动脉，1 条静脉
C. 1 条动脉，2 条静脉
D. 2 条动脉，2 条静脉
E. 1 条动脉，3 条静脉

5. 妊娠期母体生殖系统的生理变化是(　　)。

A. 外阴变薄，弹性增加
B. 阴道皱襞减少
C. 子宫颈分泌物减少
D. 子宫体明显变软
E. 足月时子宫容积可达 1000 mL

6. 下列关于四步触诊的描述，错误的是(　　)。

A. 前三步检查者均面向孕妇头部
B. 第四步检查者面向孕妇足部
C. 第二步触诊主要查胎背四肢在何处
D. 第三步主要检查胎先露大小
E. 第四步主要了解先露部入盆程度

7. 可确诊早孕的选项是(　　)。

A. 恶心、呕吐　B. 停经　C. 乳房增大　D. 子宫增大　E. B 超显示胎心

8. 女性青春期开始的重要标志是(　　)。

A. 音调度高　B. 乳房丰满　C. 皮下脂肪增多
D. 阴毛、腋毛生成　E. 月经初潮

9. 下列不属于胎盘分泌的激素的是(　　)。
A. 雌激素　B. 雄激素　C. 孕激素
D. 绒毛膜促性腺激素　E. 胎盘生乳素

10. 胎先露指(　　)。
A. 胎儿长轴与母体长轴的关系　B. 胎儿在子宫内所取的姿势
C. 最先进入骨盆入口平面的胎儿部分　D. 胎儿指示点和骨盆的关系
E. 胎儿枕骨和骨盆的关系

二、A2 型题

1. 初孕妇,妊娠 34 周,四步触诊时,于子宫底部触到圆而硬的胎头,在耻骨联合上方触到较软而宽不规则的胎臀,胎背位于母体腹部右前方。胎心音于脐上右侧听到。该孕妇胎方位为(　　)。
A. 骶左前　B. 骶右前　C. 骶左后　D. 骶右后　E. 骶左横

2. 患者,女,34 岁。初产妇,第一次产前门诊。主诉平时月经规律,28 天 1 次,持续 4 天。现停经 8 周,极度疲乏,乳房触痛明显。除以上体征,护士应考虑到若该妇女怀孕,其另一个推想表现是(　　)。
A. 妊娠纹　B. 胎动感　C. 恶心　D. 妊娠斑　E. 晕厥

(杨　娟　朱海红)

Note

项目三　分娩期妇女的护理

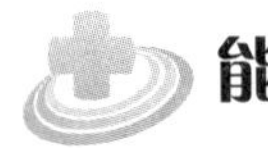

能力目标

本项目 PPT

1. 识记产程分期、临产护理诊断方法及要点，临产护理目标。

2. 理解产力、产道概念，能说明影响分娩的主要因素；理解枕先露分娩概念，说明枕先露分娩机制。

3. 能应用分娩各期的主要护理措施为产妇提供整体护理。

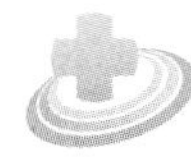

项目导言

分娩是人类生存繁殖中的一个自然过程，是在助产人员帮助下，采用新式助产法，帮产妇顺利分娩。它直接关系到母子生命安危，作为护理人员，应掌握产科基本知识，对产妇实施全面、细致的护理，使分娩顺利进行，协助新生命平安降生。

任务一　影响分娩的因素

案例引导

案例解析

张某，28 岁，女，已婚。

主诉：停经 38^{+5} 周，下腹隐痛 5 h，加重伴少量血性分泌物 3 h。

现病史：（病史收集时间：2019 年 7 月 4 日 10 时）平素月经规律，月经周期 28～30 天，持续 4～6 天；末次月经：2018 年 10 月 6 日；预产期：2019 年 7 月 13 日。停经数天后，自验尿妊娠试验为阳性，11 月底感恶心、欲呕等早孕反应，妊娠 4 个多月后自感胎动至今。自确定妊娠后在我院规律产检，未发现异常。今日晨 5 时许，自觉下腹隐痛不适，3 h 前因疼痛加重，伴少量血性分泌物，无流液，故由丈夫护送入院。既往体健，否认有心、脑、肾等重要器官疾病，否认有病毒性肝炎等传染病及遗传病史。

体格检查：T 36.7 ℃、P 64 次/分、R 20 次/分、BP 130/80 mmHg，身高 160 cm，体重 68 kg。发育正常，营养良好，神志清醒，步行送入病房。双侧瞳孔等大、等圆，对光反射正常。颈软，气管居中。胸廓无畸形，两肺呼吸音清。HR 64 次/分，律齐。双下肢Ⅰ度水肿，生理反射存在，病理反射未引出。

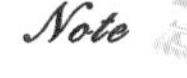

B超检查(2018 年 12 月 4 日):宫内妊娠,单活胎,如妊娠 2 月余。

请问:

1. 对孕妇进行初步评估,还需要进一步询问孕妇哪些情况或进行哪些检查?

2. 进入第一产程后,应如何为产妇进行入院处理?目前主要存在哪些护理问题?就产妇现存的主要护理问题,护士要采取哪些护理措施?

3. 进入第二产程,此时主要的护理诊断及护理措施是什么?

4. 第三产程,胎儿娩出后,子宫底降至脐平,此时主要的护理诊断及护理措施是什么?

分娩指妊娠满 28 周及以后的胎儿及其附属物,从临产开始至从母体全部娩出的过程。妊娠满 28 周至 36^{+6} 周分娩,称早产;妊娠满 37 周至 41^{+6} 周分娩,称足月产;妊娠满 42 周及其后分娩,称过期产。

一、影响分娩的因素

影响分娩的因素有产力、产道、胎儿及社会心理因素,四大因素均正常且能相互适应,胎儿顺利经阴道自然娩出,称正常分娩。因此,正确评估产力、产道和胎儿之间的关系,及时采取措施促进三者协调一致,帮助产妇建立正常分娩的信心,是保证正常分娩的基础。

影响分娩的因素虚拟仿真视频

(一)产力

产力是指将胎儿及其附属物从子宫内逼出的力量。产力包括子宫收缩力、腹肌及膈肌收缩力及肛提肌收缩力,其中以子宫收缩力为主。

1. 子宫收缩力 子宫收缩力,是临产后的主要产力,它贯穿于分娩全过程,临产后子宫收缩力具有以下特点。

1)节律性 子宫收缩(简称宫缩)的节律性是临产的重要标志。正常宫缩是宫体肌不随意、有规律的阵发性收缩并伴有疼痛。宫缩强度随产程进展逐渐增加,每次宫缩由弱渐强(进行期),维持一定时间(极期),随后由强渐弱(退行期),直至消失进入间歇期。间歇期子宫肌肉松弛。临产开始时,宫缩持续 30~40 s,间歇 5~6 min。随产程进展宫缩持续时间逐渐延长,间歇期逐渐缩短。当子宫颈口开全后,宫缩可持续 60 s,间歇仅 1~2 min。宫缩如此反复出现,直至分娩全过程结束(图 3-1)。

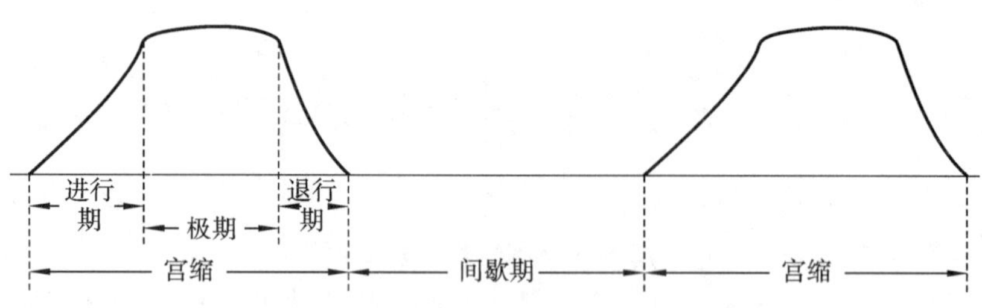

图 3-1 宫缩节律性示意图

2)对称性和极性 正常宫缩起自两侧宫角部(受起搏点控制),以微波形式均匀协调地向子宫底中线集中,左右对称,再以每秒约 2 cm 的速度向子宫下段扩散,约在 15 s 内扩展至整个子宫(图 3-2),此为子宫收缩的对称性。宫缩以子宫底部最强、最持久,并向下逐渐减弱,此为子宫收缩的极性,通常子宫底部收缩力的强度几乎是子宫下段的 2 倍。

3)缩复作用 子宫体部平滑肌为收缩段。每当收缩时,肌纤维缩短变宽,收缩后肌纤维不能恢复到原来长度,经过反复收缩,肌纤维越来越短,子宫腔内容积逐渐缩小,迫使胎先露下降及子宫颈管逐渐缩短直至消失,称子宫肌纤维的缩复作用。

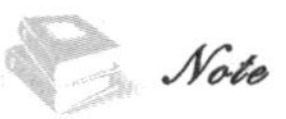

2. 腹肌及膈肌收缩力 腹肌及膈肌收缩力是第二产程时娩出胎儿的重要辅助力量。当子宫颈

口(宫口)开全后,胎先露已降至阴道。每当宫缩时,前羊水囊或胎先露压迫骨盆底组织及直肠,反射性地引起排便动作,产妇主动屏气向下用力。腹肌及膈肌收缩使腹内压增高,促使胎儿娩出。过早使用腹压易使产妇疲劳和造成子宫颈水肿,致使产程延长。腹压在第三产程还可促使已剥离的胎盘娩出。

3. 肛提肌收缩力　肛提肌收缩力参与第二产程、第三产程,协助胎先露在盆腔发生内旋转。胎头枕部露于耻骨弓下时,能协助胎头仰伸及娩出。当胎盘降至阴道时,有助于胎盘娩出。

【护考提示】
产力的构成及子宫收缩力的特点是护考的重点内容。

（二）产道

产道是胎儿娩出的通道,分为骨产道与软产道两部分。

1. 骨产道　骨产道是产道的重要部分,骨产道的大小、形状与分娩关系密切。为便于了解分娩时胎先露通过骨产道的过程,将骨盆分为三个假想平面。

1）骨盆入口平面　即真假骨盆分界面,有 4 条径线(图 3-3)。

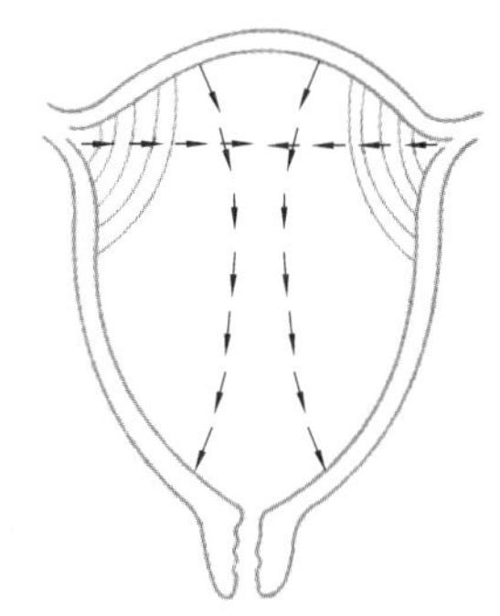

图 3-2　子宫收缩对称性及极性示意图

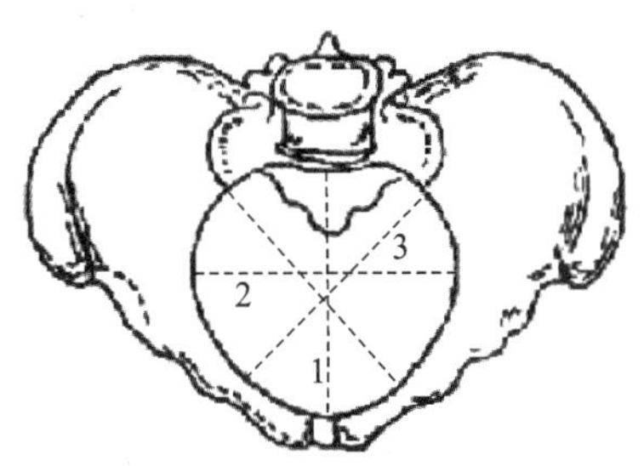

图 3-3　骨盆入口平面示意图

1. 入口前后径;2. 入口横径;3. 入口斜径

(1) 入口前后径:也称真结合径。耻骨联合上缘中点至骶岬前缘正中的距离,平均值约为 11 cm。该径线是胎先露进入骨盆入口的重要径线,其长短与分娩关系密切。

(2) 入口横径:两髂耻线间的最大距离,平均值约为 13 cm。

(3) 入口斜径:左右各一。左骶髂骨关节至右髂耻隆突间距离为左斜径。右骶髂关节至左髂耻隆突间的距离为右斜径,平均值约为 12.75 cm。

2）中骨盆平面　中骨盆平面是骨盆腔内的最窄平面,有 2 条径线。

(1) 中骨盆前后径:耻骨联合下缘中点,通过坐骨棘连线中点,至骶骨下端连线间的距离,平均值约为 11.5 cm。

(2) 中骨盆横径:也称坐骨棘间径。两坐骨棘之间的距离,平均值约为 10 cm,是影响胎儿通过中骨盆的重要径线。

3）骨盆出口平面　由两个以坐骨结节间径为其共同底线的、不在同一个平面上的三角平面组成。前三角区的顶端为耻骨联合下缘,两侧边为耻骨降支。后三角区的顶端为骶尾关节,两侧边为骶骨结节韧带。有 4 条径线(图 3-4)。

(1) 出口前后径:耻骨联合下缘至骶尾关节间距离,为 11.5 cm。

(2) 出口横径:坐骨结节间径,平均值约为 9 cm,是出口的重要径线,与分娩关系密切。

(3) 出口前矢状径:耻骨联合下缘至坐骨结节间径的中点距离,平均值约为 6 cm。

(4) 出口后矢状径:骶尾关节至坐骨结节间径的中点距离,平均值约为 8.5 cm。

若出口横径稍短,而出口后矢状径较长,两径相加大于 15 cm 时,一般大小胎儿可通过后三角区经阴道娩出。临床上单纯出口平面狭窄少见,多同时伴有中骨盆平面狭窄。两侧耻骨降支在耻骨联合下方形成一接近直角结构,称耻骨弓。

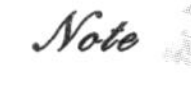

4）骨盆轴与骨盆倾斜度

(1）骨盆轴：连接骨盆各假想平面中点的曲线，又称产道轴。此轴上段向下向后，中段向下，下段向下向前。骨盆轴具有一定曲度，分娩时胎儿即沿此轴娩出（图 3-5）。

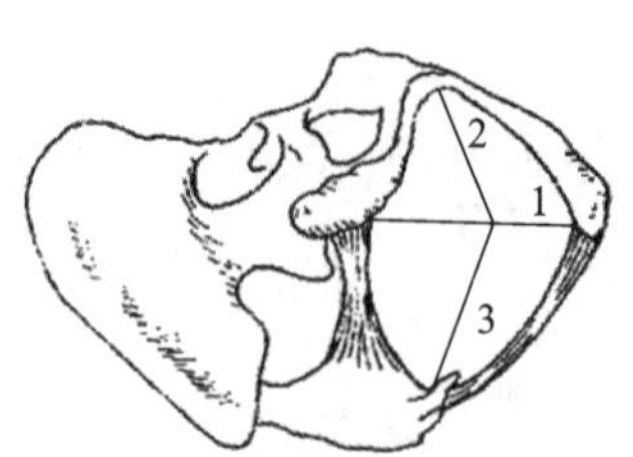

图 3-4　骨盆出口平面示意图

1. 出口横径；2. 出口前矢状径；3. 出口后矢状径

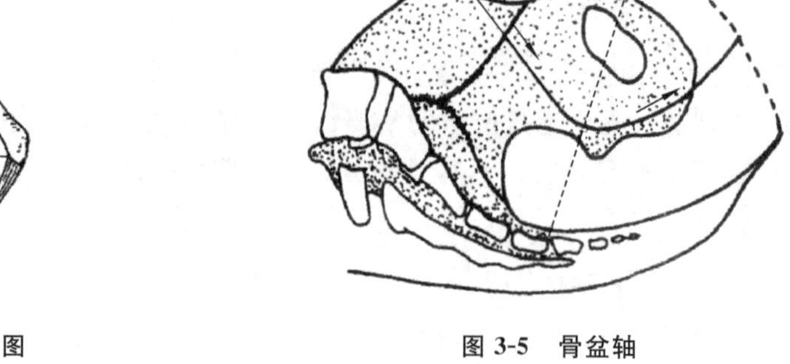

图 3-5　骨盆轴

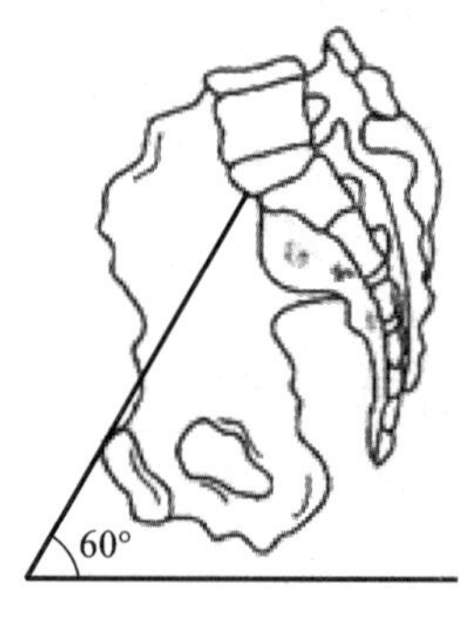

图 3-6　骨盆倾斜度

(2）骨盆倾斜度：妇女直立时，骨盆入口平面与地平面所形成的角度，称骨盆倾斜度。一般为 60°。若角度过大，常影响胎头衔接（图 3-6）。

2. 软产道　软产道是由子宫下段、子宫颈、阴道及骨盆底软组织构成的弯曲管道。

1）子宫下段的形成　子宫下段由子宫峡部形成。非妊娠期时子宫峡部长约 1 cm，妊娠 12 周后逐渐伸展成为子宫腔的一部分，至妊娠末期子宫峡部被拉长、变薄，形成子宫下段。临产后宫缩进一步使子宫下段拉长，达 7～10 cm，构成软产道的一部分。子宫肌纤维的缩复作用使子宫上段的肌层越来越厚，子宫下段被牵拉扩张变得越来越薄。子宫上下段的肌壁厚薄不同，在两者之间的子宫内面形成一环状隆起，称生理性缩复环（图 3-7）。

2）子宫颈的变化

(1）子宫颈管消失：临产前的子宫颈管长 2～3 cm，初产妇较经产妇稍长些。临产后的规律宫缩、牵拉子宫颈内口的子宫肌及周围韧带的纤维，加之胎先露压迫前羊水囊呈楔状，致使子宫颈内口向上向外扩张，子宫颈管形成漏斗形，此时子宫颈外口改变不大。随后，子宫颈管逐渐变短直至消失，成为子宫下段的一部分。初产妇多是子宫颈管先消失，子宫颈外口后扩张；经产妇一般是子宫颈管消失与子宫颈外口扩张同时进行。

(2）子宫颈外口扩张：临产前，初产妇的子宫颈外口仅容一指尖，经产妇则能容纳一指。临产后，子宫颈外口扩张主要是子宫收缩及缩复向上牵引的结果。此外，胎先露衔接使宫缩时前羊水不能回流，由于子宫下段的蜕膜发育不良，胎膜易与该处蜕膜分离而向子宫颈突出，形成前羊水囊，协助子宫颈外口扩张。胎膜多在子宫颈外口近开全时破裂。破膜后，胎先露直接压迫子宫颈，扩张子宫颈外口作用进一步加强。随着产程进展，子宫颈外口开全（10 cm）时，足月妊娠的胎头方能通过。

【护考提示】
软产道的组成是护考的重点内容。

(3）骨盆底、阴道及会阴的变化：前羊水囊及胎先露先将阴道上部撑开，破膜后胎先露下降直接压迫骨盆底，使软产道下段形成一个向前弯曲的长筒，前壁短后壁长，阴道外口开向前上方，阴道黏膜皱襞展平使腔道加宽。肛提肌向下及向两侧扩张，肌束分开，肌纤维拉长，使会阴体变薄以利于胎儿通过。阴道及骨盆底的结缔组织和肌纤维在妊娠期增生肥大，血管变粗，血运丰富，故临产后会阴

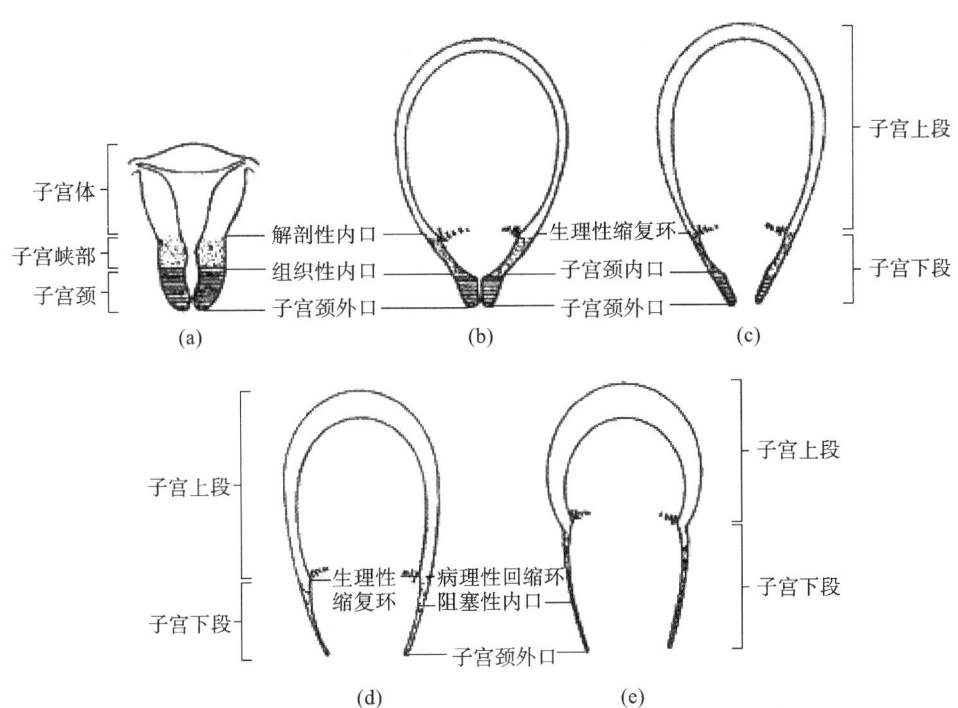

图 3-7　子宫下段的形成及宫口扩张示意图

(a) 未妊娠子宫；(b) 足月妊娠子宫；(c) 正常第一产程早期的子宫；(d) 第二产程，子宫下段由子宫峡部和子宫颈衍化而成，解剖子宫颈内口则衍化为生理性缩复环；(e)第二产程难产的子宫，生理性缩复环因异常状况，形成病理性缩复环

可承受一定压力。但分娩时如保护会阴不当，也易造成损伤。

(三) 胎儿

胎儿大小、胎位、胎儿有无畸形直接影响分娩。

1. 胎儿大小　在分娩过程中，胎儿大小是决定分娩难易的重要因素之一。胎头也是胎儿通过产道最困难的部分。

1) 胎头颅骨的构成　由两块顶骨、两块额骨、两块颞骨及一块枕骨构成。矢状缝和囟门是确定胎位的重要标志。在分娩过程中，通过颅缝轻度重叠使头颅变形，缩小头颅体积，有利于胎头的娩出。

2) 胎头主要径线及其平均值　①双顶径：胎头的最大横径，为两顶骨隆突间的距离，临床上用 B 型超声(简称 B 超)判断胎头大小，妊娠足月时平均值约为 9.3 cm。②枕额径：又称前后径，胎头以此径衔接，妊娠足月时平均值约为 11.3 cm。③枕下前囟径：又称小斜径，胎头俯屈后以此径通过产道，妊娠足月时平均值约为 9.5 cm。④枕颏径：又称大斜径，妊娠足月时平均值约为 13.3 cm(图 3-8)。

2. 胎位　纵产式、头先露时胎头先通过产道，触摸清楚矢状缝及前、后囟门，即能确定胎位，较臀位容易娩出。臀位时，胎臀先娩出，使胎头娩出困难。如果横产式肩先露时，妊娠足月的活胎不能通过产道，对母儿威胁极大。

3. 胎儿有无畸形　胎儿先天畸形，如脑积水、连体儿等，通过产道时常发生困难。

(四) 社会心理因素

在分娩过程中，产妇的精神心理状态对分娩影响很大，有信心的产妇易分娩顺利。产妇临产后常常处于焦虑、不安和恐惧状态，会使机体产生一系列变化，致使子宫收缩乏力、产程进展缓慢或停滞，同时也使产妇神经内分泌系统发生变化，血压升高，导致胎儿缺血缺氧，出现胎儿窘迫。

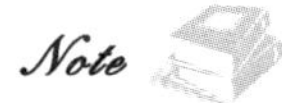

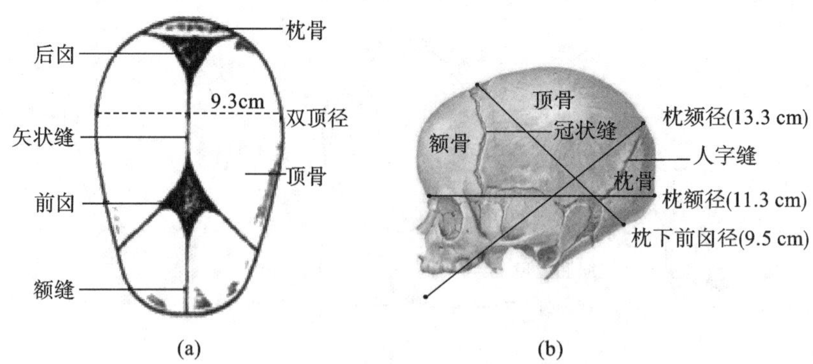

图 3-8　胎头颅骨、颅缝、囟门、双顶径示意图

(a) 颅骨、颅缝、囟门、双顶径；(b) 胎头主要径线及其平均值

任务二　正常分娩过程及护理

一、枕先露的分娩机制

分娩机制是指胎先露部随着骨盆各平面的不同形态，被动地进行一系列适应性转动，以其最小径线通过产道的全过程。下面以枕左前位为例说明分娩机制。

分娩机制虚拟仿真视频

1. 衔接　胎头双顶径进入骨盆入口平面，胎头颅骨最低点接近或达到坐骨棘水平，称为衔接。胎头以半俯屈状态以枕额径进入骨盆入口，由于枕额径大于骨盆入口前后径，胎头矢状缝坐落在骨盆入口右斜径上，胎头枕骨在骨盆左前方。经产妇多在临产后胎头衔接，部分初产妇在预产期前 1～2 周内胎头衔接(图 3-9)。

2. 下降　胎头沿骨盆轴前进的动作称为下降。下降动作贯穿于分娩全过程。促使胎头下降的因素：①宫缩时通过羊水传导，压力经胎轴传至胎头；②宫缩时子宫底直接压迫胎臀；③胎体伸直伸长；④腹肌收缩使腹压增加。

3. 俯屈　当胎头降至骨盆底时，处于半俯屈的胎头枕部遇肛提肌阻力，借杠杆作用进一步俯屈，使下颌接近胸部，变胎头衔接时的枕额径为枕下前囟径，以适应产道，有利于胎头继续下降(图 3-10)。

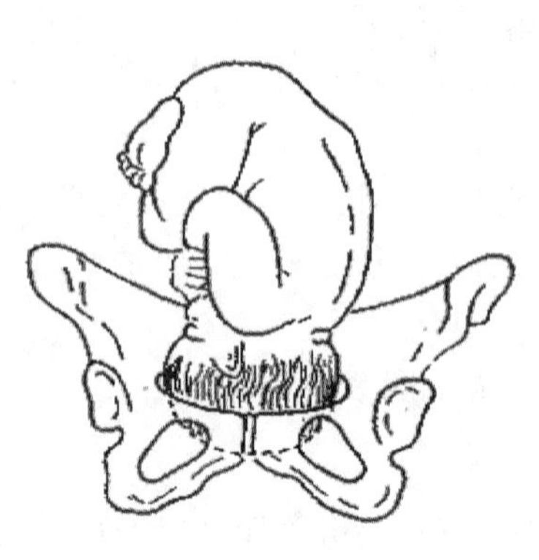

图 3-9　胎头衔接

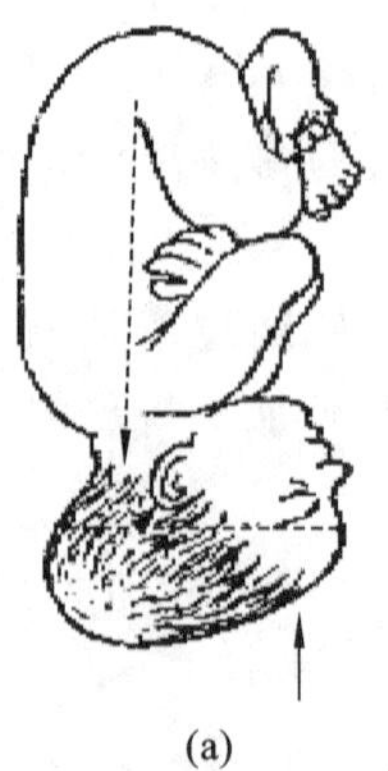

(a)　　(b)

图 3-10　胎头俯屈

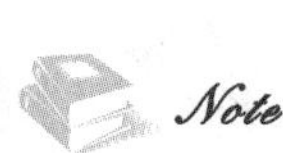

4. 内旋转　胎头为适应骨盆轴而旋转，使其矢状缝与中骨盆及骨盆出口前后径相一致的动作称为内旋转。胎头于第一产程末完成内旋转动作(图 3-11)。胎头枕部向前旋转 45°，后囟门转至耻骨弓下方。

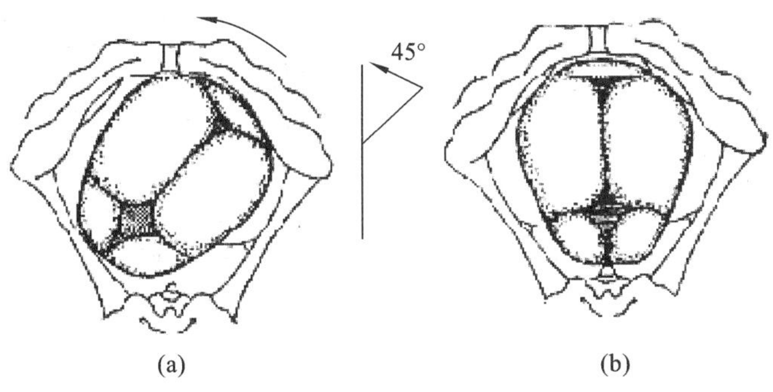

(a)　　(b)

图 3-11　胎头内旋转

5. 仰伸　胎头枕骨下部达耻骨联合下缘时，以耻骨弓为支点，使胎头逐渐仰伸，胎头的顶、额、鼻、口、颏由会阴前缘相继娩出。当胎头仰伸时，胎儿双肩径进入骨盆入口左斜径(图 3-12)。

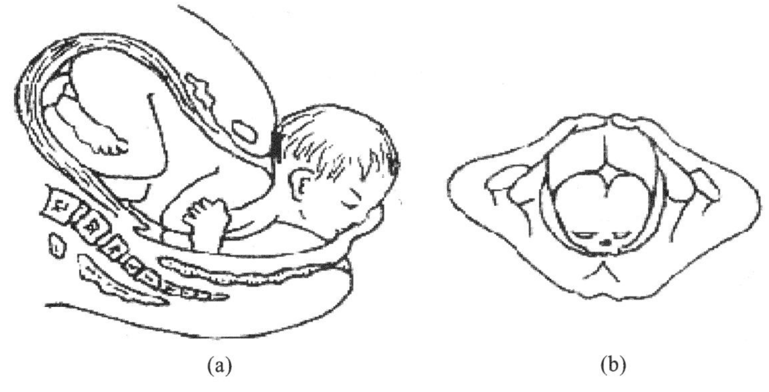

(a)　　(b)

图 3-12　胎头仰伸

6. 复位及外旋转　胎头娩出后，为使胎头与位于左斜径上的胎肩恢复正常关系，胎头枕部向左旋转 45°称为复位。胎肩在骨盆内继续下降，前(右)肩向前向中线旋转 45°使双肩径与骨盆出口前后径相一致，胎头枕部需在外继续向左旋转 45°，使胎头和胎肩保持正常关系，称为外旋转(图 3-13)。

7. 胎肩及胎儿娩出　胎头完成外旋转后，胎儿前(右)肩在耻骨弓下先娩出，随即后(左)肩从会阴前缘娩出。胎儿双肩娩出后，胎体及胎儿下肢随之取侧位顺利娩出。至此，胎儿娩出过程全部完成(图 3-14)。

【护考提示】
枕先露分娩机制是护考的重点内容，其中衔接、下降需要掌握。

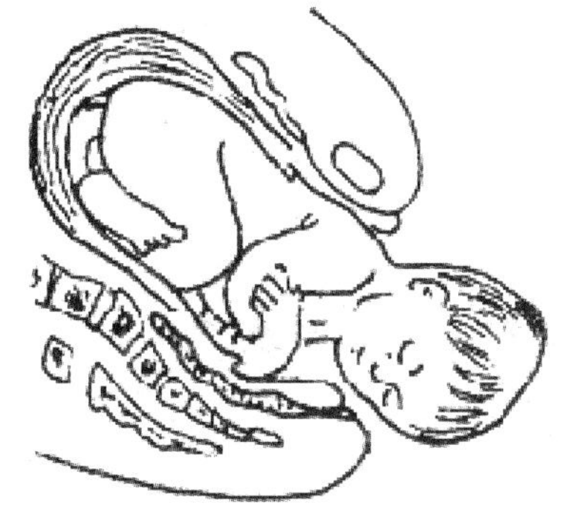

图 3-13　胎头外旋转

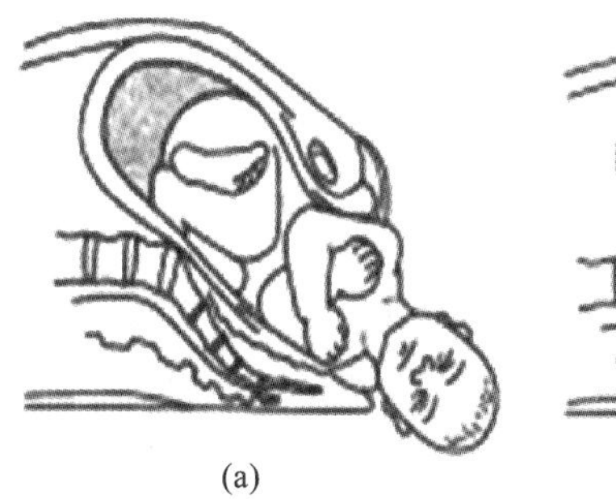

(a)　　(b)

图 3-14　胎肩娩出

(a) 前肩娩出；(b) 后肩娩出

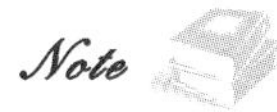

二、先兆临产

1. 假临产　孕妇在分娩前常出现不规律宫缩，即为假临产。其特点是收缩力弱，持续时间短，常少于30 s，且不规律，强度也不逐渐增加。常在夜间出现，清晨消失。子宫颈管不随宫缩而消失及扩张，给予镇静剂能抑制其发生。

【护考提示】见红是分娩即将开始的一个比较可靠的征象。

2. 胎儿下降感　妊娠晚期胎先露进入骨盆入口，子宫底下降，多数初孕妇感到上腹部较前舒适，同时出现尿频。

3. 见红　在分娩发动前24～48 h内，阴道排出少量血性分泌物称为见红，系因子宫颈内口附近的胎膜与该处的子宫壁分离，毛细血管破裂而经阴道排出少量血液，是分娩即将开始的一个比较可靠的征象。

三、临产的诊断及产程分期

（一）临产的诊断

临产开始的重要标志为有规律且逐渐增强的宫缩，持续30 s以上，间歇5～6 min，同时伴随进行性子宫颈管展平、子宫颈口（简称宫口）扩张和胎先露下降。

【护考提示】临产的诊断是护考的重点内容。

（二）产程分期

【护考提示】产程的三个分期及潜伏期、活跃期的定义是护考的重点内容。

1. 总产程　从规律宫缩开始至胎儿胎盘娩出，临床上分为三个产程。

2. 第一产程(宫口扩张期)　从规律性宫缩开始到宫口开全的时期。第一产程又分为潜伏期和活跃期。①潜伏期：为宫口扩张的缓慢阶段，初产妇一般不超过20 h，经产妇不超过14 h。②活跃期：为宫口扩张的加速阶段，从4～6 cm开始，此期宫口扩张速度应不少于0.5 cm/h。

3. 第二产程(胎儿娩出期)　从宫口开全到胎儿娩出的时期。初产妇多在2 h以内，不应超过3 h，经产妇不应超过2 h；实施硬膜外麻醉镇痛时，初产妇不应超过4 h，经产妇不应超过3 h。值得注意的是第二产程不应盲目等待产程超过上述标准方才进行评估，初产妇第二产程超过1 h即应关注产程进展，超过2 h必须对母胎情况进行全面评估，决定下一步的处理方案。

4. 第三产程(胎盘娩出期)　从胎儿娩出到胎盘娩出，需5～15 min，最长不超过30 min。

四、各产程的临床经过及护理

（一）第一产程妇女的护理

【护考提示】第一产程的临床表现是护考的重点内容；破膜多发生在宫口近开全时。

1. 第一产程的临床经过

1）规律宫缩　宫缩与间歇交替出现，产程开始时，宫缩持续时间短，约30 s，间歇时间长，5～6 min。随着产程进展，宫缩时间逐渐延长，宫缩间歇期逐渐缩短，至宫口近开全时，间歇时间1～2 min，宫缩时间50～60 s，宫缩间歇期听胎心约1 min。

2）宫口扩张　当宫缩逐渐增强，子宫颈管消失，宫口开大，宫口直径达10 cm时，称宫口开全。

3）胎头下降　通过阴道检查以判断胎头最低点的部位，胎头下降程度是决定能否经阴道娩出的重要观察项目。

4）胎膜破裂　宫缩时，子宫腔内的压力增高，胎先露下降，将羊水阻断为前、后两部分，在胎先露前面的羊水量不多，约100 mL，称前羊水，形成前羊水的囊称胎胞。当宫缩继续增强时，前羊水囊的压力增加到一定程度，胎膜破裂称破膜。破膜多发生在宫口近开全时。

2. 护理评估

1）健康史　确认资料、此次妊娠史、过去妊娠史、一般健康状况和家族史。

2）身心状况

（1）一般情况：评估生命体征，皮肤张力情况，有无水肿。测量骨盆并评估头盆是否相称。

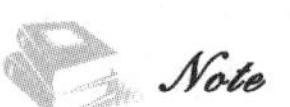

(2) 胎儿子宫内情况：用听诊器、多普勒仪或胎儿监护仪监测胎心率，观察胎心率的异常及其与宫缩、胎动的关系，了解胎儿子宫内状况。

(3) 子宫收缩情况：最简单的评估方法是助产人员将手掌放于产妇腹壁上，宫缩时子宫体部隆起变硬，间歇期松弛变软。定时连续观察宫缩持续时间、强度、规律性及间歇时间，并予以记录。用胎儿监护仪描记的宫缩曲线，可以看到宫缩强度、频率和每次宫缩持续时间，这是反映宫缩的客观指标。

(4) 宫口扩张及胎先露下降情况：通过阴道指诊检查宫口扩张及胎先露下降情况。应在严格消毒后进行，能直接触清矢状缝及囟门以确定胎方位和宫口扩张程度。

胎头于潜伏期下降不明显，于活跃期下降加快，平均每小时下降 0.86 cm。评估胎头下降有两种方法：①腹部触诊，在骨盆入口平面上方可触及的剩余胎头部分，以国际五分法表示，用于初步判断。双手掌置于胎头两侧，触及骨盆入口平面时，双手指尖可在胎头下方彼此触及(剩余 5/5)；双手掌指尖在胎头两侧汇聚但不能彼此触及(剩余 4/5)；双手掌在胎头两侧平行(剩余 3/5)；双手掌在胎头两侧呈外展(剩余 2/5)；双手掌在胎头两侧呈外展且手腕可彼此触及(剩余 1/5)(图 3-15)。②胎头颅骨最低点与坐骨棘平面的关系标明。坐骨棘平面是判断胎头高低的标志。胎头颅骨最低点平坐骨棘时，以“0”表示；在坐骨棘平面上 1 cm 时，以“0”－1 表示；在坐骨棘平面下 1 cm 时，以“0”＋1 表示，其余依此类推。可作为评估分娩难易的有效指标(图 3-16)。

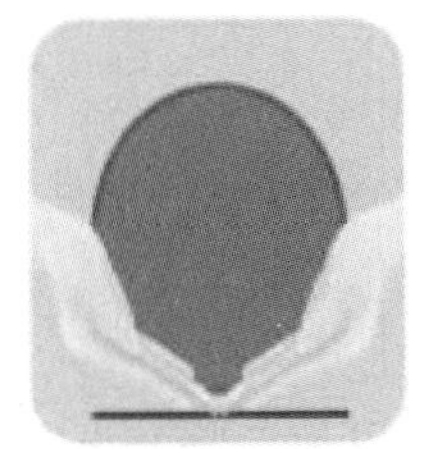
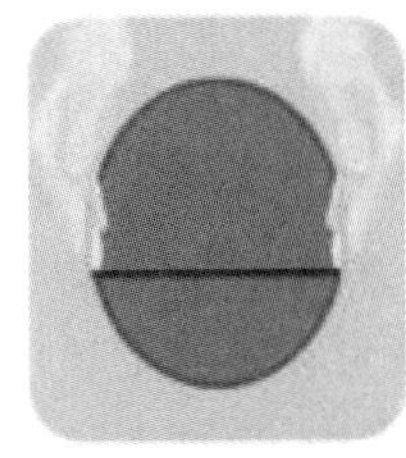
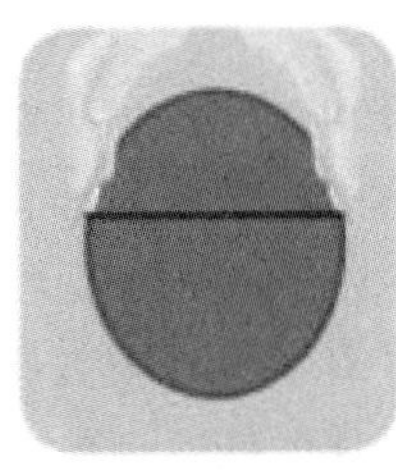
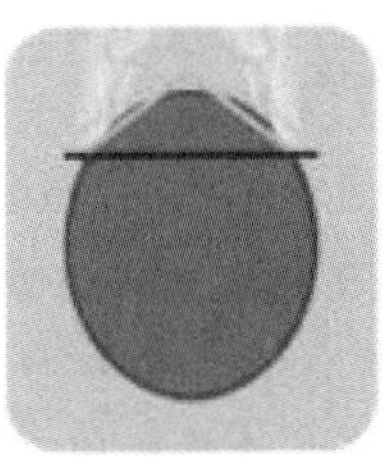

剩余 5/5　剩余 4/5　剩余 3/5　剩余 2/5　剩余 1/5

图 3-15　骨盆入口平面触诊胎头入盆情况的国际五分法示意图

(5) 胎膜破裂：了解胎膜是否破裂，确定破裂后立即听胎心并观察羊水性状、颜色和流出量，记录破膜时间。

(6) 心理状况：初产妇由于对环境的陌生，缺乏分娩知识及宫缩所致疼痛，加上产程时间长，容易产生焦虑、紧张、急躁情绪，影响休息及进食，体力、精力消耗较大，可影响宫缩及产程进展。

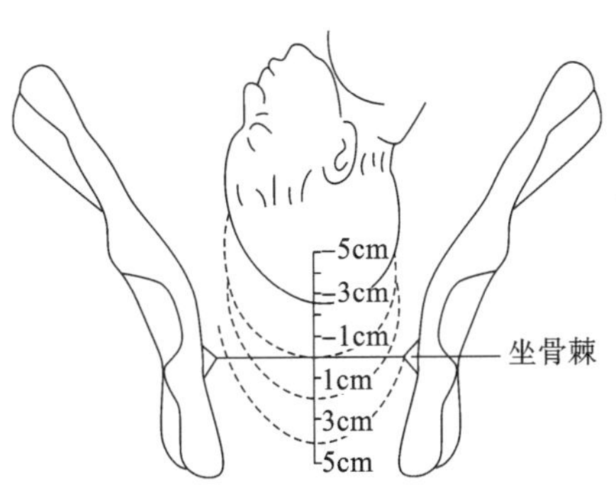

图 3-16　胎头高低的判定

3. 护理诊断

1) 疼痛　与逐渐加强的宫缩有关。

2) 舒适改变　与宫缩引起的疼痛有关。

3) 焦虑　与知识缺乏，担心分娩能否顺利进行有关。

4. 护理目标

(1) 产妇不适感程度减轻。

(2) 产妇认识到分娩过程配合的重要性。

(3) 产妇主动参与和控制分娩过程。

5. 护理措施

1) 入院护理　产妇入院后，护理人员应主动热情接待，协助办理住院手续，介绍病室环境及注意事项，消除思想顾虑。同时，为产妇测量生命体征，填写病历，报告值班医生，并用温肥皂水和温开

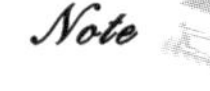

水清洗会阴。

2）心理护理　助产人员应安慰产妇，讲解分娩是正常的生理过程，分娩是每位产妇都具有的母性本能，树立其分娩的信心；加强与产妇沟通，建立良好的护患关系，使产妇在分娩过程中感知痛与快乐，最终顺利分娩。

3）观察生命体征　每隔 4～6 h 测量一次血压。若发现血压升高，应酌情增加检查次数，并给予相应处理。

4）观察产程进展

（1）子宫收缩：用腹部触诊或胎儿监护仪观察宫缩。一般连续观察 3 次宫缩，并详细记录。

（2）胎心监测：用听诊器于潜伏期在宫缩间歇时每隔 1～2 h 听胎心一次。进入活跃期后，宫缩应每 15～30 min 听胎心一次，每次听诊 1 min。高危妊娠或怀疑胎儿受累、羊水异常时建议连续电子胎心监护，评估胎心率基线变异及其与宫缩的关系等，密切监测胎儿子宫内情况。

（3）宫口扩张及胎先露下降程度：根据宫缩情况和产妇的临床表现，适当增减阴道检查次数，了解产程进展情况。

（4）观察破膜的时间，羊水的性质、颜色和流出量：如羊水粪染，应行阴道检查，注意有无脐带脱垂。破膜后应每 2 h 测量产妇体温，注意排查绒毛膜羊膜炎，根据临床指标决定是否启用抗生素预防或治疗感染。破膜超过 12 h 未分娩者，应遵医嘱给予抗生素预防感染。

5）促进舒适

（1）提供休息与放松的环境，产房保持安静无噪声。

（2）补充液体和热量：临产后产妇胃肠功能减弱，加之宫缩引起不适，多不愿意进食，因此鼓励产妇在两次宫缩间歇期少量多次摄入无渣饮食，保证体力充沛。

（3）活动和休息：宫缩不强且未破膜者可在室内走动，有助于加速产程进展。

（4）更换床单，维持身体舒适：临产过程中，护理人员应帮助产妇擦汗，经常更换产垫和床单，大小便后行会阴冲洗，可保持会阴部的清洁和干燥，以促进舒适并预防感染。

（5）鼓励排尿和排便：鼓励产妇每 2～4 h 排尿 1 次，以免膀胱充盈影响宫缩及胎头下降，必要时导尿。

（6）减轻疼痛：鼓励产妇描述疼痛的感受，产妇家属及助产人员陪伴产妇，帮助其采取有效的措施以缓解疼痛，如指导产妇深呼吸、听轻音乐、说话等。如产妇腰骶部胀痛时，可用手拳压迫腰骶部以减轻不适感。宫缩间歇期指导产妇放松休息。必要时遵医嘱配合应用镇静剂、麻醉剂。

（7）准备器械、药物及物品：产房应准备好消毒产包和一次性产包，以及常用抢救器具等。护理人员要在接生前对器械物品进行检查，核实消毒日期，并了解各种抢救器械的性能和使用方法。

6. 护理评价

（1）产妇表示不适程度减轻。

（2）产妇能认识到正常分娩过程及如何配合。

（3）产妇能积极参与和控制分娩过程。

（二）第二产程妇女的护理

1. 第二产程的临床经过

1）子宫收缩增强　进入第二产程后，宫缩的强度和频率达到高峰。每次持续 1 min 或更长，间歇 1～2 min。

2）胎儿下降及娩出　当胎头下降压迫盆底组织时，产妇有排便感，并不自主地屏气向下用力；随着产程进展，会阴逐渐膨隆和变薄，肛门括约肌松弛。胎头于宫缩时露出于阴道口，在宫缩间歇期又回缩至阴道内，称胎头拨露（图 3-17）；当胎头双顶径跨过骨盆出口平面，宫缩间歇期胎头也不再回缩，称胎头着冠（图 3-18）。产程继续进展，胎头娩出，接着出现胎头复位及外转旋，随后前肩和后肩

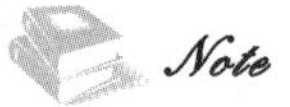

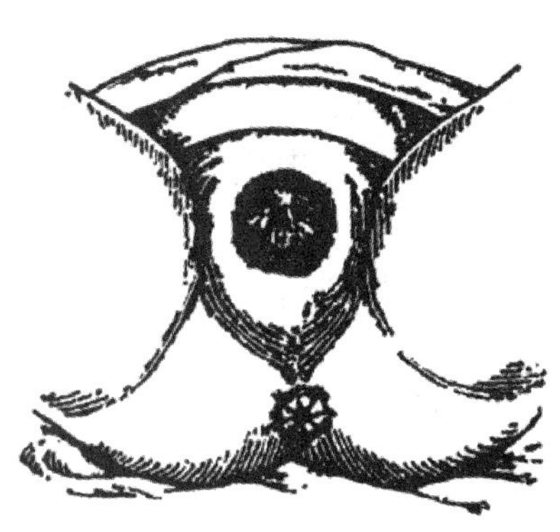

图 3-17　胎头拨露

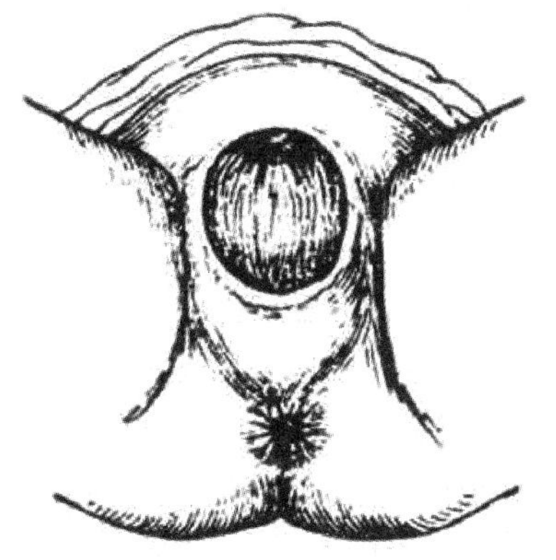

图 3-18　胎头着冠

相继娩出，胎体很快娩出后羊水随之涌出。初产妇第二产程一般不超过 2 h，经产妇第二产程短，有时仅需几次宫缩即可完成胎头娩出。

2. 护理评估

护理人员需持续评估母体和胎儿情况，注意评估胎心率和宫缩。

1）健康史　了解第一产程的经过和处理。

2）身心状况　了解宫缩的持续时间、间歇时间、强度和胎心情况，询问产妇有无便意，观察胎头拨露和着冠情况，评估会阴情况，必要时会阴切开。评估产妇目前心理状态，有无恐惧、焦虑、烦躁不安等情绪，对分娩有无信心。

3）相关检查　胎儿电子监护仪监测胎心率，发现异常及时处理。

3. 护理诊断

1）有损伤的危险　与会阴撕裂、新生儿产伤等有关。

2）焦虑　与担心胎儿健康有关。

4. 护理目标

(1) 产妇及新生儿没有产伤。

(2) 产妇正确使用腹压，积极参与分娩过程。

5. 护理措施

1）心理支持　护士陪伴在身旁，安慰、支持产妇，缓解、消除紧张和恐惧，及时擦汗，协助饮水。

2）观察产程进展　此期宫缩频繁而强烈，胎儿易缺氧，应勤听胎心，每隔 5～10 min 或 1～2 次宫缩听 1 次胎心音并记录，有条件者进行胎心监护，若发现胎心音有异常，立即处理，尽快结束分娩。

3）指导产妇屏气用力　宫口开全后，应指导产妇正确使用腹压。方法：产妇仰卧，两腿屈曲，足蹬于产床上，双手拉住产床两边的把手，每当宫缩时，让产妇先深吸一口气，然后随着宫缩的加强向下用力屏气，宫缩间歇时让产妇全身放松，安静休息，以恢复体力，等待下次宫缩。

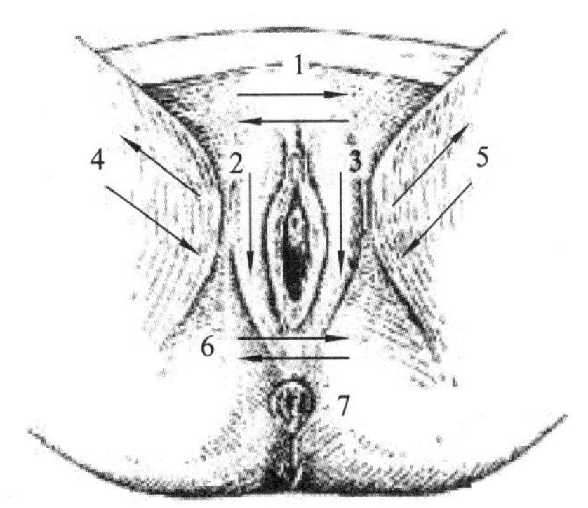

图 3-19　外阴部擦洗顺序

4）接产准备　初产妇宫口开全、经产妇宫口开大 6 cm 以上且宫缩规律有力时，将产妇送上分娩床做分娩准备。常规外阴清洁消毒三遍，分别是肥皂水、清水、1∶1000 的新洁尔灭（或碘伏），顺序是大阴唇、小阴唇、阴阜、大腿内上 1/3、会阴及肛门周围（图 3-19）。接生者按手术要求刷手消毒，戴手套，穿手术衣后打开

【护考提示】

指导产妇屏气用力是第二产程的首要护理目标。

分娩体位

平安接生虚拟仿真视频

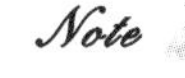

产包,铺巾,准备接产。

5) 接产

(1) 评估会阴部发育情况:识别会阴撕裂的诱因,比如会阴过紧缺乏弹力、会阴水肿、耻骨弓过低、胎儿娩出过快、胎儿过大等,均易造成会阴撕裂,接产者在接产前应进行正确判断,必要时行会阴切开术,但不应对初产妇常规会阴切开。

(2) 接产要领:接生时个体化指导产妇用力,用手控制胎头娩出速度。左手轻压胎头枕部,协助胎头俯屈,使胎头双顶径缓慢娩出,以免娩出过急引起会阴撕裂。

(3) 接产步骤

①接产者站在产妇正面,当宫缩来临、产妇感到便意时指导产妇屏气用力。当胎头拨露使阴唇后联合紧张时,开始保护会阴。方法:在会阴部盖消毒巾,右手拇指与其余四指分开,利用手掌大鱼际肌顶住会阴部。每当宫缩时应向上内方托压,同时左手应下压胎头枕部,协助胎头俯屈和使胎头缓慢下降。宫缩间歇时,保护会阴的右手稍放松,以免压迫过久引起会阴水肿。

②当胎头枕部在耻骨弓下露出时,左手应按分娩机制协助胎头仰伸。此时若宫缩强,应嘱产妇哈气消除腹压,让产妇在宫缩间歇时稍向下屏气,使胎头缓慢娩出。

③当胎头娩出见有脐带绕颈1周且较松时,可用手将脐带顺胎肩推上或从胎头推下。若脐带绕颈过紧或绕颈2周或以上,用两把血管钳将其一段夹住从中间剪断脐带,注意勿伤及胎儿颈部。

④胎头娩出后,右手仍应注意保护会阴,首先清理胎儿呼吸道黏液及羊水,左手自鼻根向下颏挤压,挤出口鼻内的黏液和羊水,胎头娩出后,不宜急于娩出胎肩,而应等待宫缩使胎头自然完成复位及外旋转,使胎儿双肩径与骨盆出口前后径相一致。

⑤接产者左手向下轻压胎儿颈部,使前肩从耻骨弓下先娩出,再托胎颈向上使后肩从会阴前缘缓慢娩出。双肩娩出后,保护会阴的右手方可放松,然后双手协助胎体及下肢相继侧位娩出(图3-20)。记录胎儿娩出时间,将器皿放在产妇臀下计算产后出血量。

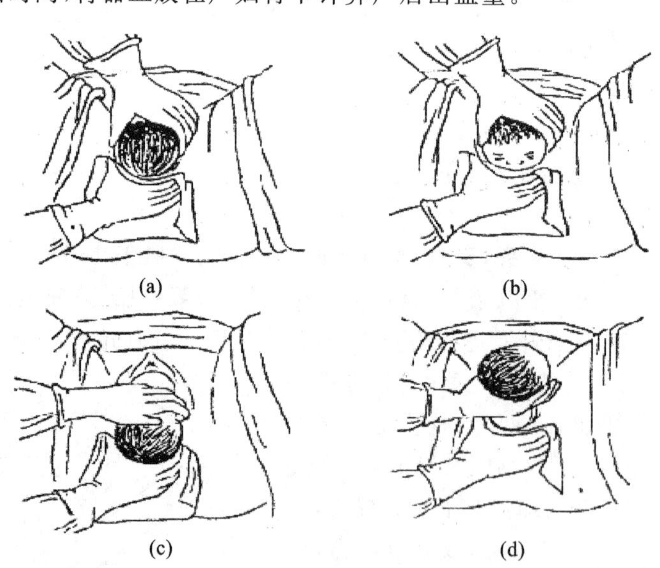

图 3-20　接产步骤

(a) 保护会阴,协助胎头俯屈;(b) 协助胎头仰伸;(c) 助前肩娩出;(d) 助后肩娩出

6. 护理评价

(1) 产妇没有会阴裂伤。

(2) 新生儿没有产伤。

(3) 产妇能正确使用腹压。

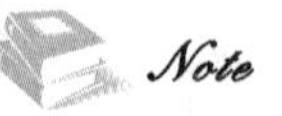

（三）第三产程妇女的护理

1. 第三产程的临床经过

1）子宫收缩　胎儿娩出后，子宫底平脐，产妇感到轻松，宫缩暂停数分钟再次收缩。

2）胎盘娩出　胎儿娩出后，子宫腔容积突然明显缩小，胎盘不能相应缩小而与子宫壁发生错位、剥离。剥离面出血，形成胎盘后血肿。由于子宫继续收缩，增加剥离面积，致使胎盘完全剥离而排出。

3）阴道流血　正常分娩的出血量一般不超过 300 mL。

2. 护理评估

1）健康史　了解第一产程、第二产程的临床经过及其处理情况，注意有无特殊处理。

2）身心状况

（1）新生儿：Apgar 评分及脐动脉血气 pH 值测定的意义如下。用于判断有无新生儿窒息及窒息的严重程度。Apgar 评分以出生后每分钟的心率、呼吸、肌张力、喉反射及皮肤颜色 5 项体征为依据，每项为 0～2 分（表 3-1）。10 分（满分）属正常新生儿。7 分以上尚属正常，4～7 分为轻度窒息，4 分以下为重度窒息。轻度窒息需采用清理呼吸道、人工呼吸、吸氧及用药等措施，重度窒息则需紧急抢救，直视下气管内插管并给氧。出生后 5 min、10 min 再次评分，可反映复苏效果，与预后关系密切，肌张力恢复越快，预后越好。脐动脉血气 pH 代表新生儿在产程中血气变化的结局，提示有无缺氧、酸中毒及其严重程度，反映窒息的病理生理本质，较 Apgar 评分更为客观、更具有特异性。

我国新生儿窒息标准：①出生 5 min 时 Apgar 评分≤7 分，仍未建立有效呼吸；②脐动脉血气 pH 值＜7.15；③排除其他引起 Apgar 评分降低的病因；④产前具有可能导致窒息的高危因素。①～③为必要条件，④为参考条件。

表 3-1　新生儿 Apgar 评分法

体征	0 分	1 分	2 分
每分钟心率	无	＜100 次	≥100 次
每分钟呼吸	无	浅、慢，不规律	佳
肌张力	松弛	四肢稍屈曲	四肢屈曲活动好
喉反射	无反射	有些动作	咳嗽、恶心
皮肤颜色	全身苍白	躯干红，四肢青紫	全身粉红

（2）胎盘剥离：胎儿娩出后，子宫底降至脐平，宫缩暂停，几分钟后又重出现。因胎儿娩出后子宫腔容积突然明显缩小，胎盘与子宫壁发生错位而剥离。胎盘剥离征象：①子宫变硬呈球形，子宫底上升达脐上；②阴道口外露的脐带自行向下延长；③阴道少量流血；④用手掌尺侧按压耻骨联合上方的子宫下段，外露的脐带不再回缩。

胎盘剥离及排出的方式有两种：①胎儿面娩出式：多见，胎盘从中央开始剥离，而后向周围剥离。其特点是胎儿面先娩出，随后见少量阴道流血。②母体面娩出式：少见，胎盘从边缘开始剥离。其特点是先有较多的阴道流血，然后胎盘娩出。胎盘娩出后评估胎盘胎膜是否完整，有无胎盘胎膜残留及副胎盘（图 3-21）。

【护考提示】Apgar 评分标准及胎盘剥离指征是护考的重点。

（3）子宫收缩及阴道流血：胎盘娩出前后，了解子宫收缩的强度、频率。胎盘娩出后，子宫迅速缩小，子宫底平脐，经短暂间歇后，子宫再次收缩，子宫底上升。注意评估阴道流血的时间、颜色和量。

（4）软产道裂伤：仔细检查软产道，注意有无子宫颈裂伤、阴道裂伤及会阴裂伤。

（5）心理状态：评估产妇的精神状态，对新生儿性别、健康、外形是否满意，是否进入母亲角色，能否接受新生儿等。

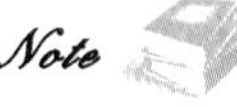

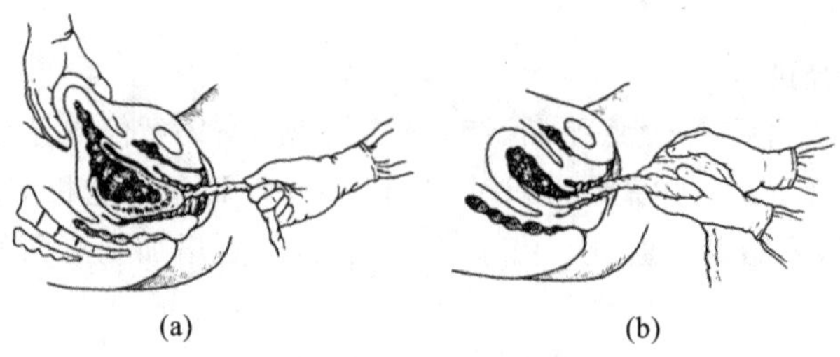

图 3-21　协助胎盘娩出

3）相关检查　根据产妇情况选择必要的检查。

3. 护理诊断

1）组织灌注量不足　与产后出血有关。

2）有亲子依恋改变的危险　与产后疲惫、会阴切口疼痛或新生儿性别不理想有关。

4. 护理目标

1）产妇不发生产后出血。

2）产妇接受新生儿,并开始亲子间的互动。

【护考提示】
新生儿出生后,首先清理呼吸道。

5. 护理措施

1）新生儿护理

(1) 清理呼吸道:胎儿娩出后立即用吸痰管或吸球吸净口鼻腔内黏液及羊水,当呼吸道分泌物吸净后,可用手轻拍新生儿足底或抚摸新生儿背部刺激啼哭。新生儿大声啼哭表示呼吸道已通畅,即可处理脐带。

(2) Apgar 评分:进行新生儿 Apgar 评分。4～7 分为轻度(青紫)窒息,需采取清理呼吸道、人工呼吸、吸氧、用药等措施。0～3 分为重度(苍白)窒息,缺氧严重需紧急抢救,行喉镜在直视下气管内插管并给氧。对缺氧较严重的新生儿,应在出生后 5 min、10 min 时再次评分,直至连续两次评分均≥8 分。1 min 评分反映出生当时的情况;5 min 及 5 min 以上评分反映复苏情况。Apgar 评分以呼吸为基础,皮肤颜色最灵敏,最终消失的是心率。

(3) 脐带处理:结扎脐带的方法有双重棉线结扎法、气门芯法。①双重棉线结扎法:用 75%乙醇消毒脐带根部周围,在距脐带根部 0.5 cm 处用粗棉线结扎第一道,再在结扎 1 cm 处结扎第二道,结扎时松紧适度,以防脐带出血或断裂。在第二道结扎线上 0.5 cm 处剪断脐带,挤净残血,用 5%聚维酮碘溶液消毒脐带断面,用无菌纱布包好,再用脐绷带包扎;②气门芯法:用 75%乙醇消毒脐带根部周围,用止血钳套上气门芯,距脐带根部 0.5 cm 处钳夹脐带,在钳夹远端 0.5 cm 处剪去脐带,牵引气门芯上短线,套于钳夹部位下的脐带上,方法及处理同双重棉线结扎法,取下止血钳。其他也可用脐带夹、血管钳等方法。

晚断脐

(4) 一般护理:在新生儿记录单上按新生儿足印和母亲右手拇指印,系上标明新生儿性别、体重、出生时间、母亲姓名和床号的标记和手腕带。将新生儿抱给母亲进行母乳喂养,进行早接触、早吸吮、早开奶。

2）协助胎盘娩出　正确处理胎盘娩出,可以减少产后出血的发生率。接产者切忌在胎盘尚未完全剥离之前,用手按揉、下压子宫底或牵拉脐带,以免引起胎盘部分剥离而出血或拉断脐带,甚至造成子宫内翻。

当确定胎盘已完全剥离,子宫收缩时左手握住子宫底,拇指放于子宫前壁,其余四指放于子宫后壁按压子宫底部,同时右手轻拉脐带,协助胎盘娩出。当胎盘娩出至阴道口时,接产者用双手捧住胎盘,向一个方向旋转并缓慢向外牵拉,协助胎膜完整剥离排出。若在胎膜排出过程中,发现胎膜部分断裂,可用血管钳夹住断端,再继续向原方向旋转,直至胎膜完全排出。当胎盘胎膜娩出后,按摩子

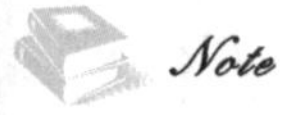

宫刺激其收缩，减少出血。如宫缩不佳，可注射宫缩剂。产后测量出血量。

3）检查胎盘胎膜　将胎盘铺平，母体面向上，注意各叶能否对合，有无缺损。然后将胎盘提起，检查胎膜是否完整，同时注意有无异常血管通过胎膜，如有血管断端者，说明可能有副胎盘残留在子宫内。如胎盘不完整或大部分胎膜残留，须在严密消毒下，徒手或用器械进入子宫腔取出，以防产后出血或感染。如有小部分胎膜残留，可于产后使用宫缩剂促其自然排出。

4）检查软产道　胎盘娩出后，应仔细检查会阴、小阴唇内侧、尿道口周围、阴道、阴道穹隆及子宫颈有无裂伤。若有裂伤应立即缝合。

5）预防产后出血　正常分娩出血量多不超过 300 mL。遇有产后出血高危因素的产妇，可在胎儿前肩娩出时静注缩宫素 10～20 U，也可在胎儿娩出后立即经脐静脉快速注入内加缩宫素 10 U 的 0.9%氯化钠注射液 20 mL，均能促使胎盘迅速剥离，减少出血。若第三产程超过 30 min，胎盘仍未排出且出血不多时，应排空膀胱后，再轻轻按压子宫及静注子宫收缩剂，仍不能使胎盘排出时行手取胎盘术。若胎盘娩出后出血较多时，可经下腹部直接在宫体肌壁内或肌注麦角新碱 0.2～0.4 mg（高血压、心脏病者禁用），并将缩宫素 20 U 加于晶体液 500 mL 内静脉滴注。

6）产后观察　产后应在产房观察 2 h，协助产妇首次哺乳，严密观察血压、脉搏、子宫收缩（简称宫缩）、子宫底高度、膀胱充盈、阴道流血量、会阴阴道有无血肿等情况，发现异常及时处理。

7）提供舒适　为产妇擦汗更衣，及时更换床单及会阴垫，提供清淡、易消化的流质饮食，帮助产妇恢复体力。

8）情感支持　帮助产妇接受新生儿，协助产妇和新生儿进行皮肤接触和早吸吮，建立母子情感。

6. 护理评价

（1）产妇于第三产程及产后 2 h 出血量<500 mL。

（2）产妇能接受新生儿并开始与新生儿目光交流，皮肤接触和早吸吮。

五、健康教育

（一）第一产程

（1）鼓励产妇树立分娩信心，良好的宫缩是产程顺利的前提。

（2）指导产妇宫缩时做深呼吸或腹部按摩，护理人员可协助其按摩腰部及髂前上棘等部位，以分散注意力，缓解疼痛，宫缩间歇期尽量放松。

（3）产妇取左侧卧位，避免长时间仰卧。

（4）高热量饮食，多饮水、勤排尿，避免尿潴留影响胎先露下降。

（5）每次阴道检查后告知产妇产程进展情况，宫口开全前，指导产妇不要屏气向下用力，以免造成子宫颈水肿。

（二）第二产程

宫缩更频、更强，宫缩时产妇有排便感。此时应做到以下几点。

（1）指导产妇宫缩时屏气，像解大便样用力，宫缩间歇期休息。

（2）若产妇疲惫，应补充高热量食物及水分。

（3）产妇信心缺乏时给予鼓励，告知胎头下降的程度。

（4）胎头着冠时，指导产妇在宫缩间歇时适当用力，胎头娩出时张口哈气，以免会阴撕裂。

（三）第三产程

胎儿娩出后，由于对新生儿的健康情况或新生儿性别的期待，可引起产妇情绪兴奋或沮丧，这两种情绪均可直接通过大脑皮层，影响其对子宫收缩的调节，导致宫缩乏力而大出血。所以在应用宫缩剂加强宫缩的同时，要对产妇进行安慰，嘱其不要过分激动，避免因情绪波动而导致产后出血。分

Note

娩后将新生儿抱到母亲怀里，进行早接触、早吸吮、早开奶，尽早建立泌乳反射，给予情感支持，促进亲子互动，建立母子情感，使产妇接受新生儿。

直通护考

参考答案

一、A1 型题

1. 下列哪项不属于软产道？(　　)

A. 子宫体　B. 子宫下段　C. 阴道　D. 子宫颈　E. 盆底组织

2. 子宫下段是由子宫的哪一部位形成的？(　　)

A. 子宫底　B. 子宫角　C. 子宫体　D. 子宫峡部　E. 子宫颈外口

3. 下列哪一项诊断临产最可靠？(　　)

A. 假阵缩　B. 胎先露下降　C. 见红　D. 规律宫缩　E. 胎膜破裂

4. 在分娩过程中，判断胎先露下降的标志是(　　)。

A. 入口平面　B. 坐骨棘水平　C. 坐骨结节水平　D. 子宫颈外口　E. 阴道外口

5. 子宫颈口开全，宫口直径是(　　)。

A. 4 cm　B. 6 cm　C. 8 cm　D. 10 cm　E. 12 cm

6. 下列哪项不是 Apgar 评分的项目？(　　)

A. 心跳　B. 呼吸　C. 喉反射　D. 血压　E. 皮肤颜色

7. 关于胎盘剥离征象的描述，下列哪项错误？(　　)

A. 阴道少量流血　B. 子宫底下降，呈球形

C. 阴道口外露脐带自行向下延长　D. 子宫底升高，偏于一侧

E. 用手掌尺侧按压耻骨联合上方，子宫体上升脐带不再回缩

8. 第二产程初产妇不能超过(　　)。

A. 1 h　B. 2 h　C. 3 h　D. 4 h　E. 5 h

9. 下列哪项标志着胎先露下降至坐骨棘水平下 2 cm？(　　)

A. "0"　B. "0"−1　C. "0"−2　D. "0"+1　E. "0"+2

10. 下列哪项不是第二产程的临床表现？(　　)

A. 子宫收缩　B. 子宫颈口开大　C. 胎儿娩出　D. 胎头着冠　E. 胎头拨露

二、A2 型题

某初产妇，妊娠 39 周，阵发性腹痛 8 h，宫缩持续 40 s，间歇 3 min，宫口开大 5 cm，前羊水囊膨出，你认为目前最恰当的处理是(　　)。

A. 立即注射镇静剂抑制宫缩　B. 立即收住院待产

C. 立即行清洁灌肠后收住院　D. 立即用胎儿电子监护仪监测胎心

E. 立即行人工破膜

(杨　娟　朱海红)

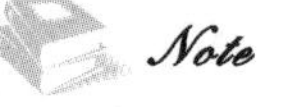

项目四　产褥期管理

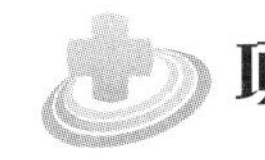

能力目标

1. 能说出产褥期妇女的临床表现和治疗原则。
2. 能学会产褥期妇女的生理特点和指导其进行心理调适。
3. 能运用产褥期妇女的护理程序，对产褥期妇女进行护理。

本项目 PPT

项目导言

产褥期是指从胎盘娩出至产妇全身各器官除乳腺外恢复或接近正常未妊娠状态所需的一段时期，一般为 6 周。护士该如何对产褥期的妇女提供护理呢？本项目将介绍产褥期妇女的生理心理变化，以及如何指导产褥期的妇女进行母乳喂养和心理调适，为更好地护理产褥期的妇女提供更多的知识指导。

任务一　产褥期基础知识

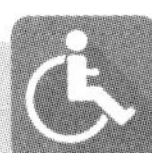

案例引导

某女，32 岁，初产妇，G_1P_0，妊娠 40 周临产入院，阴道分娩一活男婴。产程中会阴二度撕裂常规缝合。分娩后 1 日，会阴切口缝合处无红肿、无压痛，子宫底平脐，乳房胀痛，但无乳汁分泌。体格检查：体温 37.9 ℃，脉搏 95 次/分，呼吸 18 次/分，血压 120/80 mmHg。

请问：

1. 该产妇出现了什么问题？
2. 怎样对该产妇进行护理？

案例解析

一、产褥期妇女的生理变化

（一）生殖系统的变化

1. 子宫　胎盘娩出后子宫逐渐恢复至未妊娠状态的全过程称为子宫复旧。

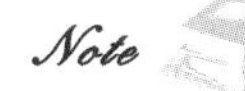

(1) 子宫体肌纤维缩复:肌细胞胞质蛋白质被分解,裂解的蛋白质及代谢产物通过肾脏排出体外,使胞质减少致肌细胞缩小。随着肌纤维不断缩复,子宫体积及重量均逐渐减少,分娩结束时为1000 g;产后1周子宫缩小至妊娠12周大小,为500 g;产后10日子宫降至骨盆腔内;产后2周子宫约300 g;产后6周子宫恢复正常非妊娠期大小,为50~70 g。

(2) 子宫内膜再生:胎盘、胎膜从蜕膜海绵层分离娩出后,遗留的蜕膜因白细胞浸润而分为两层。表层发生变性、坏死、脱落,随恶露自阴道排出。深层即子宫内膜基底层逐渐再生新的功能层,整个子宫的新生内膜缓慢恢复。约于产后第3周,胎盘附着部位以外的子宫腔表面均由新生内膜修复。胎盘附着部位全部修复需至产后6周。

(3) 子宫血管变化:胎盘娩出后,胎盘附着面立即缩小至手掌大,面积仅为原来一半,导致开放的螺旋动脉和静脉窦压缩变窄,数小时后血管内即可有血栓形成,从而出血逐渐减少直至停止。若胎盘附着面被新生内膜修复期间,因复旧不良出现血栓脱落,可引起晚期产后出血。非胎盘部位妊娠期增加的大血管发生玻璃样变,逐渐吸收。

(4) 子宫颈及子宫下段的变化:胎盘娩出后子宫颈外口呈袖口状。产后2~3天,宫口仍可容纳2指;产后1周,子宫颈内口关闭,子宫颈管形成,很难通过1指;产后4周,子宫颈完全恢复至正常形态。初产妇的子宫颈外口由圆形(未产型)变为"一"字形横裂(已产型)。子宫下段在产后收缩,逐渐恢复为非妊娠时的子宫峡部。

2. 阴道 分娩后的阴道壁松弛及肌张力低、阴道腔扩大、阴道黏膜及周围组织水肿、阴道黏膜皱襞因过度伸展而减少甚至消失。产后阴道壁肌张力逐渐恢复,阴道腔逐渐缩小,阴道黏膜皱襞约在产后3周重现至产褥期结束,阴道紧张度不能恢复到未妊娠状态。

3. 外阴 分娩后轻度水肿,于产后2~3天内逐渐消退。会阴部若有轻度撕裂或会阴切口缝合,均能在3~4天内愈合(会阴部的血液循环丰富),只留下处女膜痕。

4. 盆底组织 盆底肌及其筋膜,因分娩过度伸展,弹性减弱,且常伴有肌纤维部分撕裂。产后一周内,盆底组织水肿消失,组织张力开始逐渐恢复。产后健身操非常重要。若盆底肌及其筋膜发生严重撕裂造成骨盆底松弛,加之产褥期过早参加重体力劳动,可导致阴道壁膨出,甚至子宫脱垂。

(二) 乳房的变化

主要变化是泌乳,包括乳汁的产生及射乳。泌乳热:乳汁开始产生的最初24 h(多见于产后3~4天)因乳房血管、淋巴管极度充盈,乳房胀大,可有37.8~39 ℃的发热,一般持续4~16 h即下降,不属病态。

(三) 循环系统及血液的变化

1. 血容量 胎盘娩出后,子宫胎盘血循环不复存在,且子宫缩复,大量血液从子宫涌入体循环,加之妊娠期过多组织间液被回收,因此产后72 h内血容量增加15%~25%(原有心脏病的产妇容易发生心力衰竭)。产后2~3周恢复至未妊娠状态。

2. 产后早期仍存在高凝状态 利于胎盘剥离面形成血栓,减少产后出血量。纤维蛋白原、凝血酶、凝血酶原于产后3~4周内降至正常。红细胞和血红蛋白逐渐增多,白细胞总数于产褥期早期仍较高,可达$(15\sim30)\times10^{9}/L$,中性粒细胞增多,淋巴细胞稍减少。红细胞沉降率于产后3~4周降至正常。

(四) 消化系统的变化

产后1~2天内口渴,喜进流质食物或半流质食物,但食欲不佳,以后逐渐好转;胃酸中盐酸分泌减少,1~2周恢复;妊娠期胃肠肌张力及蠕动力减弱,约产后2周恢复;产褥期间卧床时间长,缺少运动,腹肌及盆底肌松弛,加之肠蠕动减弱,易便秘。

(五) 泌尿系统的变化

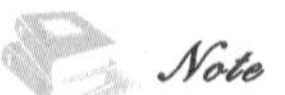

妊娠期体内潴留的多余水分经肾脏排出,因此产后最初1周尿量增多;妊娠期发生的肾盂及输

尿管扩张恢复，且于 2～8 周恢复正常；尿中氨基酸、肌苷、肌酸因子宫复旧的代谢产物经尿排出而增加，也于产后 1 周恢复。因分娩过程中膀胱受压，导致黏膜水肿、充血、肌张力降低、膀胱内压的敏感性下降，以及会阴伤口疼痛、不习惯卧床排尿等原因，均可导致残余尿量增加及尿潴留。

（六）内分泌系统的变化

与维持妊娠有关的激素减少，维持泌乳及排卵有关的激素增加有关。分娩后，雌、孕激素急剧下降，产后一周时已降至未妊娠水平，胎盘生乳素骤降，产后 6 h 已不能测出。

催乳素：哺乳产妇于产后下降，但仍高于非妊娠水平，吸吮乳汁时催乳素明显增高；不哺乳产妇于产后 2 周降至非妊娠水平；不哺乳产妇 6～10 周月经复潮；哺乳产妇延迟或哺乳期一直不来潮。不哺乳产妇平均 10 周排卵，哺乳产妇 4～6 个月恢复排卵。产后较晚恢复月经者，首次月经来潮前多有排卵，故哺乳产妇未见月经来潮，仍有受孕的可能。

（七）腹壁的变化

妊娠期出现的下腹正中线色素沉着逐渐消退。妊娠纹由紫红色慢慢变成银白色。腹壁皮肤因妊娠子宫增大部分弹性纤维断裂，腹直肌不同程度分离，产后腹壁松弛，产后 6～8 周恢复紧张度。

二、产褥期妇女的心理调适

（1）依赖期：产后 1～3 天，表现为需要被关注、支持，对孩子表现为语言上的关注。

（2）依赖-独立期：产后 3～14 天，对孩子表现为动作上的关注，容易发生抑郁。

（3）独立期：产后 2 周至 1 个月，表现为独立喂养和养育孩子，形成新的家庭运作模式。

任务二　产褥期妇女的护理

一、护理评估

1. 健康史　询问产妇妊娠前的健康情况和生育状况，评估产妇本次妊娠过程，是否有妊娠并发症、合并症及其处理过程。评估产妇分娩过程是否顺利，总产程和第二产程的时间、分娩的方式，是否采用器械助产、产时用药情况、出血情况、会阴撕裂程度，是否行会阴切开术。评估新生儿出生时 Apgar 评分，是否有窒息及抢救过程。

2. 身体状况

（1）子宫复旧：胎盘娩出后的子宫逐渐恢复至未妊娠状态的过程称子宫复旧。胎盘娩出后，子宫圆而硬，子宫底至脐下 1 指；产后 1 天，因子宫颈外口升至坐骨棘水平，使子宫底稍上升至平脐。

（2）产后宫缩痛：在产褥期早期因宫缩引起下腹部阵发性剧烈疼痛，产后 1～2 天出现，持续 2～3 天自然消失，经产妇和剖宫产产妇多见，且哺乳时加重（哺乳时反射性缩宫素分泌增多）。

（3）恶露：产后随子宫蜕膜（特别是胎盘附着处蜕膜的脱落）、血液、坏死蜕膜等组织经阴道排出，称为恶露。

【护考提示】恶露的种类、持续的时间及特点。

①正常恶露：有血腥味，无臭味，持续 4～6 周，总量 250～500 mL，个体差异较大。若子宫复旧不全，或子宫腔内残留胎盘、多量胎膜，或合并感染时，恶露量增多，血性恶露持续时间延长，并有臭味。

②血性恶露：色鲜红，含大量血液，量多时有小血块，镜下见多量红细胞、坏死蜕膜及少量胎膜，持续 3～4 天。

③浆液恶露：含大量浆液，色淡红，镜下见有较多的坏死蜕膜组织、子宫腔渗出液、子宫颈黏液、

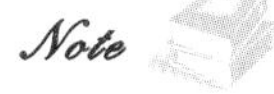

少量红细胞、白细胞，且有细菌、阴道排液，持续10天左右。

④白色恶露：含大量白细胞，色泽较白带黏稠，镜下见大量白细胞、坏死蜕膜组织、表皮细胞及细菌，持续3周。

(4) 褥汗：产褥期早期，皮肤排泄功能旺盛，排出大量汗液，夜间睡眠和初醒时明显。产后1周内自行好转。

3. 母乳喂养状况 评估是否存在影响母乳喂养的生理、心理及社会因素。

(1) 生理因素：产妇合并有严重的内科疾病(如心脏病)、传染病(如肝炎发病期)、服用某些药物(如安定或巴比妥类药物)；乳房问题，如扁平或凹陷乳头、严重乳房胀痛、乳头皲裂、乳腺炎；会阴或腹部切口疼痛。

(2) 心理因素：不良的妊娠和分娩体验、产后疲劳、缺乏信心以及产后抑郁。

(3) 社会因素：产妇高龄，医务人员及家人的支持情况，单身母亲，对母乳喂养知识和技能了解不足，母婴分离，工作负担过重。

4. 心理-社会支持

(1) 评估产妇对妊娠及分娩的感受是顺利还是不顺利，是舒适还是痛苦，是否与预期一致等，这些不同的感受将直接影响产后母亲角色的适应及转换，并关系到产妇对新生儿的接纳程度。若产妇表现为情绪低落、哭泣，主诉疲劳、睡眠差，对新生儿不关注等，应警惕产后抑郁。

(2) 评估产妇的母性行为：产妇是否愿意接触拥抱新生儿，是否愿意尝试母乳喂养，能否满足新生儿的需要并表现出喜悦，能否积极学习护理新生儿的知识技能，能否积极调整饮食、睡眠等以促进康复，通过以上评估了解产妇是否表现出积极的母性行为，从而判断母性行为的适应性。

(3) 评估产妇对新生儿的看法：是否认为新生儿吃得好、睡得好、不哭闹就是好孩子，自己就是好母亲；反之，如果新生儿哺乳困难、经常哭闹和更换尿布就是坏孩子，自己就是坏母亲。母亲对新生儿的看法将影响母子关系的建立。

(4) 评估产妇的社会支持：评估产妇的家庭状况，包括丈夫及亲人的支持、陪伴，良好的家庭支持及氛围有助于产妇心理调适及家庭各成员的角色适应。

(5) 评估产后心理调适的影响因素：产妇年龄、健康状况、社会支持系统、经济情况、性格特征、文化背景等均会影响到产妇的心理调适。对年龄超过35岁或少于16岁的产妇，社会支持不良、经济情况差、性格内向的产妇应重点关注。

5. 辅助检查 产后常规体检，必要时行血、尿常规检查，怀疑尿潴留者可行B超检查，保留导尿管者根据需要做尿常规检查以了解是否有泌尿道感染。发现乳腺炎或产褥感染者做药敏试验，选择有效抗生素。

二、护理诊断

1. 母乳喂养无效 与母亲知识技能掌握不足有关。

2. 尿潴留 与分娩时损伤、会阴切口疼痛有关。

3. 舒适改变 与产后宫缩痛、切口疼痛有关。

4. 便秘 与分娩损伤、产后卧床有关。

5. 情境性自尊低下 与产后自理能力下降有关。

三、护理目标

(1) 产妇舒适度增加，能应对疼痛和褥汗。

(2) 产妇没有发生尿潴留。

(3) 产妇没有发生便秘。

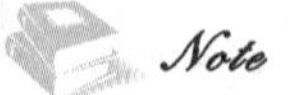

(4) 产妇维持良好自尊。

(5) 产妇掌握母乳喂养知识和技能，建立成功的母乳喂养。

四、护理措施

1. 一般护理　产妇回到病房后继续监测生命体征，产后 1 h 鼓励产妇进流质食物或清淡半流质食物，以后进普通饮食，保证营养丰富，具有足够热量和水分。哺乳者多进蛋白质和多吃汤汁食物，并适当补充维生素和铁剂。

产后 4 h 内应排尿，排尿困难者可坐起，温水冲洗尿道外口，热敷下腹部，针刺关元、气海、三阴交等穴位，肌内注射甲硫酸新斯的明，必要时导尿。产后由于卧床休息肠蠕动减弱，食物中缺乏纤维素，产褥期早期腹肌、盆腔肌张力下降可导致便秘。可以多吃蔬菜和早日下床活动预防便秘。便秘可以口服缓泻剂(乳果糖)、开塞露、肥皂水灌肠。

2. 病情观察　产后 2 h 留产房观察。产后 15 min、30 min、60 min、90 min、120 min 各测一次呼吸、脉搏、血压，警惕产后出血、产后子痫、产后心力衰竭(简称心衰)。观察阴道出血量、子宫收缩情况及子宫底高度，膀胱是否充盈，是否有肛门坠胀感。如发现宫缩乏力可按摩或使用宫缩剂。如阴道流血不多，但宫缩不良，子宫底上升提示子宫腔积血，可以挤压子宫底排出积血或使用宫缩剂。若有肛门坠胀感应注意有无阴道后壁血肿，可通过肛门检查确诊、处理。协助产妇首次哺乳。产后 2 h 一切正常则送回病室，注意巡视。

3. 治疗配合　外阴可使用 0.05%聚维酮碘液或 2‰苯扎溴胺液擦洗外阴，每日 2～3 次，保持会阴清洁及干燥。产后 4 周内禁止坐浴。会阴水肿者，用 50%硫酸镁湿热敷，产后 24 h 后可用红外线照射外阴。会阴部伤口缝线于产后 3～5 天拆线，感染者提前拆线引流、扩创，并定时换药擦洗，每天 2～3 次，会阴血肿处理可以采用湿热敷、远红外照射、切开引流。若会阴硬结则采取湿热敷、芒硝外敷等方式进行处理。

4. 促进产后心理调适

(1) 依赖期：产后 3 天内让产妇充分休息，协助完成产妇及新生儿的日常护理。调动丈夫和家属的关心、支持，鼓励家人参与到照顾产妇及新生儿的活动中，满足产妇的情绪和生理需求。同时给予产妇自我护理指导以及常见问题的应对方法，如褥汗、乳房胀痛、宫缩痛，减少产妇无助感。

(2) 依赖-独立期：在此期间，医务人员及家属、配偶应加倍关心产妇，提供新生儿喂养和护理知识，耐心指导并鼓励产妇参与照护新生儿，培养母子感情。

(3) 独立期：指导产妇及丈夫正确应对各种压力，包括照顾新生儿、家庭模式的转变、生活方式的改变等。鼓励配偶多参与新生儿的护理，多承担家务，并协调夫妻关系中的矛盾，培养新的家庭观念。

5. 健康指导　产褥期禁止性生活，应适当活动。出院后进行喂养指导。坚持产后做健身操，促进盆腔脏器的恢复。指导产妇做好计划生育。产后 3 天、7 天、14 天访视及产后 42 天去医院进行健康检查。

五、护理评价

(1) 产妇生命体征平稳，排便、排尿正常。

(2) 产妇知道母乳喂养的好处，能够母乳喂养新生儿。

(3) 产妇感觉舒适，新生儿体重增加理想。

(4) 产妇在自我护理及照顾新生儿方面表现出信心和满足。

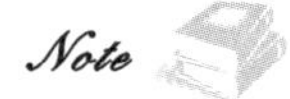

任务三　母乳喂养指导

一、母乳喂养的优点

(一) 母乳概述

产后乳房的主要变化是泌乳，按照时间的变化乳汁可分为初乳、过渡乳和成熟乳。

1. 初乳　产后7天内分泌的乳汁，含β-胡萝卜素，呈淡黄色，含较多有形物质，质稠，含蛋白质及矿物质较成熟乳多，尤其是免疫球蛋白IgG及分泌型IgA(sIgA)，脂肪和乳糖含量较成熟乳少，极易消化，是新生儿早期理想的天然食物。产后3天内乳房尚未充盈前，每次哺乳可吸出初乳2～20 mL。

2. 过渡乳　产后7～14天分泌的乳汁，蛋白质和免疫球蛋白含量逐渐减少，脂肪和乳糖含量逐渐增多。

3. 成熟乳　产后14天以后分泌的乳汁，呈白色，乳汁中含蛋白质2%～3%，脂肪4%，糖8%～9%，无机盐0.4%～0.5%及维生素。

(二) 乳腺泌乳的神经体液调节

妊娠期体内雌激素、孕激素、胎盘生乳素升高，有利于乳腺发育及初乳形成。随着胎盘剥离排出，产妇血中胎盘生乳素、雌激素、孕激素水平急剧下降，抑制了催乳素抑制因子的释放，在催乳素作用下，乳汁开始分泌。尽管垂体催乳素是泌乳的基础，但以后乳汁分泌很大程度依赖哺乳时的吸吮刺激。因为当新生儿在出生后半小时内吸吮乳头，由乳头传来的感觉信号通过传入神经抵达下丘脑，调节垂体催乳素呈脉冲式释放，促进乳汁分泌。吸吮动作还反射性引起神经垂体释放缩宫素，使乳腺腺泡周围的肌上皮细胞收缩，乳汁从腺泡通过导管排至乳窦而喷射出乳汁，此过程又称喷乳反射。所以，婴儿吸吮是保持乳腺不断泌乳的关键，不断排空乳房也是维持泌乳的重要条件。此外乳汁的分泌还与产妇的营养、睡眠、情绪和健康状况密切相关。

(三) 母乳喂养的优点

世界卫生组织规定母乳应是婴儿出生后头6个月的唯一食品，不需要加其他食品、液体，甚至不需要喝水。6个月至2岁或更长时间内，在继续母乳喂养的同时，要补充其他的食物。由此可见母乳喂养是十分重要的，不管是对婴儿、对母亲，还是对其家庭和社会都是非常有利的。

1. 对婴儿　可以提供婴儿不同时期生长发育所需要的营养素，是婴儿最合理的天然食物的来源。母乳中含有丰富的抗体、免疫活性物质，可增加婴儿抗感染能力。母乳中含有较高的分泌型免疫蛋白(sIgA)等，能增强呼吸道、胃肠道的抵抗力，促进婴儿胃肠道的发育，提高其对母乳营养素的消化、吸收和利用。

母乳中所含有的生长因子、胃泌素、寡糖、多种益生菌可以促进乳酸杆菌、双歧杆菌等益生菌在肠道的生存。母乳中所含有的消化酶、乳糖酶、脂肪酶可促进婴儿的消化、吸收，同时含有溶菌酶保护婴儿的健康，增进母子感情；促进婴儿神经系统的发育。母乳中所含有的牛磺酸、DHA是婴儿脑神经发育的重要物质。

2. 对母亲　预防产后出血，促进子宫复旧，有利于生殖器官及有关器官组织更快恢复；母乳喂养可以减少乳腺癌、卵巢癌的发病率。

3. 对家庭和社会　母乳温度及泌乳速度适宜，乳汁新鲜、无细菌污染，直接喂哺简便且省时省力，可减少家庭不必要的开支，经济省钱，有利于提高全社会的人口素质，有利于社会和谐。

二、母乳喂养指导任务

（一）喂奶前指导

准备热毛巾，洗手，清洁乳房。乳胀时可以先挤掉少许乳汁，待乳晕柔软再喂乳。推荐母乳喂养和推荐顺应婴儿的指引哺乳。早吸吮，产后半小时内开始哺乳。吸空一侧乳房，再吸另一侧。

（二）体位

母亲可选择不同的姿势给婴儿喂奶，如半躺式、卧式、坐式和环抱式。半躺式最为舒适，婴儿和母亲也能贴得更紧。母亲半躺在床上或者沙发上，可以借助一些靠垫让自己躺得舒服。婴儿趴在母亲的肚子上，让其找到乳房并含接。婴儿会自己调整到最舒适的吃奶姿势，母亲观察婴儿，基于本能适当地给予一些帮助。坐式哺乳，背部紧贴椅背而坐，两腿自然下垂在地面。哺乳侧怀抱婴儿的胳膊下垫一个软枕，脚可踩在小凳上。哺乳体位的舒适度由母亲自行调节，引导母亲去寻找适合她和婴儿的体位，不过多干预。

（三）托抱婴儿的方法及含接乳头的方法

婴儿的头部倚靠在母亲右侧上肢屈曲的肘窝内，母亲右手掌搂住婴儿的腰臀或大腿上部。婴儿左侧肢体夹在母亲臂下大约平腰部，婴儿的头、肩、髋成一条直线，婴儿腹部与母亲的腹部相贴，婴儿的脸贴近乳房，鼻子或上唇对着乳头，婴儿头和颈得到支撑，若是新生儿，母亲还应托住其臀部。母亲的左手呈C字形扶托住乳房，然后用乳头触碰刺激婴儿的上唇，待婴儿产生觅食反射张大嘴时，将婴儿推向乳房。

注意事项：①避免乳汁太急，半躺喂和侧躺喂可以降低流速，不要过分追求乳汁量大；②防止乳房堵塞鼻孔而窒息，不要按住婴儿的头部，否则婴儿会感觉鼻孔被堵住无法呼吸，进而松开乳头用嘴呼吸，这时应调整婴儿头部的位置使其重新含接乳头；③避免姿势不对而导致乳头皲裂；④不要给未满4周的孩子使用奶瓶和安抚奶嘴。

（四）喂养后指导

喂养后应竖抱婴儿并拍背1～2 min，排出胃内空气，待其打嗝后取仰卧位躺下，担心婴儿吐奶可以将婴儿的头侧向一边。母乳亲喂的婴儿比奶瓶喂养的婴儿吐奶更少，如果母乳亲喂的婴儿已经吃奶睡着，无须再拍嗝。

（五）乳汁少的护理

1. 原因　①没有做到按需哺乳和有效的吸吮；②过早地给婴儿添加水、奶粉和其他食物，导致婴儿对乳汁的需求减少，从而吸吮减少，导致乳汁分泌减少；③母亲营养不足、休息不佳或者精神因素等；④臆想的母乳不足，外界的质疑和压力；⑤过早使用奶瓶导致婴儿产生乳头混淆；⑥乳房发育不良、激素水平等健康方面的原因导致的母乳不足。

2. 护理措施　①乳汁轻微不足时，可增加喂养的次数，刺激乳量；②产妇应注意休息，保证充足的睡眠，保持良好的情绪，每日摄入约2 L液体；③按需哺乳，两个乳房交替喂养，每次喂完一侧乳房，再喂另一侧乳房，将多余乳汁挤出（经评估确实存在乳汁不足的情况才可以这样操作），使乳房不断分泌新鲜乳汁；④学会科学评估婴儿的摄入量。

（六）乳房胀痛

乳房胀痛常与不恰当的哺乳方式、延迟哺乳、限制哺乳次数、过早添加其他食物及乳汁淤积有关。因此，应指导产妇正确的哺乳姿势、尽早吸吮、按需哺乳及哺乳后将剩余的乳汁挤出，以预防乳房胀痛的发生。若出现乳房胀痛可指导产妇清淡饮食，增加哺乳次数，先吸吮胀痛严重的一侧，哺乳完毕后将多余的乳汁挤掉。在哺乳前热敷乳房3～5 min，从乳房边缘向乳头中心按摩，促进乳腺管畅通。在两次哺乳间冷敷乳房以减少局部充血及肿胀。指导产妇佩戴合适的乳罩以扶托乳房，减少

Note

沉重感。必要时可用吸奶器将乳汁一次全部吸出,以减轻胀痛症状。

若乳房局部出现红肿热痛症状,产妇并伴有发热,提示患乳腺炎。多见于乳汁淤积、乳头损伤者,应指导暂停哺乳,并给予抗生素治疗,治疗期间应定时挤出乳汁,以免乳汁分泌被抑制。患侧乳房热敷,以促进炎症消散。

(七) 退奶

对于部分想停止哺乳的产妇,可建议其不排空乳房、少进汤汁,或者口服溴隐停、雌激素、生麦芽等退乳。此外,还可以针灸或外敷芒硝以退乳汁。

(八) 乳头皲裂

乳头皲裂可能与不正确的哺乳姿势有关,多见于初产妇。应指导其采取正确、舒适的哺乳姿势,让婴儿含住乳头和大部分乳晕,减少对乳头的吸吮力。若出现乳头皲裂,可指导其增加哺乳次数,减少每次哺乳时间。哺乳前温水热敷乳房和乳头 3～5 min,按摩乳房,并挤出少量乳汁使乳晕软化,有利于婴儿含接。哺乳时先吸吮损伤程度轻的一侧乳房,哺乳后挤少许乳汁涂抹乳头乳晕,乳汁既能杀菌,又可以促进表皮修复。疼痛严重者可用乳头罩间接哺乳或停止哺乳。亦可在皲裂处涂抹抗生素软膏或10%的复方苯甲酸酊,促进伤口愈合,在下次哺乳前清洗干净。

直通护考

参考答案

一、A1 型题

1. 下列措施中有促进乳汁分泌作用的是(　　)。

A. 吸吮刺激　B. 孕激素　C. 大量雌激素　D. 前列腺素　E. 甾体激素

2. 预防产后乳房胀痛,下列不正确的措施是(　　)。

A. 分娩后马上吸吮　B. 确保正确的含接姿势　C. 坚持按时喂养
D. 做到充分、有效吸吮　E. 按需哺乳

3. 产后除胎盘附着处以外,子宫内膜基本完成修复的时间是产后(　　)。

A. 6 周　B. 5 周　C. 4 周　D. 3 周　E. 2 周

4. 纯母乳喂养是指(　　)。

A. 婴儿从出生至产后 10 个月,除母乳外不给婴儿其他食品及饮料,但可以喂水
B. 婴儿从出生至断乳,除母乳外不给婴儿其他食品及饮料,但可以喂水
C. 婴儿从出生至产后 45 个月,除母乳外不给婴儿其他食品及饮料,但可以喂水
D. 婴儿从出生至断乳,除母乳外不给婴儿其他食品及饮料,包括水
E. 婴儿从出生至产后 4～6 个月,除母乳外不给婴儿其他食品及饮料,包括水

5. 母婴同室是指产后母婴 24 h 在一起,由于治疗等需要,母婴分离不超过(　　)。

A. 1 h　B. 2 h　C. 3 h　D. 4 h　E. 5 h

6. 产妇产后 4～6 h 应排尿的原因是(　　)。

A. 有利于伤口恢复　B. 有利于产妇舒适　C. 有利于产妇活动
D. 有利于子宫收缩　E. 有利于乳汁分泌

7. 产后腹部检查时,如果扪不到子宫底部,此产妇大约在产后的(　　)。

A. 第 1 天　B. 第 3 天　C. 第 5 天　D. 第 7 天　E. 第 10 天

8. 产后 1～3 天,产妇体内的激素水平呈(　　)。

A. 低雌激素、高泌乳激素　B. 高雌激素、高孕激素
C. 低雌激素、高孕激素　D. 高雌激素、低泌乳激素

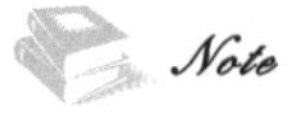

E. 高孕激素、低泌乳激素

9. 产后如恶露有恶臭，应怀疑(　　)。

A. 子宫腔感染　B. 胎盘残留　C. 会阴软组织裂伤

D. 宫缩乏力　E. 凝血功能障碍

10. 会阴伤口部位有硬结发生时用(　　)。

A. 1∶2000 新洁尔灭溶液擦洗　B. 95%乙醇或 50%硫酸镁湿热敷　C. 远红外灯照射

D. 切开　E. 大黄、芒硝外敷

二、A2 型题

1. 产妇 29 岁，妊娠 39 周，头位，胎膜未破，宫口开全，S+2，胎心 120 次/分，宫缩 4～5 min 一次，持续 30 s，强度稍差，骨盆正常，胎儿估计 3200 g，下列哪项处理不恰当？(　　)

A. 静脉点滴缩宫素　B. 吸氧　C. 人工破膜

D. 肌内注射派替啶　E. 胎心监护

2. 某产妇，产后第 8 天，乳汁分泌良好，并母乳喂养，请问此时间新生儿吃到的是(　　)。

A. 初乳　B. 成熟乳　C. 过渡乳　D. 前奶　E. 后奶

(陈　哲)

Note

项目五　妊娠期并发症患者的护理

本项目 PPT

能力目标

1. 能叙述流产、异位妊娠、前置胎盘、胎盘早剥、妊娠期高血压疾病的概念，早产、过期妊娠、胎儿窘迫、羊水量异常、多胎妊娠、巨大儿的定义。

2. 能描述常见妊娠期并发症的临床表现及处理原则。

3. 能应用护理程序为妊娠期并发症患者进行护理评估，提出护理问题，制订护理计划。

4. 具有良好沟通和应急反应能力，关爱母儿的健康。

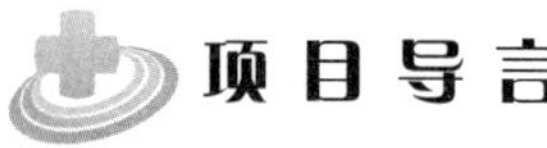

项目导言

正常妊娠时，胚胎着床在子宫腔的适当部位，并继续生长发育，直至足月分娩。这是极其复杂而又十分协调的生理过程。若胚胎种植在子宫腔以外，或胚胎、胎儿在子宫腔内生长发育的时间过短或过长，或母体出现各种妊娠特有的脏器损害，即为妊娠期并发症。本项目将介绍各种妊娠期并发症的病因、临床表现及处理原则，指导如何应用护理程序对妊娠期并发症患者进行身体和心理社会状况评估，制订相应的护理计划。

任务一　自然流产患者的护理

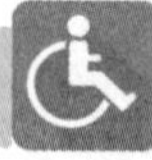

案例引导

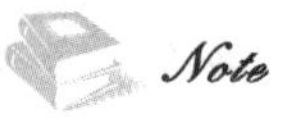

案例解析

吕某，25 岁，因“停经 50 天，少量阴道流血伴下腹部轻微疼痛 1 天”就诊。平时月经规律，3～5 天/30 天。妇科检查：子宫颈口松，可容一指，子宫增大如妊娠 7 周大小，稍软，无压痛。尿妊娠试验阳性。

请问：

1. 该患者的护理评估要点以及需要完善的检查项目有哪些？

2. 该患者主要的护理诊断及诊断依据是什么？

3. 该患者需要采取何种护理措施？

Note

妊娠不足28周、胎儿体重不足1000 g而终止者，称为流产。流产发生在12周以前为早期流产，发生在12周至不足28周为晚期流产。流产又分成自然流产和人工流产，本任务仅讲述自然流产。胚胎着床后31%发生自然流产，其中80%为早期流产。

一、病因

1. 胚胎因素　染色体异常是自然流产最常见的原因，占50%～60%。染色体异常多为数目异常，其次为结构异常。

2. 母体因素　①全身性疾病：如高热、高血压、严重贫血、糖尿病、甲亢等。②生殖器官异常：如子宫发育不良、子宫畸形、子宫肌瘤、子宫腔粘连等可影响胎儿的生长发育而导致流产；子宫颈重度裂伤，子宫颈内口松弛易因胎膜早破而引起晚期流产。③免疫因素：母体妊娠后母儿双方免疫不适应，导致母体排斥胎儿，发生流产；母体内有抗精子抗体也会导致早期流产。④其他：如母儿血型不合可能引起晚期流产。另外，妊娠期腹部手术，劳动过度、性交或有吸烟、酗酒、吸毒等诱因，均可刺激子宫收缩而引起流产。

3. 胎盘因素　滋养细胞的发育和功能不全是胚胎早期死亡的重要原因。此外，胎盘内巨大梗死、前置胎盘、胎盘早期剥离而致胎盘血液循环障碍，胎儿死亡等可致流产。

4. 环境因素　过多接触有害的化学物质（如镉、铅、有机汞、DDT等）和物理因素（如放射性物质、噪声及高温等）可直接或间接对胚胎或胎儿造成损害，引起流产。

二、病理

早期流产时多数为胚胎先死亡，随后底蜕膜发生出血、坏死，导致胚胎与蜕膜层分离，刺激子宫收缩而被排出。在妊娠8周以内，胎盘绒毛未发育成熟，与子宫蜕膜联系尚不牢固，此时发生的流产，妊娠物可从子宫壁完全剥离排出，出血不多；妊娠8～12周时，胎盘绒毛发育茂盛，与底蜕膜联系较牢固，此时若发生流产，妊娠产物不易完全分离排出，常有部分组织残留子宫腔内影响子宫收缩，致使出血较多，且经久不止；妊娠12周后，胎盘已完全形成，流产时先有腹痛，然后排出胎儿、胎盘，阴道流血较少。

三、护理评估

（一）健康史

询问月经史、婚育史、有毒有害物质接触史、生活习惯、嗜好，本次妊娠过程，早孕反应发生时间，有无阴道流血、腰酸腹胀或下腹痛等。若有阴道流血，应询问流血的时间、量、颜色，并询问是否有组织物随之排出。患者及家属的既往史、家族史。

（二）身体评估

停经、阴道流血和腹痛是流产的主要症状。根据流产发生阶段不同，其临床表现各异，可分成以下几种类型。

1. 先兆流产　停经28周前出现少量阴道流血和轻微下腹部疼痛、腰酸、腹坠。妇科检查：子宫颈口未开，子宫大小与妊娠周数相符，胎膜未破，无妊娠物排出。尿妊娠试验阳性。经休息及治疗后症状消失，可继续妊娠；若阴道流血量增多或腹痛加剧，则可能发展为难免流产。

2. 难免流产　由先兆流产发展而来，流产已不可避免。阴道流血增多，下腹痛加剧或阴道流液。妇科检查：子宫颈口扩张，有时可见胚胎组织堵塞于子宫颈口内，子宫大小与妊娠周数相符或略小。

3. 不全流产　难免流产进一步发展而致。妊娠物部分留于子宫腔或子宫颈管内，子宫收缩受影响，阴道流血不止，量多，甚至发生休克。妇科检查：子宫颈口扩张，不断有血液自子宫颈口流出，

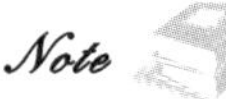

有时可见部分妊娠物排出阴道,还有部分胚胎组织堵塞于子宫颈口或残留在子宫腔内,子宫大小小于妊娠周数。

4. 完全流产 妊娠产物已完全排出,阴道流血逐渐停止,腹痛随之消失。妇科检查:子宫颈口已关闭,子宫接近正常大小。

5. 稽留流产 又称过期流产,是指胚胎或胎儿死亡后滞留子宫腔内未能及时自然排出,表现为早孕反应或胎动消失,腹部听诊未闻及胎心。妇科检查:子宫颈口闭,子宫大小小于妊娠周数。

6. 复发性流产 与同一性伴侣连续发生 3 次或 3 次以上的自然流产。复发性流产多数为早期流产,少数为晚期流产。流产多发生于同一妊娠周数,临床表现与一般流产相同,部分患者可有子宫颈内口松弛。

【护考提示】 根据流产发生阶段不同,其临床表现各异,可分成多种类型,考生需熟练掌握不同类型的临床表现,并提出准确的处理措施。

7. 流产合并感染 流产时如果阴道流血时间过长、有组织残留于子宫腔内或非法堕胎,有可能引起流产合并感染,严重时感染可扩散到盆腔、腹腔乃至全身,并发盆腔炎、腹膜炎、败血症及感染性休克。

(三) 心理-社会评估

评估患者及其家属对流产的看法、心理感受和情绪反应,家庭成员是否给予患者适当的心理支持。面对阴道流血和腹痛,患者及其家属往往表现出焦虑、不安,若胚胎或胎儿死亡,还会因担心影响今后的受孕而表现出悲伤、忧郁等心理状态。

(四) 辅助检查

1. 实验室检查 可采用放射免疫法测定血 hCG 动态变化,正常妊娠 6～8 周时,其值每日以 66%的速度增长,如果 48 h 增长<66%,提示妊娠预后不良。

2. B 超检查 可明确 B 超下胎囊、胎动、胎心等的显示情况,判断胎儿是否存活,有助于诊断流产类型并指导处理。

3. 其他 血常规、出/凝血时间、血小板等检查主要用于监测稽留流产患者的凝血功能。

四、护理诊断

1. 焦虑 与担心胎儿和自身安危有关。

2. 有感染的危险 与阴道出血、子宫腔内容物残留有关。

3. 潜在并发症 失血性休克。

五、护理目标

(1) 患者情绪稳定,能积极配合保胎措施,继续妊娠。

(2) 患者体温正常,无感染征象。

(3) 患者生命体征平稳,无失血性休克征象。

六、护理措施

1. 心理护理 患者及家属由于失去胎儿,往往会出现伤心、悲观的情绪,护士应当给予同情和理解,鼓励患者表达其内心感受,与患者及家属讨论本次流产的原因,并向他们解释流产的相关知识,帮助他们为再次妊娠做好准备。

2. 一般护理 指导先兆流产的患者卧床休息,尽量减少活动,注意做好生活护理;禁止性生活及不必要的阴道检查、肛门检查及其他诱发宫缩的刺激,保持情绪平稳;指导患者勤换会阴垫及内裤,会阴擦洗每日 2 次及便后擦洗,保持外阴清洁,预防感染。

3. 病情观察 观察并记录患者生命体征、面色等情况,及时了解病情变化和严重程度;观察患者腹痛和阴道流血情况,发现异常征象,及时报告医生;遵照医嘱留取血、尿标本,及时追查结果。

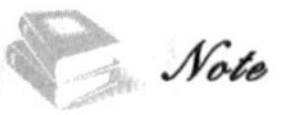

4. 治疗配合

(1) 先兆流产者：医嘱给予适量镇静剂、孕激素、多种维生素等，若症状未缓解或病情加重，表示胚胎发育异常，不宜继续妊娠，应协助医生及时处理。

(2) 难免流产和不全流产者：协助医生尽早行清宫术，做好术前准备，术中密切观察生命体征，术后注意阴道流血及腹痛情况，组织物送病理检查。

(3) 对大量流血导致休克者：立即建立静脉通道，补充血容量，吸氧，保暖，取中凹卧位，密切观察生命体征的变化，同时迅速做好清宫术术前准备，协助医生完成手术。术中监测生命体征，术后观察腹痛及阴道流血等情况，组织物送病理检查。

(4) 稽留流产者：遵医嘱查血常规及凝血功能以确定有无凝血功能障碍，给予口服己烯雌酚或注射苯甲酸雌二醇以提高子宫平滑肌对缩宫素的敏感性，做好输血的准备工作。

七、护理评价

(1) 患者情绪稳定，能积极配合保胎措施，继续妊娠。

(2) 患者体温正常，白细胞数正常，无感染征象。

(3) 患者生命体征平稳，血红蛋白正常，未出现失血性休克征象。

八、健康教育

(1) 加强营养，并补充维生素 E、维生素 C 等；有复发性流产史的患者，应早期采取积极措施，妊娠确定后卧床休息，禁止性生活，出现阴道流血或腹痛等症状，应及时就诊，避免发生稽留流产或流产感染。

(2) 提供流产的相关知识，使患者及其家属对流产有正确的认识，指导下一次妊娠；子宫颈内口松弛者应在妊娠前行子宫颈内口修补术，或于妊娠 12～14 周行子宫颈内口环扎术，于分娩发动前拆除缝线。

任务二　异位妊娠患者的护理

案例引导

姜某，30 岁，因“停经 44 日，突然出现右下腹撕裂样剧痛 30 min，伴肛门坠胀感”收住入院。入院时头晕，无大汗淋漓，无意识障碍。体格检查：血压 110/60 mmHg。妇科检查：宫口未开，子宫颈举痛；后穹隆饱满、有触痛；子宫右侧可触及明显压痛。

请问：

1. 为明确诊断，需要进一步检查的项目有哪些？
2. 患者现阶段主要的护理诊断及诊断依据是什么？
3. 如何为患者制订完整的护理措施？

案例解析

受精卵在子宫体腔以外的部位着床、发育者称为异位妊娠，俗称宫外孕，是妇产科的常见急腹症之一，如不及时处理可危及生命。异位妊娠的发病率约为 1%，其中 95%是输卵管妊娠，其次有卵巢妊娠、

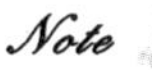

腹腔妊娠、子宫颈妊娠及子宫残角妊娠等。输卵管妊娠以输卵管壶腹部妊娠多见(约占78%),其次为输卵管峡部妊娠和输卵管伞部妊娠,输卵管间质部妊娠少见(图5-1)。本任务主要讨论输卵管妊娠。

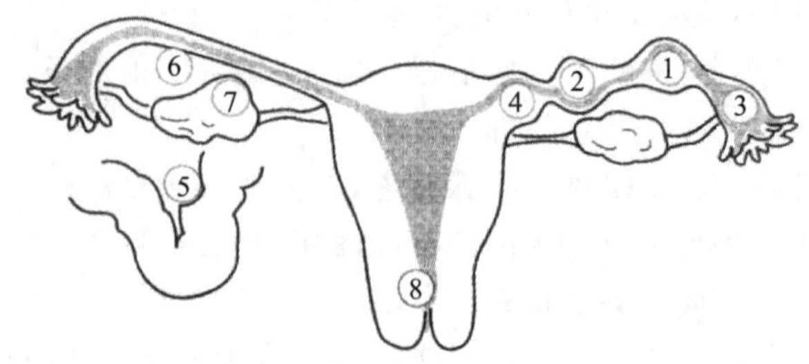

图5-1 异位妊娠的发生部位

①输卵管壶腹部妊娠;②输卵管峡部妊娠;③输卵管伞部妊娠;④输卵管间质部妊娠;⑤腹腔妊娠;⑥阔韧带妊娠;⑦卵巢妊娠;⑧子宫颈妊娠

一、病因

1. 输卵管因素 慢性输卵管炎是输卵管妊娠的主要原因。输卵管炎导致输卵管管腔及其周围粘连、狭窄或输卵管扭曲等,影响输卵管输送受精卵进入子宫腔。曾有输卵管妊娠史,不管是经过保守治疗后自然吸收,还是接受输卵管保守性手术,再次异位妊娠的概率达10%。如有输卵管开窗术或绝育后行输卵管吻合术,可因手术而致瘢痕形成,影响输卵管通畅,增加了输卵管妊娠的可能性。输卵管发育不良,如输卵管发育过长、肌层发育差、黏膜纤毛缺损等,均可造成输卵管妊娠,临床上较少见。输卵管功能异常可由内分泌失调或精神紧张引起。

2. 辅助生殖技术 辅助生殖技术后可发生受精卵游走,异位妊娠率约为5%。

3. 避孕失败 口服避孕药避孕失败,避孕药内所含性激素可使输卵管蠕动异常,增加发生输卵管妊娠的可能性。

4. 邻近器官疾病 如阑尾炎可导致女性生殖器官炎症;子宫内膜异位症导致盆腔解剖变化;子宫肌瘤或卵巢肿瘤可压迫输卵管,阻碍了输卵管的输送功能。

二、病理

1. 输卵管妊娠的特点 输卵管妊娠时,由于输卵管管腔狭窄,管壁薄,蜕膜形成差,受精卵植入后,不能满足受精卵生长发育的要求,因此当输卵管妊娠发展到一定程度,可出现以下结果。

(1) 输卵管妊娠流产(图5-2):多见于输卵管壶腹部或伞部的妊娠,一般发生在妊娠8~12周。受精卵着床于输卵管壶腹部的黏膜内,由于输卵管蜕膜形成较子宫蜕膜差,胚胎继续发育时多突向管腔,最终突破表面脆弱包膜而出血。若囊胚完全剥离致完全流产,则出血不多,完全流产可导致胚胎种植在腹腔,形成继发性腹腔妊娠;若囊胚不完全剥离,则发生不全流产,剥离面血液流向腹腔,发生大量腹腔内出血。

(2) 输卵管妊娠破裂(图5-3):此种结局多见于输卵管峡部妊娠,发生在妊娠6~8周。受精卵着床于输卵管峡部的黏膜间,胚胎继续发育时绒毛向管壁方向侵入,突破浆膜层引起输卵管管壁破裂,妊娠物可进入腹腔或阔韧带,继续妊娠,形成腹腔妊娠或阔韧带妊娠。输卵管间质部妊娠较少见,输卵管间质部外周为子宫角肌层,组织厚,血供丰富,此处妊娠破裂发生晚,常发生于妊娠12~16周,一旦破裂,如同子宫破裂,短时间内可出现低血容量休克,危及生命。

(3) 继发性腹腔妊娠:继发于输卵管妊娠流产或破裂后,存活的胚胎组织重新种植于腹腔脏器,继续生长发育,成为继发性腹腔妊娠,此种结局少见。因为输卵管妊娠流产或破裂后,胚胎进入腹腔,大部分已死亡,失去继续生长发育的能力。

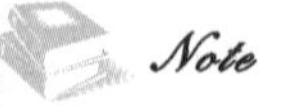

(4) 陈旧性异位妊娠:发生输卵管妊娠流产或破裂后,内出血停止,时间较久,胚胎已死或被吸

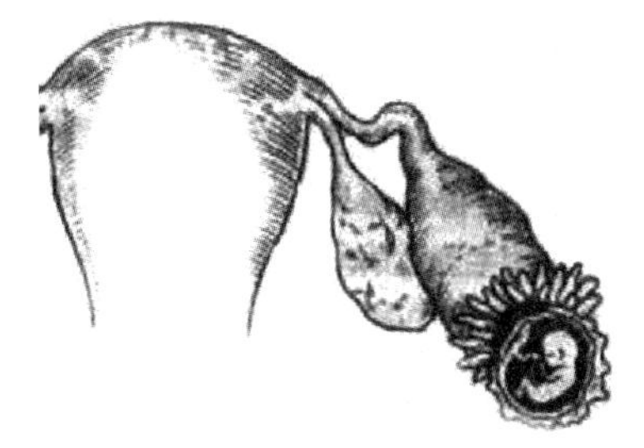

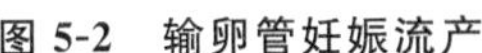

图 5-2　输卵管妊娠流产

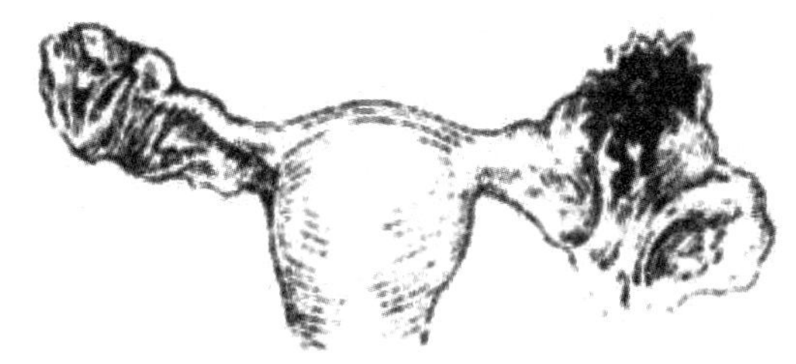

图 5-3　输卵管妊娠破裂

收，症状轻微；或腹腔内长期少量反复出血，容易形成盆腹腔血肿，血肿可机化变硬，与周围组织粘连，成为陈旧性异位妊娠。

2. 子宫的变化　子宫增大变软，子宫内膜出现蜕膜反应。若胚胎受损或死亡，蜕膜坏死脱落，自子宫壁剥离而发生阴道流血。有时蜕膜可完整剥离，有时呈碎片排出，排出组织见不到绒毛，组织学检查无滋养细胞。

三、护理评估

（一）健康史

详细询问月经史，准确推断停经时间。对不孕、放置宫内节育器、输卵管绝育术或复通术、盆腔炎等与发病相关的高危因素予以高度重视。

（二）身体评估

1. 症状　主要症状为停经、腹痛、阴道流血，严重时可出现昏厥或休克。

(1) 停经史：多数患者有 6～8 周的停经史，输卵管间质部妊娠停经时间较长。20%～30%患者无停经史，往往将不规则阴道流血误认为月经。

(2) 腹痛：常为就诊时的主要症状。在输卵管妊娠流产或破裂之前，常表现为一侧下腹部隐痛或有酸胀感；破裂时，多表现为突发性一侧下腹部撕裂样疼痛，伴恶心、呕吐。当血液积聚在病变区，表现为一侧下腹痛；血液积聚在直肠子宫陷凹，表现为肛门坠胀感；当血液流向全腹，疼痛向全腹扩散，血液刺激膈肌可引起肩胛部放射性疼痛。

(3) 阴道流血：少量出血，淋漓不断，一般不超过月经量；阴道排出物可有蜕膜管型或膜碎片，而无绒毛。

(4) 晕厥与休克：大量出血或剧烈疼痛可引起晕厥或休克。症状严重程度与腹腔内出血速度和出血量有关，与阴道流血量不成正比。

2. 体征

(1) 全身情况：出血量多可致患者贫血，突然大量出血可致休克。休克时体温略低，腹腔内血液吸收时体温略升高，不超过 38 ℃。

(2) 腹部检查：有内出血时，下腹部压痛、反跳痛，患侧明显；出血较多时，移动性浊音阳性；有些患者下腹部可触及包块。

(3) 盆腔检查：自子宫颈口见少量血液流出；阴道后穹隆饱满有触痛，子宫颈举痛或摇摆痛明显，子宫稍大，内出血多时可出现子宫漂浮感；有时一侧附件可触及边界不清、触痛明显的包块。

【护考提示】
输卵管妊娠破裂在临床常见，且此病危害性极大，故考生应着重掌握其表现及处理方法。

（三）心理-社会评估

输卵管妊娠破裂后，由于大量出血及剧烈腹痛，患者及家属担心有生命危险而恐惧。因失去胎儿或担心以后的受孕能力而出现自责、悲伤、自尊紊乱等情绪反应。

（四）辅助检查

1. 阴道后穹隆穿刺　阴道后穹隆穿刺是一种简单、可靠的诊断方法，适用于疑有腹腔内出血的

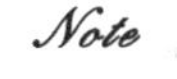

患者。腹腔内血液易积聚在直肠子宫陷凹,即使血量不多,也可经阴道后穹隆穿刺抽出,若抽出暗红色不凝血,说明有腹腔内出血。

2. 超声检查 子宫腔内空虚,子宫外可见轮廓不清的液性或实性包块,如包块内见胚囊或胎心搏动,则可确诊。阴道超声检查较腹部超声准确性更高。

3. hCG 测定 血或尿 hCG 测定是早期诊断异位妊娠的重要方法。使用灵敏度高的放射免疫法定量测定血 β-hCG 和酶联免疫法测定尿 β-hCG。异位妊娠时患者体内 hCG 水平显著低于宫内妊娠,有助于协助诊断。

4. 腹腔镜检查 腹腔镜检查不再是异位妊娠诊断的"金标准",目前很少将腹腔镜作为检查的手段,而更多作为手术治疗。

5. 诊断性刮宫 很少应用,适用于与不能存活的宫内妊娠的鉴别诊断,以及超声检查不能确定妊娠部位者。将子宫腔排出物或刮出物做病理检查,切片中见到绒毛,可诊断为宫内妊娠;仅见蜕膜组织而无绒毛,有助于诊断异位妊娠。

四、护理诊断

1. 潜在并发症 失血性休克和感染。

2. 恐惧 与生命受到威胁、担心手术效果有关。

3. 疼痛 与输卵管妊娠破裂或流产引起的内出血有关。

五、护理目标

(1) 患者休克症状能够及时发现并纠正。

(2) 患者能以正常心态接受此次妊娠失败的现实。

(3) 患者能配合采取有效减轻疼痛的措施。

六、护理措施

1. 心理护理 建立良好的护患关系,向患者及家属讲解有关疾病知识,理解患者,维护患者自尊,帮助患者消除恐惧心理,允许家属陪伴。安慰、鼓励患者,说明今后还有受孕的可能性,鼓励家属陪伴,帮助患者度过悲伤期。

2. 一般护理 卧床休息,指导非手术治疗的患者卧床时注意缓慢翻身,避免腹压增加诱发妊娠输卵管的破裂;鼓励患者进食高营养、高维生素的半流质饮食;嘱患者保持大便通畅,避免腹压增加,以免诱发活动性出血;嘱阴道流血的患者勤换会阴垫及内裤,保持外阴清洁,预防感染。

3. 病情观察 监测患者生命体征;监测尿量,以了解组织灌注量;观察腹痛及阴道流血情况,如腹痛突然加剧、面色苍白、脉搏加快等,应及时报告医生,做好抢救准备;观察阴道排出物,及时做病理检查;及时复查血、尿常规。

4. 治疗配合

(1) 手术治疗患者:手术治疗是输卵管妊娠的主要处理方法。

①应去枕平卧、吸氧、保暖,立即建立静脉通道,补充血容量。

②查血常规和血型、交叉配血试验,遵医嘱输血、输液。

③注意尿量,记录出入量以判断灌注量。

④一旦决定手术,按急诊手术要求迅速完成术前常规。术后护理同妇科腹部手术,还需要注意保持会阴清洁,每日行会阴擦洗 2 次;复查血常规,判断贫血是否纠正,并采取必要的措施。

(2) 保守治疗患者:

①绝对卧位休息,减少活动,提供相应的生活护理,加强巡视,了解患者的需要。

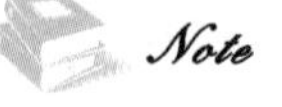

②密切观察生命体征变化,重视患者的主诉,发现异常及时通知医生,及时处理。

③保持大便通畅，避免变换体位、突然用力排便等增加腹压的动作，以防诱发活动性出血。

④注意阴道流血情况，流血量增多或有组织物排出，应报告医生并协助完成，及时做病理检查。

⑤正确留取血标本，以监测治疗效果。

⑥根据医嘱正确使用化疗药，常用氨甲蝶呤（MTX）肌内注射，5 日为一个疗程，在用药期间应当严密观测药物的毒副作用。

七、护理评价

（1）患者休克症状能够及时发现并纠正。

（2）患者恐惧情绪解除，接受手术治疗。

（3）患者疼痛减轻，舒适感增加。

八、健康教育

（1）出院后注意休息，指导患者摄取高营养物质，尤其是富含铁与蛋白质的食物，提高机体抵抗力；保持会阴部清洁卫生，禁止性生活 1 个月，防止发生感染；采取有效的避孕措施，制订家庭护理计划。

（2）保持良好的卫生习惯，发生盆腔感染后需彻底治疗，以免延误病情；输卵管妊娠治疗后再次发生率约为 10%，不孕症发生率为 50%～60%。因此，护士需告知患者，下次妊娠时应及时就医，不宜轻易终止妊娠。

任务三　前置胎盘患者的护理

案例引导

赵某，29 岁。因“停经 35 周，少量阴道流血 30 min”就诊，无腹痛。产科检查：枕左前，胎头高浮，胎心 146 次/分。血压 110/70 mmHg。B 超检查：宫内妊娠，边缘性前置胎盘。

请问：

1. 患者目前主要的护理诊断有哪些？
2. 针对患者目前情况，需采取哪些护理措施？
3. 针对此类疾病，如何为患者和家属提供健康教育？

案例解析

正常妊娠时胎盘附着于子宫体部的后壁、前壁或侧壁。妊娠 28 周后胎盘附着于子宫下段，甚至部分或全部覆盖子宫颈内口，其位置低于胎先露时，称前置胎盘。前置胎盘是妊娠晚期出血的主要原因之一，多见于经产妇，处理不当可危及母儿生命。国内报道其发生率为 0.24%～1.57%。

一、病因

目前尚不明确，可能与下列因素有关。

（1）子宫内膜病变与损伤，如多次刮宫、多产、产褥感染、剖宫产等因素所致的子宫内膜炎症或子宫内膜损伤，当受精卵着床时，子宫蜕膜血管生长不全，导致受精卵血供不足。为了能摄取足够的

Note

营养，胎盘扩大面积，延伸至子宫下段。

(2) 胎盘面积过大、多胎妊娠时前置胎盘的发生率高于单胎妊娠。有副胎盘时，副胎盘常延伸至子宫下段而发生前置胎盘。

(3) 受精卵发育迟缓，当受精卵到达子宫腔时，滋养层尚未发育到着床阶段，故受精卵继续下移，着床于子宫下段而形成前置胎盘。

(4) 其他，有报道显示吸烟、吸毒者以及高龄初产妇、经产妇及多产妇者可引起胎盘血流减少，缺氧使胎盘代偿性增大，从而增加前置胎盘的危险性。

二、分类

根据胎盘边缘与子宫颈内口的关系，前置胎盘可分为四种类型(图 5-4)。目前临床上均依据处理前最后一次检查结果来确定其分类。

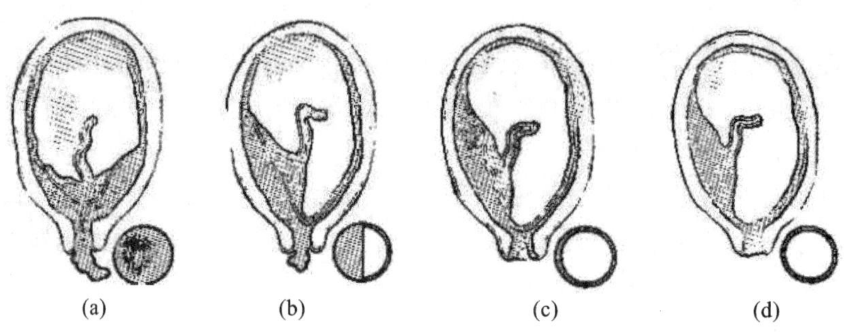

图 5-4　前置胎盘的类型

(a) 完全性前置胎盘；(b) 边缘性前置胎盘；(c) 部分性前置胎盘；(d) 低置胎盘

(1) 完全性前置胎盘：又称中央性前置胎盘，胎盘组织完全覆盖子宫颈内口。

(2) 边缘性前置胎盘：胎盘附着于子宫下段，边缘达子宫颈内口，但未覆盖子宫颈内口。

(3) 部分性前置胎盘：胎盘部分覆盖子宫颈内口。

(4) 低置胎盘：胎盘附着于子宫下段，边缘距子宫颈内口<2 cm。

三、对母儿的影响

1. 对患者的影响　①产后出血，因为子宫下段肌组织菲薄，收缩力较差，既不能使附着于此处的胎盘完全剥离，又不能有效收缩压迫血窦而止血，故常发生产后出血，量多难以控制；②植入性胎盘，因为子宫下段蜕膜发育不良，胎膜绒毛可穿透底蜕膜侵入子宫肌层形成植入性胎盘，使胎盘剥离不全而发生产后出血；③产褥感染，因胎盘剥离面接近子宫颈外口，细菌易经阴道上行侵入胎盘剥离面，加之多数患者因反复失血而致贫血，体质虚弱，于产褥期易发生感染。

2. 对胎儿的影响　出血多可致胎儿窘迫，甚至缺氧死亡；为抢救患者或胎儿生命终止妊娠可使早产增加，低出生体重发生率和新生儿死亡率增高。

四、护理评估

(一) 健康史

询问患者的末次月经时间并推算预产期；询问孕产史，了解有无多次刮宫、多次分娩、剖宫产或宫腔感染史；了解本次妊娠阴道流血发生的情况，并详细记录具体经过及医疗处理情况。

(二) 身体评估

1. 症状　妊娠晚期或分娩期无诱因、无痛性反复阴道流血是前置胎盘的典型症状。阴道流血的时间、量、发作次数与前置胎盘的类型有关。完全性前置胎盘初次出血时间早，多在妊娠 28 周左

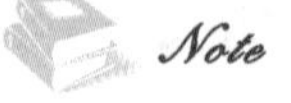

右，反复出血，量较多，有时一次大量阴道流血可使患者陷于休克状态。边缘性前置胎盘初次出血时间较晚，多在妊娠 37～40 周或临产后，量较少。部分性前置胎盘出血时间及出血量介于前两者之间。

2. 体征　反复多次阴道流血者可出现贫血，贫血程度与阴道流血量成正比，大量阴道流血者可发生休克，还可致胎儿窘迫甚至死亡。腹部检查：子宫软，无压痛，子宫大小与妊娠周数相符；胎位及胎心清楚，胎先露高浮，部分患者伴有胎位异常；胎盘附着在前壁者可在耻骨联合上方听到胎盘血流音。

【护考提示】　前置胎盘的临床表现非常典型，护考中常以各种题型考查学生。

(三) 心理-社会评估

患者及家属可因突然阴道流血而感到紧张、害怕，担心患者的健康与胎儿的安危，可表现为食欲缺乏、失眠、沉默不语。应评估患者及家属的情绪反应、恐惧程度，是否能积极配合治疗及护理。

(四) 辅助检查

1. 超声检查　可清楚显示子宫壁、子宫颈、胎先露及胎盘的位置，简单、安全、可靠，是目前诊断前置胎盘首选方法，准确率在 95%以上。

2. 产后胎盘及胎膜检查　分娩后检查胎盘，如胎盘边缘见陈旧性紫黑色血块附着，胎膜破口与胎盘边缘的距离在 7 cm 以内，可诊断为前置胎盘。

五、护理诊断

1. 组织灌注量改变　与阴道流血有关。

2. 有感染的危险　与贫血致抵抗力降低、胎盘剥离面接近子宫颈外口、细菌易于侵入有关。

3. 潜在并发症　胎儿窘迫、早产、产后出血、植入性胎盘、羊水栓塞等。

六、护理目标

(1) 患者出血得到控制，循环血容量维持在正常水平。

(2) 患者产前和产后未发生感染。

(3) 患者未发生并发症或发生并发症后得到及时处理。

七、护理措施

1. 心理护理　关心理解患者，了解患者及家属的心理感受，及时提供帮助。介绍疾病的有关知识和处理原则，及时提供正面信息，使其保持乐观情绪，积极配合治疗。

2. 一般护理　绝对卧床休息，以左侧卧位为宜；间断吸氧；鼓励患者进食富含铁与蛋白质的食物；禁止性生活、阴道检查、肛门检查及其他诱发宫缩的刺激，保持情绪平稳；勤换会阴垫及内裤，会阴擦洗每日 2 次。

3. 病情观察　观察并记录患者生命体征、面色及阴道流血的量、色、性状以及次数，及时了解病情变化和严重程度；观察胎心和胎动变化，必要时行胎心监护，教会患者胎动计数的方法，发现胎儿窘迫征象，及时报告医生；观察患者宫缩和阴道流血情况，及时发现早产征象，立即报告医生并配合处理。

4. 治疗配合

(1) 期待治疗的护理：绝对卧床休息，取左侧卧位，提供日常护理；间断吸氧，每日 3 次，每次 30 min，以提高胎儿血氧供应；避免各种刺激，禁止肛门检查及阴道检查；腹部检查时动作要轻柔，防止诱发宫缩导致出血；按医嘱用药，如宫缩抑制剂、镇静剂以及口服硫酸亚铁、输血等，纠正贫血；监测生命体征，及时发现病情变化，做好抢救准备工作。

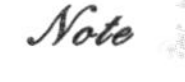

(2) 终止妊娠的护理。

①阴道分娩者,密切观察宫缩、胎心、阴道流血和产程进展情况;协助人工破膜,用腹带包扎腹部,迫使胎头下降;同时静脉滴注缩宫素以加强宫缩,或采用阴道助产手术缩短产程,并做好新生儿抢救准备工作。

②剖宫产术者,如患者出现大出血以致休克时,应迅速协助患者取去枕侧卧位,开放静脉通道,配血,做好输血准备,积极协助医生采取剖宫产结束分娩,并做好母儿生命体征监护及抢救准备工作。

(3) 产后护理:分娩后,应检查胎膜破口距离胎盘边缘的位置,以明确诊断。注意观察宫缩及阴道流血情况。胎儿娩出后,及早使用宫缩剂以防止或减少产后出血。及时更换会阴垫,以保持会阴清洁、干燥。

八、护理评价

(1) 患者妊娠维持至足月或接近足月。

(2) 患者未发生感染,体温正常。

(3) 患者未发生并发症或发生并发症能积极配合治疗和护理。

九、健康教育

(1) 注意加强营养,纠正贫血。保持会阴清洁、干燥,防止感染。产后根据身体情况给予母乳喂养指导,指导避孕,剖宫产术后需避孕 2 年方能再次受孕。

(2) 加强孕产期指导,围孕期妇女避免吸烟、酗酒等不良行为;避免多次刮宫,避免宫内感染,防止多产,避免子宫内膜损伤或发生子宫内膜炎症。

任务四　胎盘早剥患者的护理

案例引导

马某,33 岁,因"停经 35 周,持续性腹痛 2 h"来院就诊。体格检查:一般情况尚可,血压 160/95 mmHg。产科检查:腹部压痛,轻微肌紧张,胎心 162 次/分,少量阴道流血,无阴道流液。B 超检查:宫内妊娠,活胎,胎盘后见液性暗区。

请问:

1. 该患者的护理诊断有哪些?
2. 该患者目前需要采取哪些护理措施?

案例解析

妊娠 20 周后或分娩期,正常位置的胎盘在胎儿娩出前部分或全部从子宫壁剥离,称为胎盘早期剥离,简称胎盘早剥。发病率为 1%,是妊娠晚期一种严重的并发症,往往起病急,进展快,如不及时处理,可危及母儿生命。

一、病因

病因目前尚不十分清楚,可能与下列因素有关。

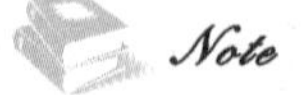

1. 血管病变　妊娠期高血压疾病、慢性高血压、慢性肾脏疾病或全身血管病变的患者常并发胎盘早剥。其原因是妊娠合并上述疾病时，底蜕膜螺旋小动脉痉挛或硬化，引起远端毛细血管缺血坏死以致破裂出血，血液流至底蜕膜层形成血肿，导致胎盘自子宫壁剥离。

2. 机械性因素　孕妇腹部受到外伤；脐带过短或绕颈、绕体，分娩过程中胎头下降过度牵拉脐带；不适宜的外倒转术纠正胎位。

3. 子宫腔内压力骤降　胎膜早破、双胎妊娠的第一个胎儿娩出过快，或羊水过多破膜时羊水骤然流出，使子宫内压力急剧下降，子宫突然收缩等，均可导致胎盘从子宫壁剥离。

4. 子宫静脉压突然升高　妊娠晚期或临产后，孕妇长时间取仰卧位时，可发生仰卧位低血压综合征。此时巨大的妊娠子宫压迫下腔静脉，回心血量减少，血压下降，而子宫静脉淤血，静脉压升高，导致蜕膜静脉床淤血或破裂，部分或全部胎盘自子宫壁剥离。

5. 其他　高龄孕妇、经产妇、吸烟、滥用可卡因、孕妇代谢异常、有血栓形成倾向、子宫肌瘤等也与胎盘早剥发生有关。

二、类型及病理

胎盘早剥的主要病理变化是底蜕膜出血，在胎盘与子宫壁之间形成血肿，胎盘自附着处剥离。根据胎盘剥离出血的方式不同，分成两种类型。

1. 显性剥离或外出血　剥离面小，血量少，出血停止，血液凝固，临床多无症状。如继续出血，血液冲破胎盘边缘，沿着胎膜与子宫壁之间经子宫颈管流出，表现为阴道流血，为显性剥离或外出血。

2. 隐性剥离或内出血　胎盘中央剥离，形成胎盘后血肿，胎盘边缘仍附着于子宫壁上，胎膜与子宫壁未分离，或胎头固定于骨盆入口，使胎盘后血液不能流出而积聚于胎盘与子宫壁之间者，为隐性剥离或内出血(图 5-5)。

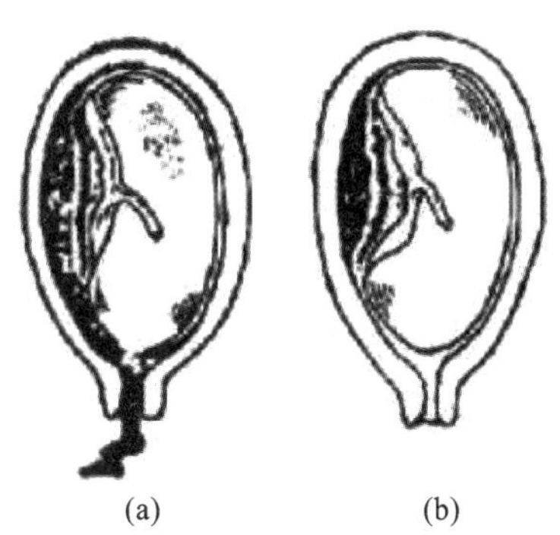

图 5-5　胎盘早期剥离的类型

(a) 显性剥离；(b) 隐性剥离

胎盘早剥发生内出血时，血液积聚在胎盘和子宫壁之间，随着出血量的增多，局部压力逐渐增大而使血液侵入子宫肌层，导致子宫肌纤维分离、断裂、变性，当血液浸润至子宫肌层至浆膜层，子宫表面呈现紫蓝色淤斑，称为子宫胎盘卒中。

严重的胎盘早剥时，剥离处的胎盘绒毛和蜕膜中释放大量组织凝血活酶，进入母体血液循环，激活凝血系统，肺、肾等脏器的毛细血管内微血栓形成，造成脏器缺血和功能障碍。胎盘早剥持续时间越长，促凝物质不断进入母体血液，激活纤维蛋白溶解系统，产生大量的纤维蛋白原降解产物，引起继发性纤溶亢进。大量消耗凝血因子，最终导致凝血功能障碍。

胎盘早剥分级：0 级，分娩后回顾性产后诊断；Ⅰ级，外出血，子宫软，无胎儿宫内窘迫；Ⅱ级：胎儿宫内窘迫或胎死宫内；Ⅲ级：产妇出现休克症状，伴或不伴弥散性血管内凝血(DIC)。

三、护理评估

(一) 健康史

孕妇在妊娠晚期或临产时突然发生腹部剧痛，有急性贫血或休克现象，应引起高度重视。护士需结合有无妊娠期高血压疾病或高血压病史、胎盘早剥史、慢性肾炎史、仰卧位低血压综合征史及外伤史等，进行全面评估。

(二)身体评估

胎盘早剥的严重程度取决于胎盘剥离面大小、剥离部位及出血量多少。

1. 症状 Ⅰ级胎盘早剥患者少量阴道流血,腹痛轻或不明显;Ⅱ级胎盘早剥患者表现为突然发生的持续性腹痛、腰酸或腰背痛,有少量阴道流血或无流血,贫血程度与阴道流血量不成正比;Ⅲ级胎盘早剥患者症状严重,可出现恶心、呕吐、面色苍白、四肢湿冷、脉搏细速、血压下降等失血性休克的表现,程度与阴道流血量不相符。

2. 体征 腹部检查:Ⅰ级胎盘早剥,子宫软,腹部压痛轻或无压痛,子宫大小与妊娠周数相符,胎位清楚,胎心多正常。产后检查见胎盘母体面有凝血块及压迹;Ⅱ级胎盘早剥,子宫底升高,子宫大于妊娠周数,局部有压痛,宫缩有间歇,胎位可扪清,胎儿存活;Ⅲ级胎盘早剥,子宫底明显升高,子宫硬如板状,压痛明显,宫缩间歇不明显,胎位不清,胎心多数已经消失。患者可发生多种并发症。

【护考提示】胎盘早剥是妊娠晚期一种严重的并发症,往往起病急,进展快,如不及时处理,可危及母儿生命。护考常出案例题。

(三)心理-社会评估

胎盘早剥病情发展迅速,病情变化快,患者及家属可因生命受到威胁而感到紧张、害怕和恐惧。部分患者因要切除子宫而产生无助感。此时,应评估患者及其家属对发生胎盘早剥的情绪反应及恐惧程度。

(四)辅助检查

1. 超声检查 典型声像图显示胎盘后与子宫壁间有液性暗区,同时观察胎儿大小及存活情况。必要时行电子胎心监护以了解胎儿在子宫内的安危情况。

2. 实验室检查 血常规、血小板、出/凝血时间及纤维蛋白原等,了解贫血程度及凝血功能,重症患者需要检查肾功能、二氧化碳结合力,必要时行 DIC 筛选试验。

四、护理诊断

1. 组织灌注量不足 与胎盘剥离大出血导致休克有关。

2. 恐惧 与病情危急、担心自己和胎儿安危有关。

3. 潜在并发症 胎儿窘迫、弥散性血管内凝血、产后出血、肾衰竭等。

五、护理目标

(1)患者血液循环维持在正常范围。

(2)患者恐惧感减轻,情绪稳定。

(3)胎儿未出现宫内窘迫或出现后得到及时处理。

六、护理措施

1. 心理护理 向家属解释病情,缓解患者的焦虑、恐惧心理,配合治疗。部分患者及家属会因失去胎儿甚至切除子宫表现出愤怒的情绪,此时应关心并理解患者及家属的心理感受,及时提供帮助。将患者安排在周围没有新生儿的房间,允许家属陪伴。

2. 一般护理 指导患者卧床休息,以左侧卧位为宜,提供日常生活护理;吸氧,以加强胎儿子宫内血氧供应;进高热量、高维生素、高蛋白质、富含铁剂的食物;进行检查时动作轻柔,避免对子宫的刺激,保持情绪平稳;保持外阴清洁,勤换会阴垫及内裤,会阴擦洗每日 2 次。

3. 病情观察 ①注意观察并记录患者生命体征、阴道流血及腹痛情况,尤其注意子宫底高度、子宫压痛、子宫壁紧张度,以评估内出血情况,及时了解病情变化和严重程度。②密切监测胎儿状态,指导患者观察胎动,按时监测胎心。③密切观察,及时发现并发症:凝血功能障碍表现为皮下、黏膜或注射部位出血,阴道出血不凝,有时有尿血、咯血或呕血现象;急性肾衰竭表现为少尿或无尿;护士应高度重视上述症状,发现异常,及时报告医生并配合处理。④产后继续观察宫缩和阴道流血

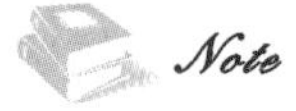

情况。

4. 治疗配合

（1）症状护理：密切观察病情变化，对处于休克状态的患者，应迅速开放静脉，积极纠正休克；对出现皮下、黏膜或注射部位出血，子宫出血不凝，有血尿、咯血及呕血等凝血功能障碍表现者，应及时输入新鲜血液；当出现尿少或无尿等急性肾衰竭现象时，应遵医嘱补充血容量或使用利尿剂。

（2）终止妊娠的护理：一旦确诊胎盘早剥，应及时终止妊娠，依据患者病情轻重、胎儿子宫内状况、产程进展、胎产式等决定分娩方式，护士需迅速做好阴道分娩或剖宫产术的术前准备，术中配合应急抢救工作。同时做好抢救新生儿的各项准备。

（3）产后护理：胎盘早剥患者分娩后易发生产后出血，应在胎儿娩出后立即给予缩宫素并按摩子宫，促进子宫收缩。若发生难以控制的大出血或子宫收缩不良、出血不凝者，应积极配合医生进行抢救，迅速建立静脉通道，遵医嘱输血、输液补充血容量，必要时配合医生行子宫切除术。

七、护理评价

（1）患者未发生出血性休克。

（2）患者心态平和，无恐惧感。

（3）胎儿未出现宫内窘迫。

八、健康教育

（1）产褥期应注意加强营养，纠正贫血，根据患者身体状况给予母乳喂养指导；保持会阴部清洁，防止感染；死产者及时给予退乳措施，指导避孕，剖宫产术后需避孕 2 年方能再次受孕。

（2）健全孕产妇三级保健制度，对有妊娠期高血压疾病、慢性高血压、肾脏疾病的孕妇，加强管理；行外倒转术时应动作轻柔，高危患者不主张行外倒转术；妊娠晚期鼓励孕妇适当活动，避免长时间仰卧位；避免腹部外伤；应在宫缩间歇期进行人工破膜；羊膜腔穿刺应在超声指导下进行，以免误穿胎盘等。

任务五　妊娠期高血压疾病患者的护理

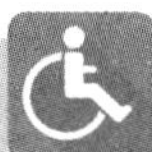

案例引导

案例解析

付某，36 岁，自然分娩一次。妊娠 35 周，近 1 周来双下肢水肿，自感头晕、乏力、眼花、视物模糊 2 日就诊。体格检查：血压 170/110 mmHg。产科检查：胎心 140 次/分。实验室检查：尿蛋白（＋＋＋）。诊断为重度子痫前期，收住院。

请问：

1. 该患者目前主要的护理诊断及诊断依据有哪些？
2. 该患者需采取哪些必要的护理措施？
3. 该患者用药时有哪些注意事项？

妊娠期高血压疾病是妊娠与血压升高并存的一组疾病，发病率为 5%～12%。本病包括妊娠期

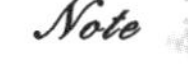

高血压、子痫前期、子痫以及慢性高血压并发子痫前期和妊娠合并慢性高血压。该病严重影响母婴健康，是目前孕产妇和围产儿病死率升高的主要原因。妊娠期高血压、子痫前期、子痫与慢性高血压并发子痫前期、妊娠合并慢性高血压在发病机制及处理上均不同，本任务重点阐述前三种疾病。

一、病因

确切病因不清。高危因素有初产妇、孕妇年龄小于 18 岁或大于 40 岁、多胎妊娠、巨大儿、羊水过多、妊娠期高血压病史或家族史、慢性高血压、慢性肾炎、糖尿病、肥胖、严重营养不良等。

二、病理生理

妊娠期高血压疾病基本的病理变化是全身小动脉痉挛和血管内皮损伤。小动脉痉挛引起外周阻力增加，血管内皮细胞损伤，血液浓缩等一系列病理变化，临床上可出现高血压、蛋白尿、水肿等症状，全身各器官血流量减少，缺血缺氧引起各脏器损伤，严重时可发生脑水肿、脑出血、心肾衰竭、肝细胞坏死、胎盘功能减退、胎盘早剥、DIC 等严重的并发症。

HELLP 综合征

三、护理评估

（一）健康史

评估时注意询问有无高血压病史，妊娠后血压变化情况，是否伴有蛋白尿、水肿；家族中有无高血压病史；是否存在年龄过小或高龄初产妇、多胎妊娠、慢性肾炎、糖尿病、严重贫血、营养不良等高危因素。有无头痛、视力改变、上腹部不适病史。

（二）身体评估

重点评估血压、尿蛋白、水肿程度、自觉症状及抽搐、昏迷等情况。

1. 妊娠期高血压 妊娠 20 周后出现高血压，收缩压≥140 mmHg 和/或舒张压≥90 mmHg，并于产后 12 周恢复正常；尿蛋白(－)；产后方可确诊。

2. 子痫前期 妊娠 20 周后出现收缩压≥140 mmHg 和/或舒张压≥90 mmHg，24 h 尿蛋白≥0.3 g 或随机尿蛋白(＋)。子痫前期伴有下面任何一种表现，诊断为重度子痫前期：收缩压≥160 mmHg 和/或舒张压≥110 mmHg(卧床休息，两次测量间隔至少 4 h)；血小板减少(血小板＜100×10^9/L)；肝功能损害(血清转氨酶水平为正常值 2 倍以上)，严重持续性右上腹部不适不能用其他疾病解释，或二者均存在；肾功能损害(血肌酐水平大于 1.1 mg/dL 或无其他肾脏疾病时肌酐浓度为正常值 2 倍以上)；肺水肿；新发生的中枢神经系统异常或视觉障碍。

3. 子痫 子痫前期孕妇出现抽搐，且不能用其他原因解释。抽搐过程发展迅速，先出现眼球、瞳孔固定，头扭向一侧，牙关紧闭，继而口角及面部肌肉开始颤动，数秒后全身及四肢肌肉强直，双臂屈曲，双手紧握，发生强烈抽动。抽搐时呼吸暂停，面色青紫，意识消失。抽搐持续 1 min 左右后减弱，全身肌肉放松，随即恢复呼吸，重症者可陷入昏迷。子痫多发生于妊娠晚期或临产前，称产前子痫；少数发生于分娩过程中，称产时子痫；个别发生在产后 24 h 内，称产后子痫。

4. 慢性高血压并发子痫前期 慢性高血压孕妇妊娠前无蛋白尿，妊娠 20 周后出现 24 h 尿蛋白≥0.3 g；慢性高血压孕妇妊娠 20 周前有蛋白尿，妊娠 20 周后尿蛋白突然增多或血压进一步升高或血小板＜100×10^9/L。

5. 妊娠合并慢性高血压 妊娠 20 周前收缩压≥140 mmHg 和/或舒张压≥90 mmHg(除滋养细胞疾病外)，妊娠期无明显加重；或妊娠 20 周后首次诊断高血压并持续到产后 12 周后。

（三）心理-社会评估

孕妇在妊娠期间得知自己血压升高后会担心自身、胎儿的健康，还有部分孕妇及家属对该病缺乏认识，表现出淡漠，不重视，不按时进行产前检查，从而延误病情。有部分孕妇及家属害怕药物治

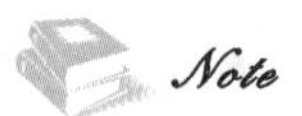

疗对胎儿有影响而不按时治疗。

（四）辅助检查

1. 尿液检查　尿常规、尿比重、尿蛋白等测定。尿蛋白定性(＋＋)或尿蛋白定量为2.0 g/24 h，表明病情严重。注意有无红细胞及管型，注意肾功能有无严重受损。

2. 血液检查　测定血常规、血细胞比容、血浆黏度、全血黏度，以了解血液有无浓缩；测定血小板计数、凝血时间，了解有无凝血功能障碍；进行肝功能及肾功能检查，如丙氨酸氨基转移酶(ALT)、血尿素氮、肌酐及尿酸等测定。

3. 眼底检查　视网膜小动脉痉挛，动静脉比例可从正常时的2∶3变成1∶2或1∶3甚至1∶4，严重者可出现视网膜水肿、渗出、出血甚至剥离。

4. 心电图　了解有无心肌损害、高血钾、低血钾等变化。

5. 其他检查　超声检查、胎儿心电监护、胎儿成熟度以及胎盘功能检查。

四、处理原则

1. 妊娠期高血压　一般在门诊处理。增加产前检查，注意休息，尽量取左侧卧位；保证摄入充足的蛋白质、热量，除全身水肿者，不必限制盐的摄入；必要时可使用小剂量的镇静剂(如地西泮)治疗；间断吸氧，改善全身主要脏器和胎盘的血氧供应。

2. 子痫前期　应住院治疗，以防子痫及并发症发生。治疗原则为休息、解痉、镇静、降压、合理扩容和必要时利尿，密切监测母儿状况，适时终止妊娠。

(1) 解痉：首选药物是硫酸镁。镁离子能抑制运动神经末梢释放乙酰胆碱，阻断神经核肌肉间的信息传导，使骨骼肌松弛；镁离子可减轻机体对血管紧张素Ⅱ的反应，缓解血管痉挛状态、减少血管内皮细胞损伤；镁离子可提高孕妇或胎儿血红蛋白的亲和力，改善氧代谢。

(2) 镇静：适当镇静可消除患者的焦虑和紧张情绪，达到降低血压、缓解症状及预防子痫发作的目的。主要药物有地西泮、氯丙嗪等。

(3) 降压：选择对胎儿影响较小，不影响心排血量、肾血流量及子宫胎盘灌注量的药物。常用药物有肼屈嗪、拉贝洛尔、硝苯地平等。

(4) 扩容：一般不主张应用扩容剂，仅用于严重的低蛋白血症、贫血，可选用人血清蛋白、血浆、全血等。

(5) 利尿：适用于全身水肿、急性心力衰竭、脑水肿、肺水肿或血容量过多者。常用呋塞米、甘露醇等。

(6) 终止妊娠：终止妊娠是治疗妊娠期高血压疾病的有效措施。终止妊娠的指征：①经积极治疗24～48 h仍无明显好转者；②妊娠周数已超过34周；③妊娠周数不足34周，胎盘功能减退，胎儿已成熟；④妊娠周数不足34周，胎盘功能减退，胎儿尚未成熟者，可用地塞米松促胎肺成熟后终止妊娠。

3. 子痫　子痫是妊娠期高血压疾病最严重的阶段，是致母儿死亡的最主要的原因。处理原则是控制抽搐，纠正缺氧和酸中毒，控制血压，抽搐控制后终止妊娠。

五、护理诊断

1. 体液过多　与水钠潴留、低蛋白血症有关。

2. 有受伤的危险　与发生子痫抽搐、昏迷有关。

3. 焦虑　与担心疾病对母儿的影响有关。

4. 潜在并发症　胎盘早剥、心力衰竭、脑出血、胎儿窘迫等。

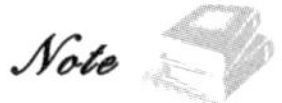

六、护理目标

(1) 孕妇病情缓解,未发生子痫及并发症。

(2) 孕妇能以正常的心态配合治疗。

(3) 孕妇明确妊娠期保健的重要性,积极配合产前检查及治疗。

七、护理措施

1. 心理护理 孕妇心理状况直接影响其血压及治疗效果,应耐心倾听,了解孕妇及家属的心理感受,并表示理解,告知此病产后多数能恢复正常。解释治疗和护理的原则及方法,并及时与家属沟通,鼓励孕妇积极配合治疗,使其保持乐观情绪。

2. 一般护理 一旦确诊妊娠期高血压疾病,应及时进行治疗;适当增加产前检查的次数;注意休息,保证每晚睡眠 8 h,中午休息 1～2 h,以左侧卧位为宜;指导孕妇增加摄入富含蛋白质、维生素、铁、钙及锌的食物,全身水肿的孕妇减少食盐摄入,妊娠 20 周起每日补钙 1～2 g。

3. 病情观察 子痫前期孕妇应住院治疗,保持病室安静、整洁;观察并记录孕妇生命体征,定时测血压、脉搏、呼吸,观察孕妇有无头痛、眼花等自觉症状;间断吸氧,每日 2～3 次;监测子痫表现,观察记录发生抽搐的次数、频率、持续时间,昏迷时间等;定时进行尿常规及 24 h 尿蛋白定量检查;观察临产征兆,注意观察孕妇子宫收缩、子宫颈口开大(宫口开大)情况及监测胎心,适时送往产房待产;在分娩及产后短时间内仍然有子痫发生的可能,应注意观察,及时报告医生,给予处理。

4. 治疗配合

1) 用药护理 硫酸镁是控制和预防子痫抽搐、预防重度子痫前期发展为子痫和子痫前期临产前的预防用药。

(1) 用药方法:可采用深部肌内注射或静脉给药。①静脉给药,首次剂量 25%硫酸镁 20 mL 加入 25%葡萄糖 20 mL 后,15～20 min 缓慢静脉注入;然后将 25%硫酸镁 60 mL 加入 10%葡萄糖 1000 mL 静脉滴注,维持滴速 15～30 滴/分(1～2 g/h)。②肌内注射,用法:25%葡萄糖 20 mL 加 2%利多卡因 2 mL,深部肌内注射,可缓解疼痛刺激。硫酸镁每日总量不超过 25 g。

(2) 毒性反应:硫酸镁治疗有效浓度与中毒浓度接近。中毒首先表现为膝反射消失,随后可出现呼吸抑制及全身肌张力减退,严重时可出现心搏、呼吸骤停,因此用药时应特别注意。

(3) 注意事项:在用药前和用药的过程中应监测以下指标。①膝反射必须存在;②呼吸≥16 次/分;③尿量≥17 mL/h 或≥400 mL/24 h;④出现中毒反应时立即停用硫酸镁并静脉缓慢推注 10%葡萄糖酸钙 10 mL,宜在 5～10 min 内推完,必要时可 1 h 重复 1 次,24 h 不超过 8 次。

【护考提示】 妊娠期高血压疾病常用解痉药物硫酸镁的使用要点会重点考查。

2) 子痫护理

(1) 病室保持安静,避免声、光刺激,限制探视,治疗和护理尽量集中进行。

(2) 专人护理,记录病情、检查结果、出/入水量、治疗经过等。

(3) 加床档,防止孕妇抽搐时坠床摔伤;及时将开口器或缠裹纱布的压舌板置于孕妇上下磨牙间,用舌钳固定舌以防止发生舌咬伤。

(4) 昏迷孕妇应暂时禁食、禁水,头偏向一侧,及时吸出呼吸道内分泌物,并立即给氧。

(5) 正确用药:首选硫酸镁控制抽搐,必要时使用强镇静药物,如哌替啶或冬眠合剂等,甘露醇降颅内压等。

(6) 应严密观察及时发现产兆,并做好母儿抢救准备。一旦抽搐控制后立刻考虑终止妊娠。

3) 产时及产后护理 妊娠期高血压疾病孕妇应适时终止妊娠,分娩方式应根据母儿的情形而定。若决定阴道分娩,在第一产程中,密切观察产程进展,保持安静和充分休息;在第二产程中,应尽量缩短产程,避免产妇用力,初产妇可行会阴侧切并用产钳或胎吸助产;第三产程中,须预防产后出血,在胎儿娩出前肩后立即肌内注射缩宫素,及时娩出胎盘并按摩子宫底,严密监测血压变化。重症

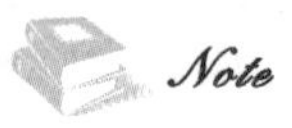

患者产后仍有可能发生子痫，应继续硫酸镁的治疗和护理，严密观察子宫复旧情况，预防子宫收缩乏力性产后出血，必要时遵医嘱使用宫缩剂。

八、护理评价

(1) 孕妇休息充分、睡眠良好、饮食合理、情绪稳定，病情缓解。
(2) 孕妇未出现子痫及并发症。
(3) 孕妇分娩经过顺利。
(4) 孕妇使用硫酸镁治疗未出现中毒反应。

九、健康教育

(1) 指导产后出院患者，定期测量血压，防止发展为慢性高血压，加强产褥期保健，采取有效的避孕措施，防止短时间内再次妊娠而加重病情；未分娩且病情缓解的患者出院后，嘱其仍要注意休息和营养，应按时服药，增加产前检查次数，注意血压、蛋白尿的变化，防止病情进一步发展。

(2) 孕妇及家属应了解妊娠期高血压疾病的知识及对母儿的危害，自觉定期接受产前检查，发现异常，及时得到有效指导和治疗；指导孕妇取左侧卧位休息，减少过量脂肪和盐的摄入，增加富含蛋白质、维生素以及铁、钙、锌的食物，对预防妊娠期高血压疾病有一定作用。

任务六　早产患者的护理

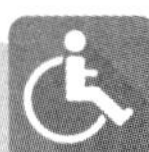

案例引导

宋某，30 岁，人工流产 1 次，妊娠 33^{+2} 周，定期产前检查无异常。今晨感觉腹痛，有少量出血来院就诊。拟“妊娠 33^{+2} 周，先兆早产”收入院。产科检查：不规则宫缩，10～20 min 1 次，宫缩较弱，有少量阴道流血，无阴道流液，子宫颈管未消退，宫口未扩张，胎心 136 次/分。

请问：

1. 该患者需采取哪些必要的护理措施？
2. 针对该患者需做哪些健康教育？

案例解析

妊娠满 28 周至不满 37 足周之间分娩称为早产。分娩的新生儿称为早产儿，出生体重多不足 2500 g，各器官发育尚不成熟，约 15%的早产儿于新生儿期死亡。早产儿出生妊娠周数越小，体重越轻，预后越差。因此，积极防治早产是降低围产儿死亡率的重要环节。

一、病因

1. 母体因素　合并有感染性疾病（尤其性传播疾病），子宫畸形，子宫颈内口松弛，子宫肌瘤，急、慢性疾病及严重妊娠合并症与并发症时；若有吸烟、酗酒不良行为，精神受到刺激，承受巨大压力及外伤、劳累、性生活、手术时也可诱发早产。

2. 胎儿、胎盘因素　30%～40%早产与胎膜早破、绒毛膜羊膜炎、羊水感染有关。此外，下生殖道及泌尿道感染、子宫过度膨胀、前置胎盘、胎盘早期剥离、羊水过多、多胎等均可引起早产。

二、护理评估

(一)健康史

评估可导致早产的高危因素,如孕妇年龄,以往有无流产史、早产史,有无感染性疾病史,有无妊娠合并症、并发症等因素的存在。本次妊娠期有阴道流血则发生早产的可能性大。

(二)身体评估

主要表现是宫缩。最初出现不规律的宫缩,伴有少许阴道血性分泌物,继之发展为规律的宫缩,子宫颈管消失与宫口逐渐扩张。其临床过程与足月妊娠分娩相似。临床上早产分为两个阶段:①先兆早产:有不规律宫缩或每 10 min 至少 1 次宫缩,伴有子宫颈管的进行性消退。②早产临产:出现规律性宫缩(每 20 min 不少于 4 次,或每 60 min 不少于 8 次),伴子宫颈管进行性消退 80%,宫口扩张 1 cm 以上时;若宫口开大 2 cm,胎膜已破,早产往往不可避免。

(三)心理-社会评估

孕妇及家属可因突然提前分娩而没有充分的准备,感到紧张、害怕,尤其是早产已不可避免时,孕妇产生愧疚、自责等心理反应,同时担心新生儿的安全和健康。

(四)辅助检查

1. 超声检查 确定胎儿大小、核实妊娠周数、了解胎盘成熟度及羊水量。

2. 胎儿电子监护 监测宫缩、胎心、胎盘功能及脐血供应等情况。

三、护理诊断

1. 有围生儿受伤的危险 与早产儿各器官发育不成熟有关。

2. 焦虑 与担心早产儿预后有关。

四、护理目标

(1) 新生儿不存在因护理不当而发生的并发症。

(2) 孕妇能平静地面对事实,接受治疗和护理。

五、护理措施

1. 心理护理 多陪伴孕妇,了解孕妇及家属的心理感受,及时提供早产及早产儿护理的相关知识,缓解焦虑情绪,帮助其尽快适应早产儿母亲的角色。

2. 一般护理 指导保胎治疗的孕妇卧床休息,以左侧卧位为宜;保持情绪平稳,定时吸氧;禁止性生活,勿刺激乳头及腹部,慎做阴道检查、肛门检查及其他诱发宫缩的操作。

3. 病情观察 注意观察腹痛、阴道流血及流液情况,及时发现早产征象;严密观察宫缩、宫口扩张以及胎先露下降情况;注意胎心和胎动变化,教会孕妇胎动计数的方法,每日 3 次,每次 1 h,使用胎心监护仪进行监护,发现胎儿窘迫征象,及时报告医生。

4. 治疗配合

(1) 用药护理:先兆早产的治疗措施主要是抑制宫缩。应明确药物的作用和用法,能识别药物的不良反应,以避免药物毒性作用的发生。常用抑制宫缩药物有 β 受体激动药(如利托君、沙丁胺醇等)、硫酸镁、钙通道阻滞剂(如硝苯地平)、前列腺素合成酶抑制剂(如吲哚美辛、阿司匹林)等。

(2) 分娩准备:如早产不可避免,应尽早做好分娩准备;大多数早产儿可经阴道分娩,临产后慎用吗啡、哌替啶等抑制新生儿呼吸中枢的药物;产程中给予产妇吸氧,监测胎心变化;不提倡常规会

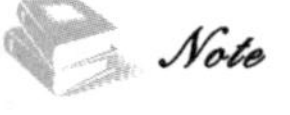

阴切开，也不支持使用没有指征的产钳助产术；对臀位特别是足先露者应根据当地早产儿救治条件，权衡剖宫产术利弊，因地制宜选择分娩方式；早产儿应延长至分娩 60 s 后断脐，可减少新生儿输血的需要和脑室内出血的发生率；做好早产儿保暖和复苏准备。

(3) 预防新生儿呼吸窘迫综合征：对妊娠 34 周前的早产者，应争取时间于分娩前遵医嘱给予糖皮质激素，如地塞米松、倍他米松等促胎肺成熟，避免发生新生儿呼吸窘迫综合征。

(4) 控制感染：遵医嘱给予抗生素治疗，观察药物疗效及不良反应。

六、护理评价

(1) 孕妇能积极配合医护措施。

(2) 母婴顺利经历全过程。

七、健康教育

(1) 加强产褥期保健，鼓励父母尽早探视及参与照顾早产儿，说明保暖、喂养及预防感染的重要性及注意事项，并向其传授早产儿护理的相关知识和技能。

(2) 做好妊娠期保健工作，加强营养，保持良好身心状态；避免诱发宫缩的活动，如弯腰、抬举重物等；子宫颈内口松弛者应于妊娠 12～14 周行子宫颈内口缝合术；高危孕妇应多卧床休息，以左侧卧位为宜，积极治疗妊娠合并症及预防并发症，妊娠期节制性生活以免发生胎膜早破，告知发现异常情况应及时就诊。

任务七　过期妊娠患者的护理

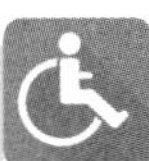

案例引导

邱某，32 岁，平时月经规律，妊娠 43 周，门诊产前检查拟定"妊娠 43 周，过期妊娠"收住院。产科检查：无宫缩，胎心 140 次/分，无阴道流血、流液。

请问：

1. 患者还需做哪些相关检查？
2. 患者目前主要的护理诊断及诊断依据有哪些？
3. 该患者需采取哪些必要的护理措施？

案例解析

平时月经周期规律，妊娠达到或超过 42 周尚未分娩者，称为过期妊娠，发生率为 3%～15%。过期妊娠是胎儿窘迫、胎粪吸入综合征、新生儿窒息、巨大儿的主要原因，可导致产程延长、难产率、手术产率及新生儿产伤率明显增加。过期妊娠围产儿病死率随着妊娠期延长而增加。

一、病因

病因尚不明确。可能与下列因素有关：①内分泌失调：内源性前列腺素和雌二醇不足而孕酮水平过高，使子宫不收缩，延迟分娩发动；②胎儿畸形、胎位异常或头盆不称；③遗传等因素。

Note

二、病理

1. 胎盘 过期妊娠胎盘变化有两种类型。①胎盘功能正常，除胎盘体积、重量略有增加外，检查胎盘形态结构与足月妊娠相似；②胎盘功能减退，检查发现胎盘母体面呈片状或多灶性梗死及钙化。

2. 羊水 过期妊娠后羊水量明显减少，可减少至 300 mL 以下；羊水胎粪污染率升高，是足月妊娠的 2～3 倍。

3. 胎儿 过期妊娠胎儿生长模式与胎盘功能有关，分为三种：①过度成熟：表现为胎脂减少，皮肤干燥松弛多皱褶，头发浓密，指(趾)甲长，身体瘦长，容貌似“小老人”；②胎儿生长受限：小样儿可与过期妊娠共存，后者更能增加胎儿的危险性，约 1/3 过期妊娠死产儿为生长受限小样儿；③正常生长及巨大儿：胎盘形态与功能基本正常者，约 25%可生长为巨大儿。

三、护理评估

(一) 健康史

评估时注意询问平时月经是否规律，了解末次月经、早孕反应、子宫大小、胎动出现时间，进一步核实妊娠周数。询问既往孕产史，了解家族中有无过期妊娠史。

(二) 身体评估

详细核对预产期，测体重、宫高、腹围，评估与妊娠月份是否相符。如出现体重不再增加，羊水减少，先露部已经衔接，应当考虑过期妊娠。听诊胎心是否正常。

(三) 心理-社会评估

超过预产期迟迟不分娩，孕妇及家属担心新生儿的安全和健康可出现烦躁、焦虑情绪，要求医护人员尽快采取措施，使母儿平安；少数孕妇及家属对医生提出的引产建议不配合，想尽快分娩又不愿意引产，产生矛盾心理。

(四) 辅助检查

1. 超声检查 检查羊水量、胎头双顶径、股骨长度、胎盘成熟度等以确定妊娠是否过期。

2. 胎儿电子监护 无应激试验(NST)为无反应型，缩宫素激惹试验(OCT)出现频繁晚期减速者，提示胎儿缺氧。

3. 测定雌三醇 测定血清游离雌三醇或尿中雌激素与肌酐比值(E/C)，有助于判断胎盘功能。

四、护理诊断

1. 知识缺乏 缺乏过期妊娠的相关知识。

2. 有围产儿受伤的危险 与胎盘功能减退或巨大儿有关。

3. 焦虑 与担心能否顺利分娩、胎儿是否有危险有关。

五、护理目标

(1) 孕妇能够了解过期妊娠的相关知识。

(2) 未出现因护理不当导致的胎儿窘迫。

(3) 孕妇情绪稳定，焦虑减轻。

六、护理措施

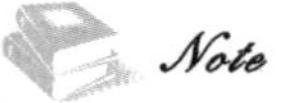

1. 心理护理 向孕妇及家属讲明过期妊娠的危害，说明及时终止妊娠的必要性及终止妊娠的

方法，减轻他们的矛盾心理，使他们能接受及配合治疗和护理。

2. 一般护理　指导孕妇卧床休息，以左侧卧位为宜，调整饮食，加强营养；间断性吸氧；坚持每天散步，每次 30 min，每日 1～2 次。

3. 病情观察　加强产前检查，观察体重、子宫高度、腹围的变化；指导孕妇自我胎动计数，如每 2 h 胎动＜10 次或减少 50%，提示胎儿窘迫；勤听胎心，必要时行胎心电子监护，发现异常情况及时报告医生。

4. 治疗配合　协助医生终止妊娠，胎盘功能减退、有产科指征、高龄初产、胎儿窘迫或引产失败等须采取剖宫产术者，遵医嘱做好剖宫产术前准备工作；需行引产术者，静脉点滴缩宫素并严密监护，临产后严密观察产程进展及胎心率变化，发现胎心异常或羊水污染及时处理，做好剖宫产及抢救新生儿窒息的准备。

七、护理目标

(1) 孕妇了解过期妊娠的相关知识，正确掌握自我监护胎儿的方法。

(2) 胎儿未出现因护理不当导致的胎儿窘迫，胎动、胎心率正常。

(3) 孕妇情绪稳定，焦虑减轻，能表达感受。

八、健康教育

(1) 注意产后休息、营养，促进康复；加强新生儿护理，指导母乳喂养。指导失去胎儿的产妇退奶，进行再孕宣教指导，避免再次发生过期妊娠。

(2) 加强宣教，使孕妇及其家属认识过期妊娠的危害性，定期产前检查，尽早识别过期妊娠，适时终止妊娠。

任务八　胎儿窘迫患者的护理

案例引导

毛某，女，30 岁，初孕妇。因“停经 38^{+5} 周胎动减少两天”入院。患者平时月经规律。近两天自觉胎动减少就诊，无腹痛、阴道出血及阴道流液，无头晕眼花等不适。体格检查：T 36.5 ℃、P 80 次/分、R 18 次/分、BP 125/85 mmHg；产科检查：无宫缩，胎膜未破，胎心 120 次/分，胎动每小时 2 次。患者入院后非常紧张，不断询问胎儿是否会有危险。

请问：

1. 患者还需进行哪些相关检查？
2. 患者目前有哪些主要的护理诊断？
3. 该患者需采取哪些必要的护理措施？

案例解析

胎儿窘迫指胎儿在子宫内因急性或慢性缺氧危及其健康和生命的综合症状，发生率为 2.7%～38.5%。急性胎儿窘迫多发生在分娩期，慢性胎儿窘迫常发生在妊娠晚期，但在临产后常表现为急性胎儿窘迫。

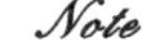

一、病因

1. 胎儿急性缺氧 常见因素:前置胎盘、胎盘早剥;脐带异常,如脐带绕颈、脐带真结、脐带扭转、脐带脱垂等;母体严重血液循环障碍致胎盘灌注急剧减少,如各种原因导致休克等;缩宫素使用不当;孕妇应用麻醉药及镇静剂过量,抑制呼吸。

2. 胎儿慢性缺氧 母体血液含氧量不足,如合并先天性心脏病或伴心功能不全、肺部感染、慢性肺功能不全、哮喘反复发作及重度贫血等;子宫胎盘血管硬化、狭窄、梗死,使绒毛间隙血液灌注不足,如妊娠期高血压疾病、慢性肾炎、糖尿病、过期妊娠等;胎儿严重的心血管疾病、呼吸系统疾病,胎儿畸形,母儿血型不合,胎儿子宫内感染、颅内出血及颅脑损伤,致胎儿运输及利用氧能力下降。

二、病理生理

胎儿对子宫内缺氧有一定的代偿能力,当产时子宫胎盘单位功能失代偿时,会导致胎儿缺血缺氧。胎儿缺血缺氧会引起全身血流重新分配,分流血液到心、脑及肾上腺等重要器官。如果缺氧持续,则无氧糖酵解增加,发展为代谢性酸中毒。乳酸堆积可出现胎儿重要器官尤其是脑和心肌的进行性损害,如不及时给予干预,则可能造成严重及永久性损害,如缺血缺氧性脑病甚至胎死宫内。重度缺氧可致胎儿呼吸运动加深,羊水吸入,出生后可出现新生儿肺炎。

妊娠期慢性缺氧使子宫胎盘灌注下降,导致胎儿生长受限,肾血流量减少引起羊水量减少。

三、护理评估

(一) 健康史

了解孕妇的年龄、孕产史、既往史,本次妊娠经过,产程情况等。

(二) 身体评估

1. 急性胎儿窘迫 主要发生在分娩期。

(1) 产时胎心率异常:产时胎心率变化是急性胎儿窘迫的重要征象。早期胎心率加快至160～180次/分,继而减慢至110次/分以下,行胎儿电子监护,当出现胎心率基线无变异并且反复出现晚期减速或变异减速或胎心过缓,提示胎儿缺氧严重。

(2) 羊水胎粪污染:羊水胎粪污染不是胎儿窘迫的征象,只有羊水胎粪污染伴有胎心监护异常,存在子宫内缺氧情况时,可造成胎粪吸入,出现不良胎儿结局。羊水污染分3度:Ⅰ度浅绿色;Ⅱ度黄绿色、混浊;Ⅲ度稠厚、呈棕黄色。

(3) 胎动异常:缺氧初期胎动频繁,随着缺氧程度的加重,胎动减弱、次数减少,直至消失。

(4) 代谢性酸中毒:采集胎儿头皮血进行血气分析,若pH值<7.20(正常值7.25～7.35),PO_2<10 mmHg(正常值15～30 mmHg),PCO_2>60 mmHg(正常值35～55 mmHg),可诊断为胎儿代谢性酸中毒。

2. 慢性胎儿窘迫 主要发生在妊娠晚期,常延续至临产并加重。胎动减少为胎儿缺氧的重要表现,临床上常见胎动消失24 h后胎心消失。无应激试验(NST)异常提示有胎儿缺氧的可能。

(三) 心理-社会评估

孕妇及家属因为胎儿的生命遇到危险会产生焦虑,对需要手术结束分娩而感到无助。对于胎儿不幸死亡的孕产妇,情感上受到强烈的创伤,出现抑郁、悲伤。

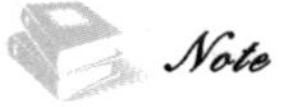

（四）辅助检查

电子胎心监护、胎盘功能检查、胎儿头皮血气分析、胎儿生物物理评分及胎儿多普勒超声血流等检查可了解胎儿子宫内是否缺氧。

四、护理诊断

1. 气体交换障碍(胎儿)　与子宫-胎盘血流改变/中断、血流速度减慢有关。

2. 有生育进程无效的危险　与胎儿窘迫未缓解、需要改变分娩方式有关。

五、护理目标

(1) 胎儿缺氧情况得到改善，胎心率恢复正常。

(2) 孕妇妊娠至足月或接近足月时终止妊娠。

六、护理措施

1. 心理护理　告知孕产妇及其家属目前胎儿真实情况及预期结果，帮助他们面对现实，对其疑虑给予适当的解释，减轻焦虑，以取得配合。对胎儿不幸死亡的孕产妇及家属，提供支持和关怀，尽量安排在单独病房。

2. 一般护理　慢性胎儿窘迫者，嘱孕妇取左侧卧位，定时低流量间断吸氧，每次 30 min，每日 2～3 次，提高胎儿血氧供应量。

3. 病情观察　严密监测胎心率变化，每 15 min 听胎心 1 次或进行胎心监护；注意胎心变化形态，并监测胎动。

4. 治疗配合

(1) 急性胎儿窘迫：采取改变孕妇体位、吸氧、停止使用缩宫素、抑制宫缩、纠正孕妇低血压等措施。如果上述措施均不奏效，应做好终止妊娠准备。子宫颈口未开全或预计短时间内无法阴道分娩，应做好剖宫产术前准备；若子宫颈口开全，骨盆各径线正常，胎头双顶径已达坐骨棘以下，可尽快经阴道助产结束分娩。

(2) 慢性胎儿窘迫：嘱孕妇取侧卧位、低流量吸氧，加强胎儿监护，尤其注意胎动变化。妊娠周数小，估计胎儿娩出后存活的可能性小，尽量延长胎龄；妊娠近足月或胎儿已成熟，均应做好剖宫产术术前准备。

(3) 做好新生儿窒息的抢救和复苏准备，产后加强新生儿的护理。

七、护理评价

(1) 胎儿缺氧症状得到改善，胎心率转为正常。

(2) 未发生因护理不当而导致的早产。

八、健康教育

(1) 指导孕妇定期进行产前检查，积极治疗妊娠期并发症及合并症，防止胎儿窘迫的发生；高危孕妇酌情增加检查次数，必要时可提前住院待产；指导孕妇自我监护，注意胎动变化，告知正常胎动频率，如出现异常及时就诊。

(2) 做好产褥期保健，加强新生儿护理，促进新生儿生长发育。

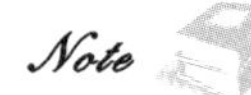

任务九　羊水量异常患者的护理

子任务Ⅰ　羊水过多患者的护理

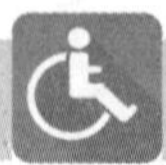

案例引导

刘某，26岁，妊娠40周，妊娠期定期产前检查无异常。妊娠27～30周宫高、腹围增长较快，孕妇无胸闷、气喘等其他不适。B超：羊水指数25.5 cm，胎儿无畸形。血糖检测诊断妊娠期糖尿病，饮食控制，血糖控制较好。今门诊复查B超：羊水指数25.8 cm，胎盘功能Ⅲ级。拟“妊娠40周，羊水过多，待产”收住院。产科检查：无宫缩，无阴道流液流血，胎心136次/分。

请问：

1. 引起该患者羊水过多的因素有哪些？
2. 该患者需采取哪些必要的护理措施？

案例解析

妊娠的任何时期羊水量超过2000 mL称为羊水过多，其发生率为0.5%～1%，分为急性羊水过多和慢性羊水过多。羊水过多易发生早产、妊娠期高血压疾病、胎盘早剥、胎位异常、胎膜早破、脐带脱垂、产后出血等并发症。

一、病因

原因不明的羊水过多称特发性羊水过多，约占30%。临床上羊水过多常见于以下几种情况。

1. 多胎妊娠　多胎妊娠并发羊水过多是单胎妊娠的10倍，尤以单卵双胎居多。

2. 胎儿畸形　羊水过多孕妇中约25%合并胎儿畸形，其中以中枢神经系统和上消化道畸形常见。如无脑儿、脊柱裂胎儿、食管或小肠闭锁均可出现羊水过多。

3. 胎盘脐带病变　胎盘绒毛血管瘤直径≥1 cm、巨大胎盘、脐带帆状附着等也可导致羊水过多。

4. 妊娠合并症　如妊娠期糖尿病、妊娠期高血压疾病、急性肝炎、严重贫血等均可致羊水过多。

5. 母儿血型不合　ABO或Rh血型不合，由于血型不合时胎儿免疫性水肿、胎盘绒毛水肿影响液体交换，导致羊水过多。

二、护理评估

（一）健康史

应详细询问孕妇年龄、生育史及末次月经，并推算预产期；了解有无妊娠合并症、母儿血型不合等病史；了解有无先天畸形家族史。注意询问本次妊娠是否为多胎妊娠、有无体重增长过快、尿量异常及有无水肿等情况。

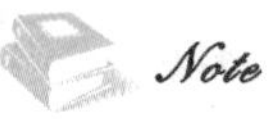

（二）身体评估

1. 症状

(1) 急性羊水过多：较少见，常发生在妊娠 20～24 周。羊水量在数日内急剧增加，子宫迅速增大，出现明显压迫症状如呼吸困难、心悸、不能平卧，甚至出现发绀，孕妇表情痛苦，腹部因张力过大而感到疼痛，食量减少、呕吐、便秘，下肢肿胀、疼痛和行动不便等。

(2) 慢性羊水过多：较多见，多发生在妊娠晚期。羊水量在数周内逐渐增多，病程进展缓慢，压迫症状较轻，孕妇多能适应，常在产前检查时发现。

2. 体征 胀大的子宫压迫下腔静脉，影响静脉回流，导致孕妇下肢及外阴部水肿、静脉曲张。腹部检查：见腹壁皮肤紧张发亮、变薄，宫高及腹围明显大于妊娠周数，子宫壁张力大，液体震荡感明显，胎体有漂浮感，胎位触不清或胎位不正，胎心遥远或听不到。

（三）心理-社会评估

了解孕妇及家属对羊水量过多的认知程度。孕妇由于压迫症状明显，活动受限而烦躁不安；由于自身疾病影响胎儿而产生内疚感；担心胎儿畸形和自身健康而产生焦虑情绪。

（四）辅助检查

1. 超声检查 超声检查是羊水过多的重要辅助检查方法。如羊水最大暗区垂直深度≥8 cm，羊水指数≥25 cm，提示羊水过多。同时可发现无脑儿、脊柱裂及双胎妊娠等情况。

2. 甲胎蛋白(AFP) 母体血液、羊水中 AFP 明显增高提示胎儿畸形。胎儿神经管畸形(无脑儿、脊柱裂)、上消化道闭锁等可导致羊水 AFP 呈进行性增加。

3. 孕妇血型及血糖检查 检查孕妇 Rh、ABO 血型，排除母儿血型不合。必要时行葡萄糖耐量试验，以排除妊娠期糖尿病。

4. 胎儿染色体检查 需排除胎儿染色体异常时，可做羊水细胞培养，或采集胎儿血培养，做染色体核型分析，了解染色体数目、结构有无异常。

三、护理诊断

1. 焦虑 与压迫症状严重、胎儿可能畸形有关。

2. 有胎儿受伤的危险 与破膜时易并发胎盘早剥、早产等有关。

3. 舒适改变 与子宫增大引起的呼吸困难、不能平卧有关。

四、护理目标

(1) 胎儿未发生因护理不当而产生的损伤。

(2) 孕妇呼吸困难得到明显改善，舒适感增加。

(3) 孕妇情绪稳定，焦虑得到改善。

五、护理措施

1. 心理护理 主动耐心地向孕产妇介绍羊水过多的相关知识，解释胎儿畸形产生的原因，并告知这并非她们的过错，使孕妇及家属获得心理安慰，减轻负罪感，积极配合，以减少危险的发生。

2. 一般护理 指导孕妇适当限制食盐的摄入。注意休息，取左侧卧位为宜，抬高下肢，防止便秘，避免腹压增加的活动，减少胎膜早破和早产的发生。教会孕妇自我监测胎动，了解胎儿子宫内发育情况。

3. 病情观察 定期测量体重、宫高、腹围，判断病情进展。注意观察胎心、胎动及宫缩，及早发现胎儿窘迫及早产征象。人工破膜时注意观察宫缩及胎心，及早发现胎盘早剥及脐带脱垂的征象。产后密切观察宫缩及阴道流血情况，按摩子宫防止产后出血，并仔细检查胎儿有无畸形。

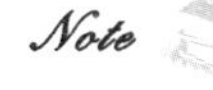

4. 治疗配合

(1) 根据胎儿有无畸形及妊娠周数选择治疗方案：羊水过多合并胎儿畸形者，应及时终止妊娠。羊水过多合并正常胎儿者，积极治疗妊娠合并症，或应用前列腺素合成酶抑制剂减少胎儿排尿。对妊娠周数＜37 周、胎肺不成熟者，应尽量延长妊娠周数。分娩期应警惕脐带脱垂及胎盘早剥。

(2) 药物治疗：遵医嘱使用镇静剂、宫缩抑制剂防治早产，使用抗生素预防感染。妊娠晚期使用前列腺素合成酶抑制剂(吲哚美辛)可抑制胎儿排尿，使羊水减少，但不宜长期使用。

(3) 羊膜腔穿刺放羊水：做好手术前的准备工作，配合医生完成羊膜腔穿刺，放羊水时速度不超过 500 mL/h，一次放羊水的量不超过 1500 mL，手术后腹部放置沙袋固定或腹带裹紧，以防腹压骤降引起休克。手术中注意无菌操作，同时遵医嘱给予镇静剂和抗生素。

(4) 阴道高位破膜引产：做好输血、输液的准备；严格无菌操作；破膜时注意高位、小口、慢流速，使羊水缓慢流出，以防胎盘早剥；手术中注意观察孕妇血压、脉搏，手术后注意观察宫缩及阴道流血；胎儿娩出后及时使用缩宫素及按摩子宫，以防产后出血；畸形儿送病理检查。

六、护理评价

(1) 胎儿未发生因护理不当的损伤。

(2) 孕妇的呼吸困难得到改善。

(3) 孕妇情绪稳定，焦虑得到改善，能表达感受。

七、健康教育

(1) 产后注意休息，加强营养，保持外阴清洁，防止产后出血及产褥感染；胎儿畸形者应先到优生门诊进一步咨询；指导下次妊娠的注意事项，嘱其再孕后应进行遗传咨询，定期产前检查，及时发现胎儿异常。

(2) 做好育龄妇女的优生优育指导，强调产期检查的重要性，做好产期筛查工作，及时发现羊水过多；指导孕妇妊娠期宫高明显大于妊娠周数时，及时就诊。

子任务Ⅱ　羊水过少患者的护理

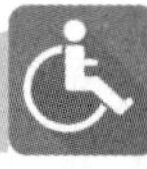

案例引导

案例解析

陈某，27 岁，现妊娠 38 周，妊娠期定期产前检查无异常，妊娠期超声检查胎儿发育与妊娠周数相符。门诊产前检查，B 超：羊水指数 4 cm，未见明显胎儿畸形，拟“妊娠 38 周，羊水过少，待产”收住院。入院后产科检查：无宫缩，无阴道流血流液，胎心 148 次/分。护士在与其交流时发现孕妇非常紧张，很担心胎儿的安危，也担心自己不能顺产。

请问：

1. 患者还需做哪些辅助检查项目？
2. 患者目前主要的护理诊断及诊断依据有哪些？
3. 该患者需采取哪些必要的护理措施？

妊娠足月时羊水量少于 300 mL 称为羊水过少，其发生率为 0.4%～4%。羊水过少严重影响围产儿的预后，胎儿窘迫发生率及剖宫产发生率明显增加。

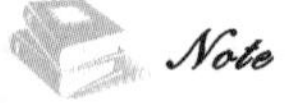

一、病因

1. 胎儿畸形　以先天性泌尿系统异常最多见。泌尿系统异常如胎儿先天肾缺如、肾发育不全、输尿管或尿道狭窄等导致的少尿或无尿。

2. 母体因素　母体脱水、服用某些药物，如前列腺素合成酶抑制剂（吲哚美辛）、血管紧张素转换酶抑制剂、利尿剂、布洛芬等均可引起羊水过少。

3. 胎盘功能异常　过期妊娠、胎儿子宫内生长受限、妊娠期高血压疾病、胎盘退行性变等均可导致胎盘功能减退，胎儿子宫内慢性缺氧而使胎儿肾血流量下降，胎儿尿的生成减少致羊水过少。

4. 其他　如羊膜病变、胎膜早破等因素与羊水过少的发生有一定关系。

二、护理评估

（一）健康史

询问病史，了解孕妇月经史、生育史、用药史、有无妊娠合并症、有无先天畸形家族史等。

（二）身体评估

妊娠期孕妇于胎动时感觉腹痛，宫高、腹围增长缓慢，腹部检查时发现子宫明显小于同期正常孕妇，子宫敏感度较高。临产后，阵痛剧烈，宫缩不协调，宫口扩张缓慢，产程延长，破膜后发现无羊水或流出少量黏稠、混浊、暗绿色液体。胎儿可发生肺部发育不全、生长发育受限、胎儿窘迫与新生儿窒息等并发症。

（三）心理-社会评估

孕妇由于胎动时疼痛不适，加之担心胎儿畸形、分娩困难而产生紧张无措、焦虑不安的情绪。

（四）辅助检查

1. 超声检查　如单一羊水暗区深度≤2 cm，羊水指数≤5 cm，提示羊水过少。可判断胎儿有无畸形，羊水与胎儿交界面不清，胎盘胎儿面与胎体明显接触以及胎儿肢体挤压卷曲等现象。

2. 直接测量羊水量　破膜时羊水量少于 300 mL 即可诊断，羊水多黏稠、混浊，呈暗绿色。但直接测量不能做到早期发现。

3. 胎心电子监护　检查常可见 NST 呈无反应型，严重者可出现变异减速或晚期减速。

三、护理诊断

1. 有胎儿受伤的危险　与羊水过少导致胎儿子宫内发育迟缓、胎儿窘迫有关。

2. 焦虑　与担心胎儿可能畸形有关。

四、护理目标

（1）胎儿未发生因护理不当而产生的胎儿窘迫。

（2）孕妇情绪稳定，焦虑得到改善。

五、护理措施

1. 心理护理　主动耐心地向孕产妇解释胎儿畸形产生的原因，并告知这并非她们的过错。嘱咐再孕时的注意事项，使孕妇及家属获得心理安慰，孕妇积极配合，以减少危险的发生。

2. 一般护理　向孕妇及家属介绍可能发生羊水过少的原因。指导孕妇注意休息，取左侧卧位以改善胎盘血流量；教会孕妇自我监测胎儿子宫内情况的方法及技巧，积极预防胎膜早破的发生；出生后对胎儿进行全面评估，识别畸形。

Note

3. 病情观察 定期测量体重、宫高、腹围，判断病情进展。根据胎盘功能、胎动、胎心和宫缩的变化，及时发现并发症。发现羊水过少者，严密超声动态监测羊水量，并注意观察有无胎儿畸形。

4. 治疗配合

(1) 羊水过少合并胎儿畸形者，一经确诊应尽早终止妊娠。

(2) 羊水过少合并正常胎儿者，若妊娠已接近足月、胎儿已成熟，应密切注意胎心和胎动变化，及时终止妊娠。

(3) 合并胎盘功能严重不良，胎儿窘迫、胎儿生长受限、羊水胎粪污染者，应行剖宫产术终止妊娠。

(4) 对妊娠未足月、胎肺不成熟者，遵医嘱进行预防性羊膜腔灌注治疗，目的是缓解脐带受压及降低羊水胎粪污染率，提高围生儿存活率，应注意无菌操作，防止感染，同时应选用宫缩抑制剂预防早产。

六、护理评价

(1) 胎儿未发生因护理不当而产生的胎儿窘迫。

(2) 孕妇情绪稳定，焦虑得到改善，能表达感受。

七、健康教育

(1) 指导产妇产后注意休息，加强营养，防止产后并发症；合并畸形者应到优生门诊进一步咨询；指导下次妊娠，再孕后应进行遗传咨询，加强产前检查，及时发现胎儿异常。

(2) 做好育龄妇女的优生优育指导，强调产期检查的重要性，做好产前筛查工作，及时发现羊水过少情况，嘱孕妇发现异常及时就诊。

任务十　多胎妊娠患者的护理

案例引导

张某，32 岁，自然流产一次，妊娠 37 周，妊娠期门诊 B 超确诊双胎妊娠，定期产前检查无异常。今日夜间见红，无腹痛，门诊拟“妊娠 37 周，双胎，待产”收住院。产科检查：胎心 140 次/分、152 次/分，无宫缩，胎膜未破。

请问：

1. 患者还需做哪些检查？
2. 患者目前主要的护理诊断及诊断依据有哪些？
3. 该患者需采取哪些必要的护理措施？

案例解析

一次妊娠子宫腔内同时有两个或两个以上胎儿称为多胎妊娠，以双胎妊娠多见。近年来，随着促排卵药物的应用和辅助生育技术的开展，双胎妊娠的发生率有升高趋势。双胎妊娠可引起妊娠期高血压疾病、妊娠期肝内胆汁淤积症、贫血、胎膜早破、胎盘早剥、剖宫产后出血等并发症，早产、胎儿生长受限、胎儿畸形等发生率均较高。

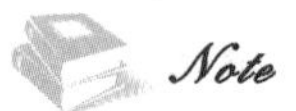
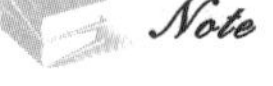

一、分类

1. 双卵双胎　两个卵子分别受精而形成的双胎妊娠，约占双胎妊娠的70%，两个卵子可来源于同一成熟卵泡，或同一卵巢的不同成熟卵泡或两侧卵巢的成熟卵泡。两个胎儿性别、血型、容貌可相同或不相同。双卵双胎各自形成自己的胎盘和胎囊，两者血液互不相通。

2. 单卵双胎　由一个卵子受精后分裂而形成的双胎妊娠，约占双胎妊娠的30%。两个胎儿性别、血型一致，绒毛相似。单卵双胎的每个胎儿均有1根脐带，其胎盘和胎囊则根据受精卵分裂时间而有差异。

二、护理评估

（一）健康史

询问孕妇年龄、孕产次，孕前是否使用促排卵药或有无体外受精多个胚胎移植，有无双胎家族史。

（二）身体评估

1. 症状　妊娠期早孕反应较重。中期妊娠腹部增大明显，尤其妊娠24周后，体重增加迅速，下肢水肿、静脉曲张等压迫症状出现早且明显。妊娠晚期常有胃部受压、胀满，食欲下降，摄入量减少，孕妇会感到极度疲劳、呼吸困难、腰背部疼痛、活动不便等。

2. 体征　子宫底高度大于正常妊娠周数，妊娠中晚期腹部可触及多个下肢、两个胎头；不同部位可听到两个胎心，或同时听诊1 min，两个胎心率相差10次以上。双胎妊娠时胎位多为纵产式，以两个头位或一头一臀常见。

（三）心理-社会评估

评估孕妇及其家属对双胎妊娠相关知识的认知情况。由于双胎妊娠属于高危妊娠，孕妇及其家属在感到兴奋的同时，常担心母儿的安危，尤其担心胎儿能否存活。部分孕妇还为产后护理两个新生儿而感到焦虑、不安。

（四）辅助检查

1. 超声检查　可显示两个胚胎或胎儿，且能提高双胎妊娠的妊娠期监护质量。

2. 多普勒胎心仪　可在妊娠12周后听到两个频率不同的胎心音。

三、护理诊断

1. 知识缺乏　缺乏双胎妊娠的保健知识。

2. 焦虑　与担心分娩时母儿安危及护理两个新生儿有关。

3. 潜在并发症　早产、胎膜早破、产后出血等。

四、护理目标

（1）孕妇摄入足够营养，保证母儿需要。

（2）孕妇情绪稳定，了解多胎妊娠的相关知识。

（3）产妇未发生产后出血或产后出血得到及时处理。

五、护理措施

1. 心理护理　向孕妇及其家属介绍双胎妊娠的相关保健知识，多与孕妇及其家属沟通，耐心解答其提出的问题；协助孕妇及其家属做好照顾两个新生儿的心理及环境的准备，解除其思想顾虑，积极配合生产和护理。

2. 一般护理 增加产前检查的次数,每次监测宫高、腹围和体重,一般双胎妊娠期体重以增加16～18 kg为宜;加强营养,防治贫血;因双胎妊娠的孕妇腰背部疼痛症状明显,可指导做骨盆倾斜运动、局部热敷;注意多休息,尤其是妊娠最后2～3个月,要求多休息,防止跌伤意外,宜取左侧卧位;加强营养,尤其是注意补充铁、钙、叶酸等,以满足妊娠的需要。

3. 病情观察 双胎妊娠孕妇易伴发妊娠期高血压疾病、羊水过多、前置胎盘、贫血等并发症,及时发现并处理,积极防治产后出血。做好输血准备。

4. 治疗配合

(1) 妊娠期护理:加强产前检查,加强营养,防治妊娠期各种合并症与并发症;监测胎心、胎动变化;一旦胎膜破裂,应取左侧卧位,抬高臀部,注意羊水的量、性状,并及时就诊。

(2) 分娩期护理:指导产妇配合,宫缩时行呼吸运动以减轻疼痛。严密观察胎心变化,注意宫缩及产程进展,一旦发现宫缩乏力或产程延长,及时报告医生给予处理。第一个胎儿娩出后,立即断脐,协助扶正第二个胎儿的胎位,以保持纵产式,通常等待20 min左右,第二个胎儿自然娩出。如等待15 min仍无宫缩,则可协助人工破膜或遵医嘱静脉滴注缩宫素促进宫缩。产程过程中应严密观察,及时发现脐带脱垂或胎盘早剥等并发症,注意防止胎头交锁导致难产。

(3) 产后护理:为预防产后出血和腹压骤降引起的休克,第二个胎儿前肩娩出后,遵医嘱及时注射缩宫素,同时以腹带裹紧腹部或放置沙袋24 h,预防产后出血;仔细检查胎盘完整性,并判断是双卵双胎还是单卵双胎;严密观察新生儿对外界的适应能力,加强对早产儿的观察和处理。

六、护理评价

(1) 孕妇摄入足够营养,能够保证母儿需要。

(2) 孕妇情绪稳定,积极配合医护指导。

(3) 产妇未发生因护理不当而导致的产后出血。

七、健康教育

(1) 指导产妇注意休息,加强营养,保持愉快的情绪,以使乳汁充足;注意观察恶露和子宫复旧情况,防止产后出血和感染,促进产后康复;宣传母乳喂养,提供科学的哺儿知识;指导选择避孕措施。

(2) 加强孕期保健,及早发现双胎妊娠。避免剧烈活动及过度劳累,妊娠期禁止性生活,防止胎膜早破;注意监测胎心、胎动,有异常及时就诊。

任务十一 巨大胎儿患者的护理

案例解析

案例引导

王某,28岁,停经39周,人工流产1次,定期产前检查,均无异常。今无腹痛,无阴道流血流液,来院复查。腹部检查:宫高37 cm、腹围108 cm;B超检查:双顶径10.5 cm。拟"妊娠39周,巨大胎儿"收住院。入院后护士了解到王女士本来考虑选择顺产,现在非常担心能否自然分娩,同时也担心是否会影响胎儿健康。

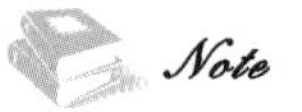

请问：

1. 针对此患者，需要排除哪些引起巨大胎儿的高危因素？
2. 巨大胎儿对母儿有何影响？
3. 该患者需采取哪些必要的护理措施？

巨大胎儿指任何妊娠周数胎儿体重超过 4000 g。近年来，营养过剩的孕妇有逐渐增多趋势，导致巨大胎儿的发生率增加。

一、高危因素

高危因素包括：孕妇肥胖；妊娠合并糖尿病；过期妊娠；经产妇；父母身材高大；高龄产妇；有巨大胎儿分娩史；种族、民族因素。

二、对母儿的影响

1. 对母体影响 剖宫产率增加；经阴道分娩主要危险是肩难产，肩难产处理不当可发生严重的软产道损伤甚至子宫破裂；也可发生子宫收缩乏力、产程延长，导致产后出血。胎先露长时间压迫产道发生尿瘘或粪瘘。

2. 对胎儿影响 胎儿大，需手术助产，可引起颅内出血、锁骨骨折、臂丛神经损伤等产伤，严重时甚至死亡。

三、护理评估

（一）健康史

评估孕妇既往病史，有无糖尿病史及巨大胎儿分娩史等。评估妊娠前体重、血糖情况等。

（二）身体评估

孕妇在妊娠期体重增加迅速，妊娠晚期有呼吸困难主诉。产前检查发现腹部明显膨隆、胎体大，先露高浮。听诊胎心音清晰，位置较高。

（三）心理-社会评估

评估孕妇及其家属对巨大胎儿的认识程度。孕妇可能因担心巨大胎儿是否能顺利分娩或是否健康等问题，而出现紧张、焦虑心理。

（四）辅助检查

1. 超声检查 测量胎儿双顶径、股骨长、头围、腹围等指标，巨大胎儿的双顶径往往会大于 10 cm，此时需进一步测量，胎儿肩径及胸径大于头径者，需警惕难产发生。

2. 腹部检查 触诊胎体大，先露部高浮。腹部膨隆明显，宫高大于 35 cm。听诊胎心音清晰，位置较高。

四、护理诊断

1. 潜在并发症 产后出血、肩难产。

2. 焦虑 与担心分娩过程及母儿健康有关。

五、护理目标

（1）孕妇未出现并发症或出现并发症能得到及时有效处理。

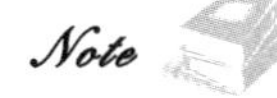

(2) 孕妇情绪稳定,焦虑减轻。

六、护理措施

1. 心理护理 向孕妇及家属宣教自然分娩的风险,让孕妇及家属能接受医生建议的分娩方式,消除孕妇及家属的紧张焦虑等心理,积极配合治疗和护理。

2. 一般护理 定期产前检查,根据胎儿生长发育情况正确指导孕妇均衡营养膳食。

3. 病情观察 测量宫高、腹围,针对宫高大于妊娠周数的孕妇,排除妊娠合并糖尿病、双胎、羊水过多、头盆不称等。

4. 治疗配合

(1) 妊娠期护理:孕期监测血糖,若诊断糖尿病应积极治疗,控制血糖。

(2) 分娩期护理:对于巨大胎儿无糖尿病者,可阴道试产,做好处理肩难产的准备,产后仔细检查软产道的损伤程度及新生儿有无产伤,加强宫缩,预防产后出血。对于巨大胎儿合并糖尿病者,选择剖宫产终止妊娠,做好术前准备。

(3) 新生儿护理:对于巨大胎儿娩出后 30 min 监测血糖,1～2 h 开始给予糖水喂养,及早开奶,预防新生儿低血糖。

七、护理评价

(1) 孕妇未出现并发症或出现并发症得到及时有效的处理。

(2) 孕妇情绪稳定,焦虑减轻,能表达感受。

八、健康教育

(1) 指导孕妇定期产前检查,合理均衡膳食。

(2) 孕妇孕期适当运动,控制体重。

(3) 孕期需做妊娠合并糖尿病检测。

直通护考

参考答案

一、A1 型题

1. 育龄妇女,停经 58 日,阴道流血 3 日,血量增多 1 日,伴下腹坠痛,妇科检查:子宫增大如妊娠 50 日大小、软,宫口开一指,尿妊娠试验阴性,应首先考虑(　　)。

A. 先兆流产　B. 难免流产　C. 不完全流产　D. 过期流产　E. 葡萄胎

2. 刘女士,被诊断为输卵管妊娠破裂,该患者就诊的主要症状是(　　)。

A. 停经　B. 腹痛　C. 阴道流血　D. 恶心、呕吐　E. 头晕

3. 孕妇由于妊娠期高血压疾病应用硫酸镁治疗,在治疗过程中出现膝反射消失,呼吸浅而慢,10 次/分,此患者除立即停药外,应给予下述哪种药物解救?(　　)

A. 5%葡萄糖静脉滴注　B. 肌内注射山莨菪碱　C. 静脉注射 50%葡萄糖

D. 静脉注射 10%葡萄糖酸钙　E. 静脉注射低分子右旋糖酐

4. 某孕妇,妊娠 38 周,突然感到剧烈腹痛伴有少量阴道流血。体格检查:血压 150/100 mmHg,子宫如足月妊娠大小,硬如木板,有压痛,胎心 90 次/分,胎位不清,最大可能是(　　)。

A. 早产　B. 临产　C. 前置胎盘

D. 胎盘早期剥离　E. 不完全性子宫破裂

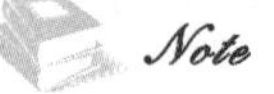

5. 李女士,30 岁,妊娠 35 周,宫缩 40 s/5 min,子宫颈管消退 80%,宫口扩张 3 cm,诊断

为(　　)。

A. 假临产　B. 先兆临产　C. 早产临产　D. 足月临产　E. 生理性宫缩

6. 白女士,被诊断为急性羊水过多,医生决定为她进行羊膜腔穿刺放羊水,那么一次放羊水的量不能超过(　　)。

A. 500 mL　B. 800 mL　C. 1000 mL　D. 1500 mL　E. 2000 mL

7. 前置胎盘的孕妇胎先露通常(　　)。

A. 前不均倾　B. 后不均倾　C. 胎头高浮　D. 过度仰伸　E. 较早入盆

8. 黄女士,28 岁,平时月经规律,停经 53 日,下腹痛伴有阴道流血 8 h 就诊,妇科检查:子宫增大,与妊娠周数相符,宫口扩张,有胎盘组织堵塞。下列哪项处理最恰当?(　　)

A. 肌内注射孕酮　B. 肌内注射维生素 K

C. 肌内注射或静脉注射缩宫素　D. 口服维生素 E

E. 刮宫术

9. 王女士,28 岁,停经 52 日,阴道少量流血 1 日,今晨 5 时突然出现下腹部撕裂样剧烈疼痛,伴有恶心、呕吐及一过性头晕入院。体格检查:面色苍白,血压 70/40 mmHg,脉搏 120 次/分。妇科检查:子宫颈举痛,后穹隆饱满有触痛,左侧附近有一压痛明显的包块,最适宜的处理是(　　)。

A. 住院进行病情观察　B. 给予止痛药　C. 阴道后穹隆穿刺,做术前准备

D. 指导进食以增加热量摄入　E. 腹腔镜检查

10. 冯女士,27 岁,妊娠 26 周后,腹部膨隆较快,妊娠 28 周出现腹部胀痛,呼吸困难及下肢水肿来院就诊。体格检查:子宫底位于耻上 32 cm,胎位触不清,胎心遥远。首先考虑为(　　)。

A. 多胎妊娠　B. 急性羊水过多　C. 巨大儿

D. 卵巢囊肿　E. 腹腔积液

11. 异位妊娠中最常见的部位是(　　)。

A. 输卵管妊娠　B. 卵巢妊娠　C. 子宫残角妊娠

D. 腹腔妊娠　E. 子宫颈妊娠

12. 妊娠期高血压疾病基本病理生理变化中最重要的是(　　)。

A. 水钠潴留　B. 肝被膜下出血　C. 全身小动脉痉挛

D. 胎盘绒毛退行性变　E. 弥散性血管内凝血

13. 诊断前置胎盘首先检查方法是(　　)。

A. 阴道检查　B. 肛门检查　C. X 线检查

D. B 超检查　E. 三大常规检查

14. 子痫发作时,首要的护理措施是(　　)。

A. 静脉滴注硫酸镁　B. 取左侧卧位　C. 保持呼吸道通畅

D. 监测生命体征　E. 保护绝对安静

15. 某孕妇,妊娠 31 周,体格检查:腹部膨隆,腹壁皮肤发亮、变薄,触诊时感到皮肤张力大,子宫底高度 35 cm,腹围 100 cm,胎心 140 次/分,为了明确诊断,首先应进行下列哪项检查?(　　)

A. 胎盘功能测定　B. 甲胎蛋白测定　C. 胎儿心电监护

D. B 超检查　E. 孕妇血糖测定

16. 刘女士,28 岁,妊娠 39 周,出现无诱因阴道流血约 200 mL 收住入院,产科检查:腹软,无压痛,胎位清楚,胎心 150 次/分,阴道仍有少量持续性出血。最可能的诊断是(　　)。

A. 胎盘早剥　B. 早产　C. 前置胎盘

D. 正常临产　E. 凝血功能障碍

17. 胚胎或胎儿死亡,滞留在子宫腔内尚未自然排出者称(　　)。

A. 先兆流产　B. 难免流产　C. 不全流产　D. 稽留流产　E. 习惯性流产

18. 冯女士,26 岁,停经 61 日,阴道流少量咖啡色血 4 日就诊。体格检查:阴道内少量暗红色的血液,子宫约妊娠 2 个月大小,妊娠试验阳性。应考虑(　　)。

A. 先兆流产　B. 难免流产　C. 不全流产　D. 稽留流产　E. 完全流产

19. 孕妇,妊娠 12 周,阴道流血 7 日,体温 38 ℃,白细胞 12×10^9/L,首选的处理方法是(　　)。

A. 立即清宫再用抗生素　B. 立即用抗生素,然后再清宫

C. 观察阴道流血情况,再行清宫术　D. 立即注射麦角新碱

E. 保胎治疗

20. 赵女士,30 岁,停经 6 周,突发右下腹剧痛,有阴道少量流血。妇科检查:后穹隆饱满触痛,子宫略大,子宫颈举痛,右侧附件区压痛明显。患者自述曾患慢性盆腔炎。该患者最可能的诊断是(　　)。

A. 前置胎盘　B. 胎盘早剥　C. 流产　D. 阑尾炎　E. 异位妊娠

21. 妊娠高血压疾病子痫前期的处理原则是(　　)。

A. 降压、解痉、镇静、合理扩容、利尿,适时终止妊娠

B. 镇静、解痉、降压、合理扩容及利尿,适时终止妊娠

C. 合理扩容及利尿、解痉、降压、镇静,适时终止妊娠

D. 适时终止妊娠,解痉、降压、镇静,扩容和利尿

E. 解痉、镇静、降压、合理扩容和利尿,适时终止妊娠

22. 龚女士,29 岁,门诊确诊为妊娠期高血压疾病,下列哪项护理不妥?(　　)

A. 间断吸氧　B. 严格限制食盐摄入量　C. 休息时取左侧卧位

D. 保证供给充足的蛋白质　E. 适当服用镇静药物

23. 输卵管妊娠最主要的原因是(　　)。

A. 输卵管发育不良　B. 输卵管炎症　C. 精神因素

D. 输卵管结扎后再通　E. 子宫内膜异位症

24. 妊娠期高血压疾病解痉治疗首选的药物为(　　)。

A. 冬眠合剂　B. 呋塞米　C. 硫酸镁　D. 地高辛　E. 肼苯达嗪

25. 护士在使用硫酸镁以前及用药过程中,应注意监测呼吸不少于(　　)。

A. 10 次/分　B. 12 次/分　C. 14 次/分　D. 16 次/分　E. 18 次/分

26. 谢女士,28 岁,妊娠 31 周,无痛性阴道流血 4 日。体格检查:胎心 140 次/分,子宫无压痛,阴道流血量少于月经量,正确的护理是(　　)。

A. 左侧卧位休息　B. 肛门检查,了解宫口有无开大

C. 阴道检查　D. 缩宫素引产　E. 立即剖宫产

27. 万女士,27 岁,妊娠 36 周,阴道大量出血就诊,诊断胎盘早剥离,现已进入产房,治疗原则为(　　)。

A. 清洁灌肠　B. 期待疗法　C. 抑制宫缩

D. 终止妊娠　E. 禁止人工破膜

28. 妊娠满 28 周不满 37 周终止者称为(　　)。

A. 流产　B. 早产　C. 足月产　D. 过期产　E. 难产

29. 羊水过多是指妊娠期羊水量超过(　　)。

A. 1000 mL　B. 2000 mL　C. 3000 mL　D. 4000 mL　E. 5000 mL

30. 羊水过少是指妊娠晚期羊水量少于(　　)。

A. 100 mL　B. 200 mL　C. 300 mL　D. 400 mL　E. 500 mL

31. 过期妊娠指妊娠到达或超过(　　)。

A. 40 周　B. 41 周　C. 42 周　D. 43 周　E. 44 周

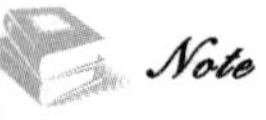

Note

32. 下列稽留流产处理中正确的是(　　)。

A. 地塞米松肌注　B. 甲状腺素口服　C. 绒毛膜促性腺激素注射　D. 雌激素肌注　E. 孕激素肌注

33. 妊娠期高血压疾病使用硫酸镁,中毒时首先出现(　　)。

A. 膝反射消失　B. 呼吸少于 16 次/分　C. 尿量少于 25 mL 或少于 600 mL/24 h　D. 血压下降　E. 心率减慢

34. 输卵管妊娠,最常见的部位为(　　)。

A. 间质部　B. 峡部　C. 壶腹部　D. 伞部　E. 峡部和伞部

35. 重度妊娠期高血压疾病孕妇于妊娠晚期出现腹痛伴有阴道流血,最可能的疾病是(　　)。

A. 胎盘早剥　B. 前置胎盘　C. 子宫颈癌　D. 子宫破裂　E. 子宫肌瘤

36. 关于双胎妊娠,下列哪项错误?(　　)

A. 容易并发妊娠期高血压疾病　B. 容易发生前置胎盘　C. 容易发生胎盘早剥　D. 容易发生过期妊娠　E. 容易发生早产

二、A2 型题

1. 万女士,30 岁,初产妇,妊娠 39 周。妊娠中期产前检查未见异常。妊娠 38 周自觉头晕、眼花。体格检查:血压 160/110 mmHg,尿蛋白(++),宫缩不规则,胎心 134 次/分。此时首先的处理应是(　　)。

A. 门诊治疗并注意随访　B. 静脉滴注硫酸镁　C. 人工破膜并静脉滴注缩宫素　D. 使用利尿剂　E. 行剖宫产术

2. 黄女士,26 岁,妊娠 36 周,枕左前位,有少量阴道流血,无宫缩,未破膜,胎心 134 次/分。本例最恰当的措施是(　　)。

A. 期待疗法　B. 药物引产　C. 立即人工破膜　D. 肥皂水灌肠　E. 行剖宫产术

3. 28 岁已婚妇女,结婚 3 年未孕,现停经 52 日,阴道少量流血 4 日。今晨突发下腹剧痛,伴明显肛门坠胀感,血压 70/40 mmHg。妇科检查:子宫颈举痛明显,子宫稍大稍软,右侧附件有明显触痛。下列哪项处理恰当?(　　)

A. 立即行刮宫术　B. 输液输血,观察病情进展　C. 立即行剖腹探查术　D. 输液输血同时行剖腹探查术　E. 药物治疗

4. 某孕妇,诊断为中央性前置胎盘,准备于 35 周行剖宫产术娩出胎儿,为促进胎儿肺成熟度,手术前 3 日可给孕妇哪种药物?(　　)

A. 地塞米松肌注　B. 甲状腺素口服　C. 绒毛膜促性腺激素注射　D. 雌激素口服　E. 孕激素肌注

5. 王女士,32 岁,连续发生自然流产 3 次,医生建议其夫妻双方进行遗传检查,估计王女士前几次流产的最可能的原因是什么?(　　)

A. 妊娠期急性高热　B. 胎盘早期剥离　C. 母儿血型不合　D. 接触有害化学物质　E. 染色体异常

6. 张女士,32 岁,妊娠 36 周,因妊娠期高血压疾病子痫前期入院治疗,医生决定为其进行尿蛋白定量测定,护士嘱咐患者留取的尿液是以下哪一项?(　　)

A. 48 h 尿液　B. 24 h 尿液　C. 12 h 尿液　D. 6 h 尿液　E. 随机尿液

7. 吴女士,28 岁,妊娠 35 周,无痛性无诱因阴道流血入院,医生初步诊断为前置胎盘,为其进行检查,错误的检查方法是(　　)。

A. 超声检查　B. 产后胎盘、胎膜检查　C. 产科检查

Note

D. 肛门检查　　E. 骨盆检查

8. 李女士，35 岁，患妊娠期高血压疾病，发生子痫，护士对其进行的护理不恰当的是(　　)。

A. 减少刺激　　B. 病室明亮　　C. 专人护理，防止受伤

D. 严密观察　　E. 遵医嘱正确用药

9. 双胎妊娠分娩后护理措施错误的是(　　)。

A 第一个胎儿娩出后立即注射缩宫素　　B. 腹带裹紧腹部或放置沙袋 24 h

C. 仔细检查胎盘完整性　　D. 加强对早产儿的观察和处理

E. 必要时可用麦角新碱加强宫缩

(胡俊妹)

Note

项目六　妊娠合并症患者的护理

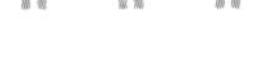

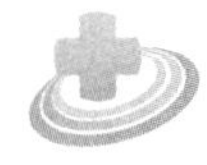

能力目标

1. 能识记妊娠合并心脏病、病毒性肝炎、糖尿病、贫血的相关知识。
2. 能对妊娠合并心脏病、病毒性肝炎、糖尿病、贫血的孕产妇进行护理评估，制订护理计划。
3. 能运用所学知识对妊娠合并症患者实施整体护理，以降低围生期妇女及围生儿的死亡率。

本项目 PPT

项目导言

孕妇在妊娠期间可发生各种内、外科疾病，孕妇在妊娠前已有的各种内、外科疾病，也可在妊娠期间加重。妊娠与内、外科疾病相互影响，若处理不当可对母儿造成严重危害。所以在妊娠期要加强相关疾病的筛查和诊断，及时治疗，必要时终止妊娠；而分娩期要根据产妇的病情严重程度选择相适应的分娩方式、加强产程中的监护，减少产时及产后出血，预防产褥感染。新生儿应及早检查，及时治疗。

任务一　妊娠合并心脏病患者的护理

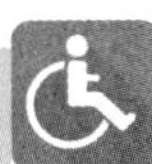

案例引导

患者，女，27 岁，已婚，因“妊娠 31^{+5} 周，近 1 周轻微活动后感心悸、呼吸困难，休息后好转”就诊入院。既往有先天性心脏病病史。查体：体温 36.8 ℃，血压 132/90 mmHg，脉搏 112 次/分、律齐，呼吸 25 次/分。心尖听诊区闻及隆隆样舒张期杂音，两肺底闻及湿啰音，咳嗽后不消失，肝脾未触及，下肢无水肿。产科检查未见异常。

请问：

1. 该患者的心功能分级属几级，是否可以继续妊娠？
2. 如何识别该患者为早期心力衰竭？

案例解析

妊娠合并心脏病是严重的妊娠合并症，在我国孕产妇死因中位居第二，居非直接产科死因的首位。妊娠期、分娩期及产褥期均可因心脏负担加重而诱发心力衰竭（简称心衰），这是导致孕产妇死

Note

亡的主要原因。在妊娠合并心脏病患者中,先天性心脏病占35%～50%,位居第一。

一、妊娠、分娩对心脏血管方面的影响

1. 妊娠期 妊娠期母体循环系统发生了一系列的适应性变化,胎盘循环建立,母体代谢率升高,内分泌系统发生许多变化,母体对氧和循环血量的需求大大增加,自妊娠第6周开始孕妇的血容量增加,至妊娠32～34周血容量的增加达最高峰,较妊娠前增加30%～45%,此期为心脏负担最重的阶段。妊娠晚期子宫增大,膈肌升高,心脏向上、向左前移位,心尖搏动位置左移2.5～3.0 cm,造成心脏大血管扭曲,增加心脏负担。血容量增加引起心排血量增加和心率增快,平均增加10～15次/分,使心脏负荷进一步加重,易诱发心力衰竭。

2. 分娩期 分娩期为心脏负担最重的时期。

(1) 第一产程:每次宫缩会导致250～500 mL血液被挤入体循环,心排血量约增加24%;同时有血压升高、脉压增宽及中心静脉压升高。

(2) 第二产程:宫缩加强,产妇屏气,腹压升高,内脏血液向心脏回流,肺循环压力增加,导致心脏前后负荷显著加重。

(3) 第三产程:胎儿娩出后,子宫体积突然缩小,导致腹腔内压骤减和内脏血管扩张,大量血液流向内脏,回心血量减少。继之胎盘娩出,胎盘循环停止,宫缩使子宫血窦内约500 mL血液迅速进入体循环,使回心血量骤增,造成血流动力学急剧变化,最易诱发心力衰竭。

3. 产褥期 产后3天内仍是心脏负担较重的时期。除宫缩使一部分血液进入体循环外,妊娠期组织间潴留的液体也开始回流至体循环,使体循环血容量再度增加;妊娠期出现了一系列心血管变化,在产褥期尚不能立即恢复到妊娠前状态,加之产妇伤口和宫缩的疼痛、疲劳、新生儿哺乳等影响,故妊娠合并心脏病的孕妇易发生心力衰竭。

从妊娠分娩及产褥期对心脏的影响来看,妊娠32～34周、分娩期(尤其第二产程)及产褥期的最初3天内心脏负担重,易发生心力衰竭,是妊娠合并心脏病孕妇危险的时期。

【护考提示】妊娠合并心脏病的孕妇容易发生心力衰竭的时期。

二、心脏病对妊娠、分娩的影响

心脏病不影响受孕。心脏病变较轻,心功能Ⅰ、Ⅱ级,无心力衰竭病史,且无其他并发症者,在密切监护下可以妊娠,必要时给予治疗。但有下列情况者一般不宜妊娠:心脏病变较重、心功能Ⅲ、Ⅳ级者,既往有心力衰竭病史、肺动脉高压、严重心律失常、右向左分流型先天性心脏病(法洛四联症等)、围生期心肌病遗留有心脏扩大并发细菌性心内膜炎、风湿热活动期等。因患者在妊娠期极易诱发心力衰竭,故不宜妊娠,若已妊娠者应在早期终止妊娠。

妊娠合并心脏病孕妇心功能状态良好者,大部分能顺利度过妊娠期。心功能不良者,流产、早产、死胎、胎儿子宫内发育迟缓、胎儿窘迫及新生儿窒息的发生率明显增加。另外,某些治疗心脏病的药物对胎儿存在一定毒性作用。

三、护理评估

(一) 健康史

除全面收集孕妇一般产科病史及既往史以外,应特别注意与心脏病有关的病史(如先天性心脏病病史、风湿性心脏病病史、病毒性心肌炎病史、心力衰竭病史等)、相关的辅助检查及治疗经过、治疗效果等,动态观察心功能状态。尤其注意有无各种诱发心力衰竭的潜在因素,如贫血、呼吸道感染、便秘、B族维生素缺乏、妊娠期高血压疾病、心律失常、过度疲劳等;另外,还须了解孕妇日常活动、睡眠与休息、营养与排泄情况等。

(二) 身体评估

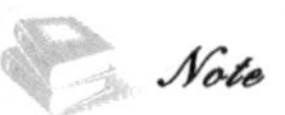

1. 判定心功能状态 纽约心脏病协会(NYHA)依据患者所能耐受的日常体力活动将心功能分

为 4 级。

Ⅰ级:一般体力活动不受限制。

Ⅱ级:一般体力活动稍受限制,活动后有心悸、轻度气短,休息时无症状。

Ⅲ级:一般体力活动明显受限制,休息时无不适,轻微日常工作即感不适,心悸、呼吸困难,或既往有心力衰竭史者。

Ⅳ级:不能进行任何体力活动,休息时仍有心悸、呼吸困难等心力衰竭症状。

2. 症状　主要表现为呼吸困难、心悸、咳嗽、咯血、端坐呼吸、胸痛、肝大、水肿等心力衰竭的症状;部分患者出现相应器官栓塞症状。左心衰竭者以肺循环淤血及心排血量降低为主,以心排血量减少的相关症状和体征为主,如疲乏、无力、头晕、少尿等。右心衰竭者以体循环淤血为主,右心衰竭继发于左心衰竭而形成全心衰竭。出现右心衰竭后,阵发性呼吸困难等肺淤血症状有所减轻,其症状为食欲减退、恶心、呕吐、水肿、腹胀、少尿、肝区胀痛等。

3. 体征　心率增快、发绀、杵状指、颈静脉怒张、双下肢水肿、心脏舒张期杂音或收缩期杂音、舒张期奔马律、交替脉等。

4. 早期心力衰竭的表现　若出现下述症状与体征,应考虑为早期心力衰竭:①轻微活动后即出现胸闷、心悸、气短;②休息时心率超过 110 次/分,呼吸超过 20 次/分;③夜间常因胸闷而坐起呼吸,或到窗口呼吸新鲜空气;④肺底部出现少量持续性湿啰音,咳嗽后不消失。

(三) 心理-社会评估

孕产妇及家属往往对心脏病表现为恐惧、无助、忧郁等反应,担心生命安全,产生绝望感。评估孕产妇及家属对疾病相关知识的认知情况及心理承受能力;判断孕产妇家庭、社会支持系统是否完善。

【护考提示】
妊娠合并心脏病的孕妇早期心力衰竭表现。

(四) 辅助检查

1. 心电图检查　可提示各种严重的心律失常,如心房颤动、房室传导阻滞、ST 段改变和 T 波异常等。

2. 超声心动图检查　精确反映心脏和大血管结构、各心腔大小、心瓣膜结构及功能情况。

3. X 线检查　可显示不同情况的心房、心室大小,左右心缘,主动脉及肺动脉影像改变。

4. 超声检查　可了解胎儿发育和健康情况。

5. 胎儿电子监护　能够连续观察和记录胎心率的动态变化,预测子宫内胎儿储备能力,评估胎儿健康。

四、护理诊断

1. 活动无耐力　与心排血量减少有关。

2. 潜在并发症　心力衰竭和感染。

3. 焦虑　与担心胎儿和自身安全有关。

4. 知识缺乏　缺乏有关妊娠合并心脏病自我护理的知识。

五、护理目标

(1) 孕产妇能够在妊娠期调整日常生活,以适应妊娠与分娩。

(2) 孕产妇不发生心力衰竭、感染。

(3) 孕产妇焦虑程度明显减轻,舒适感增加。

Note

(4) 孕产妇获得妊娠合并心脏病的相关知识。

六、护理措施

(一) 一般护理

1. 休息

(1) 妊娠期:根据孕妇心功能状态限制体力活动,避免过度劳累,并保持情绪稳定。保证每天至少 10 h 的睡眠时间及 2 h 的午休。心功能Ⅰ级者宜在妊娠 28 周起增加休息,心功能在Ⅰ级及以上者,宜在妊娠 20 周后完全休息,心功能大于Ⅱ级者宜在妊娠 32~34 周住院。休息时以左侧卧位为主,或抬高床头 30°,以减轻心脏负担,增加胎盘血供。

(2) 分娩期:孕妇宜取左侧卧位,上半身抬高 30°,防止仰卧位低血压综合征发生。第一产程指导产妇在宫缩间歇期放松休息。第二产程应避免产妇屏气用力,并行阴道助产术缩短产程,防止心脏负担加重。

(3) 产褥期:产后 3 天内,应继续卧床休息,并密切观察生命体征的变化,及早发现心力衰竭。必要时口服镇静剂,以保证产妇足够的睡眠和休息。

2. 合理营养 指导孕妇注意营养均衡,进食高蛋白质、高维生素、高纤维素、低盐低脂的食物;妊娠 16 周后,每日食盐量不超过 5 g;妊娠 20 周以后预防性使用铁剂,防止贫血。在保证孕妇充足热量的前提下,体重控制在正常增长范围内,整个妊娠期体重增加不超过 12 kg,每月体重增长不超过 0.5 kg。分娩期应鼓励产妇进食,以补充足够的能量,防止过于疲劳诱发心力衰竭。

3. 清洁卫生 妊娠合并心脏病的孕妇应注意保持会阴清洁,防止泌尿及生殖系统感染;注意口腔卫生,防止口腔炎症;避免去公共场所,注意保暖,防止上呼吸道感染。

4. 保持排便通畅 多吃蔬菜、水果,指导孕妇适当增加活动,养成良好的排便习惯,每日定时排便,防止便秘。若已发生便秘,应在医生指导下使用通便剂或缓泻剂。

(二) 治疗配合

1. 非妊娠期 根据心脏病的类型、病情严重程度、心功能级别、是否手术矫治、妊娠期监护等综合判断是否适宜妊娠或继续妊娠。心功能Ⅰ、Ⅱ级者可以妊娠,并在密切监护下继续妊娠。心功能Ⅲ级以上者不宜妊娠,应指导采取适当的避孕措施,严格避孕。

【护考提示】心功能评级判断是否适宜妊娠。

2. 妊娠期 定期产前检查,正确评估母体和胎儿的情况,积极预防和治疗各种引起心力衰竭的诱因,动态观察心脏功能,减轻心脏负荷,适时终止妊娠。凡不宜妊娠者,应在妊娠 12 周前行人工流产术。妊娠超过 12 周者应密切监护,积极预防心力衰竭至妊娠末期。

(1) 加强产前检查。适宜妊娠者必须早期开始定期产前检查。妊娠 20 周前每 2 周行 1 次产前检查;妊娠 32 周后,应每周检查 1 次,以便了解孕妇心脏功能及胎儿情况。发现早期心力衰竭征象,应立即住院。妊娠期经过顺利者,应在妊娠 36~38 周提前住院待产。

(2) 消除心力衰竭诱因,及早识别早期心力衰竭征象。指导孕妇加强产前检查,定期测量血压和体重,注意双下肢有无水肿,预防妊娠期高血压疾病;注意保暖,预防上呼吸道感染;纠正贫血;避免过度劳累和情绪激动;指导孕妇识别早期心力衰竭的表现,以便及时处理。

(3) 协助正确使用药物,妊娠前服用洋地黄类药物,妊娠期仍需继续服用,并观察有无药物的副作用。

3. 分娩期 心功能Ⅰ、Ⅱ级,无产科手术指征者,在严密监护下经阴道分娩。

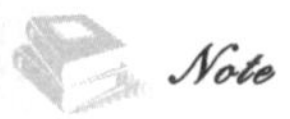

(1) 第一产程:①由专人陪伴,提供分娩镇痛支持,左侧卧位抬高头部。②每 15 min 测量生命体征 1 次,每 30 min 监测胎心 1 次。密切观察宫缩,胎头下降及胎儿子宫内情况,有异常及时报告医生做好剖宫产术前准备。③随时评估产妇的心功能状态，发现早期心力衰竭的症状及体征，及时处理。④给予吸氧。⑤药物治疗，观察用药后疗效。

（2）第二产程：需给予阴道助产，防止心力衰竭和产后出血。①鼓励产妇以呼吸及放松技巧减轻不适感，避免产妇屏气用力，行会阴切开阴道助产术缩短产程，减轻心脏负担；②注意观察产妇的生命体征，监测血氧饱和度，每 10 min 测量 1 次胎心音，必要时持续监护；③做好新生儿抢救的准备工作。

（3）第三产程：①胎儿娩出后，立即在产妇腹部放置 1～2 kg 的沙袋，持续 24 h，防止腹压骤降诱发心力衰竭；②防止产后出血：按摩子宫，给予缩宫素 10～20 U，禁用麦角新碱，避免静脉压升高诱发心力衰竭；③所有操作严格遵循无菌操作规程，预防发生感染。

（4）心功能Ⅲ、Ⅳ级，胎儿偏大，产道条件不佳及合并有其他并发症者，应择期剖宫产终止妊娠。由于剖宫产时间短，可减少孕妇因长时间宫缩所引起的血流动力学变化，减轻心脏负担，现多主张对妊娠合并心脏病的孕妇放宽剖宫产指征。术前、术中、术后心电监护及术后抗感染等均是保证手术安全不可缺少的重要措施。不宜再次妊娠者，可同时行输卵管结扎术。

4. 产褥期

【护考提示】不同心功能评级的产妇在产程中的注意事项。

（1）产后 3 天内，尤其产后 24 h 内仍是发生心力衰竭的危险时期。保证充足的睡眠和休息，严密监测生命体征及心功能，及早识别早期心力衰竭症状。在心脏功能允许的情况下，产后 24 h 后鼓励其早期下床适度活动，以减少血栓的形成。同时，制订循序渐进式的自我照顾计划，逐渐恢复自理能力。

（2）心功能Ⅰ、Ⅱ级的产妇可以母乳喂养，但应避免过度劳累；心功能Ⅲ级或以上者，应及时回乳，指导家属人工喂养的方法。退乳时不宜使用雌激素，因其易造成水钠潴留，加重心脏负担。

【护考提示】不同心功能评级的产妇母乳喂养的方法；不宜母乳喂养者退乳的方法。

（3）观察宫缩、阴道流血量及恶露变化，保持外阴清洁，及时评估有无膀胱胀满、便秘情况，必要时遵医嘱给予缓泻剂。

（4）应用广谱抗生素预防感染，产后 1 周无感染征象时停药。

（5）新生儿按高危儿进行护理。

（三）心理护理

为孕产妇提供安静、舒适的休养及分娩环境，了解孕产妇目前的身心状况及胎儿情况，增加孕产妇的安全感和自信心。协助并提高孕妇自我照顾能力，完善家庭支持系统。根据妊娠及分娩不同结局，为产妇及其家属提供相应的心理支持。

七、健康教育

（1）指导孕妇及其家属掌握妊娠合并心脏病的相关知识。

（2）指导孕妇及其家属识别早期心力衰竭的症状和体征，了解及时服药的重要性，掌握抢救和应对的措施。

（3）产后指导产妇及其家属共同制订康复计划。

（4）在病情允许的情况下，鼓励产妇照顾新生儿，增加母婴情感。

八、护理评价

（1）孕产妇积极调整日常生活，平安度过妊娠期与分娩期。

（2）孕产妇及其家属能够描述早期心力衰竭的症状，并能够积极配合。

（3）孕产妇舒适感增加，精神状态良好。

（4）孕产妇理解妊娠、分娩、产褥与心脏病的相互影响，能安全度过心力衰竭危险期。

任务二　妊娠合并病毒性肝炎患者的护理

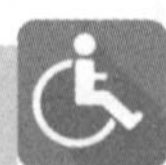

案例引导

案例解析

患者，女，25岁，初产妇，因“妊娠36周，食欲下降伴有恶心、乏力，小便深黄色，呕吐2周，皮肤瘙痒4天”就诊，门诊拟“妊娠合并肝炎”收住入院。查体：体温37.4 ℃，血压135/90 mmHg，皮肤巩膜黄染，神志清，躯干及四肢皮肤可见散在出血点，肝肋下触及其边缘，触痛。产科情况：胎心140次/分，胎头入盆。

请问：

1. 该患者是否可以继续妊娠？
2. 母婴传播途径包括哪些？

病毒性肝炎是由多种病毒引起的以肝脏病变为主要病变的传染性疾病。致病病毒包括：甲型肝炎病毒、乙型肝炎病毒、丙型肝炎病毒、丁型肝炎病毒、戊型肝炎病毒、庚型肝炎病毒和输血传播病毒，共七种，其中以乙型肝炎病毒最为常见。妊娠合并病毒性肝炎的发病率为0.8%～17.8%，是妊娠期妇女肝病和黄疸常见的原因。因妊娠及分娩加重肝脏负担，严重威胁孕产妇生命安全，孕产妇妊娠合并病毒性肝炎死亡率占非产科因素死因的第二位，仅次于妊娠合并心脏病。

【护考提示】妊娠合并发肝脏疾病中最常见的类型。

一、妊娠、分娩对病毒性肝炎的影响

孕早期妊娠反应、母体摄入减少、体内蛋白质等营养物质相对不足，而妊娠期机体新陈代谢率高，营养物质消耗增多、肝类糖原储备降低，肝脏抗病能力下降。孕妇体内产生大量内源性雌激素均需在肝内灭活，妨碍肝脏对脂肪的转运和胆汁的排泄，且胎儿代谢产物也需在母体肝内解毒，加重肝脏的负担。分娩时体力消耗、缺氧、酸性代谢物质产生增多及产后出血等因素，进一步加重肝脏损害。

二、病毒性肝炎对妊娠、分娩的影响

1. 对母体的影响　妊娠早期可加重早孕反应，妊娠晚期可能因肝脏灭活醛固酮的能力下降，使子痫前期发病率增加。病情严重时影响凝血因子合成功能，导致凝血因子的降低，容易发生产后出血。妊娠晚期合并肝炎，易发展为重型肝炎，增加孕产妇死亡率。

2. 对胎儿及新生儿的影响　妊娠早期患有病毒性肝炎，胎儿畸形发生率高于正常孕妇的两倍，肝功能异常的孕产妇流产、早产、死胎、死产和新生儿死亡率明显增加。围生期感染的婴儿，部分转为慢性病毒携带状态，以后容易发展为肝硬化或原发性肝癌。

母婴传播途径包括：①宫内传播：因胎盘屏障受损或通透性增强，引起母体血液渗漏所致。②产时传播：胎儿通过产道接触母体血液、羊水、阴道分泌物或宫缩使胎盘绒毛破裂，母体血液进入胎儿血液循环引起，以乙型肝炎病毒(HBV)常见。③产后传播：通过产后母乳喂养及接触母亲唾液传播。

三、护理评估

(一) 健康史

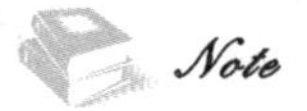

评估近期有无肝炎患者密切接触史；半年内有无输血、注射血制品史；有无肝炎家族史及当地流

行病史；重症肝炎患者评估其诱发因素，患者的治疗、用药情况及家属对肝炎相关知识的了解程度。

（二）身体评估

1. 症状　孕妇出现不明原因、不能用早孕反应来解释的消化道症状，如食欲减退、恶心、呕吐、腹胀和肝区疼痛等。妊娠晚期出现重症肝炎的症状，如黄疸、畏寒、发热，食欲极度减退、频繁呕吐、腹胀和腹腔积液，甚至嗜睡、烦躁和昏迷等。

2. 体征　肝脏肿大或缩小（重症肝炎），肝区叩击痛、腹腔积液、肝臭气味、皮肤巩膜黄染、尿色深黄等。

3. 产科检查　除常规产前检查内容外，重点评估合并肝炎容易发生的产科并发症，如妊娠期高血压疾病、产后出血和产褥感染等。

（三）心理-社会评估

评估孕产妇及家属对疾病的认知程度及家庭、社会支持系统是否完善。孕产妇及家属可能担心妊娠使肝炎病情加重或围生儿发生病毒感染，产生焦虑、紧张和无助感；又因肝炎的传染性和隔离治疗可能出现情绪低落和自卑；分娩期因担心产后出血而紧张不安甚至恐惧，产褥期因不宜母乳喂养和照顾婴儿而自责。

（四）辅助检查

1. 肝脏功能检查　血清谷丙转氨酶（ALT）是反映肝细胞损伤程度最常用的敏感指标。ALT升高，大于正常值10倍以上。胆红素持续上升而转氨酶下降，称为“胆酶分离”，提示重型肝炎的肝细胞坏死严重，预后不良。

2. 血清病原学检测　血清中肝炎病毒抗原抗体检测，有助于明确病原体种类和病情。

3. 凝血功能检查　检查出血凝血时间、凝血酶原、纤维蛋白原含量和血小板数目。凝血酶原时间百分活度是判断病情严重程度和预后的主要指标，其正常值为80%～100%，<40%是诊断重型肝炎的重要标志之一。

4. 其他检查　B超和胎儿电子监护仪检查，了解胎儿发育和宫内安危状况。

四、护理诊断

1. 营养失调：低于机体需要量　与肝炎致厌食、恶心、呕吐、营养摄入不足有关。

2. 活动无耐力　与肝功能受损、能量代谢障碍有关。

3. 预感性悲哀　与肝炎病毒感染造成的后果有关。

4. 潜在并发症　产后出血、肝性脑病。

五、护理目标

（1）孕产妇能够合理科学进食，维持母儿所需营养。

（2）孕产妇能结合自身情况，进行力所能及的日常活动。

（3）建立良好的家庭支持系统，减轻孕产妇负面情绪。

（4）维持母儿的健康状态，无并发症发生。

六、护理措施

（一）妊娠期

1. 合并轻型肝炎

妊娠合并轻型肝炎，护理内容与非妊娠期肝炎患者相同，更需要注意以下内容。

（1）保证休息，避免体力劳动，加强营养，增加优质蛋白质、高维生素及富含碳水化合物、低脂肪

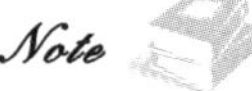

食物的摄入,多摄入富含纤维素的蔬菜和新鲜水果,保证大便的通畅。

(2) 定期产前检查,防止交叉感染,定期进行肝功能、肝炎病毒、血清病原学标志物的检查,积极治疗各种妊娠并发症,加强基础护理,预防各种感染,以免加重肝损害。

2. 合并重症肝炎

(1) 休息与活动:急性期需卧床休息,病情好转每天保证 9 h 睡眠和适当午休,下床活动以不感疲劳为宜。

(2) 饮食与营养:宜进食高维生素、高热量、低脂肪、低盐食物,有肝性脑病倾向者限制或禁止蛋白质摄入,每日蛋白质摄入量<0.5 g/kg;腹胀者减少产气食品如牛奶、豆制品等的摄入。多食蔬菜和新鲜水果,保持大便通畅。

(3) 观察病情、消除诱因:严密观察有无性格改变、行为异常和扑翼样震颤等肝性脑病的前驱表现;加强监护,预防妊娠期高血压疾病、产后出血和感染等诱发因素。

(4) 药物治疗:给予各种保肝药物,如高血糖素-胰岛素-葡萄糖联合应用,每日 1 次,2～3 周为一个疗程。口服新霉素或甲硝唑抑制大肠杆菌,减少氨及毒素的吸收;出现肝性脑病的前驱症状者用降氨药,改善脑功能,严禁肥皂水灌肠。避免应用对肝脏有损害的药物。产前 1 周肌注维生素 K_1,预防产后出血。

(二) 分娩期

1. 一般护理 为产妇提供安全、温馨、舒适的待产分娩环境,注意保护,避免各种不良刺激,指导产妇在宫缩间歇期完全放松,充分休息,教会产妇放松的技巧,减轻宫缩带来的不适感。

2. 监测凝血功能 为预防弥散性血管内凝血,于分娩前一周肌内注射维生素 K_1,每日 20～40 mg,配备新鲜血液,密切观察产妇有无口、鼻、皮肤、黏膜出血倾向,监测出血时间、凝血时间及凝血酶原等。

3. 正确处理产程 密切观察产程进展,必要时配合医生行阴道助产术,严格执行操作程序,避免难产损伤及新生儿产伤等引起的母婴传播。胎儿娩出后,抽脐血做血清病原学检查及肝功能检查。正确使用缩宫素,预防产后出血。

4. 严格执行消毒隔离制度 产时严格消毒,并应用广谱抗生素。凡病毒性肝炎产妇使用过的医疗用品均需用 2000 mg/L 的含氯消毒液浸泡后按相关规定处理。

(三) 产褥期

产后密切观察宫缩及阴道出血情况;遵医嘱使用保肝药物治疗;选用对肝脏损害小的抗生素;对 HBsAg 阳性母亲的新生儿,经过主动以及被动免疫后,不管孕妇 HBeAg 阳性还是阴性,其新生儿都可以母乳喂养,无须检测乳汁中有无 HBV DNA。因病情严重不宜哺乳者,应及时退乳,退乳禁用雌激素等对肝脏有损害的药物,可选择口服生麦芽或乳房外敷芒硝。

【护考提示】
妊娠合并病毒性肝炎产妇不能母乳喂养者退乳的方法。

(四) 母婴传播阻断

HBV 母婴传播阻断措施包括以下几点。①所有孕妇应筛查夫妇双方的 HBsAg。②妊娠中晚期 HBV DNA 载量≥2×10^6 IU/mL,在与孕妇充分沟通和知情同意后,可于妊娠 24～28 周开始给予替诺福韦或替比夫定,进行抗病毒治疗,可减少 HBV 母婴传播。③分娩时应尽量避免产程延长、软产道裂伤和羊水吸入。④产后新生儿尽早联合应用乙型肝炎免疫球蛋白和乙肝疫苗,可有效阻断母婴传播。在产后 12 h 内(越早越好),肌内注射乙肝免疫球蛋白 100～200 U;同时,新生儿出生后 24 h 内,注射乙型肝炎疫苗 30 μg,出生后 1 个月、6 个月再分别注射 10 μg,有效保护率达到 94%。

七、健康教育

(1) 提倡生殖健康,夫妇一方患有肝炎者使用避孕套避免交叉感染。

(2) 已患病毒性肝炎的妇女应待肝炎痊愈后至少半年,最好 2 年后在医生指导下妊娠。

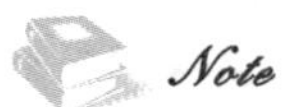

(3) 大力宣传病毒性肝炎的传播方式、传染途径及危害，增强防病意识。

(4) 指导产妇按时完成乙肝主动免疫计划。

(5) 指导不宜母乳喂养的产妇选用科学的人工喂养方式。

八、护理评价

乙型肝炎病毒血清病原学检测及意义

(1) 孕产妇能够合理科学进食，维持母儿所需营养。

(2) 孕产妇结合自身情况，进行力所能及的日常活动。

(3) 积极的家庭支持下，孕产妇负面情绪减轻。

(4) 母儿的健康状态良好，无并发症发生。

任务三　妊娠合并糖尿病患者的护理

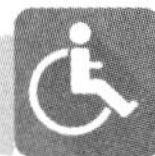

案例引导

患者，女，28 岁，G_1P_0，妊娠 28 周行糖尿病筛查，OGTT 检查结果：空腹血糖 6.2 mmol/L、2 h 血糖 8.9 mmol/L。有糖尿病家族史，既往无糖尿病史。查体：身高 158 cm，体重 72 kg。产科情况：宫高 29 cm，腹围 122 cm，胎心 144 次/分。

案例解析

请问：

1. 该患者治疗中是否需要使用胰岛素？

2. 请为该患者制订医学营养干预方案。

糖尿病(DM)是一组由遗传和环境因素相互作用而引起的以慢性高血糖为共同特征的代谢异常综合征。体内胰岛素分泌或作用的缺陷，或两者同时存在可引起糖、蛋白质、脂肪、水和电解质等代谢紊乱。随着病程的延长，可出现多系统损害，导致眼、肾、神经、血管和心脏等器官组织的慢性进行性病变，引起功能缺陷及衰竭。

妊娠合并糖尿病包括两种类型：一种为糖尿病合并妊娠(PGDM)，即在妊娠前糖尿病的基础上合并妊娠；另一种为妊娠期糖尿病(GDM)，即在妊娠期才发生的糖尿病。我国糖尿病孕妇中 90% 以上为 GDM。部分 GDM 妇女分娩后血糖恢复正常，但将来患 2 型糖尿病机会增加。妊娠合并糖尿病对母儿均有较大危害，需引起重视。

一、妊娠、分娩对糖尿病的影响

1. 妊娠期　随妊娠周数增加，胎儿对营养物质需求量增加，通过胎盘从母体获取葡萄糖是胎儿能量的主要来源，孕妇血浆葡萄糖水平随着妊娠进展而降低，空腹血糖约降低 10%。原因：①胎儿从母体获取葡萄糖增加；②妊娠期肾血浆流量及肾小球滤过率均增加，但肾小管对糖的再吸收率不能相应增加，导致部分孕妇自尿中排糖量增加；③雌激素和孕激素增加母体对葡萄糖的利用。因此，空腹时孕妇清除葡萄糖能力较非妊娠期增强。妊娠早期空腹血糖较低，应用胰岛素治疗的孕妇如果未及时调整胰岛素剂量，部分孕妇可能会出现低血糖。妊娠中晚期，孕妇体重增加、对胰岛素的敏感性下降、体内拮抗胰岛素样物质增加，如胎盘生乳素、雌激素、孕激素、皮质醇和胎盘胰岛素酶等，为维

Note

持正常糖代谢水平,胰岛素需求量必须相应增加。对于胰岛素分泌受限的孕妇,妊娠期不能代偿此生理变化而使血糖升高,导致原糖尿病加重或出现 GDM。

2. 分娩期 分娩过程中因子宫收缩消耗大量糖原,产妇进食量减少,情绪紧张和疼痛使产妇血糖发生较大波动,若不及时调整胰岛素用量,易发生低血糖及酮症酸中毒。

3. 产褥期 胎盘娩出后,胎盘分泌的激素拮抗胰岛素的作用迅速消失,全身内分泌变化逐渐恢复到非妊娠水平,胰岛素的需要量减少,需及时减少胰岛素剂量,否则易发生低血糖。

二、糖尿病对妊娠、分娩的影响

糖尿病对母儿的危害及其程度取决于糖尿病病情及血糖控制水平。妊娠前及妊娠期血糖控制不满意者,母儿并发症将明显增加。

1. 对孕妇的影响 糖尿病孕妇血糖控制不良妊娠期并发症增多,可使孕妇发生自然流产、妊娠期高血压疾病、羊水过多;严重者发生子痫、胎盘早剥、胎膜早破等;易发生感染,以泌尿系统感染最为常见。产后子宫内膜炎、伤口感染也较多见,感染后易引发酮症酸中毒。

2. 对胎儿及新生儿的影响 可致巨大儿、胎儿生长受限、早产、流产、胎儿畸形、死胎等。分娩时可因巨大儿发生率升高,难产、产道损伤、手术产概率升高。可致新生儿低血糖、高胆红素血症、呼吸窘迫综合征发生率升高,新生儿死亡率增加。

三、护理评估

(一) 健康史

评估孕妇 GDM 的危险因素:①孕妇因素:年龄≥35 岁、妊娠前超重或肥胖、糖耐量异常史、多囊卵巢综合征。②家族史:糖尿病家族史。③妊娠分娩史:不明原因的死胎死产、流产史、巨大胎儿分娩史、胎儿畸形和羊水过多史、GDM 史。④本次妊娠因素:妊娠期发现胎儿大于妊娠周数、羊水过多、反复外阴阴道假丝酵母菌病者。评估本次妊娠经过、产前检查、生活方式、用药情况及病情控制;评估有无肾脏、心血管系统及视网膜病变等合并症情况。

(二) 身体评估

1. 症状 糖代谢紊乱即“三多一少”症状(多饮、多食、多尿或体重减轻),部分孕妇无明显症状。本次妊娠并发羊水过多或巨大胎儿者,应警惕合并糖尿病的可能。

2. 体征 重点评估糖尿病的合并症及产科并发症,如出现饥饿感、软弱无力、面色苍白、大汗、心悸、肌肉颤抖甚至昏迷等低血糖症状;出现食欲减退、恶心、呕吐、嗜睡、深大呼吸且呼气中带有烂苹果味等酮症酸中毒表现。合并泌尿生殖系统感染者,出现尿频、尿痛及阴道分泌物增加。合并皮肤感染者可见皮肤出现疖、痈。

3. 产科情况 评估有无妊娠期高血压疾病、羊水过多、异常分娩、产后出血和感染等产科并发症。

(三) 心理-社会评估

【护考提示】
妊娠合并糖尿病诊断的标准和临床意义。

评估孕产妇及家属对糖尿病相关知识的掌握程度和认知态度,有无焦虑、恐惧心理。能否积极配合医护人员进行各项治疗、检查,以及饮食控制;评估孕产妇社会及家庭支持系统是否完善。

(四) 辅助检查

1. 血糖测定 医疗资源缺乏地区,建议妊娠 24～28 周首先检查空腹血浆葡萄糖(FPG)。FPG ≥5.1 mmol/L,可以直接诊断 GDM,不必行葡萄糖耐量试验;4.4 mmol/L≤FPG<5.1 mmol/L 时,应尽早行葡萄糖耐量试验。首次产前检查时 FPG≥7.0 mmol/L,诊断为 PGDM。妊娠早期 FPG 水平不能作为 GDM 的诊断依据。

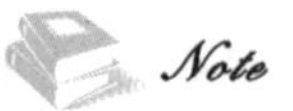

2. 葡萄糖耐量试验(OGTT)　对所有尚未被诊断为 PGDM 或 GDM 的孕妇，在妊娠 24～28 周以及 28 周后首次就诊时行 OGTT。首次 OGTT 结果正常，必要时可在妊娠晚期重复 OGTT。

3. 糖化血红蛋白检查(HbA1c)　可以反映取血前 2～3 个月的平均血糖水平，可作为评估糖尿病长期控制情况的良好指标。

4. 胎儿监护　B 超、胎儿电子监护仪、胎盘功能检查和羊水 L/S 值测定，了解胎儿发育、宫内安危状况和胎儿成熟度。

5. 其他　定期肝肾功能检查、眼底检查、24 h 尿蛋白定量及尿酮体检查。

四、护理诊断

1. 营养失调：低于或高于机体需要量　与糖代谢异常有关。

2. 焦虑　与担心自己身体状况及胎儿预后有关。

3. 有胎儿受伤的危险　与巨大儿、早产、难产、手术产等有关。

五、护理目标

(1) 孕产妇自觉遵守饮食计划，血糖控制良好。

(2) 经健康教育后孕产妇焦虑程度减轻或消失。

(3) 孕产妇及围生儿安全，孕产妇能陈述相关知识。

六、护理措施

(一) 一般护理

1. 饮食指导　营养治疗是糖尿病治疗的基础，是预防和控制糖尿病必不可少的措施。应根据文化背景、生活方式、经济条件和受教育程度进行合理的膳食安排和制订个体化膳食计划。临床上大部分 GDM 孕妇能通过单纯饮食控制，使血糖维持在理想范围内。饮食控制目标：既能保证妊娠期热量和营养需要，又能避免餐后高血糖或饥饿性酮症出现，以保证胎儿正常生长发育。妊娠前标准体重者妊娠早期需要的热量与妊娠前相同；妊娠中期以后，每日摄入热量增加 200 kcal，其中糖类占 50%～60%、蛋白质占 20%～25%、脂肪占 25%～30%，碳水化合物摄取量每日不少于 175 g，避免发生饥饿性酮症；膳食纤维每日摄入量 25～30 g，饮食中可多选用富含膳食纤维的燕麦片、荞麦面等粗杂粮，以及新鲜蔬菜、水果、藻类食物等。同时有计划地增加富含维生素 B_6、钙、钾、铁、锌、铜的食物，如瘦肉、家禽、鱼、虾、奶制品、新鲜水果和蔬菜等。指导孕妇控制每天摄入总热量，少量多餐、定时定量进餐，建议可以在三餐之间少量加餐，并将三餐的能量合理分配，如早餐、午餐、晚餐可按照 1/5、2/5、2/5，或 1/3、1/3、1/3 的比例分配，睡前点心需包含蛋白质及碳水化合物，预防夜间低血糖。

2. 适度运动　运动可促进葡萄糖的利用，并提高外周组织对胰岛素的敏感性，降低血糖、血脂，避免体重增长过度，有利于病情的控制和正常分娩。运动方式以有氧运动为好，如散步、缓慢游泳、太极拳、慢舞等。每餐 30 min 后运动，运动时长可自 10 min 开始，逐步延长至 30 min，循序渐进，每周3～5 次。运动时应做好血糖、心率、胎动等监测及记录。若运动中出现阴道流血、晕厥、胎儿活动减少等情况，应立即停止运动，及时就医。但有下列情况，如心脏病、视网膜病变、双胎妊娠、宫颈机能不全、先兆早产或流产、胎儿发育迟缓、前置胎盘、妊娠期高血压疾病者，或患有 1 型糖尿病的孕妇不宜做运动。

(二) 治疗配合

1. 妊娠期护理　加强妊娠期母儿监护，妊娠早期应每周产前检查 1 次至第 10 周。妊娠中期每 2 周检查 1 次，妊娠 32 周后每周检查 1 次。

(1) 血糖监测：指导孕妇坚持自我血糖监测，建议每日测定空腹及餐后血糖 4～6 次，同时做好监

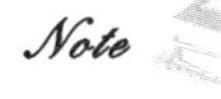

测记录。

①妊娠期血糖控制目标:GDM 餐前及餐后 2 h 血糖值≤5.3 mmol/L 和 6.7 mmol/L;夜间血糖不低于 3.3 mmol/L;HbA1c<5.5%;PGDM 妊娠期餐前及空腹血糖宜控制在 3.3～5.6 mmol/L,餐后 2 h 血糖值 5.6～7.1 mmol/L,HbA1c<6.0%。

②妊娠期血压严格控制在 130/80 mmHg 以下。

③定期体重管理,体重增长量控制在 10～12 kg。

④定期产科检查,了解胎儿发育情况。

(2) 胎儿监护:观察孕妇宫高、腹围变化,B 超检查和胎儿电子监护,监测胎儿宫内情况。指导孕妇妊娠 28 周后每日坚持自数胎动。妊娠 32 周起,每周进行 1 次无应激试验(NST),妊娠 36 周后每周 2 次,了解胎儿宫内储备能力。

(3) 合理用药:控制不达标的 GDM 患者首先推荐使用胰岛素控制血糖,从小剂量开始,并根据病情、妊娠期进展及血糖值加以调整。胰岛素应注意种类、剂型、剂量、注射部位及注射时间,在使用中应注意观察胰岛素的不良反应、低血糖反应、过敏反应及注射部位皮肤的变化。发现异常应及时报告医生,及时处理。

2. 分娩期护理

(1) 密切观察产程进展,必要时给予连续电子胎心监护,产程时间不超过 12 h。发现产程进展缓慢或出现胎心改变,应及时通知医生,并做好阴道助产或剖宫产准备。

(2) 阴道分娩时鼓励产妇进食,保证热量供应。产程中一般停用皮下注射胰岛素。GDM 患者可静脉输注胰岛素,根据测得的血糖值调整静脉输液速度。加强监测,每 1～2 h 监测血糖,及时调整胰岛素用量;剖宫产者在手术当日停止皮下注射胰岛素,改为小剂量胰岛素持续静脉滴注。

(3) 胎儿胎肩娩出时,给予缩宫素 20 U 肌内注射和静脉注射,预防产后出血。

3. 产后护理

(1) 大多数 GDM 患者在分娩后不再需要使用胰岛素,仅少数患者仍需胰岛素控制血糖。妊娠期应用胰岛素者,产后一旦恢复正常饮食,应及时行血糖监测,血糖水平显著异常者,应用胰岛素皮下注射,根据血糖水平调整剂量,分娩后 24 h 内胰岛素的剂量减至原用量的 1/2,48 h 减少到原用量的 1/3;妊娠期无须胰岛素治疗的 GDM 患者,产后可恢复正常饮食,但应避免高糖及高脂饮食。

(2) 新生儿无论体重大小均按高危儿处理,注意保暖和吸氧,尽早开奶。鼓励母乳喂养,产后母乳喂养可减少产妇胰岛素的应用,且子代发生糖尿病的风险下降。新生儿出生后,在 30 min 内行末梢血糖监测,及时发现低血糖。根据血糖监测情况定时滴服葡萄糖液,预防低血糖。密切观察有无低血钙、高胆红素血症及新生儿呼吸窘迫综合征等症状。

4. 加强监护,防止并发症 ①预防感染:患者会阴护理,每日清洗外阴,保持外阴清洁,观察体温、恶露、子宫复旧和伤口情况,必要时应用抗生素。②防治酮症酸中毒和低血糖:告知患者酮症酸中毒和低血糖的诱因、症状和应急措施。指导患者监测血糖,合理调整胰岛素用量,不得自行调整。发生低血糖,立即服用糖水、含糖饮料、饼干、面包等,必要时静脉注射 50%葡萄糖液 40～60 mL。出现酮症酸中毒征象,立即入院治疗;遵医嘱输液、用药,鼓励清醒的患者饮水。

【护考提示】妊娠合并糖尿病产妇分娩的新生儿低血糖预防的方法。

(三) 心理护理

评估孕产妇和家属对妊娠合并糖尿病的相关知识的了解程度、自身疾病现状及自我管理技能;鼓励其参与妊娠糖尿病专业团队的管理,成长为治疗的"主体";积极表达内心的感受,识别并纠正自我管理中的问题,消除紧张情绪,积极配合治疗,将整个妊娠期血糖控制在正常水平。

七、健康教育

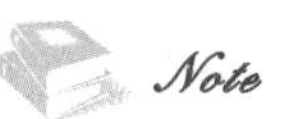

(1) 指导孕产妇和家属了解糖尿病的基本知识和发生并发症的应急处理措施。

(2) 定期监测血糖,按计划进行复查。

(3) 鼓励接受胰岛素治疗的产妇坚持母乳喂养。

(4) 鼓励其积极接受生活方式干预预防糖尿病的发生,产后 6～12 周需进行标准的糖尿病诊断方法筛查糖尿病。

(5) 再次妊娠前应详细咨询医生,判断糖尿病类型和程度,确定能否妊娠。不宜妊娠者,一旦妊娠应尽早终止妊娠。

葡萄糖耐量试验(OGTT)及临床意义

八、护理评价

(1) 孕产妇能够认识到控制饮食的重要性,保持良好的自我照顾能力。

(2) 孕产妇焦虑程度减轻或消失。

(3) 孕产妇妊娠、分娩经过顺利,母婴健康。

任务四　妊娠合并贫血患者的护理

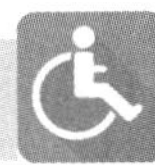

案例引导

案例解析

张女士,27 岁,G_1P_0,因"妊娠 28 周,全身无力、头晕、气短 1 周"收住入院。妊娠前经期长、月经量多,平素挑食,不进食牛奶、鸡蛋和鱼类。自诉妊娠早期早孕反应较重,呕吐、食欲欠佳。查体:血压 92/76 mmHg;脉搏 98 次/分;呼吸 22 次/分;皮肤黏膜苍白;毛发干燥无光泽。实验室检查:血红蛋白 79 g/L,血细胞比容 0.25,血清铁 5.8 μmol/L。

请问:

1. 该孕妇可能存在什么问题?
2. 服用铁剂时的注意事项有哪些?

贫血是由多种病因引起,通过不同的病理过程,使人体外周血红细胞容量减少、低于正常范围下限的一种常见的临床症状。贫血在妊娠各期对母儿均可造成一定危害,在资源匮乏地区严重贫血,也是孕产妇死亡的重要原因之一。在妊娠期各种类型贫血中,缺铁性贫血最常见。

一、贫血对妊娠、分娩的相互影响

1. 对孕妇影响　轻度贫血者对手术和麻醉的耐受能力差;重度贫血可因心肌缺血导致贫血性心脏病;贫血对失血耐受性降低,易发生失血性休克;贫血降低抵抗力,容易并发产褥感染。

2. 对胎儿的影响　孕妇中重度贫血时,经胎盘供氧和提供的营养物质,不能满足胎儿生长发育,容易造成胎儿生长受限、胎儿窘迫、早产或死胎,同时对胎儿远期也构成一定影响。

二、护理评估

(一) 健康史

评估既往有无月经过多或消化道疾病引起的慢性失血性疾病史,如慢性腹泻和胃十二指肠溃疡。有无因不良饮食习惯或胃肠道功能紊乱导致的营养不良病史。

Note

(二) 身体评估

1. 症状 疲乏、困倦和软弱无力是贫血较常见和较早出现的症状。轻者无明显症状,重者可有乏力、头晕、耳鸣、记忆力减退和活动后心悸气短、腹胀、腹泻等。

2. 体征 皮肤、黏膜苍白是贫血的主要体征,以睑结膜、口唇和甲床较明显。另外,可能出现皮肤毛发干燥、脱发、指甲脆薄以及口腔炎、舌炎等。

3. 产科检查 除常规产前检查内容外,重点评估有无妊娠合并贫血可能发生的并发症,如贫血性心脏病、妊娠期高血压疾病、产后出血、感染以及胎儿窘迫和死胎等。

(三) 心理-社会评估

评估孕妇及家属对缺铁性贫血疾病的认知程度;了解孕妇及家属不同妊娠期的心理反应;以及家庭、社会支持系统是否完善等。

(四) 辅助检查

1. 外周血象 呈小细胞低血红蛋白性贫血,血红蛋白<110 g/L,红细胞<3.5×10^{12}/L 或血细胞比容<0.33,红细胞平均体积<80 fL,红细胞平均血红蛋白的浓度<32%,而白细胞及血小板计数均在正常范围。

2. 血清铁测定 能灵敏反映缺铁状况,正常成年妇女血清铁为 7～27 μmol/L,孕妇血清铁<6.5 μmol/L,可诊断为缺铁性贫血。

3. 骨髓检查 诊断困难时可做骨髓检查,骨髓象为红系造血呈轻度或中度增生活跃,以中、晚幼红细胞增多为主,以细胞外铁减少明显。

4. B超和胎儿电子监护仪检查 了解胎儿发育和宫内安危状况。

三、护理诊断

1. 活动无耐力 与贫血引起的组织缺氧有关。

2. 有跌倒的危险 与贫血引起的头晕、眼花等症状有关。

四、护理目标

(1) 孕妇身体状况好转,能够根据自身情况适当活动,无明显不适。

(2) 孕妇积极配合治疗,母儿均安全。

五、护理措施

(一) 一般护理

建议孕妇摄取高铁、高蛋白质及富含维生素 C 食物,以改善体内缺铁现状,如动物肝脏、瘦肉、蛋类、葡萄干及菠菜、甘蓝等深色蔬菜。保持皮肤清洁,防止发生皮肤感染。

【护考提示】妊娠合并贫血的孕妇应在饭后补充铁剂,与维生素 C 同服可提高疗效。

(二) 病情观察

产前检查时常规给予血常规检测,妊娠晚期应重点复查。注意胎儿宫内生长发育状况的评估,并积极预防各种感染。

(三) 治疗配合

去除病因,补充铁剂。如改善饮食,积极治疗消化系统疾病。

妊娠前应积极治疗慢性失血性疾病,改变长期偏食等不良饮食习惯,调整饮食结构,适度增加营养,必要时补充铁剂,以增加铁的储备。

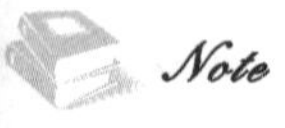

1. 妊娠期 指导孕妇正确使用铁剂,铁剂的补充应首选口服制剂。建议妊娠 4 个月后,血红蛋白值>70 g/L,口服硫酸亚铁,同时服用维生素 C 促进铁的吸收。铁剂对胃黏膜有刺激作用,应饭后或餐中服用。服用铁剂后，铁与肠内硫化氢作用可形成黑色便，应予以解释。服用抗酸药时须与铁剂交错时间服用。用药期间忌饮茶水。对于妊娠末期重度缺铁性贫血或口服铁剂胃肠道反应较重者，可选择右旋糖酐铁或山梨醇深部肌内注射。血红蛋白<70 g/L 时考虑输血，可少量、多次输血以迅速纠正贫血。

2. 分娩期　中度及重度贫血产妇临产应配血备用。临产前遵医嘱给予维生素 K_1、卡巴克洛(安络血)、维生素 C 等，并应配新鲜血备用，产前输血以浓缩红细胞为最好，输血不可过多过快。严密监护产程，加强胎心监护，防止产程延长，必要时行阴道助产以缩短第二产程。当胎儿前肩娩出后肌内注射缩宫素 10 U 或麦角新碱 0.2 mg。若产后出血量多，及时输血。接生过程中应严格执行无菌操作，产时、产后应用广谱抗生素预防感染。

3. 产褥期　密切观察宫缩及阴道流血情况，遵医嘱使用缩宫素促进宫缩，防止产后出血；应用抗生素预防和控制感染。贫血未纠正者继续补铁治疗贫血。重度贫血者不宜哺乳，指导正确的退乳及人工喂养的方法；加强新生儿监护，降低围产儿的死亡率。增加休息和营养，避免疲劳。加强亲子互动，避免产后抑郁。提供避孕指导。

(四) 心理护理

加强护患沟通，耐心倾听孕产妇主诉，缓解孕产妇紧张情绪，告知医疗和护理计划，增加孕产妇的安全感和自信心。及时向孕产妇家属通报病情，减轻家庭成员的焦虑，取得孕产妇与家属的共同配合。

六、健康教育

(1) 加强产褥期保健，保持会阴部清洁，预防感染。

(2) 合理饮食，加强营养，改变不良饮食习惯，增强机体抵抗力。

(3) 轻度贫血者坚持母乳喂养，指导科学的育儿知识和技能。

(4) 监测血红蛋白和全身情况，坚持治疗及随访。

(5) 积极治疗慢性失血性疾病，如月经过多、消化不良和寄生虫病等。

(6) 依据贫血的程度合理安排工作及活动量，重度贫血者需卧床休息，避免因头晕、乏力引起的意外伤害。

七、护理评价

(1) 孕产妇能够根据自身情况适当活动，无明显不适。

(2) 孕产妇积极配合治疗，母儿均安全。

直通护考

一、A1 型题

参考答案

1. 妊娠合并心脏病的孕妇最易发生心力衰竭的时间是妊娠(　　)。

A. 24～28 周　B. 32～34 周　C. 28～32 周　D. 34～36 周　E. 36～38 周

2. 关于妊娠合并心脏病的孕妇产程处理的描述，下列正确的是(　　)。

A. 胎儿娩出后立即给产妇注射吗啡　B. 第一产程不易发生心力衰竭，可进行一般护理

C. 第二产程一般不予手术助产　D. 胎儿娩出后立即给产妇注射麦角新碱

E. 胎盘娩出后立即给产妇注射缩宫素

3. 妊娠合并心脏病的产妇，在分娩时出现“胎儿窘迫”，其原因为(　　)。

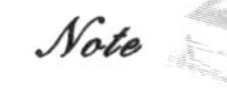

A. 胎儿先天性心脏病　　B. 胎儿畸形　　C. 母体血氧含量不足
D. 胎盘功能减退　　E. 脐带血运受阻

4. 下列关于妊娠合并糖尿病分娩后的处理，不正确的是(　　)。
A. 所生婴儿一律按早产儿处理　　B. 预防产褥感染，保持皮肤清洁
C. 一般不主张母乳喂养　　D. 产后长期避孕，但是最好不用药物避孕及宫内避孕器具
E. 防治酮症酸中毒和低血糖

5. 不会通过胎盘传给胎儿的肝炎病毒类型是(　　)。
A. 甲型肝炎病毒　　B. 乙型肝炎病毒　　C. 丙型肝炎病毒
D. 丁型肝炎病毒　　E. 戊型肝炎病毒

二、A2 型题

1. 孕妇，女，34 岁，初次怀孕，妊娠 16 周出现心慌、气短，经检查发现心功能属于Ⅱ级。经过增加产前检查次数，严密监测妊娠期经过等，目前妊娠 37 周，自然临产。该产妇在分娩期应注意的问题中，描述错误的是(　　)。
A. 常规吸氧　　B. 胎盘娩出后，腹部放置 10 kg 沙袋
C. 注意保暖　　D. 注意补充营养　　E. 采用产钳助产

2. 初孕妇，23 岁，妊娠 38 周，枕左前位，合并先天性心脏病，心功能Ⅱ级，规律宫缩，宫口开大 8 cm，先露 S+1。下列措施正确的为(　　)。
A. 立即行剖宫产术结束妊娠　　B. 待宫口开全后，鼓励产妇屏气缩短第二产程
C. 严密观察产程，宫口开全后行阴道助产，缩短第二产程
D. 给予缩宫素，加强宫缩　　E. 给予洋地黄类药物，预防心力衰竭

3. 张女士，28 岁，妊娠 30 周，妊娠合并糖尿病，自行注射胰岛素治疗，在清晨 2 时惊醒，心慌、出汗，家中无血糖监测仪。此时应立即(　　)。
A. 进食　　B. 测血糖　　C. 测体温　　D. 查尿糖及酮体　　E. 开放静脉

4. 初孕妇，29 岁，妊娠 36 周，近 2 周恶心、呕吐、食欲下降，右季肋部胀痛。查体：皮肤无黄染，肝区叩痛(+)，胎心 144 次/分，头浮，血清转氨酶中度升高，HBsAg(+)，给予重症护理。其理由是(　　)。
A. 易引起胎盘早期剥离　　B. 易发生早产
C. 易合并妊娠期高血压疾病　　D. 易发生产后 DIC　　E. 易发展为肝性脑病

5. 胡某，妊娠 31 周，G_1P_0，自诉头晕、乏力、食欲不佳半月余，胎位、胎心及骨盆测量均正常，血红蛋白 80 g/L，血细胞比容 25%，治疗应首选(　　)。
A. 维生素 B 肌内注射　　B. 右旋糖酐铁　　C. 硫酸亚铁
D. 叶酸　　E. 少量多次输血

6. 孕妇，25 岁，G_1P_0，早孕出现较重的呕吐。现妊娠 8 周，皮肤黏膜苍白，毛发干燥无光泽，活动无力、易头晕。辅助检查：血红蛋白 70 g/L，血细胞比容 0.15，血清铁 6.0 μmol/L。下列妊娠期健康宣教内容，错误的是(　　)。
A. 给予心理支持，减少心理应激　　B. 重点评估胎儿宫内生长发育状况
C. 服用铁剂胃肠道反应较轻者，不需同服维生素 C　　D. 重点监测胎心率变化
E. 应列为高危妊娠，加强母儿监护

(谢　非)

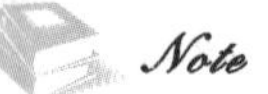

项目七　异常分娩患者的护理

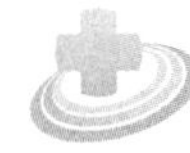

能力目标

1. 能说出产力、产道、胎位异常的分类、处理原则及临床表现。
2. 能学会产程图的绘制方法。
3. 能运用护理程序对异常分娩患者进行整理护理。

本项目 PPT

项目导言

异常分娩，俗称难产，指在分娩过程中，产力、产道、胎儿及产妇社会心理因素相互影响，其中任何一个或一个以上因素发生异常及四个因素间相互不能适应，而使分娩进程受到阻碍，危及产妇和胎儿生命。

异常分娩时，必须早期识别，综合分析产力、产道、胎儿及产妇精神心理因素，如骨盆狭窄可导致宫缩乏力及胎位异常，宫缩乏力亦可引起胎位异常，其中胎位异常和宫缩乏力可以纠正，从而有可能转化为正常分娩。因此，在临床上应找出异常分娩的病因，及时做出正确的判断，恰当处理，使产妇和胎儿安全度过分娩期。

任务一　产力异常患者的护理

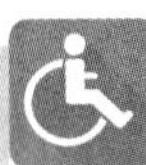

案例引导

患者，28 岁，初产妇，妊娠 40 周，LOA，规律宫缩 18 h，查体：宫口开大 6 cm，胎先露坐骨棘水平上 1 cm，宫缩渐弱，20～30 min 一次宫缩，持续 6～7 min，2 h 后复查，宫口仍开大 6 cm，骨盆外测量正常范围，胎心率 130～135 次/分，规律，无明显的头盆不称。

请问：

1. 该产妇属于哪种产程异常？
2. 首要的护理措施是什么？

案例解析

子宫收缩力是临产后贯穿于分娩全过程的主要动力，具有节律性、对称性、极性及缩复作用的特

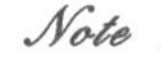

点，任何原因引发的子宫收缩(简称宫缩)的节律性、对称性及极性不正常或收缩力的强度、频率变化均称为子宫收缩力异常。

子宫收缩力异常临床上分为子宫收缩乏力(简称宫缩乏力)和子宫收缩过强(简称宫缩过强)两类，每一类又有协调性及不协调性之分。

一、子宫收缩乏力

(一) 病因

引起子宫收缩乏力的常见原因有以下几个方面。

1. 子宫性因素 任何影响子宫肌纤维正常收缩能力的因素。如子宫壁过度膨胀(如双胎、羊水过多、巨大胎儿妊娠等)，可使子宫肌纤维过度伸展，失去正常收缩能力；子宫畸形、子宫肌瘤、子宫腺肌症、多次妊娠分娩、高龄产妇等均可导致子宫收缩乏力。

2. 产道及胎儿因素 骨盆狭窄、头盆不称或胎位异常时，胎先露部下降受阻，胎先露部不能紧贴子宫下段及子宫颈内口，不能反射性引起子宫收缩。这是继发性子宫收缩乏力最常见的原因。

3. 精神因素 产妇对分娩有恐惧、紧张等精神心理障碍，使大脑皮质功能紊乱，睡眠减少，加之临产后进食不足以及过多体力消耗，水和电解质紊乱，均可导致原发性子宫收缩乏力。多见于初产妇，尤其是35岁以上的高龄初产妇。

4. 内分泌失调 临产后，胎先露部衔接异常的产妇体内乙酰胆碱、缩宫素及前列腺素合成及释放减少，或缩宫素受体量少以及子宫对宫缩物质的敏感性降低，胎儿、胎盘合成与分泌硫酸脱氢表雄酮量减少，均可直接或间接导致子宫收缩力异常。

5. 其他 在产程早期大剂量使用镇静剂、镇痛剂及麻醉剂，可直接抑制子宫收缩。

(二) 分类

1. 协调性宫缩乏力(低张性宫缩乏力) 特点为子宫收缩具有正常的节律性、对称性和极性，但收缩力低下，子宫腔内压力<15 mmHg，宫缩持续时间短，间歇时间长且不规律，每10 min宫缩≤2次。宫缩高峰期，子宫隆起不明显，用手按压子宫底部肌壁可出现凹陷。此种宫缩多为继发性宫缩乏力。

根据宫缩乏力在产程中出现的时间可分为：①原发性宫缩乏力，指产程早期出现的宫缩乏力；②继发性宫缩乏力，产程早期宫缩正常，在产程进展到某一阶段(第一产程活跃期后期或第二产程)减弱，使产程延长或停滞，多伴有胎位(持续枕横位或枕后位)或骨盆异常。

2. 不协调性宫缩乏力(高张性宫缩乏力) 多见于初产妇。临床特点为宫缩失去正常的节律性、对称性，尤其是极性，宫缩的兴奋点来自子宫下段的任何一处或多处，节律不协调，高频率的子宫收缩波由下向上扩散，不能产生向下的合力，致使宫缩时子宫底部较子宫下段弱，子宫腔内压力达20 mmHg，宫缩间歇期子宫壁不能完全放松，使宫口扩张受限，胎先露不能如期下降，属无效宫缩。多属原发性宫缩乏力。

产妇表现持续性腹痛拒按、精神紧张、烦躁不安、体力消耗、产程延长或停滞，严重时可出现水和电解质紊乱、尿潴留、肠胀气、胎儿-胎盘循环障碍，造成胎儿宫内窘迫。

(三) 对母儿的影响

1. 对母体的影响 子宫收缩乏力导致产程延长、产妇体力消耗、肠胀气、尿潴留、水电解质紊乱等既可增加剖宫产率，又可进一步引起产伤、产后出血、胎膜早破和产褥感染等并发症。

2. 对胎儿、新生儿的影响 产程延长，尤其是不协调性宫缩乏力时子宫肌壁不能完全放松，导致胎盘血流障碍，胎儿易发生胎儿窘迫甚至胎死宫内；产程延长导致医疗干预机会增多，产伤增加，新生儿窒息、颅内出血、吸入性肺炎等发病率增加，使新生儿死亡率也相应增加。

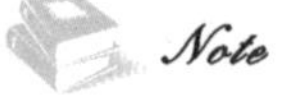

（四）护理评估

1. 健康史　评估本次妊娠经历，查阅产前检查相关资料，了解产妇的身体发育状况、身高与骨盆测量、胎儿大小与头盆关系等。了解产妇婚育史及孕产史。注意评估产妇的精神状态、休息、进食及排泄情况。重点评估宫缩的节律性、对称性、极性、强度与频率以及宫口开大与胎先露下降的情况，从而了解产程的进展。另外，还要评估产妇的支持系统情况。

2. 身体评估　了解临产时间，临产后腹痛部位，评估腹痛持续、间歇时间是否有规律，产妇腹痛时腹壁的硬度，手指按压是否出现凹陷。评估胎心音情况，分析胎心监护宫缩曲线；通过绘制产程图了解产程进展情况。

3. 心理-社会支持状况　主要评估产妇精神状态及其影响因素，了解是否对分娩高度焦虑、恐惧；以前是否有过异常分娩史；产妇及家属的生育理念及对新生儿的看法；分娩相关知识的了解程度；是否有良好的支持系统等。

协调性宫缩乏力者在产程开始时，产妇精神状态良好，无特殊不适，仅表现产程进展缓慢；不协调性宫缩乏力产妇自觉下腹痛持续存在，拒按，腹壁紧张无放松状态，产妇出现焦虑状态，休息差，进食少，甚至出现肠胀气、排尿困难等。由于产程延长，产妇及家属失去阴道分娩的信心，出现焦虑、恐惧情绪，担心母儿安危。

4. 辅助检查

（1）体格检查：测量产妇的生命体征、神志、皮肤弹性等。

（2）骨盆测量及四部触诊法：了解产妇骨盆情况及胎方位和先露部。

（3）监测胎心：多普勒胎心听诊仪监测可及时发现心率减慢、过快或心律不齐。一般情况下，协调性宫缩乏力者胎心变化出现较晚，不协调性宫缩乏力者胎心变化出现较早。

（4）绘制产程图：根据产程图，了解产程进展情况，对于产程延长者及时查找原因并进行处理。

产程进展的标志是宫口扩张和胎先露部下降。临床上对以上两个指标的监护和识别主要依赖于产程图。分娩过程中，将动态监护宫口扩张及胎先露下降的记录连线所形成的曲线图称为产程曲线。绘制产程图可监护产程和及时识别难产。宫缩乏力所导致的产程曲线异常有以下 8 种，可以单独存在，也可以合并存在。

①潜伏期延长：从临产规律宫缩开始至活跃期起点（4～6 cm）称为潜伏期。初产妇＞20 h，经产妇＞14 h 称为潜伏期延长（图 7-1）。

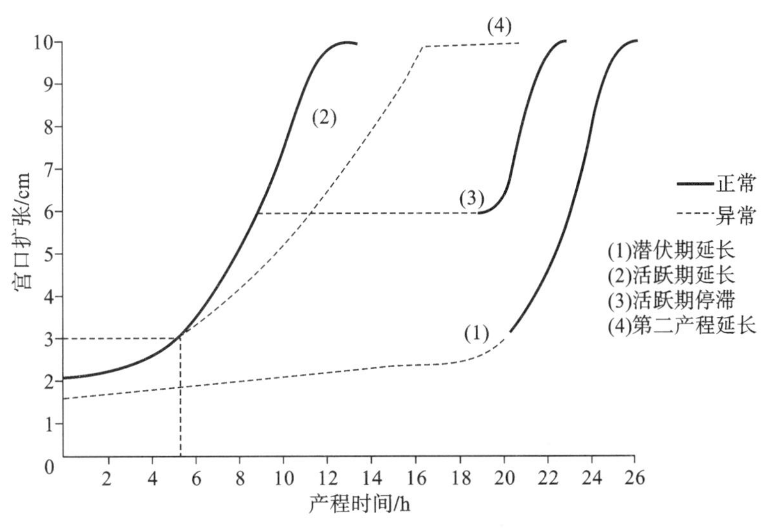

图 7-1　异常的宫口扩张曲线

②活跃期延长：从宫口开大 4～6 cm 至宫口开全称为活跃期。活跃期宫口扩张速度≤0.5 cm/

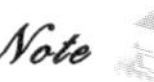

h,称为活跃期延长(图 7-1)。

③活跃期停滞:当破膜且宫口扩张≥6 cm 后,若宫缩正常,宫口停止扩张≥4 h;若宫缩欠佳,宫口停止扩张≥6 h,称为活跃期停滞(图 7-1)。

④第二产程延长:第二产程初产妇超过 3 h、经产妇超过 2 h 且产程无进展,称为第二产程延长(图 7-1)。

⑤第二产程停滞:第二产程达 1 h 胎头下降无进展。

⑥胎头下降延缓:活跃期晚期及第二产程,胎头下降速度初产妇每小时≤1 cm,经产妇每小时≤2 cm。

⑦胎头下降停滞:活跃晚期胎头先露停留在原处不下降达 1 h 以上。

⑧滞产:总产程超过 24 h。

(5) 实验室检查:尿常规检查是否出现尿酮体;生化检查包括电解质、二氧化碳结合力等检查。

(6) 进行 Bishop 宫颈成熟度评分:通过阴道检查了解宫口开大情况、子宫颈管消退程度、子宫颈硬度、子宫颈外口位置、胎先露位置五项指标打分,通过评分评估引产和加强宫缩的成功率。每项满分 2～3 分,总分 13 分。总分≥10 分一般加强宫缩可以成功,7～9 分成功率几乎为 80%,4～6 分成功率几乎为 50%,≤3 分成功率几乎为零,见表 7-1。

表 7-1 Bishop 宫颈成熟度评分

条件	分数			
	0	1	2	3
宫口开大(cm)	0	1～2	3～4	5～6
子宫颈管消退(未消退 2～3 cm)	0～30%	40%～50%	60%～70%	80%～100%
胎先露位置(坐骨棘水平=0)	−3	−2	−1～0	+1～+2
子宫颈硬度	硬	中	软	
子宫颈外口位置	后	中	前	

(五) 护理诊断/护理问题

1. 疼痛 与子宫收缩不协调有关。

2. 焦虑 与担心自身及胎儿安全有关。

3. 疲乏 与产程延长、产妇体力消耗有关。

(六) 护理目标

(1) 产妇能说出增加舒适感的方法。

(2) 产妇焦虑减轻。

(3) 产妇能在产程中保持良好的体力。

(七) 护理措施

1. 预防宫缩乏力的发生 加强妊娠期保健、按时产前检查、产时加强监护。

2. 一般护理 通过关心安慰产妇,消除其紧张心理,遵医嘱给予镇静剂保证产妇充分休息,在充分休息的前提下,宫缩间歇期鼓励产妇加强活动。遵医嘱补充营养、水和电解质,鼓励产妇多进食易消化、高热量食物;嘱产妇排空膀胱和直肠。

3. 加强产程观察 主要观察宫缩情况、胎心音变化、产程进展情况和产妇的生命体征。及早发现异常分娩,减少产妇衰竭及胎儿窘迫机会。当产妇腹痛时,记录腹痛开始时间、结束时间以及两次腹痛之间的间隔时间;腹痛剧烈时手指放在子宫体处,感觉腹壁硬度,将手指下压腹壁观察能否下压

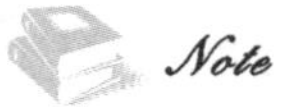
Note

出凹陷。

4. 治疗配合

(1) 协调性宫缩乏力:先应寻找原因,如发现有头盆不称,估计不能从阴道分娩者,应及时行剖宫产术,如判断无头盆不称和胎位异常,无胎儿窘迫征象,估计能从阴道分娩者,则应考虑实施加强宫缩的措施。常用的方法:①针刺穴位,如合谷、三阴交;②刺激乳头加强宫缩;③人工破膜:宫口扩张 3 cm 或以上、无头盆不称、胎头已衔接者,在宫缩间歇期行人工破膜加强宫缩;④缩宫素的静脉滴注,将缩宫素 2.5 U 加入 0.9%生理盐水 500 mL 中摇匀,从 4～5 滴/分开始静滴并观察反应,根据宫缩的强弱进行调节,最大剂量不超过 60 滴/分。维持宫缩时子宫腔内压力达 50～60 mmHg,宫缩间歇 2～3 min,持续 40～60 s。缩宫素静脉滴注过程中,应专人监护,严密观察胎心、血压、宫缩、宫口扩张及胎先露下降情况。若出现 10 min 内宫缩超过 5 次、宫缩持续 1 min 以上或胎心率有变化,应立即停止滴注缩宫素;如发现血压升高,应减慢滴速。

经上述处理产程无进展或出现胎儿窘迫,产妇衰竭等应做好剖宫产术的准备;若宫口开全,胎头双顶径已通过坐骨棘平面,等待自然分娩,或配合医生行阴道助产术。第三产程应预防产后出血和感染。

(2) 不协调性宫缩乏力:首先调节子宫不协调收缩,使其变为协调性宫缩后,按协调性宫缩乏力处理。常用方法:遵医嘱给予强镇静剂如哌替啶 100 mg 肌内注射、吗啡 10 mg 肌内注射或地西泮 10 mg 静脉推注,使产妇充分休息,并做好心理护理稳定其情绪,多数产妇能恢复为协调性宫缩,转为协调性宫缩后仍乏力者,按协调性宫缩乏力处理。若宫缩仍不协调或伴有胎儿窘迫而短时间不能结束分娩者,应及时通知医生,并做好剖宫产术和抢救新生儿的准备。

5. 预防产后出血和产褥感染　产后密切观察子宫复旧和恶露情况,做好会阴部护理,遵医嘱给予抗生素治疗和护理。

(八) 护理评价

(1) 产妇在待产和分娩过程中能够获得支持,满足产妇的基本需求且舒适度增加。

(2) 产妇没有发生水和电解质紊乱及酸中毒的问题。

(3) 母儿安全度过分娩期,产后 24 h 内出血量小于 500 mL。

二、子宫收缩过强

(一) 病因

目前尚不是十分清楚,但与以下因素有关。

(1) 急产几乎都发生于经产妇,其主要原因是软产道阻力小。

(2) 缩宫素使用不当,如剂量过大、个体对缩宫素过于敏感。

(3) 其他,如产妇精神过度紧张、过度疲劳、胎膜早破、胎盘早剥及多次子宫腔内操作等,均有可能导致子宫收缩过强。

(二) 分类

1. 协调性宫缩过强　表现为子宫收缩的节律性、对称性和极性均正常,仅宫缩过强(子宫腔内压力＞50 mmHg)、过频(10 min 内有 5 次或以上的宫缩且持续达 60 s 或更长)。若产道无阻力,宫口在短时间内迅速开全,分娩总产程不足 3 h 称为急产,多见于经产妇。产妇往往有痛苦面容,大声喊叫。若伴头盆不称、胎位异常或瘢痕子宫有发生子宫破裂的可能。

2. 不协调性宫缩过强　有两种表现。

(1) 强直性子宫收缩:发生并非由于子宫肌组织功能异常,而是由于外界因素造成子宫颈内口以上部分子宫肌层出现强直性痉挛性收缩。产妇持续性腹痛、拒按腹部、烦躁不安。胎位触诊不清,胎心音听不清。合并产道梗阻可出现病理性缩复环、血尿等先兆子宫破裂的征象。

(2) 子宫痉挛性狭窄环：子宫壁局部平滑肌持续不放松呈痉挛性不协调性收缩所形成的环状狭窄。狭窄环可发生在子宫颈、子宫体的任何部位，多在子宫上下段交界处，也可在胎体某一狭窄部，如胎颈、胎腰。产妇持续性腹痛、烦躁，子宫颈扩张缓慢，胎先露下降停滞，胎心率不规则，时快时慢。此环与病理性缩复环不同，其特点是不随宫缩上升，阴道检查可触及狭窄环(图 7-2)。

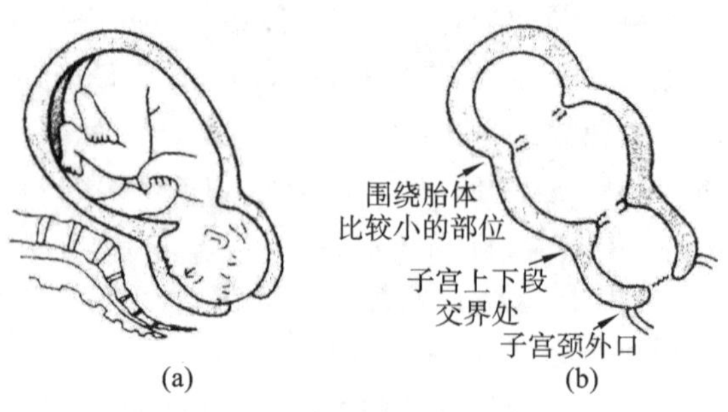

图 7-2　子宫痉挛性狭窄环

(a) 狭窄环围绕宫颈；(b) 狭窄环容易发生的部位

(三) 对母儿的影响

1. 对产妇的影响　宫缩过强、过频，产程过快，可致初产妇子宫颈、阴道及会阴撕裂；胎先露部下降受阻可发生子宫破裂；接产时来不及消毒可致产褥感染；胎儿娩出后子宫肌纤维缩复不良易发生胎盘滞留或产后出血。

2. 对胎儿及新生儿的影响　宫缩过强、过频影响子宫胎盘的血液循环，胎儿在子宫内缺氧，易发生胎儿窘迫、新生儿窒息甚至死亡。胎儿娩出过快，使胎头在产道内受到的压力突然解除，可致新生儿颅内出血。无准备的分娩，来不及消毒的接生，使新生儿易发生感染、坠地并导致骨折、外伤。

(四) 护理评估

1. 健康史　通过询问和查看产前检查记录了解本次妊娠情况，核实临产时间、宫缩情况等。了解产妇的分娩经历。经产妇要了解有无急产史和既往分娩情况。

2. 身心状况　评估腹痛程度，宫缩频率和产程进展情况。急产导致产妇及家属无思想准备，产妇多有恐惧和无助感，担心胎儿和自身的安危。

3. 辅助检查　产程过程中重点检查尿常规和病理性缩复环，预防先兆子宫破裂；产后重点检查有无软产道裂伤，新生儿有无外伤、颅内出血等并发症。

(五) 护理诊断/护理问题

1. 疼痛　与宫缩过强、过频有关。

2. 焦虑　与担心自身及胎儿安危有关。

(六) 护理目标

(1) 产妇能应用减轻疼痛的常用技巧。

(2) 产妇焦虑减轻。

(3) 产妇能陈述子宫收缩过强对母儿的危害，并能配合处理。

(七) 护理措施

1. 预防宫缩过强对母儿的损伤

1) 协调性宫缩过强

(1) 有急产史(包括家族有急产史)的产妇，在预产期前 1～2 周不宜外出远走，以免发生意外，有条件应提前住院待产。临产后慎用缩宫素及各种加强宫缩的措施，如灌肠、人工破膜等。提前做好接生及抢救新生儿窒息的准备工作。

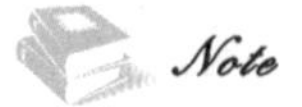

(2) 对已发生产程进展过快的产妇，可指导产妇于每次宫缩时张嘴哈气，不要向下屏气，减缓分娩速度，为消毒会阴、做好接生准备赢得时间。如果分娩无法避免时，护理人员可采取紧急接生的方法。

(3) 急产来不及消毒及新生儿坠地者，新生儿应肌注维生素 K_1 10 mg 预防颅内出血，并尽早肌注破伤风抗毒素 1500 U 和抗生素预防感染。产后仔细检查子宫颈、阴道、外阴，若有撕裂应及时缝合，并给予抗生素预防感染。

2) 不协调性宫缩过强

(1) 强直性子宫收缩：应及时给予宫缩抑制剂，如特布他林或硫酸镁抑制宫缩。若合并产道梗阻，应立即行剖宫产术。

(2) 子宫痉挛性狭窄环：应寻找引起子宫痉挛性狭窄环的原因，及时给予纠正，停用缩宫药物及阴道内操作。若无胎儿窘迫征象，可给予镇静剂，一般可消除异常宫缩。当宫缩恢复正常时，可行阴道助产或等待自然分娩。若经上述处理，子宫痉挛性狭窄环不能缓解，宫口未开全，胎先露部高浮，或伴有胎儿窘迫征象，均应行剖宫产术。

2. 缓解疼痛，减轻焦虑的护理　通过交谈分散待产妇注意力，减轻其焦虑和紧张，鼓励产妇深呼吸，按摩背部缓解疼痛。宫缩过强时遵医嘱给予宫缩抑制剂，如 25%硫酸镁 20 mL 加入 25%葡萄糖 20 mL 缓慢静脉推注，不少于 5 min。若属于梗阻性原因，应停止一切刺激。如无胎儿窘迫征象，可给予镇静剂，如哌替啶 100 mg 或吗啡 10 mg 肌注，一般可纠正异常宫缩。若宫缩恢复正常，可行阴道助产或等待自然分娩。如经上述处理不能缓解，则行剖宫产术。

【护考提示】
子宫收缩乏力是临床上最常见的产力异常类型，其病因复杂，导致难产，应全面分析。学会区分协调性宫缩乏力与不协调性宫缩乏力。

3. 正确处理分娩期　做好急产新生儿颅内出血等外伤的治疗护理。

(八) 护理评价

(1) 产妇能配合应用减轻疼痛的技巧，舒适度增加。

(2) 产妇顺利经过分娩期，产后 24 h 内阴道出血量小于 500 mL，母儿平安出院。

任务二　产道异常患者的护理

产道异常包括骨产道异常及软产道的异常。它可使胎儿娩出受阻，临床上以骨产道异常为多见。分娩时应通过产前检查，评估骨盆大小及形态，明确骨盆狭窄的类型和程度，并结合产力及胎儿等因素，综合判定，决定分娩方式。

一、骨产道异常

(一) 分类

骨盆径线过短或形态异常，致使骨盆腔小于胎先露部，阻碍胎先露部下降，影响产程顺利进展，称为狭窄骨盆。具体分类如下。

1. 骨盆入口平面狭窄　常见于扁平骨盆。骨盆入口平面横径正常，以入口平面前后径狭窄为主，入口平面前后径≤10 cm。常见以下两种类型。

(1) 单纯扁平骨盆：骨盆入口呈横扁圆形，骶岬向前下方突出，使骨盆入口前后径缩短而横径正常(图 7-3)。

(2) 佝偻病性扁平骨盆：骨盆入口呈横的肾形，骶岬向前突，骨盆入口前后径短，骶骨变直向后翘，尾骨呈钩状突向骨盆出口平面。坐骨结节外翻，耻骨弓角度增大，骨盆出口横径变宽(图7-4)。

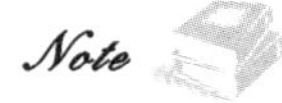

2. 中骨盆平面狭窄 中骨盆平面狭窄较骨盆入口平面狭窄更常见，主要见于男型骨盆及类人猿型骨盆，以坐骨棘间径及中骨盆后矢状径狭窄为主。

3. 骨盆出口平面狭窄 常与中骨盆平面狭窄相伴行，主要见于男型骨盆，以坐骨结节间径及骨盆出口后矢状径狭窄为主。中骨盆平面和骨盆出口平面的狭窄常见以下两种类型。

(1) 漏斗形骨盆：骨盆入口各径线值正常，两侧骨盆壁内收，状似漏斗而得名。其特点是中骨盆及骨盆出口平面均明显狭窄，使坐骨棘间径和坐骨结节间径缩短，坐骨切迹宽度<2 横指，耻骨弓角度<90°，坐骨结节间径加骨盆出口后矢状径<15 cm，常见于男型骨盆。

(2) 横径狭窄骨盆：骨盆各平面横径均缩短，入口平面呈纵椭圆形。常因中骨盆及骨盆出口平面横径狭窄导致难产。

4. 骨盆三个平面均狭窄 见于均小骨盆。骨盆外形属于正常女型骨盆，但骨盆的三个平面各径线均比正常值小 2 cm 或更多，称为均小骨盆，多见于身材矮小、体型匀称的妇女。

5. 畸形骨盆 骨盆失去正常形态和对称性，如骨软化症骨盆、外伤及骨关节所致的偏斜骨盆，较少见(图 7-5)。

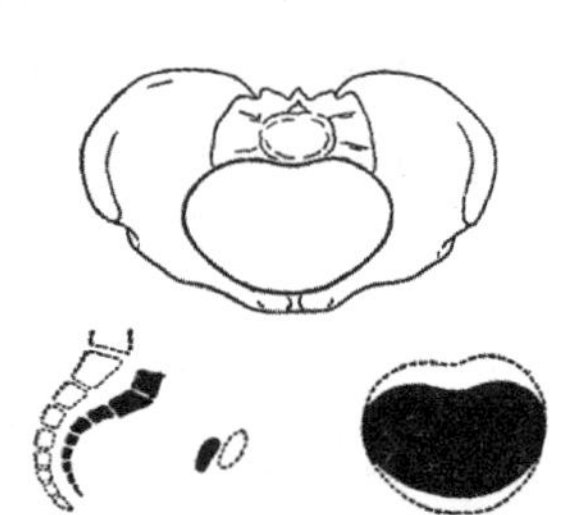

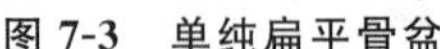

图 7-3 单纯扁平骨盆

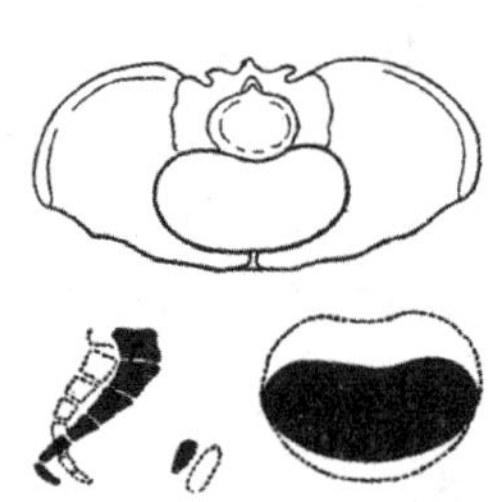

图 7-4 佝偻病性扁平骨盆

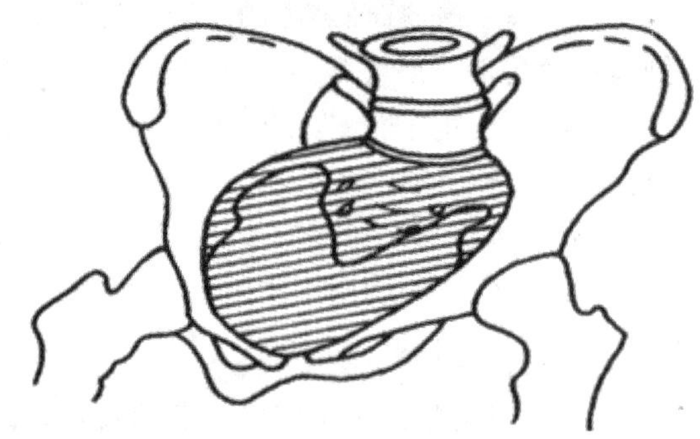

图 7-5 偏斜骨盆

(二) 对母儿的影响

1. 对产妇的影响 骨盆入口平面狭窄，容易发生胎位异常引起继发性宫缩乏力，导致产程延长或停滞。中骨盆平面狭窄，容易发生持续性枕横位或枕后位。胎头长时间嵌顿于产道内，压迫软组织引起局部缺血、水肿、坏死、脱落，于产后形成生殖道瘘；胎膜早破及手术助产可使感染机会增加。严重梗阻性难产若不及时处理，可导致先兆子宫破裂，甚至子宫破裂，危及产妇生命。

2. 对胎儿、新生儿影响 胎膜早破若伴有脐带脱垂，可引起胎儿窘迫、胎死宫内、新生儿窒息及死亡等。产程延长、胎头受压、手术助产易发生颅内出血、新生儿产伤和感染。

(三) 护理评估

1. 病史询问 产妇既往是否患佝偻病、脊柱和髋关节结核、脊髓灰质炎及骨外伤等。经产妇更应详细询问既往分娩史、有无难产史或阴道助产、新生儿有无产伤史等。

2. 身体评估 观察产妇体型、步态有无异常。身高<145 cm 者应警惕均小骨盆。通过骨盆内测量和外测定骨盆大小，CT 和 MRI 检查可精确测量骨盆腔大小。产科超声检查了解胎儿、胎位和骨盆关系。重点在正确识别骨产道异常的类型。

1) 骨盆入口平面狭窄

(1) 胎先露和胎方位异常：狭窄骨盆孕产妇异常胎位如臀先露、肩先露或面先露等发生率是正常骨盆者 3 倍以上。如果胎先露部是头：若跨耻征阴性，经一定时间试产，胎头可调整为前不均倾位或仰伸位入盆，胎头双顶径通过入口平面，胎儿可经阴道分娩；若跨耻征阳性，胎头不能入盆，强行经阴道分娩可致子宫破裂。

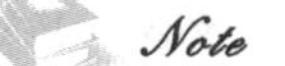

(2) 产程进展异常：根据骨盆狭窄程度、胎位情况、胎儿大小及产力强弱情况表现各异。骨盆入

口平面狭窄，常导致继发性宫缩乏力，潜伏期延长或活跃期早期延长。

(3) 其他：胎膜早破及脐带脱垂等分娩期发病率升高。

2) 中骨盆平面狭窄

(1) 胎方位异常：胎头衔接后下降至中骨盆平面时，由于中骨盆横径狭窄致使胎头内旋转受阻，双顶径受阻于中骨盆狭窄部位，导致持续性枕后(横)位，经阴道分娩受阻。

(2) 产程进展异常：胎头多位于宫口近开全时完成内旋转，因持续性枕后(横)位引起继发性宫缩乏力，多导致第二产程延长甚至停滞。

(3) 其他：胎头变形、软组织水肿、产瘤较大，严重者发生胎儿颅内出血，头皮血肿及胎儿窘迫等。阴道助产可导致严重的会阴、阴道损伤和新生儿产伤。

3) 骨盆出口平面狭窄　常与中骨盆平面狭窄并存。易致继发性宫缩乏力和第二产程停滞，胎头双顶径不能通过骨盆出口平面。不宜强行阴道试产，否则会导致严重的软产道破裂及新生儿产伤。

3. 相关检查

(1) 跨耻征检查：产妇已进入产程但胎头仍未衔接入盆者，应行跨耻征检查。具体方法：产妇排空膀胱仰卧，两腿伸直，检查者将手放在耻骨联合上方，将浮动的胎头向骨盆腔方向推压，若胎头低于耻骨联合平面表示头盆相称，称为跨耻征阴性；若胎头与耻骨联合在同一平面，称为跨耻征可疑阳性，可能存在头盆不称，也可能为骨盆倾斜度过大所致；若胎头高于耻骨联合平面，则表示头盆明显不称，称为跨耻征阳性(图 7-6)。

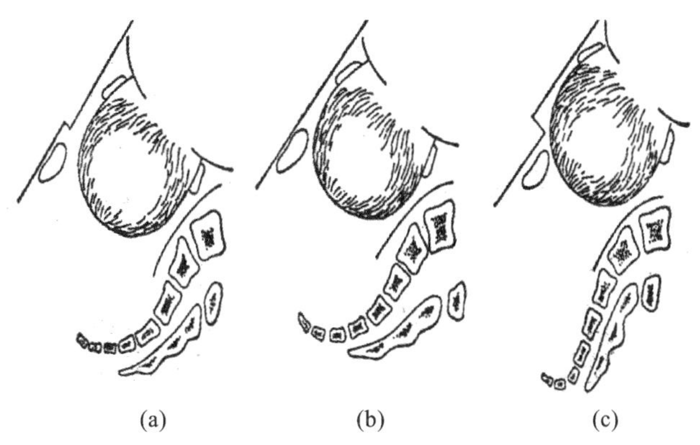

图 7-6　跨耻征阳性

(a) 头盆相称；(b) 头盆可能不称；(c) 头盆不称

(2) B 超检查：观察胎先露与骨盆的关系，测量胎头双顶径、胸径、腹径、股骨长度，预测胎儿体重，判断能否顺利通过骨产道。

(四) 护理诊断

1. 焦虑　与分娩过程的结果未知有关。

2. 潜在并发症　子宫破裂、胎儿窘迫。

(五) 护理要点

(1) 密切观察产程及胎儿情况。产程开始进展缓慢，且伴有胎先露衔接障碍，多为骨盆入口平面狭窄；产程开始正常，进入中期后停滞，多为中骨盆狭窄所致。密切观察胎儿子宫内情况。

(2) 骨盆异常的护理配合。

①骨盆入口平面狭窄：有明显头盆不称，骶耻外径≤16 cm，入口平面前后径≤8 cm，胎头跨耻征阳性者，足月活胎不能经阴道分娩。需在临近预产期或临产后按医嘱做好剖宫产术的术前准备和护理；轻度头盆不称者，严密监护下可以试产 2～4 h，试产过程中护理要点如下。

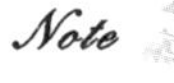

a. 专人守护,密切观察,注意休息,保持良好的体力。

b. 密切观察胎儿情况及产程进展情况,若发现胎儿窘迫、子宫先兆破裂征象或试产 2～4 h 胎头仍未入盆,应通知医生,停止试产,并做好剖宫产术的术前准备。

②中骨盆平面狭窄:若宫口已开全,胎先露降至坐骨棘水平以下,做好阴道助产手术护理,备好胎头吸引器、产钳等助产器械包,做好抢救新生儿窒息的护理准备。若胎先露降至坐骨棘水平以上,或胎儿出现窘迫,应做好剖宫产术的术前护理。

③骨盆出口平面狭窄:坐骨结节间径加骨盆出口后矢状径＞15 cm,多行阴道助产结束分娩;若≤15 cm,则行剖宫产术结束分娩。

(3) 提供心理支持、信息支持。

(4) 预防产后出血和感染:胎儿娩出后,及时按医嘱使用缩宫素、抗生素,预防产后出血及感染。保持外阴清洁,每日冲(擦)洗会阴 2 次,使用消毒会阴垫。

二、软产道异常

软产道由阴道、子宫颈、子宫下段及骨盆底软组织、会阴构成。软产道异常同样可导致异常分娩。软产道异常与先天发育异常及后天疾病因素有关。

(一) 分类及特点

1. 阴道异常

(1) 阴道横隔:多位于阴道上、中段,在阴道横隔中央或稍偏一侧常有一小孔,易被认为子宫颈外翻。阴道横隔影响胎先露部下降,当阴道横隔被撑薄,此时可在直视下自小孔处将阴道横隔作 X 形切开,待分娩结束后再切除剩余的阴道横隔。当阴道横隔坚硬且高,阻碍胎先露部下降,则需行剖宫产术结束分娩。

(2) 阴道纵隔:阴道纵隔若伴有双子宫、双子宫颈,位于一侧子宫内的胎儿下降,通过该侧阴道分娩时,纵隔被推向对侧,分娩多无阻碍。当阴道纵隔发生于单子宫颈时,有时纵隔位于胎先露部的前方,胎先露部继续下降,若纵隔薄可自行破裂,分娩无阻碍。若纵隔厚阻碍胎先露部下降时,需在纵隔中间剪断,待分娩结束后,再剪除剩余的纵隔,用可吸收线间断或连续锁边缝合残端。

(3) 阴道包块:包括阴道囊肿、阴道肿瘤、阴道尖锐湿疣。囊肿于临产前穿刺抽出囊液后,经阴道分娩,待分娩后再选择时机进行处理。较大肿瘤、阴道尖锐湿疣可阻碍胎先露部下降,应行剖宫产术。

2. 子宫颈异常

(1) 子宫颈粘连和瘢痕:多为损伤性刮宫、感染、手术和物理治疗所致。子宫颈粘连和瘢痕易致子宫颈性难产。轻度的子宫颈膜状粘连可试行粘连分离、机械性扩展或子宫颈放射状切开,严重时则行剖宫产术。

(2) 子宫颈坚韧:多见于高龄初产妇,子宫颈成熟不良,缺乏弹性或精神过度紧张使子宫颈挛缩,子宫颈不易扩张。分娩时可于子宫颈两侧各注入 0.5%利多卡因 5～10 mL,若不见缓解,应行剖宫产术。

(3) 子宫颈水肿:多见于扁平骨盆、持续性枕后位或滞产。宫口未开全时过早使用腹压所致。分娩时影响子宫颈扩张。轻者可抬高产妇臀部,减轻胎头对子宫颈的压力,也可在子宫颈两侧注入 0.5%利多卡因 5～10 mL,待宫口近开全时,用手将水肿的子宫颈前唇上推,使其逐渐越过胎头双顶径,即可经阴道分娩,无效则行剖宫产术。

(4) 子宫颈癌:癌肿质硬而脆,经阴道分娩易致子宫颈裂伤、出血及癌肿扩散,应行剖宫产术。

【护考提示】

掌握常见的骨产道异常的类型及其特点、诊断狭窄骨盆的主要方法及对于产道异常者护理的要点。

(二) 处理原则

根据局部组织的病变种类、程度及对阴道分娩的影响综合而定。

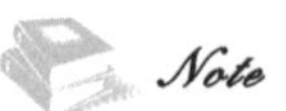

任务三　胎位异常患者的护理

分娩时除枕前位为正常胎位外，其余均为异常胎位，是造成难产的主要因素，包括头先露、臀先露及肩先露等胎位异常，最常见的胎位异常为头位难产，即以胎头先露的难产。

一、持续性枕后位和持续性枕横位

在分娩过程中，胎头以枕后位或枕横位衔接，如胎头枕骨持续不能转向前方，直至分娩后期仍然位于母体骨盆的后方或侧方，致使分娩发生困难者，称为持续性枕后位或持续性枕横位。

（一）病因

多见于中骨盆平面狭窄者，如男型骨盆、类人猿型骨盆。凡是导致胎头俯屈不良、内旋转受阻、宫缩乏力等因素均可引起。

（二）产程特点

1. 临产后胎头衔接较晚及俯屈不良　由于分娩后胎头枕后部衔接导致胎头俯屈不良及下降缓慢，子宫颈不能有效扩张及反射性刺激内源性缩宫素释放，易致协调性宫缩乏力，第二产程延长。此外，由于胎头枕部压迫直肠，产妇自觉肛门坠胀及有排便感，宫口未开全时过早使用腹压，产妇体力消耗过大，子宫颈前唇水肿，使胎头下降延缓或停滞，产程延长。若在阴道口见到胎发，经多次宫缩屏气不见胎头继续下降时，应考虑持续性枕后位的可能。

2. 腹部触诊　前腹壁可以触及胎儿肢体，胎背偏向母体后方或侧方，且胎心易在胎儿肢体侧闻及。

3. 肛门检查或阴道检查　枕后位时，检查触及盆腔后部空虚，胎头矢状缝位于骨盆斜径上，前囟在骨盆前方，后囟在骨盆后方。枕横位时，胎头矢状缝位于骨盆横径上，前囟、后囟分别位于骨盆的两侧。

（三）对母儿的影响

1. 对母体的影响　胎位异常导致继发性宫缩乏力，使产程延长；阴道助产易发生软产道损伤、产后出血及感染、生殖道瘘等。

2. 对胎儿的影响　胎儿窘迫和新生儿窒息，使围生儿死亡率升高。

（四）分娩机制

在无头盆不称的情况下，大多数枕后位及枕横位在强有力的宫缩作用下，可使胎头枕部向前旋转为枕前位。若分娩过程中不能自然转为枕前位，其分娩机制如下。

1. 枕横位　临床上多需助产士徒手或借助胎头吸引器将胎头转成枕前位娩出。

2. 枕后位　胎头俯屈较好，以前囟门为支点，胎头先俯屈，娩出胎头顶部、枕部，继而胎头仰伸，娩出额、鼻、口、颏。此种分娩方式常见。胎头俯屈不良，以鼻根为支点，胎头先俯屈，娩出胎头前囟、顶部、枕部，继而胎头仰伸，娩出鼻、口、颏。此种分娩方式常需阴道手术助产。

（五）护理要点

（1）嘱产妇侧卧位，给予背部按摩，教其放松、减轻疼痛技巧。

（2）严密观察胎心及产程进展；宫口未开全时，嘱产妇不要过早屏气用力以防子宫颈水肿。

（3）若产力欠佳，可遵医嘱给予缩宫素促进产程进展，做好缩宫素使用过程中的护理要点。

（4）做好阴道助产术的准备并给予配合：当胎头双顶径达坐骨棘平面以下 2 cm 或更多时，配合

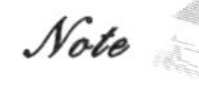

医生行胎头吸引术或产钳术。

二、臀先露

臀先露即臀位，是常见的胎位异常，占妊娠足月分娩总数的3%～4%。因胎头比胎臀大，且分娩时后出胎头无明显颅骨变形，往往造成娩出困难，加之胎膜早破、脐带脱垂较多见，使围生儿死亡率升高。

（一）临床分类

根据胎儿两下肢所取的姿势臀先露可分为以下几类（图7-7）。

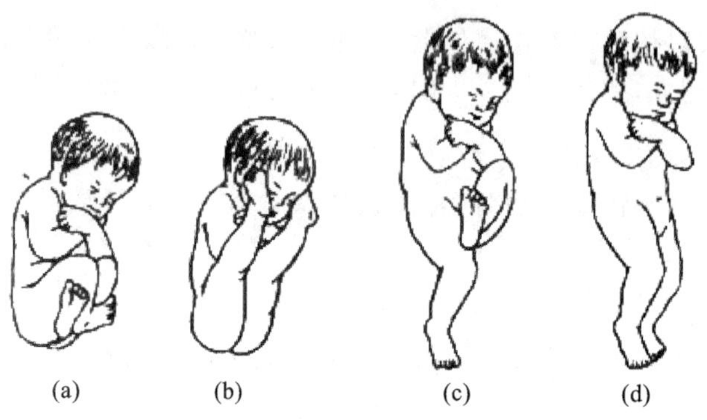

图7-7　臀先露的种类

(a) 混合臀先露；(b) 单臀先露；(c) 单足先露；(d) 双足先露

臀位助产术虚拟仿真视频

1. 单臀先露　又称腿直臀先露，最多见。胎儿双髋关节屈曲以及双膝关节伸直，先露部位为胎儿臀部。

2. 完全臀先露　又称混合臀先露。胎儿双髋关节及双膝关节均屈曲，先露部位为胎儿臀部及双足。

3. 不完全臀先露　较少见，胎儿以单足或双足、单膝或双膝、或单足单膝为先露。膝先露一般是暂时的，产程开始后常转为足先露。

（二）病因

胎儿在子宫腔内活动范围过大或胎儿在子宫腔内活动范围受限、胎头衔接受阻均可导致臀先露。

（三）临床表现

（1）孕妇常感肋下有圆而硬的胎头，临产后常导致宫缩乏力，子宫颈扩张缓慢，致使产程延长。足先露时易发生胎膜早破和脐带脱垂。

（2）腹部检查：子宫呈纵椭圆形，胎儿纵轴与母体纵轴一致。在子宫底部可触到圆而硬、按压时有浮球感的胎头；在耻骨联合上方可触到不规则、软而宽的胎臀，胎心在脐左（或右）上方听得最清楚。

（3）肛门检查及阴道检查：肛门检查时，可触及软而不规则的胎臀或触到胎足、胎膝。阴道检查时，如胎膜已破可直接触到胎臀、外生殖器及肛门。手指放入胎儿肛门内有环状括约肌收缩感，取出手指可见有胎粪。

（4）B超检查：能准确探清臀先露类型以及胎儿大小、胎头姿势等。

（四）对母儿的影响

1. 对产妇的影响　容易发生胎膜早破、继发性宫缩乏力及产程延长，产褥感染及产后出血的机会增加。

2. 对胎儿及新生儿的影响　胎膜早破易致早产，脐带脱垂发生率是头先露的 10 倍；胎儿窘迫、脊柱损伤、脑幕撕裂、新生儿窒息、臂丛神经损伤等并发症发生率升高。

（五）护理要点

1. 协助医生纠正胎位　妊娠 30 周后仍为臀先露者，应采取以下方法纠正。

（1）胸膝卧位（图 7-8）：孕妇排空膀胱，松解裤腰带，行胸膝卧位，每日 2～3 次，每次 15 min，一周后复查。

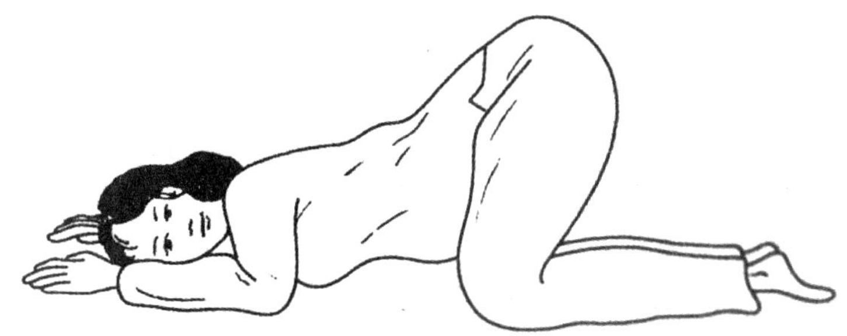

图 7-8　胸膝卧位

（2）激光照射或艾灸至阴穴：每日 1～2 次，每次 15～30 min，1～2 周为一个疗程。

（3）外倒转术：上述方法无效者，于妊娠 32～34 周行外倒转术。外倒转术有发生胎盘早破、脐带脱垂等并发症的可能，应在 B 超引导及胎儿电子监护下进行以提高安全性。

2. 产程观察护理　产妇待产过程中，尽可能卧床休息，禁止灌肠。密切监护胎心音变化，若发生胎膜早破，应立即监测胎心音，抬高床尾，若出现胎儿窘迫现象，及时报告医生，慎防脐带脱垂。

3. 助产协助护理　接生前，应先予导尿排空膀胱，做好接生和抢救新生儿窒息的准备。初产妇应予以会阴侧切术。臀位阴道助产术包括臀助产（胎儿脐至头由接生者协助娩出）及臀牵引（胎儿从脚到头均由接生者牵拉娩出，通常因对胎儿损伤大而禁用）。

4. 做好剖宫产术术前准备　有手术指征者尽快做好相关术前准备。

5. 第三产程　仔细检查新生儿有无产伤，检查胎盘、胎膜及软产道。遵医嘱应用宫缩剂及抗生素，预防产后出血和感染。

外倒转术

【护考提示】持续性枕横（后）位阴道试产的指征及护理要点；最常见的胎位异常，掌握纠正胎位的方法。

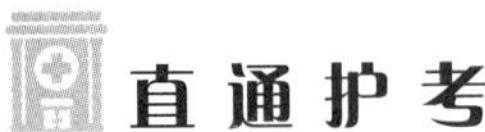

直通护考

参考答案

一、A1 型题

1. 初产妇第二产程延长是指第二产程时间超过（　　）。

A. 1 h　　B. 2 h　　C. 3 h　　D. 4 h　　E. 5 h

2. 导致继发性宫缩乏力的最常见原因是（　　）。

A. 子宫因素　　B. 精神因素　　C. 产道或胎儿因素
D. 药物因素　　E. 内分泌因素

3. 宫缩过强对母儿的影响不包括（　　）。

A. 胎儿宫内死亡　　B. 胎儿缺氧　　C. 新生儿外伤
D. 脐带脱垂　　E. 产道损伤

4. 最常见的产力异常为（　　）。

A. 协调性宫缩乏力　　B. 不协调性宫缩乏力　　C. 不协调性宫缩过强
D. 协调性宫缩过强　　E. 不规则宫缩

5. 妊娠末期发现跨耻征阳性,最大的可能为(　　)。

A. 妇女型骨盆　B. 漏斗骨盆　C. 中骨盆平面狭窄　D. 入口平面狭窄　E. 骨盆出口平面狭窄

6. 下列哪项不属于骨盆入口平面狭窄的护理措施?(　　)

A. 绝对性狭窄者做好剖宫产术术前准备　B. 专人守护　C. 灌肠,促进宫缩　D. 严密观察产程进展　E. 注意羊水的性状

7. 临床上产前最常见的异常胎位是(　　)。

A. 枕横位　B. 枕前位　C. 臀位　D. 胎头高直位　E. 枕后位

二、A2 型题

1. 初产妇,妊娠 40 周,临产后入院查:孕妇极度痛苦,喊叫不已,腹部与妊娠周数相符合,宫缩强弱不一,宫缩间歇子宫体不完全放松,胎心 160 次/分,宫口开大 2 cm,羊水胎粪污染,下列何种诊断正确?(　　)

A. 协调性宫缩乏力　B. 不协调性宫缩乏力　C. 协调性宫缩过强　D. 不协调性宫缩过强　E. 宫缩正常

2. 初产妇,妊娠 38 周,宫口开全 3 h 频频用力,未见胎头拨露,检查:子宫底为臀部,腹部前方可触及胎儿小部分,未触及胎头,肛门检查胎头已达坐骨棘下 2 cm,大囟门在前方,矢状缝与骨盆前后径一致,诊断为(　　)。

A. 骨盆上口平面狭窄　B. 头盆不称　C. 宫缩乏力　D. 持续性枕横位　E. 持续性枕后位

3. 某初产妇,一般情况良好,胎儿足月,右枕前位,胎心 130 次/分,规律宫缩已 18 h,宫口开大 3 cm,宫缩较初期间歇时间长,10～15 min 一次,持续 30 s,宫缩高峰时子宫不硬,经检查无头盆不称。下列对该产妇护理中不正确的是(　　)。

A. 做好心理护理　B. 鼓励产妇进食　C. 指导产妇 6～8 h 排尿一次　D. 严密观察产程进展　E. 定时听胎心音

4. 某初产妇,一般情况良好,胎儿足月,右枕前位,胎心 130 次/分,规律宫缩已 18 h,宫口开大 3 cm,宫缩较初期间歇时间长,10～15 min 一次,持续 30 s,宫缩高峰时子宫不硬,经检查无头盆不称。对该产妇正确的处理应为(　　)。

A. 立即行剖宫产术　B. 行胎头吸引术　C. 立即行产钳术结束分娩　D. 静脉点滴缩宫素　E. 待其自然分娩

(吉秀家)

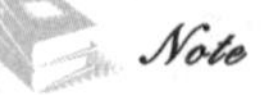

项目八　分娩期并发症患者的护理

本项目 PPT

能力目标

1. 能说出胎膜早破、产后出血的定义。
2. 能学会辨别产后出血的原因。
3. 能运用胎膜早破、产后出血、子宫破裂及羊水栓塞的护理程序对患者进行护理。

项目导言

部分妇女在分娩过程中可能出现胎膜早破、产后出血、子宫破裂、羊水栓塞等并发症，严重威胁产妇和胎儿的生命安全。通过本项目的学习，能早期发现分娩期并发症，积极配合医生采取有效措施，降低产妇及新生儿的死亡率。

任务一　胎膜早破患者的护理

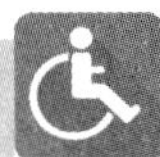

案例引导

患者，女，32 岁，妊娠 37^{+6} 周，无流产史，B 超畸形筛查无异常，妊娠期顺利，今晨 4 点少许阴道流液，偶有宫缩，急诊来院。查体：阴道流液 pH 值>7，宫口开一指，先露头，羊水色清，量少。急诊妇产科医生拟“G_1P_0，妊娠 37^{+6} 周，胎膜早破”收治入院。

案例解析

责任护士做入院护理评估，患者目前很紧张，担心胎儿会死在子宫内，对于绝对卧床很不适应，对胎膜早破的概念一知半解。

请问：

1. 该个案存在哪些护理诊断？
2. 护士应该采取哪些护理措施？

【护考提示】胎膜早破的概念。

胎膜早破是指临产前胎膜自然破裂。发生在妊娠未满 37 周者称未足月胎膜早破；妊娠满 37 周后的胎膜早破称足月胎膜早破。胎膜早破对妊娠和分娩带来不利因素，可引起早产、胎盘早剥、羊水过少、脐带脱垂等，使孕产妇及胎儿感染率和围产儿病死率显著升高。

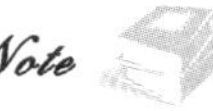

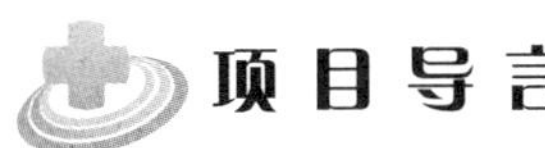

一、病因

1. 胎膜受力不均 头盆不称、胎位异常、胎先露部高浮可使胎膜受压不均而引起破裂。

2. 羊膜腔压力过高 多胎妊娠、巨大胎儿、羊水过多使子宫内压力升高,覆盖于子宫颈内口的胎膜极易发生破裂。

3. 生殖道感染 病原微生物上行性感染而引起胎膜炎,细菌产生的蛋白酶、胶质酶和弹性蛋白酶可直接降解胎膜的基质和胶质,使胎膜局部抗张能力下降而破裂。

4. 营养因素 如果缺乏维生素C、锌及铜,会使胎膜抗张能力下降引起胎膜早破。

5. 机械性刺激 妊娠后期性交或创伤也会导致胎膜早破。

二、护理评估

(一)健康史

评估患者既往病史及发生胎膜早破的原因,确定破膜时间、妊娠周数、有无宫缩和感染情况。

(二)身体状况

胎膜早破的患者会突然感觉有较多液体从阴道流出,有时混有胎脂和胎粪。肛门检查时触不到羊膜囊,上推胎儿先露部时流液量增多。如果有感染,胎心率增快,子宫有压痛。

(三)心理评估

患者因为突然发生阴道流液,会出现惊慌失措,担心胎儿的安危而产生焦虑、紧张的心理。

(四)辅助检查

1. 阴道液pH值测定 最常用且简易的检查方法。正常阴道呈酸性,如果pH值≥6.5时,则为阳性,准确率达90%。因为会受到尿液、血液、子宫颈黏液等污染,可能会出现假阳性。一般阴道液的pH值为4.5~6.0,羊水的pH值为7.0~7.5。

2. 阴道液涂片检查 此检查方法的准确率达95%,将阴道液置于载玻片上,干燥后镜检有羊齿植物叶状结晶;染色后显微镜下见橘黄色胎儿上皮细胞或黄色脂肪小粒,均可确定为羊水。

【护考提示】 阴道液pH值测定是胎膜早破最常用且简易的检查方法。

3. 阴道窥器检查 见液体自子宫颈口内流出或后穹隆有液池形成。

4. 超声检查 发现羊水量比破膜前减少。

5. 子宫颈阴道液生化检查 胰岛素样生长因子结合蛋白-1、可溶性细胞间黏附分子-1和胎盘α微球蛋白-1的测定对胎膜早破的诊断具有较高的敏感性,不受尿液、精液、血液和阴道感染的影响。

三、护理诊断

1. 有受伤的危险 与脐带脱垂和早产有关。

2. 有感染的危险 与下生殖道内病原菌上行感染有关。

四、护理目标

患者未发生脐带脱垂、感染等并发症。

五、护理措施

1. 严密观察病情变化 监测胎心及胎动的变化。严密观察羊水性状、颜色、气味等。保持外阴清洁,避免不必要的肛门检查和阴道检查。如果胎膜早破患者的妊娠周数<35周,应遵医嘱给予吸氧、地塞米松促胎肺成熟等治疗;如果妊娠周数接近37周,破膜12~18 h后未临产者,应按医嘱尽快采取结束分娩的措施。

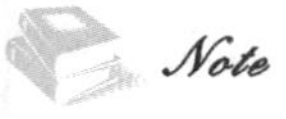

2. 预防感染　嘱患者注意个人清洁卫生，使用消毒会阴垫并勤更换，保持会阴清洁干燥，每天给予会阴护理 2 次，防止感染。严密观察生命体征，遵医嘱做血常规检查，随时了解有无感染。一般破膜>12 h 遵医嘱给予患者及新生儿抗生素预防感染。

3. 预防脐带脱垂　脐带脱垂会造成胎儿缺氧或胎儿窘迫。胎膜早破时，为防止脐带脱垂应嘱患者绝对卧床休息，尽量取左侧卧位，抬高臀部。同时要监测胎心变化及阴道检查，发现异常应配合医生尽快结束分娩。

4. 心理护理　解除患者的顾虑，讲解关于该疾病的有关知识及绝对卧床的重要性，取得患者的配合。根据破膜的时间及病情的发展，给予预见性的指导。

【护考提示】
胎膜早破的护理措施。

六、健康教育

向患者宣教胎膜早破的相关知识及危害，指导患者重视妊娠期卫生保健，注意营养的摄入。妊娠后期禁止性生活，避免重体力劳动和外伤等。有子宫颈内口松弛的患者，注意卧床休息，于妊娠 12～14 周遵医嘱行宫颈环扎术。

脐带脱垂

七、护理评价

经严密观察和护理，患者未发生并发症，母体及胎儿安全。

任务二　产后出血患者的护理

案例引导

患者，女，38 岁，因停经 40^{+2} 周，无产兆，既往无高血压、糖尿病史。门诊拟"G_2P_1，妊娠 40^{+2} 周"收治入院。当日送产房引产，于第二天凌晨顺产一活男婴，Apgar 评分 10 分，胎盘表面约有 3 cm×3 cm 缺损，产时出血 150 mL，观察 2 h 无特殊情况，母婴返回病房。回病房 30 min 后患者主诉恶心，伴呕吐一次为胃内容物，阴道流血约 450 mL，有血块。查体：患者面色苍白，伴全身大汗，子宫底脐上一指，子宫质地软。

请问：

1. 患者出血量是否正常？
2. 出血原因有哪些？根据这些出血原因应做哪些相应的护理措施？

案例解析

产后出血是分娩严重并发症，是我国孕产妇死亡的首要原因。产后出血是指胎儿娩出后 24 h 内，阴道分娩者出血量≥500 mL，剖宫产者≥1000 mL。据有关文献报道产后出血的发病率为 5%～10%。

【护考提示】
产后出血的概念。

一、病因

产后出血的主要原因有子宫收缩乏力、胎盘因素、软产道裂伤、凝血功能障碍。

（一）子宫收缩乏力

子宫收缩乏力是产后出血最常见的原因。常见因素如下。

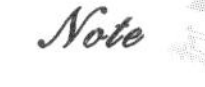

1. 全身性因素 产妇精神过度紧张或合并慢性全身性疾病等。

2. 子宫因素 子宫过度膨胀(如多胎妊娠)、子宫肌壁的损伤(如剖宫产史)、子宫病变(如子宫肌瘤)。

3. 产科因素 产程延长;妊娠期高血压疾病、前置胎盘等。

4. 药物因素 分娩过程中过多使用镇静剂、麻醉剂。

(二)胎盘因素

1. 胎盘滞留 常见原因有膀胱充盈、胎盘嵌顿、胎盘剥离不全。

2. 胎盘植入 因多次人工流产、剖宫产史、宫腔感染等,胎盘绒毛植入子宫肌壁间。

3. 部分胎盘残留 部分胎盘小叶、副胎盘或部分胎膜残留于子宫腔而影响子宫收缩引起出血。

(三)软产道裂伤

软产道裂伤包括会阴、阴道和子宫颈裂伤,严重者可达阴道穹隆及子宫下段。阴道手术助产操作不当、胎儿过大、产程进展过快、软产道组织弹性差等均可造成软产道裂伤。

会阴阴道裂伤分度

【护考提示】

产后出血的主要原因有子宫收缩乏力、胎盘因素、软产道裂伤、凝血功能障碍,应会鉴别。

(四)凝血功能障碍

原发性疾病,如血小板减少、再生障碍性贫血、肝脏疾病等,因凝血功能障碍可能引起手术创伤处及子宫剥离面出血;产科并发症,如羊水栓塞、胎盘早剥等,可引起弥散性血管内凝血,导致子宫大量出血。

二、护理评估

(一)健康史

评估患者有无贫血,有无导致凝血功能障碍的疾病或产科并发症,有无精神过度紧张或过多使用镇静剂,有无产程过长或急产,有无子宫收缩过强,有无胎盘残留等情况。

(二)身体状况

1. 阴道流血 正常情况下,胎盘娩出后,子宫底脐平或脐以下,子宫质硬。若胎盘娩出后阴道流血较多,色暗红,子宫底升高,子宫质软,按摩子宫后变硬,应考虑为子宫收缩乏力;胎儿胎盘娩出后,检查胎盘和胎膜,发现有缺损,即有胎盘残留,这也是引起产后出血的胎盘因素中较多见的;胎儿娩出后立即出现大量鲜红色血液,子宫收缩良好,应考虑为软产道裂伤;胎儿或胎盘娩出后表现为持续阴道流血、血液不凝,全身多部位出血或淤斑,应考虑为凝血功能障碍。

2. 低血压症状 产程延长或合并妊娠期高血压疾病等,对失血耐受性降低,可出现头晕、面色苍白、烦躁、脉搏细数、低血压等休克症状。

(三)心理评估

评估患者及家属对产后出血的认识程度、焦虑和恐惧的程度、配合治疗和护理的程度。

(四)辅助检查

1. 实验室检查 测凝血酶原时间、血小板计数、纤维蛋白原等。

2. 估测失血量

(1)血红蛋白测定:血红蛋白下降 10 g/L,失血量为 400～500 mL。

(2)称重法:失血量(mL)=[分娩后敷料重(g)－分娩前敷料重(g)]/1.05(血液比重 g/mL)。

(3)容积法:用产后接血容器收集血液,再放入量杯测量失血量。

(4)面积法:以纱布被血浸透,但不滴血为标准,面积 10 cm×10 cm 纱布失血量约为 10 mL。

(5)休克指数法:休克指数=脉率/收缩压,比值越大,休克越严重。

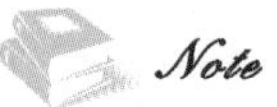

三、护理诊断

1. 组织灌注量不足　与产后大量阴道流血有关。

2. 有感染的危险　与大量出血后抵抗力下降有关。

3. 恐惧　与大量出血危及生命有关。

四、护理目标

患者未发生感染、失血得到纠正、生命体征平稳、情绪稳定。

五、护理措施

针对产后出血原因迅速止血；补充血容量，纠正休克；防止感染。

（一）一般护理

做好妊娠期保健；防止产程延长、防止软产道裂伤、注意胎盘胎膜娩出情况；产后 2 h 内，在产房严密观察患者生命体征、子宫收缩、子宫底高度、尿量、阴道出血及会阴伤口情况。

（二）针对产后出血原因迅速止血

1. 子宫收缩乏力　加强子宫收缩是最迅速、有效的止血方法。

(1) 按摩子宫：术者一手拇指在前，其余四指在后，在下腹部均匀有节律地按摩并压迫子宫底，此法称腹部子宫按摩法（图 8-1）；若效果不佳，也可一手戴无菌手套深入阴道，握拳置于阴道前穹隆，顶住子宫前壁，另一手在腹部按压子宫后壁，使宫体前屈，双手相对紧压子宫，并有节律地均匀按摩子宫，此法称腹部-阴道子宫按摩法（图 8-2）。按压时间以子宫恢复正常收缩，并能保持收缩状态为止。

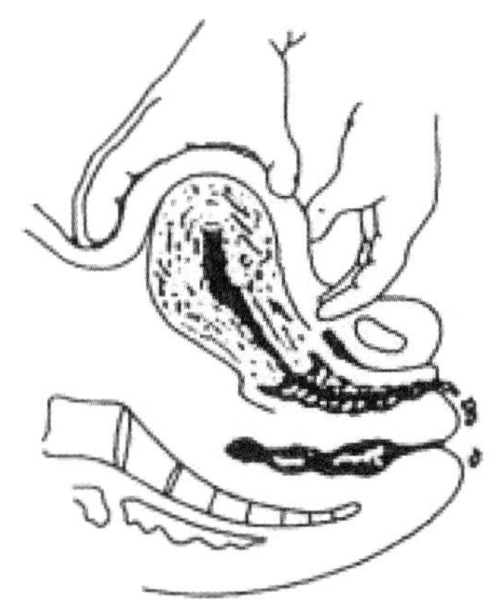

图 8-1　腹部子宫按摩法

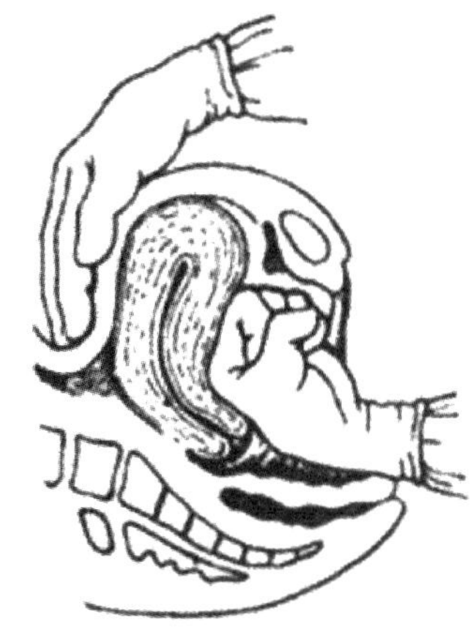

图 8-2　腹部-阴道子宫按摩法

(2) 应用宫缩剂：在按摩子宫的同时，应用宫缩剂。缩宫素是临床预防和治疗产后出血最常用的药物，可静脉滴注、肌内注射、子宫肌层注射或子宫颈注射；麦角新碱可静脉推注或肌内注射（妊娠期高血压疾病及其他心血管病变者禁用）；前列腺素类药物首选肌内注射，当缩宫素和麦角新碱禁用时加用。

(3) 子宫腔填塞：阴道分娩后宜选用球囊填塞（图 8-3），剖宫产术中可选用球囊或纱条填塞（图 8-4）。如选用纱条填塞，应在填塞和取出时两人清点纱条数量并记录。子宫腔填塞后应观察出血量、子宫底高度及患者生命体征等。填塞后 24～48 h 取出，注意预防感染，遵医嘱使用宫缩剂。

(4) 子宫压缩缝合术　用于以上措施无效时。

(5) 结扎盆腔血管　可行子宫动脉上、下行支结扎，必要时行髂内动脉结扎。

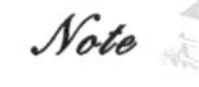

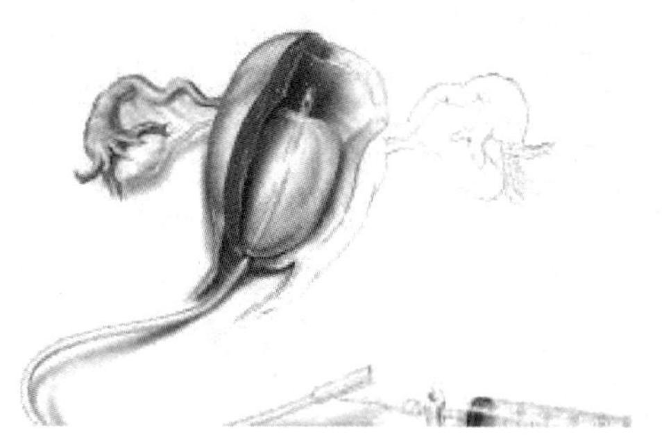

图 8-3 子宫腔球囊填塞

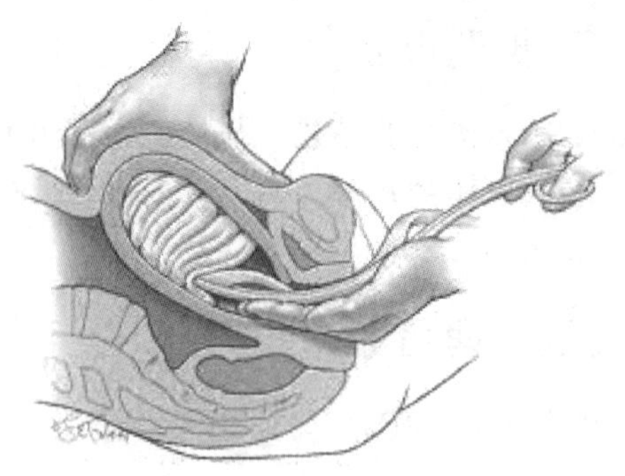

图 8-4 子宫腔纱条填塞

(6) 经导管动脉栓塞术 用于保守治疗无效,但生命体征平稳的难治性产后出血。

(7) 切除子宫 经积极抢救无效、危及患者生命时,做好切除子宫的术前准备。

2. 胎盘因素 若胎盘已剥离,应立即取出胎盘;若胎盘有粘连,应人工徒手剥离胎盘(图 8-5)。若徒手剥离胎盘时困难,可能为胎盘植入,应立即停止剥离,做好子宫切除术的术前准备。若胎盘胎膜残留,做好清宫术的准备。

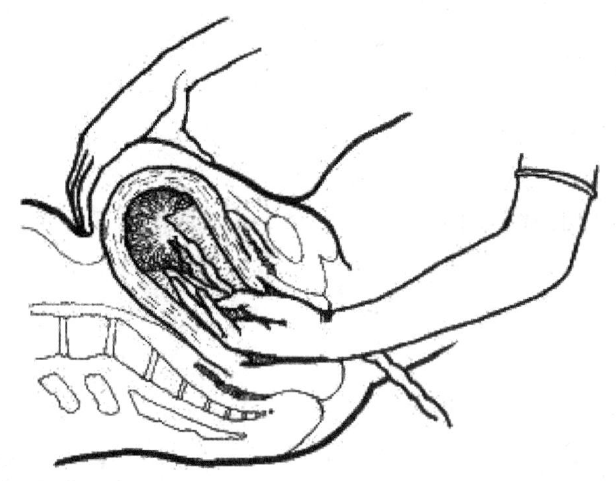

图 8-5 人工徒手剥离胎盘

3. 软产道裂伤 应彻底止血,缝合裂伤。

4. 凝血功能障碍 根据医嘱尽快补充凝血因子,常用的血制品包括新鲜冰冻血浆、血小板、纤维蛋白原等。

【护考提示】产后出血的止血措施。

(三) 纠正休克,防止感染

密切观察患者生命体征,开放静脉通道、保暖、吸氧、纠正酸中毒、给予广谱抗生素预防感染。

(四) 心理护理

患者对产后出血有恐惧感,护士应尽量满足患者的需要,主动热情的关心会增加其安全感。

六、健康教育

(1) 指导患者多食富含铁、蛋白质、维生素的食物,加强营养,少食多餐。

(2) 指导患者适当活动,活动量需逐渐增加,不宜过猛。

(3) 指导并教会患者子宫复旧的方法。

(4) 指导患者选择合适的避孕方法,为使子宫内膜更好的修复,建议避孕 2 年。

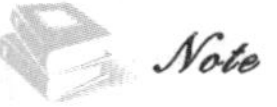

七、护理评价

患者血容量、血常规正常，情绪稳定，伤口愈合良好。

任务三　子宫破裂患者的护理

案例引导

患者，女，28 岁，G_2P_1，妊娠 36 周，两年前，初次分娩，足月胎儿，梗阻性分娩。入院时，患者病情不稳定，没有察觉子宫收缩。脉搏 116 次/分，血压 90/60 mmHg，呼吸 22 次/分。胎心监测不到，经腹部探查发现子宫轮廓发生改变，可触及浅层胎儿部分。怀疑子宫破裂予以紧急剖腹手术。

案例解析

请问：

1. 怀疑子宫破裂的依据是什么？
2. 如何预防子宫破裂？

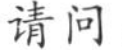

子宫破裂是在妊娠晚期或分娩期子宫体部或子宫下段发生破裂，是直接危及产妇及胎儿生命的严重并发症。

一、病因

1. 胎先露下降受阻　骨盆狭窄、头盆不称、胎位异常、胎儿畸形等均可导致胎先露下降受阻，为克服阻力引起强烈子宫收缩导致子宫下段过分伸展变薄而发生子宫破裂。

2. 瘢痕子宫(子宫手术史)　近年来导致子宫破裂的常见原因。子宫壁原有瘢痕，由于妊娠晚期或分娩期子宫腔内压力增高使瘢痕破裂。前次手术伴有切口愈合不良、剖宫产术间隔时间过短者，加大了临产后发生子宫破裂的风险。

3. 子宫收缩药物使用不当　子宫收缩药物的剂量、使用方法或应用指征不当，从而引起子宫收缩过强而导致子宫破裂。

4. 产科手术损伤　阴道助产术实施不当或操作过于粗暴可导致子宫颈裂伤延及子宫下段；强行剥离植入性胎盘或肩先露行内转胎位术，可引起子宫破裂；毁胎术、穿颅术可因器械损伤子宫而导致破裂。

【护考提示】子宫破裂的病因。

5. 其他　多次宫腔手术或子宫发育异常，使得子宫局部肌层极薄容易导致破裂。

二、护理评估

(一) 健康史

评估患者既往史，此次妊娠胎儿大小、发育情况，有无头盆不称等；评估产程进展情况。

(二) 身体状况

子宫破裂多发生于分娩期，部分发生于妊娠期末临产时。按破裂程度子宫破裂可分为完全性子宫破裂和不完全性子宫破裂。子宫破裂多数由先兆子宫破裂发展而来。

1. 先兆子宫破裂 子宫呈强直性收缩或痉挛性过强收缩，产妇烦躁，腹痛难忍、拒按，呼吸、心率加快；有病理性缩复环：因胎先露下降受阻，子宫收缩过强，子宫体肌层增厚变短，子宫下段肌肉变薄拉长，在两者之间形成的环状凹陷(图 8-6)；胎先露紧压膀胱，出现排尿困难和血尿；因子宫收缩过强、过频，无法触清胎体，胎心率先快后慢或听不清。

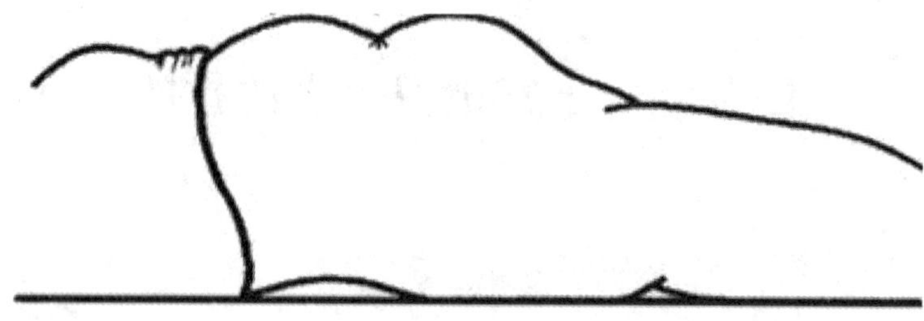

图 8-6 病理性缩复环

2. 子宫破裂

(1) 不完全性子宫破裂：多发生于子宫下段剖宫产术切口瘢痕处，常无先兆子宫破裂症状，仅在不完全破裂处有压痛，体征不明显。如裂伤累及两侧子宫血管可导致大出血。若裂伤发生在子宫侧壁阔韧带两叶之间，则易形成阔韧带内血肿。

【护考提示】
子宫破裂的分类及鉴别。

(2) 完全性子宫破裂：多发生于瞬间，产妇突感下腹一侧撕裂样剧痛，子宫收缩骤然停止，腹痛稍缓解后，因羊水、血液进入腹腔刺激腹膜，出现全腹持续性疼痛，伴有低血容量等休克症状。全腹压痛明显、反跳痛，腹壁下可扪及胎体，子宫位于侧方，胎心、胎动消失。阴道检查可见鲜血流出，开大的宫口缩小，胎先露高浮甚至消失。

(三) 心理评估

产妇在分娩过程中发生子宫破裂，家属和产妇都会极度恐惧，担心产妇和胎儿的安危，迫切需要医务人员的疏导和安慰。

(四) 辅助检查

1. B 超检查 可确定胎儿和子宫的关系、破口的部位。

2. 实验室检查 血常规检查可见红细胞计数增加；尿常规检查可见红细胞或血红蛋白尿。

三、护理诊断

1. 疼痛 与子宫破裂后血液刺激腹膜有关。

2. 潜在并发症 出血性休克。

3. 预感性悲哀 与子宫破裂后胎儿死亡有关。

四、护理目标

(1) 患者疼痛缓解，强直性子宫收缩得到抑制。

(2) 患者低血容量得到纠正。

(3) 患者情绪稳定，哀伤程度降低。

(4) 患者无感染发生。

五、护理措施

(一) 一般护理

监测患者生命体征，观察膀胱排空情况，适当使用镇静剂。注意观察产程的进展，子宫收缩、胎心率、腹痛等情况，特别注意有无病理性缩复环。严格掌握宫缩剂的使用指征，需要专人看护。

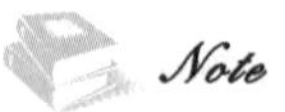

（二）先兆子宫破裂护理

对于子宫有手术史、多次宫腔手术或子宫发育异常病史的孕妇，应提前安排入院。若出现先兆子宫破裂症状，应立即遵医嘱使用抑制子宫收缩的药物，同时做好剖宫产术术前准备。

（三）子宫破裂护理

在积极抢救休克的同时，无论胎儿是否存活，均应尽快根据破裂程度选择破口修补术、次全子宫切除术或全子宫切除术。手术前后根据医嘱给予足量足疗程的广谱抗生素控制感染。

（四）心理护理

及时告知患者和家属相关的治疗措施，安抚其紧张、焦虑的情绪，护士尽可能帮助患者和家属调整心态，尽快从失去胎儿或切除子宫的痛苦中走出来。

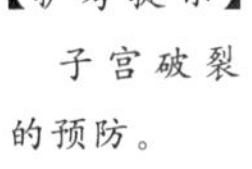

六、健康教育

(1) 做好产前保健，对子宫破裂的高危因素孕妇，做好宣教，提前入院待产。

(2) 子宫破裂术后应避孕 2 年。

(3) 对于胎儿已死亡的患者，指导并协助患者退乳。

七、护理评价

患者子宫收缩减弱，休克得到控制，情绪平复，未发生感染。

任务四　羊水栓塞患者的护理

案例引导

患者，女，34 岁，妊娠 35^{+6} 周，尿蛋白(＋＋)，血压 164/120 mmHg，拟"G_1P_0，妊娠 35^{+6} 周，重度子痫前期"急诊收入院后给予终止妊娠，术后产一名活男婴，新生儿评分(Apgar)10 分。产妇回病房后，突然神志不清，呼之不应，面色青紫，口吐白沫，四肢抽搐。立即通知医生抢救。经医院积极抢救，终因各器官衰竭而死亡。后经尸检确诊为"羊水栓塞"。

请问：

1. 该患者怎么会发生羊水栓塞？

2. 抢救原则是什么？

案例解析

羊水栓塞是由于羊水进入母体血液循环，引起的肺动脉高压、低氧血症、循环衰竭、弥散性血管内凝血以及多器官衰竭等一系列病理生理变化的过程。羊水栓塞是极其严重的分娩并发症，起病急、病情凶险、难以预测、病死率为 19%～86%。

一、病因

羊水栓塞的具体病因不明，可能与羊膜腔内压力过高、血窦开放、胎膜破裂等因素有关。高龄初产、子宫破裂、羊水过多、多胎妊娠、子宫收缩过强、急产、胎膜早破、前置胎盘等会诱发羊水栓塞的

Note

发生。

二、病理生理

羊水成分进入母体血液循环是羊水栓塞发生的先决条件，导致机体发生一系列的病理生理改变。

(一) 肺动脉高压

形成肺动脉高压的一种情况是羊水中的有形物质形成小栓子直接栓塞肺小血管；另一种情况是羊水中的有形物质刺激肺组织产生和释放血管活性物质，使肺血管反射性痉挛。

肺动脉高压直接使右心负荷加重，导致急性右心扩张及充血性右心衰竭；左心房回心血量减少，左心室排出量明显减少，从而引起周围血液循环衰竭，使血压下降产生一系列休克症状。

(二) 过敏样反应

羊水中的抗原成分可引起Ⅰ型变态反应，而出现过敏样反应。

(三) 弥散性血管内凝血

弥散性血管内凝血是羊水栓塞典型的临床表现及死亡的主要原因。羊水中类似于组织凝血活酶进入母体血液后易在血管内产生大量的微血栓，继而消耗大量的凝血因子与纤维蛋白原，导致全身性出血及失血性休克。

(四) 炎症损伤

羊水栓塞所致的炎性介质系统突然激活，引起类似于全身炎症反应综合征。

三、护理评估

(一) 健康史

评估有无前置胎盘、胎膜破裂、胎盘早剥、强直性子宫收缩等各种诱发因素。

(二) 身体状况

羊水栓塞多发生于分娩中，尤其是分娩前 2 h 至产后 30 min。70%发生在阴道分娩时，19%发生在剖宫产术时。临床有典型和不典型的表现。

【护考提示】典型羊水栓塞的临床表现。

1. 典型羊水栓塞 30%～40%患者出现呼吸急促、胸痛、呛咳、恶心、呕吐、焦虑等非特异的前驱症状；出现突发呼吸困难、心动过速、低血压、抽搐、意识丧失、昏迷等心肺功能衰竭和休克症状；出现以子宫出血为主的凝血功能障碍；出现急性肾衰竭等脏器受损。

2. 不典型羊水栓塞 有些羊水栓塞临床表现不典型，当其他原因不能解释时，应考虑羊水栓塞。

(三) 心理评估

产妇突发生命危险，评估家属紧张、焦虑、情绪激动、愤怒等情绪变化。

(四) 辅助检查

1. 实验室检查 血浆鱼精蛋白副凝试验、血涂片找羊水有形物质。

2. 心电图 右侧房室扩大。

3. 胸部X线摄片 双肺有弥散性点片状浸润影，沿肺门周围分布，伴右心扩大。

4. 尸检 在主要脏器(如心、肺、脑等)血管及组织中找到羊水有形物质。

四、护理诊断

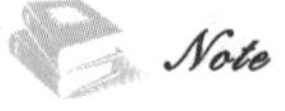

1. 气体交换受损 与肺动脉高压有关。

2. 组织灌注不足　与弥散性血管内凝血有关。

3. 恐惧　与家属担心患者生命安危有关。

4. 潜在并发症　胎儿窘迫、右心衰竭、肾衰竭。

五、护理目标

(1) 患者胸闷、气急、呼吸困难症状改善。

(2) 患者生命体征趋于平稳。

(3) 家属情绪稳定,能接受现实。

六、护理措施

(一) 预防羊水栓塞

正确使用宫缩剂,防止子宫收缩过强;注意人工破膜时间,应在子宫收缩间歇期进行;产程中避免产伤、子宫破裂等。

(二) 羊水栓塞的抢救配合

维持生命和保护器官功能是处理羊水栓塞的原则。

取半卧位,保持气道通畅,给予面罩吸氧、气管插管或人工辅助呼吸以纠正缺氧;遵医嘱给予多巴酚丁胺、磷酸二酯酶-5 抑制剂、多巴胺等药物,以保证心排血量和血压稳定,避免过度输液;基于临床实践经验,早期给予大剂量糖皮质激素以抗过敏;积极处理产后出血、及时补充凝血因子来纠正凝血功能障碍;全面监测生命体征、血氧饱和度、心电图、心排血量、动脉血气分析等;如果羊水栓塞发生在分娩前,应立即终止妊娠,出现凝血功能障碍,应果断行子宫切除术。

(三) 心理护理

患者如果神志清醒,应解除患者的恐惧,增强其信心,战胜疾病。对家属应耐心给予解答,告知疾病的凶险程度及抢救方案,以取得理解和配合。

【护考提示】羊水栓塞的抢救配合。

七、健康教育

(1) 加强患者对产前检查的重视。

(2) 对前置胎盘、过期妊娠、高龄初产、多次妊娠者,宣教羊水栓塞的相关知识及危险性,发现异常及时就诊。

(3) 做好避孕措施,避免人工流产。

八、护理评价

患者生命体征趋于平稳,家属情绪平复。

直通护考

一、A1 型题

1. 胎儿娩出后(　　)内阴道流血量超过(　　)称为产后出血。

A. 6 h,400 mL　　B. 12 h,400 mL　　C. 12 h,500 mL
D. 24 h,500 mL　　E. 24 h,600 mL

2. 最可能引起病理性缩复环的是(　　)。

A. 羊水过多　　B. 双胎妊娠　　C. 巨大儿

参考答案

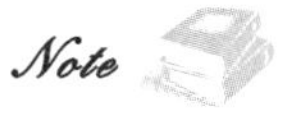

D. 先兆子宫破裂　　E. 妊娠合并卵巢囊肿

3. 孕产妇容易发生右心衰竭的疾病是(　　)。

A. 妊娠期高血压疾病　　B. 产褥感染　　C. 羊水栓塞

D. 败血症　　E. 妊娠合并二尖瓣狭窄

4. 以下关于胎膜早破的说法中错误的是(　　)。

A. 胎膜早破是指临产前胎膜自然破裂

B. 阴道液的 pH 值为 7.0～7.5,羊水的 pH 值为 4.5～6.0

C. 一般破膜＞12 h 遵医嘱给予患者及新生儿抗生素预防感染

D. 胎膜早破是常见的分娩期并发症

E. 为防止脐带脱垂应嘱患者绝对卧床休息

5. 产后出血最常见的原因是(　　)。

A. 软产道裂伤　　B. 子宫收缩乏力　　C. 凝血功能障碍

D. 胎盘早剥　　E. 胎盘植入

二、A2 型题

1. 患者,女,30 岁,妊娠 40 周,阴道分娩,胎盘娩出后出血量较多,色暗红,查体:子宫底脐上一指,质地软,产道无裂伤,胎盘完整,最可靠的诊断是(　　)。

A. 子宫收缩乏力　　B. 凝血功能障碍　　C. 产道裂伤

D. 胎盘残留　　E. 胎盘粘连

2. 患者,女,26 岁,初产妇,妊娠 40 周,临产后 10 h 出现烦躁不安,下腹疼痛难忍,拒按,胎心听不到,检查腹部见病理性缩复环,最可靠的诊断是(　　)。

A. 先兆子宫破裂　　B. 子宫破裂　　C. 重型胎盘早剥

D. 羊水栓塞　　E. 产后出血

3. 患者,女,26 岁,G_1P_0,妊娠 37 周,破膜 4 h 急诊就医,检查血压 110/75 mmHg,胎儿头高浮,胎心 100 次/分,最适宜的处理是(　　)。

A. 立即行 B 超检查　　B. 嘱患者自行办理入院手续

C. 吸氧、左侧卧位、急诊室观察　　D. 用平车推送患者到病房,住院观察

E. 用平车推送患者入产房,行阴道检查

4. 患者,女,26 岁,G_1P_0,妊娠 29 周,胎动、胎心消失 1 周入院,经人工破膜及缩宫素静滴后,娩出一死胎,即开始阴道不断流血,经人工剥离胎盘及使用宫缩剂后仍无效,出血不止,无凝血块,此时产后出血的原因是(　　)。

A. 子宫收缩乏力　　B. 软产道裂伤　　C. 子宫破裂

D. 子宫腔内感染　　E. 凝血功能障碍

5. 患者,女,第一胎妊娠 41 周,头浮,试产 4 h,2～3 min 宫缩 50 s,胎心 132 次/分,突然阴道大量流液,清亮,头仍高浮,胎心 90 次/分,可能考虑是(　　)。

A. 脐带过短　　B. 脐带脱垂　　C. 胎头受压　　D. 脐带过紧　　E. 胎盘功能减退

(王丽丽)

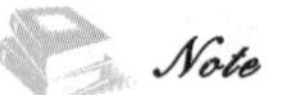

项目九　产褥期并发症患者的护理

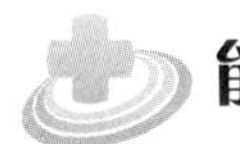

能力目标

1. 能说出产褥感染和产褥病率的定义。
2. 能说出产褥感染的病因、临床表现和治疗要点。
3. 能够对产褥感染和晚期产后出血患者提出护理诊断。
4. 能根据产褥感染和晚期产后出血患者的护理评估制订护理措施。

本项目 PPT

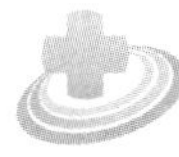

项目导言

产褥感染是常见的产褥期并发症，其发病率为 6% 左右。产褥感染、产后出血、妊娠合并心脏病及严重的妊娠期高血压疾病是导致孕产妇死亡的四大原因。

任务一　产褥感染患者的护理

产褥感染指分娩期及产褥期生殖道受病原体感染，引起局部或全身的炎症变化，发病率为 6%，是孕产妇死亡的四大原因之一。产褥病率指分娩 24 h 至 10 日内，每日用口表测量体温 4 次，有 2 次达到或超过 38 ℃。产褥病率主要由产褥感染引起，也可由生殖道以外的感染，如急性乳腺炎、泌尿系统感染、上呼吸道感染、血栓性静脉炎等所致。

【护考提示】产褥感染和产褥病率的定义。

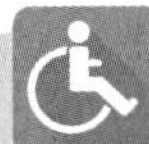

案例引导

某产妇，28 岁，自然分娩，产后 3 天突然寒战、高热，体温达 40 ℃，伴恶心、呕吐，检查时下腹部有明显压痛及反跳痛。

请问：

1. 说出最可能的临床诊断。
2. 列出可能的护理诊断。
3. 制订相应的护理措施。

案例解析

一、病因

1. 诱因 产妇体质虚弱、营养不良、妊娠期贫血、妊娠晚期性生活、胎膜早破、羊膜腔感染、慢性疾病、产科手术操作、产程延长、产前产后出血过多等，使机体抵抗力下降，分娩降低或破坏女性生殖道的防御功能和自净作用，病原体侵入生殖道的机会增加。

2. 病原体 妊娠期及产褥期生殖道内寄生大量需氧菌、厌氧菌、真菌、衣原体及支原体等，以厌氧菌为主。常见的病原体有链球菌、大肠杆菌、葡萄球菌等。许多非致病菌在特定环境下也可致病，称为条件致病菌。

3. 感染来源

(1) 内源性感染：寄生于正常孕妇生殖道或其他部位的病原体，多数并不致病，当孕妇抵抗力降低或因分娩后产道有创面等感染诱因出现时方可致病。

(2) 外源性感染：为外界病原菌侵入生殖道引起的感染。可由被污染的衣物、用具、物品、各种手术器械及产妇临产前的性生活等途径侵入机体造成感染。

二、护理评估

(一) 健康史

评估产褥感染的诱因。了解孕妇有无营养不良、贫血、泌尿道或生殖道感染病史。了解孕妇有无妊娠期、分娩期及产后引起感染的原因和诱因。

(二) 身体状况

发热、疼痛、异常恶露为产褥感染三大主要症状。感染部位、程度、扩散范围不同，其临床表现也不同。

1. 急性外阴、阴道、宫颈炎 分娩时会阴部损伤或手术助产导致感染，外阴伤口可有疼痛、压痛、硬结、红肿、灼热、脓性分泌物，坐位困难；阴道黏膜溃疡、水肿、分泌物增多等。严重者导致阴道壁粘连甚至闭锁。宫颈裂伤感染可向深部蔓延，引起盆腔结缔组织炎。

2. 急性子宫内膜炎、子宫肌炎 病原体经胎盘剥离面侵入，扩散到子宫蜕膜称为急性子宫内膜炎；侵及子宫肌层称为急性子宫肌炎，两者常伴发。表现为发热、恶露增多有臭味、下腹痛及压痛、白细胞增多等。若为溶血性链球菌感染，局部症状不明显，全身症状严重，可突发寒战、高热，体温高达 40 ℃以上。

3. 急性盆腔结缔组织炎、急性输卵管炎 病原体沿子宫旁淋巴和血行达子宫旁组织，引起急性盆腔结缔组织炎，累及输卵管时可引起急性输卵管炎。表现为持续高热、寒战、下腹痛伴肛门坠胀；严重者侵及整个盆腔形成“冰冻骨盆”。

4. 盆腔腹膜炎及弥漫性腹膜炎 炎症继续发展，扩散至子宫浆膜，形成盆腔腹膜炎，继而发展成弥漫性腹膜炎。出现全身中毒症状，如高热、恶心、呕吐、腹胀，检查时下腹有明显压痛、反跳痛。腹膜面分泌大量渗出液，纤维蛋白覆盖引起肠粘连，也可在直肠子宫陷凹形成局限性脓肿。

5. 血栓性静脉炎 盆腔栓塞静脉炎于产后 1～2 周多见，表现为寒战、高热并反复发作。若为下肢血栓性静脉炎，病变多在股静脉、腘静脉及大隐静脉，表现为弛张热，下肢持续性疼痛，局部静脉压痛或触及硬索条状物，血液回流受阻引起下肢水肿，皮肤发白，习惯称为“股白肿”。病变轻时无明显阳性体征，彩色多普勒超声检查可协助诊断。

6. 脓毒血症及败血症 当感染血栓脱落进入血循环，可引起脓毒血症，若细菌大量进入血液循环并繁殖可形成败血症。表现为持续高热、寒战、全身明显中毒症状，可危及生命。

(三) 心理评估

了解产妇的情绪及心理状态，是否存在心理沮丧、烦躁或焦虑情绪。

（四）辅助检查

1. 影像学检查　B超、CT、MRI可以对炎性包块进行定位、定性诊断。

2. 确定病原体　对子宫腔分泌物、阴道流出液、切口周围脓液、后穹隆穿刺液进行细菌培养和药物敏感试验(简称药敏试验)，以确定病原体并指导治疗。

（五）治疗要点

1. 支持疗法　加强营养，补充足够的维生素，增强抵抗力，纠正水、电解质紊乱，贫血或病情严重者可多次少量输入新鲜血液或血浆。

2. 清创引流　抗感染治疗的同时，清除子宫腔残留物；若会阴切口或腹部伤口感染，及时行切开引流术；疑为盆腔脓肿时，可经腹或后穹隆切开引流。

3. 应用抗生素　未确定病原体时，应选用广谱高效抗生素，然后依据细菌培养和药物敏感试验结果调整抗生素的种类和剂量。严重感染者，短期可加用肾上腺皮质激素，以提高机体应激能力。

4. 活血化瘀　有血栓性静脉炎时，应用大量抗生素的同时，加用肝素或尿激酶，口服双香豆素、双嘧达莫(潘生丁)、阿司匹林等。也可采用活血化瘀的中药等。

三、护理诊断

1. 体温过高　与感染有关。

2. 疼痛　与生殖道局部感染或伤口感染有关。

3. 焦虑　与感染影响产后身体恢复和母乳喂养有关。

四、护理目标

(1) 体温正常。

(2) 疼痛缓解。

(3) 心态良好。

五、护理措施

1. 一般护理　保持病室安静、清洁和空气新鲜。保持床单及产妇用物清洁，确保产妇有充足的睡眠和休息。采取半卧位，有利于恶露排出，防止感染扩散。鼓励产妇多饮水，加强营养，给予高维生素、高蛋白质、高热量、易消化的食物。

2. 病情观察　观察恶露的量、颜色、性状、持续时间，子宫复旧情况；观察会阴伤口是否有红、肿、热、痛，做好症状护理。

【护考提示】产褥感染的临床表现和护理措施。

3. 对症护理　纠正贫血和水、电解质紊乱；协助医生做好清宫、脓肿切开引流的手术准备；病情严重者应备好抢救物品。产褥感染往往根据药敏试验结果选择高效抗生素。血栓性静脉炎的治疗可采用肝素、尿激酶等。

4. 心理护理　让产妇及家属了解病情和治疗护理情况，增加治疗信心，以解除产妇及家属的疑虑。

六、健康教育

教会产妇自我观察，保持会阴部清洁干净，及时更换会阴垫；治疗期间不要盆浴。指导产妇采取半卧位，以利于恶露排出，防止感染扩散。

七、护理评价

(1) 出院时产妇体温正常，疼痛减轻。

(2) 产妇产褥感染症状消失，无并发症。

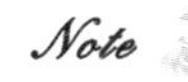

任务二　晚期产后出血患者的护理

晚期产后出血是指分娩 24 h 后，在产褥期内发生的子宫大量出血。多见于产后 1～2 周内，也可迟至产后 2 个月左右发病。临床表现为持续或间断阴道流血，有时是突然阴道大量流血，可引起失血性休克。晚期产后出血多伴有寒战、低热。

一、病因

1. 胎盘、胎膜残留　最常见，多发生于产后 10 天左右。子宫腔内少量残存胎盘或胎膜组织发生变性、坏死、机化，可形成胎盘息肉。当坏死组织脱落时，局部血窦开放而大量出血。

2. 蜕膜残留　正常蜕膜多在产后 1 周内脱落，并随恶露排出。如果蜕膜剥离不全，长时间残留，影响子宫复旧，继发子宫内膜炎症，可引起晚期产后出血。

3. 子宫胎盘附着部位复旧不全　如果胎盘附着面感染、复旧不全可使血栓脱落，血窦重新开放引起出血。常发生于产后 2 周左右，可突然发生大量阴道流血。

4. 剖宫产术后子宫伤口裂开　多发生于术后 2～3 周，常见于子宫下段剖宫产横切口两侧端，其主要原因有感染与伤口愈合不良。

5. 感染　以子宫内膜炎多见，感染引起胎盘附着面复旧不良和子宫收缩欠佳，血窦关闭不全导致子宫出血。

6. 肿瘤　产后子宫滋养细胞肿瘤、子宫黏膜下肌瘤等均可引起晚期产后出血。

二、护理评估

（一）健康史

对于既往有多次人工流产史、胎盘粘连史、产后出血史或分娩时有产程延长、急产、难产、宫腔操作、胎盘形状异常、胎盘缺损或产后出血者应提高警惕；询问剖宫产指征和术式，术后恢复是否顺利。

（二）身体评估

1. 全身情况　多伴有寒战、低热，失血多可出现面色苍白、疲乏无力、脉搏增快、血压下降等表现。

2. 阴道流血　多发生于产后 1～2 周内，也可发生于产后 6 周，表现为血性恶露增多，持续时间延长，可以是少量、反复多次出血，也可以是突然大出血，常合并感染伴有腹痛，恶露呈混浊状、增多、持续时间长，伴有臭味。

3. 盆腔检查　阴道及子宫口内见血块，子宫增大、软、子宫口松弛，有时可触及残留的胎盘组织。伴有感染者子宫明显压痛。

（三）心理评估

了解产妇及家属有无恐惧或紧张感，是否能积极配合治疗。

（四）辅助检查

1. 血常规　外周血红蛋白、红细胞减少或白细胞增多。

2. 分泌物培养及药敏试验　子宫颈、伤口处分泌物病原体培养阳性，同时做药敏试验，选择有效抗生素。

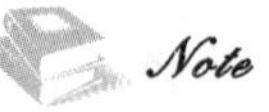

3. B 超检查　可提示子宫腔有残留物(血块或组织)，子宫下段切口局部血肿形成等。严重者有

盆腹腔积液。

4. 病理检查　子宫腔刮出物或切除的子宫应送病理检查，子宫腔刮出物中可见胎盘或胎膜组织。

5. 血β-hCG测定　有助于排除胎盘残留及绒毛膜癌。

（五）治疗要点

针对不同原因引起的晚期产后出血应采取不同的处理方式。

（1）对于出血量少或中等者，排除产道损伤或肿瘤、B超显示无明显组织残留，可先用宫缩剂及抗生素保守治疗，以促进子宫收缩及复旧。若子宫腔内有组织残留可先用抗生素，48～72 h后清宫，术后继续用抗生素及宫缩剂治疗。

（2）对胎盘、胎膜、蜕膜残留或胎盘附着部位复旧不全者，在备血并做好剖腹探查手术准备的前提下，行清宫术。

（3）对疑有剖宫产术后子宫切口裂开或愈合不良，仅少量阴道流血者，住院给予广谱抗生素及止血剂，改善全身状况，密切观察病情变化；若阴道流血增多，应做剖腹探查。根据术中情况选择局部缝合术或子宫切除术，术后继续抗感染、输血、纠正贫血等治疗。

（4）对肿瘤引起阴道出血者，应进行相应的处理。

三、护理诊断

1. 有感染的危险　与失血量多、抵抗力降低及多次子宫腔内操作有关。

2. 潜在并发症　失血性休克。

3. 活动无耐力　与失血后贫血有关。

四、护理目标

（1）产妇生命体征平稳，无感染发生。

（2）产妇失血性休克得到纠正，未发生严重后果。

（3）产妇舒适感增加。

五、护理措施

（一）一般护理

做好妊娠期保健，处理好分娩过程，预防产后出血。对于出血量大甚至休克的产妇，给予保暖、给氧、休克卧位。

（二）病情观察

严密观察产妇阴道出血情况及生命体征变化，发现异常及时通知医生，做好抢救准备。观察子宫复旧情况及手术切口情况，有阴道排出物应保留并及时送病理检查。

（三）对症护理

1. 防止休克　提供安静的休息环境，保暖，头低足高位或中凹位，吸氧。严密观察生命体征及出血征象，观察子宫复旧情况，下腹部有无压痛等。遵医嘱给予促进宫缩的药物。

2. 防止感染　加强营养，纠正贫血，必要时输血。给予营养丰富、易消化的食物；多食富含铁的食物如瘦肉、动物内脏等。遵医嘱给予有效抗生素。保持外阴清洁，每日监测体温。

（四）治疗护理

（1）一旦发生晚期产后出血，必须在消毒、备血、输液、纠正休克及有抢救条件下进行检查和处理。

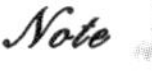

(2) 应立即协助医生采取止血措施，如按摩子宫、应用宫缩剂；发现胎盘残留时，配合行清宫术；如确诊为剖宫产子宫切口裂开，保守治疗无效，需做好相应手术准备，必要时行子宫切除术。

(五) 心理护理

给予产妇更多的关爱，做好产妇及家属的安慰解释工作，及时发现和纠正产妇的错误认识，使产妇保持平静，积极配合治疗。

六、健康教育

对有产后出血史、多次人工流产史、胎盘滞留及双胎妊娠、羊水过多、产程延长者，嘱其出院后，注意观察阴道流血及恶露情况，发现异常及时就诊；产褥期禁止盆浴，禁止性生活。

七、护理评价

(1) 产妇体温正常，全身状况良好。

(2) 产妇没有发生失血性休克。

(3) 产妇舒适感增加，能进行自理。

任务三　产褥期抑郁症患者的护理

产褥期抑郁症指产妇在产褥期间出现抑郁症状，是产褥期精神综合征最常见的一种类型。以情感(心境)持续低落为基本特征，可伴有思维和行动的改变及躯体症状。典型的产褥期抑郁症常于产后 2 周内发病。

一、病因

目前关于产褥期抑郁症的病因尚不明确，现代医学综合模式认为：产褥期抑郁症是在生物学遗传易感性的基础上，产后激素剧烈快速变化，重大生活事件刺激及社会支持不足共同作用的结果。其中心理社会因素对产褥期抑郁症的发生有极大的促进作用。

1. 分娩因素　产妇经过分娩，机体疲惫，难产、滞产、手术产等给产妇带来紧张与恐惧，促使其内分泌功能状态不稳定。

2. 心理因素　最主要的是产妇的个性特征。具有敏感、好强、情绪不稳定、性格内向等个性特点的人群容易发生产后心理障碍。

3. 生物学因素　产后内分泌的改变尤其是产后雌激素、孕激素的急剧下降是引发产褥期抑郁症的生物学基础。妊娠和分娩过程中女性一系列躯体的改变和某些不良因素，如：分娩疼痛及疲惫、体型的变化、孩子的健康及照料问题、妊娠合并症及并发症等，都是产褥期抑郁症的诱发因素。有抑郁症史或家族史的产妇更易发生产褥期抑郁症。

4. 社会因素　社会因素是产褥期抑郁症的一个重要影响因素。产妇的文化程度、年龄、职业、婚姻状况、社会经济状况、居住环境、家属对新生儿性别的态度、家人尤其是丈夫的关心和支持等因素都可以对其产后情绪产生影响，导致产褥期抑郁症的发生。

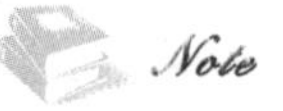

5. 遗传因素　有精神病家族史特别是有家族抑郁症史的产妇更易发生产褥期抑郁症。

二、护理评估

(一) 健康史

评估产妇的性格特征,有无家族史,妊娠及分娩过程中有无不良经历,妊娠及产后有无重大精神创伤事件发生,产妇的经济状况、居住环境,家人对分娩及孩子性别的态度,夫妻关系、家庭关系是否和睦等情况。

(二) 身体状况

产褥期抑郁症多在产后 2 周内发病,产后 4～6 周症状明显,病程可持续 3～6 个月。主要表现:情绪改变,心情压抑、沮丧、情绪淡漠,甚至焦虑、恐惧、易怒,夜间加重;有时独处、不愿见人或伤心流泪;创造性思维受损,主动性降低。自我评价降低,无用感、罪恶感,担心自己不能照顾新生儿,担心自己或新生儿会受伤;对身边的人充满敌意,对丈夫的关心减少,与丈夫及家人关系不融洽;对生活缺乏信心,觉得生活无意义,感受不到孩子带来的快乐和爱,厌食、睡眠障碍、易疲倦、性欲减退;严重者甚至绝望、出现自杀或杀婴倾向。

(三) 心理状况

产褥期妇女情感处于脆弱阶段,特别是产后 1 周内情绪变化更为明显。评估产妇是否情绪低落,容易疲倦,不愿与人交往;夫妻关系或其与家庭成员关系是否紧张;产妇能否体验照顾新生儿的喜悦;产妇对妊娠和分娩的体验是否有不好的体会和经历;产妇是否感到孤独、焦虑、恐惧。

(四) 辅助检查

产褥期抑郁症的诊断主要是应用各种筛查量表进行测评,评定产妇的情绪状态。常用的量表有爱丁堡产后抑郁量表(Edinburgh postnatal depression scale,EPDS);Beck 抑郁量表(Beck depression inventory,BDI);产后抑郁筛查量表(postpartum depression screening scale,PDSS);抑郁自评量表(self-rating-depression scale,SDS)等。对筛查阳性的产妇可采用临床定式检查进行有效的诊断性检查。

三、护理诊断

1. 个人应对无效　与情绪抑郁,心情沮丧有关。

2. 有对他人施行暴力的危险　与产后严重的心理障碍有关。

四、护理目标

产妇情绪改善,能够配合医护人员及家属,采取有效应对措施。生活能够自理,能与他人进行交流,积极主动看护新生儿,母儿安全。

五、护理措施

(一) 加强预防

1. 婚前检查　加强婚前检查使女性在婚前就获得有关的卫生健康知识,了解自己身体健康状况,树立正确生育观和良好的健康行为,能在妊娠期保持情绪稳定,心境愉快。

2. 加强围生期保健　广泛开展相关知识的宣传和教育,使孕妇能正确对待妊娠期、分娩期出现的不适。加强围生期保健的心理咨询工作,针对妊娠期、分娩期的危险因素开展预防,加强孕产妇心理护理,指导她们正确处理各种社会生活难题,加强自我调节,保持良好的心态,度过妊娠期、分娩期、产褥期。

3. 为孕产妇营造良好氛围　发挥社会支持系统的作用,指导丈夫及其家庭成员充分认识孕产

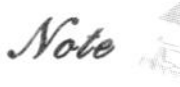

妇的生理心理变化，处理好与孕产妇的关系，营造良好的家庭气氛，在生活上关心、体贴孕产妇，使孕产妇减轻心理负担，全身心投入到分娩和哺乳中去。

4. 减轻产妇分娩压力 积极开展“陪伴分娩”，给予产妇心理支持，减轻其心理压力。采取分娩镇痛措施，减少产妇对分娩的不良体验。

5. 重视产褥期保健 加强对产褥期相关知识的宣传和教育，使产妇及家属了解产妇产后生理、心理变化，给予产妇理解、关心和支持。协助并指导产妇母乳喂养和护理婴儿，促进母儿情感连接。积极开展产后访视，及时发现和处理产妇出现的心理问题。

（二）心理护理

产褥期抑郁症的母亲对其新生儿的心理、认知能力等会产生一定影响，心理护理是治疗产褥期抑郁症的一个重要手段。对有抑郁倾向的产妇应加强心理护理，减轻产妇在分娩过程中的焦虑、恐惧及紧张情绪，医护人员应注意语言交流的意义和技巧，美好的语言不仅能使产妇心情愉快，感受亲切、温暖，而且有“治疗”作用。鼓励产妇主动倾诉不顺心的事情，主动帮助产妇消除自认为无能的心态，指导产妇增加对他人的理解和宽容，保持乐观心态。密切观察产妇的言语、动作、行为，以及非言语性的情感反应，了解产妇的心理状态和个性特点，针对产妇实际问题提出指导性建议，使产妇能很好地进行自我调整和适应。指导产妇养成良好的习惯，保证充分休息。

（三）防止暴力行为发生

注意安全保护，谨慎安排产妇生活和居住环境、避免产妇出现伤害性行为。

（四）用药护理

病情严重者，应遵医嘱使用抗抑郁药物，用药过程中应观察药物的疗效，加强药物管理，避免发生意外。

产后抑郁症诊断标准

（五）加强社区护理

产妇焦虑和抑郁情绪是由生理-心理社会因素所致，为了减少不良社会因素产生的心理影响，应以社区为载体、以家庭为单位、以产妇为对象，进行护理保健。社区护士应在社区建立孕产妇档案，开展家庭访视，及时发现产妇的焦虑、抑郁情绪，帮助其分析原因，进行有效的宣教工作，指导家属及亲人、朋友对产妇给予情感支持和心理疏导，帮助其解决实际问题，使其树立信心，消除苦闷，促进产妇身心恢复。

（六）健康教育

对有产后出血史、多次人工流产史、胎盘滞留及双胎妊娠、羊水过多、产程延长者，嘱其出院后，注意观察阴道流血及恶露情况，发现异常及时就诊；产褥期禁止盆浴，禁止性生活。

六、护理评价

产妇情绪是否得到改善，生活能否自理，能否主动承担并很好地照顾新生儿。

参考答案

直通护考

一、A1 型题

1. 引起外源性产褥感染的最强致病菌是（　　）。

A. 金黄色葡萄球菌　　B. 支原体和衣原体　　C. 大肠杆菌

D. 需氧性链球菌　　E. β-溶血性链球菌

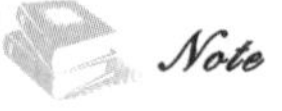

Note

2. 下列关于产褥感染的护理哪项不妥？（　　）

A. 防止交叉感染，进行床边隔离　B. 产妇平卧，臀部抬高
C. 若体温超过 38.2 ℃应停止哺乳　D. 保证营养摄入　E. 保持外阴清洁

3. 下列哪种情况不能说明患有产褥感染？（　　）
A. 产后 10 天，恶露多且臭　B. 高热、头痛　C. 子宫有压痛
D. 产后 10 天阴道排出大量小块肉样物　E. 产后宫缩痛

4. 关于产褥感染的诱因，下列哪项是错误的？（　　）
A. 经期性交　B. 产程延长　C. 羊膜腔感染
D. 产科手术操作　E. 产后出血过多

5. 晚期产后出血的病因不包括（　　）。
A. 胎盘残留　B. 蜕膜残留　C. 感染
D. 剖宫产术后和子宫切口裂开　E. 会阴裂伤

6. 产褥期抑郁症最必需的证据是（　　）。
A. 失眠　B. 情绪抑郁　C. 精神运动性阻滞
D. 疲劳或乏力　E. 遇事皆感毫无意义或自责感

二、A2 型题

1. 28 岁已婚妇女，停经 50 天，突感右下腹剧痛伴休克，面色苍白，为确诊最简便、有效的辅助诊断方法是（　　）。
A. 阴道后穹隆穿刺　B. 尿妊娠试验　C. 阴道镜检查
D. 宫腔镜检查　E. 孕酮测定

2. 某产妇，产后第 6 天发热达 40 ℃，恶露多而混浊，有臭味，子宫复旧不佳，有压痛。下述哪一项护理不妥？（　　）
A. 半卧位　B. 床边隔离　C. 物理降温
D. 抗感染治疗　E. 坐浴 1～2 次/天

3. 产后第 3 天突然出现畏寒，高热，体温 40 ℃，伴有恶心、呕吐，下腹剧痛，压痛、反跳痛、腹肌紧张感明显。最可能的诊断是（　　）。
A. 子宫内膜炎　B. 下肢血栓性静脉炎　C. 急性盆腔结缔组织炎
D. 急性盆腔腹膜炎　E. 产后宫缩

三、A3 型题

第一胎，产钳助产，产后第 4 天，产妇自述发热，下腹微痛。查体：体温 38 ℃，双乳稍胀，无明显压痛，子宫脐下 2 指，轻压痛，恶露多而混浊，有臭味，余无异常发现。

1. 首先考虑的疾病是（　　）。
A. 乳腺炎　B. 慢性盆腔炎　C. 急性胃肠炎
D. 肾盂肾炎　E. 急性子宫内膜炎

2. 在护理中，告知产妇取哪一种卧位最为恰当？（　　）
A. 俯卧位　B. 平卧位　C. 半卧位　D. 头低足高位　E. 侧卧位

3. 在护理中，应采取哪种隔离？（　　）
A. 保护　B. 床边　C. 呼吸道　D. 严密　E. 消化道

（李克梅）

项目十 妇科患者护理计划的制订

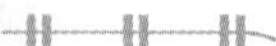

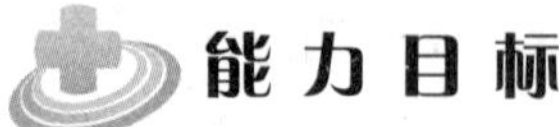

1. 能具备妇科检查知识。
2. 能搜集资料，对妇科患者进行护理评估，制订和实施护理计划。
3. 能与妇科患者沟通，保护患者隐私，关心爱护患者。

本项目 PPT

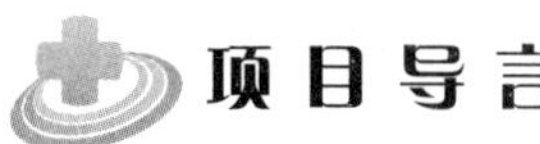

女性生殖系统的疾病即为妇科疾病，是女性常见病、多发病。患者往往缺乏对妇科疾病应有的认识，害怕做妇科检查。护士该如何帮助她们呢？本项目将介绍如何应用护理程序去正确采集病史，对患者进行身体和心理社会状况评估，制订相应的护理计划。

任务一 采集妇科病史

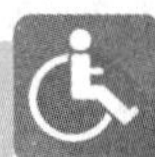

案例引导

患者，女，32岁，已婚，两周来出现白带增多、变黄伴外阴瘙痒，怀疑自己得了妇科病，但又害怕妇科检查，前来咨询。

请问：

1. 患者的主诉是什么？
2. 怎样较好地与患者沟通？

案例解析

一、采集妇科病史的方法

妇科病史采集是妇科护理评估的基础。护士不仅要熟悉有关疾病的基本知识，还应掌握采集病史的基本方法。妇科疾病常涉及患者婚育情况、性生活等隐私问题，所以采集病史时，应态度和蔼、

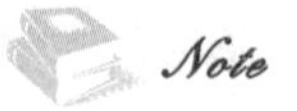

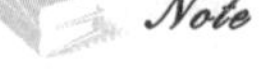

语言亲切、尊重患者，耐心细致地询问病情。对危急患者在初步了解病情后，应立即进行抢救，以免耽误治疗。对外院转诊患者，应索要病情介绍作为重要参考资料。对不能口述的危重患者，可询问最了解其病情的家属或亲友。对有难言之隐不愿说出实情的患者，应通过妇科检查和相关实验室检查明确病情后，再单独进行补充询问。

二、病史内容

（一）一般项目

了解患者的姓名、年龄、籍贯、婚姻、职业、民族、文化程度、宗教信仰、家庭住址、联系方式、入院方式等。如果不是患者本人陈述，需注明陈述者和患者的关系。

（二）主诉

主诉为患者就诊的主要症状（或体征）与持续时间。主诉力求简明扼要，高度概括，通常不超过20字。妇科常见症状及体征有阴道流血、白带异常、下腹痛、外阴瘙痒、下腹部包块等。如患者有2种及2种以上的主要症状，应按其发生时间顺序进行书写。

（三）现病史

现病史是病史的主要部分，为患者本次疾病发生、发展、演变和诊疗、护理的全过程。应以主诉症状为中心，按时间顺序书写，包括起病情况、主要症状、有无诱因、伴随症状、发病后诊疗护理及结果，饮食、睡眠、体重、活动、夫妻关系、性生活及大小便等情况的变化。对有鉴别意义的症状和体征也应提及。

（四）月经史

月经史包括初潮年龄、月经周期及经期、经量、经期伴随症状等。询问末次月经时间（LMP）、经量和持续时间。如13岁初潮，月经周期28～30日，经期5～6日，可记录为$13\frac{5\sim6}{28\sim30}$。绝经患者应询问绝经年龄，绝经后有无阴道流血、阴道分泌物异常或其他不适。

（五）婚育史

婚育史包括初婚或再婚年龄、男方健康状况、是否近亲结婚、有无性传播疾病病史及双方性生活情况等。生育史包括足月产、早产、流产次数及现存子女数，可简写为足月产-早产-流产次数-现存子女数，如足月产1次，无早产，流产1次，现存子女1人，可记录为1-0-1-1；也可用孕2产1（G_2P_1）表示。同时记录分娩方式、有无异常分娩史、新生儿出生情况、有无产后出血或产褥感染史，最后一次分娩或流产日期，采用何种避孕措施及其效果。

（六）既往史

既往史指患者过去的健康状况或所患疾病情况，特别是有无妇科疾病、心血管疾病、传染病史、预防接种史、手术外伤史、输血史、药物过敏史等。

（七）个人史

了解患者生活和居住情况，出生地和曾居住地区，有无烟、酒嗜好，有无毒品使用史。

（八）家族史

了解患者父母、兄弟、姐妹及子女健康状况。家族有无遗传性疾病或可能与遗传有关的疾病以及传染病等。

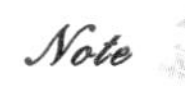

任务二 妇科检查及护理配合

案例引导

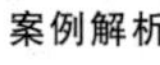

王女士,45岁,已婚,工人,高中文化。主诉阴道分泌物增多,豆腐渣样,外阴瘙痒,伴烧灼感。患者近半个月来服用抗生素,3天前出现白带增多,稠厚,豆腐渣样。13岁月经来潮,周期为28～30天,经期3～5天,末次月经:2018年12月20日。23岁结婚,孕产史:1-0-1-1,现采用宫内节育器避孕。无药物过敏史。

请问:

1. 妇科门诊护士接诊患者后,在进行妇科检查前应做好哪些准备?
2. 妇科双合诊检查能了解患者哪些情况?
3. 妇科检查时的注意事项有哪些?

体格检查通常在病史采集后进行,主要包括全身检查、腹部检查和盆腔检查。体格检查前需向患者解释检查目的,以取得配合。除病情危急外,应按照下列顺序进行。

一、全身检查

测量体温、脉搏、呼吸、血压、身高、体重;观察营养状况、精神状态、面容、体态、第二性征、全身发育、毛发、皮肤、浅表淋巴结、头部器官、颈、乳房、心、肺、脊柱及四肢的情况。

二、腹部检查

腹部检查是妇科疾病体格检查的重要组成部分,通常在全身检查之后、盆腔检查前进行。视诊观察患者腹部外形、大小,有无隆起、瘢痕、静脉曲张、妊娠纹、手术瘢痕等。触诊患者腹部有无压痛、反跳痛及肌紧张,有无包块及腹腔积液。如触及包块,应了解其部位、大小、形状、质地、活动度、表面是否光滑以及有无压痛等。叩诊注意患者腹部鼓音、浊音分布范围,有无移动性浊音等。听诊主要了解患者肠鸣音情况。若合并妊娠,应检查宫高、腹围、胎位、胎心等。

三、盆腔检查

盆腔检查又称妇科检查,包括外阴、阴道、子宫颈、子宫体及双侧附件检查。

(一) 基本要求

(1) 月经期或有阴道流血者一般不做盆腔检查。若必须检查时,应严格消毒外阴阴道,使用无菌手套及消毒器械再行检查,以防发生感染。为避免感染或交叉感染,每位患者臀下垫纸巾、无菌手套、检查器械应一人一换,一次性使用。

(2) 对无性生活史者禁做阴道检查,禁用阴道窥器,一般仅限做直肠-腹部诊。如确有阴道检查的必要,应向患者及家属做好解释说明,征得其签字同意后,方可用食指缓慢放入阴道内扪诊。

(3) 怀疑有盆腔病变的腹壁肥厚、高度紧张、不合作患者,若盆腔检查不满意,可在麻醉下进行检查,或改用超声检查。

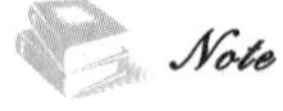

（4）男性医务人员进行妇科检查时，须有其他女性医护人员在场，以减轻患者紧张心理和发生不必要的误会。

（5）检查时采集的标本应及时送检以免影响结果。

（6）对年龄大、体质虚弱者应协助其上下检查床，避免摔伤，遇危重或不宜搬动的患者可在病床上检查，检查时应观察其血压、脉搏、呼吸的变化，配合医生积极抢救以免延误诊治。

（二）检查方法

一般按以下步骤进行检查。

1. 外阴部检查　观察外阴发育、皮肤色泽及质地变化、阴毛多少与分布情况，有无畸形、损伤、充血、水肿、皮炎、溃疡、赘生物或肿块等。分开小阴唇，暴露阴道前庭，观察尿道口和阴道口，查看周围黏膜色泽及有无赘生物、处女膜的完整性。让患者用力向下屏气，观察有无阴道前壁或后壁膨出、子宫脱垂及尿失禁等。

2. 阴道窥器检查　应根据患者年龄、身高及阴道壁松弛情况选用合适的阴道窥器。放置阴道窥器时，将阴道窥器两叶合拢，蘸润滑剂，左手拇指和食指分开两侧小阴唇，暴露阴道口，右手持阴道窥器，斜行沿阴道侧后壁缓慢插入阴道内，边进边旋转，将阴道窥器两叶转正并逐渐张开，暴露子宫颈、阴道壁及穹隆部，然后旋转阴道窥器，充分暴露阴道各壁（图 10-1）。若需做宫颈细胞学检查或取阴道分泌物检查，则不宜用润滑剂，应改用生理盐水润滑，以免影响检查结果。检查完毕，取出阴道窥器前，先将前后叶合拢再沿阴道侧后壁缓慢取出。

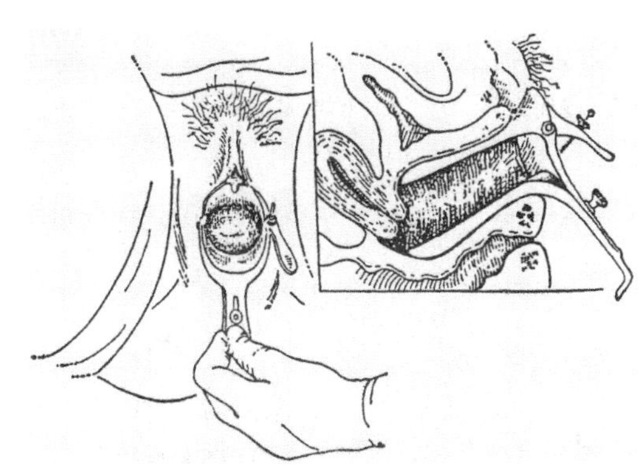

图 10-1　阴道窥器检查

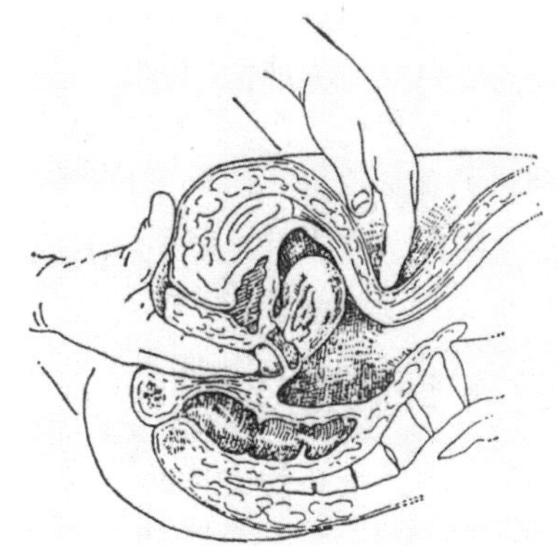

图 10-2　双合诊

检查内容包括：①阴道：黏膜颜色，有无阴道隔膜或双阴道等先天畸形，阴道分泌物量、性状、色泽、气味。②子宫颈：位置、大小、颜色、外口形状，有无出血、糜烂样改变、撕裂、腺囊肿、息肉、赘生物，子宫颈管内有无出血或分泌物。同时可采集子宫颈外口鳞-柱交接部脱落细胞做宫颈细胞学筛查和人乳头瘤病毒（HPV）检测。

3. 双合诊检查　双合诊检查是盆腔检查中最重要的项目。检查者一手的食指和中指放入患者阴道内，另一手在患者腹部配合检查，称双合诊。目的在于检查阴道、子宫颈、子宫体、输卵管、卵巢、子宫旁结缔组织以及骨盆腔内壁有无异常。

先检查阴道是否通畅，有无畸形、瘢痕、肿块，阴道穹隆是否饱满等，再触及子宫颈大小、形状、硬度、外口情况、有无接触性出血及举痛。随后将阴道内两指放在子宫颈后方，向上向前抬举子宫颈，另一手在腹部往下往后按压腹壁，并逐渐向耻骨联合部位移动，两手配合扪清子宫位置、大小、形状、软硬度、活动度及有无压痛（图 10-2）。扪清子宫后，将阴道内两指移至一侧穹隆部，尽量往上触诊，另一手移到相应的侧腹部往下按压，与阴道内的手相互对合，触摸该侧附件区有无肿块、增厚或压痛。同法检查另一侧。若触及肿块，应查清其位置、大小、形状、软硬度、活动度、与子宫的关系以及有无压痛等。正常卵巢偶可扪及，触后稍有酸胀感，正常输卵管不能扪及。

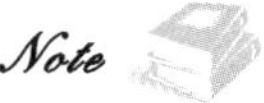

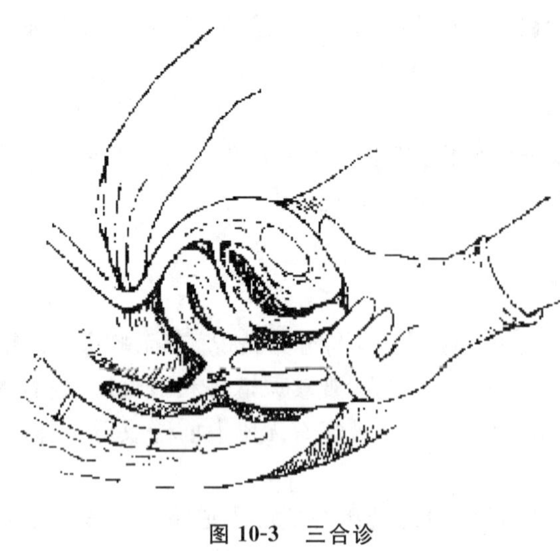

图 10-3　三合诊

4. 三合诊检查　直肠、阴道、腹部联合检查，称为三合诊。检查者一手食指进入患者阴道，中指进入患者直肠，另一手在腹部配合检查(图 10-3)。三合诊检查多在双合诊之后进行，是对双合诊检查不足的重要补充，能更清楚地了解后倾或后屈子宫的大小、子宫后壁、子宫颈旁、直肠子宫陷凹、宫骶韧带和盆腔后部病变，估计盆腔内病变范围，特别是癌肿与盆壁间的关系，以及触诊阴道直肠隔、骶骨前方及直肠内有无病变等。在生殖器官肿瘤、结核、子宫内膜异位症、炎症的检查时尤显重要。

5. 直肠-腹部诊　检查者一手食指伸入患者直肠内，另一手在患者腹部配合检查，称直肠-腹部诊，简称肛腹诊。适用于未婚、阴道流血、月经期、阴道闭锁或有其他原因不宜进行双合诊的患者。

(三) 记录

盆腔检查结束后，应将检查结果按解剖部位先后顺序记录。

(1) 外阴　婚产式、发育情况及异常发现。

(2) 阴道　是否通畅，黏膜情况，分泌物量、色、性状及有无气味等。

(3) 子宫颈　大小、硬度，有无糜烂样改变、息肉、腺囊肿，有无接触性出血、举痛等。

(4) 子宫　位置、大小、硬度、形态、活动度及有无压痛等。

(5) 附件　有无肿块、增厚、压痛，若触及肿块，记录其位置、大小、硬度、表面是否光滑、活动度、有无压痛及与子宫及盆壁的关系。左右两侧分别记录。

四、护理配合

(1) 护理人员要关心体贴患者，态度和蔼，语言亲切，使其尽量放松。检查前耐心向患者解释检查方法、目的及注意事项，告知患者可能引起的不适，取得患者的信任和配合，消除患者紧张、羞怯心理。要做好屏风遮挡，注意保护患者的隐私。同时还应注意保暖，保证检查室温度适宜。

(2) 准备用物：照明灯、无菌手套、阴道窥器、无齿长镊子、无菌持物钳、臀垫、消毒敷料、生理盐水、液状石蜡、污物桶、内盛消毒液的器具浸泡盆等。

(3) 除尿瘘患者有时需取膝胸卧位外，进行妇科检查的患者一般取膀胱截石位接受检查。检查前嘱患者排空膀胱，必要时先导尿，大便充盈者应在排便或灌肠后进行。护士协助患者脱去一侧裤腿，仰卧于检查台上，臀部置于台缘，头部略抬高，两手平放于身旁，腹部放松。不宜搬动的危重患者，可在病床上检查。对尿失禁患者，协助其检查前排空膀胱，必要时导尿。

(4) 每检查完一人，及时更换臀下的纸巾、无菌手套和检查器械，防止交叉感染。对于检查使用过的物品及时消毒处理。对于经期或异常阴道出血必须行阴道检查者，配合医生做好外阴、阴道的严格消毒。

正常子宫的位置

直通护考

一、A1 型题

1. 某女士足月产一次，无早产史，流产 3 次，现有 1 子，其生育史可以简写为(　　)。

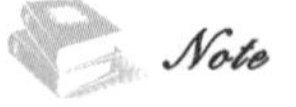

参考答案

A. 1-0-3-1　　B. 1-3-0-1　　C. 3-0-1-1　　D. 3-1-0-1　　E. 以上均不对

2. 对未婚者应用的检查方法是(　　)。

A. 双合诊　　B. 三合诊　　C. 阴道扪诊　　D. 直肠-腹部诊　　E. 都不对

3. 一般盆腔检查时应取的体位是(　　)。

A. 平卧位　　B. 左侧卧位　　C. 俯卧位　　D. 膀胱截石位　　E. 膝胸卧位

二、A2 型题

1. 患者小王，女，初潮 13 岁，周期 24～28 天，经期 4～5 天，应简写为(　　)。

A. $13\,\frac{4\sim5}{24\sim28}$天　　B. $13\,\frac{24\sim28}{4\sim5}$天　　C. $13\,\frac{4\sim5}{24\sim28}$天　　D. $13\,\frac{24\sim28}{4\sim5}$天　　E. $13\,\frac{24\sim28}{4\sim5}$天

2. 妇科病史采集中，下列描述哪项不对？(　　)

A. 态度和蔼，语言亲切

B. 避免暗示和主观臆测

C. 对危重患者应同样详细了解病情再作出正确判断

D. 尊重患者隐私，可单独补充询问

E. 主诉促使患者就诊的主要症状与持续时间

3. 妇科检查中，下列哪项不对？(　　)

A. 排空膀胱　　B. 应避免经期做妇科检查

C. 未婚者做直肠-腹部诊　　D. 男性医务人员可以单独检查患者

E. 防止交叉感染

(杨　艺　彭　金)

项目十一 女性生殖系统炎症患者的护理

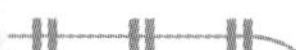

本项目 PPT

能力目标

1. 能描述女性生殖系统的防御机制。
2. 能说出女性生殖系统炎症的病因、传播途径。
3. 能运用所学知识对不同生殖系统炎症患者实施整体护理。
4. 能与患者进行有效的沟通并能对其进行健康教育。

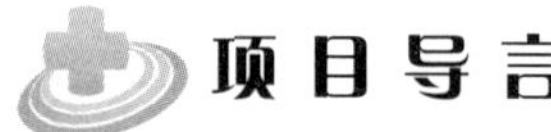

项目导言

女性生殖系统炎症是妇科常见病、多发病,各年龄组均可发病。炎症包括来自下生殖道的外阴、阴道、子宫颈炎症,以及上生殖道如盆腔内的子宫、输卵管、卵巢、盆腔腹膜、盆腔结缔组织炎症。炎症可局限于一个部位或多个部位同时受累。病情可轻可重,轻者无症状,重者可引起败血症甚至感染性休克死亡。女性生殖系统炎症不仅危害患者,还可危害胎儿、新生儿。通过本章内容的学习,应该了解导致常见炎症性疾病的原因、病原体及防治的原则与措施,以便为护理对象提供整体护理。

任务一 概 述

一、女性生殖道的自然防御功能

女性生殖道的解剖和生理特点有较完善的自然防御功能,可增强对感染的防御能力。

(1) 两侧大阴唇自然合拢,遮掩阴道口、尿道口。

(2) 由于盆底肌的作用,阴道口闭合,阴道前后壁紧贴,可以防止外界的污染。

(3) 正常阴道内虽有多种微生物存在,但这些微生物与宿主阴道之间相互依赖、相互制约,达到动态平衡,并不致病。在维持阴道微生态平衡的因素中,雌激素、局部 pH 值、乳杆菌及阴道黏膜免疫系统起重要作用。生理情况下,雌激素使阴道上皮增生变厚并使糖原含量增加,糖原在阴道乳杆菌作用下分解为乳酸,维持阴道正常的酸性环境(pH 值≤4.5,多在 3.8～4.4),抑制其他病原体生长,有利于乳杆菌的生长。

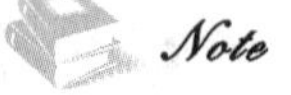

(4) 子宫颈阴道部表面覆以复层鳞状上皮,具有较强的抗感染能力。子宫颈内口平时紧闭,有

利于防止病原体侵入。子宫颈黏膜内腺体分泌黏液，形成黏液栓，为上生殖道感染的机械屏障。

(5) 生育期妇女子宫内膜周期性剥脱，可及时消除子宫腔内的感染。

(6) 输卵管黏膜上皮细胞的纤毛向子宫腔方向摆动以及输卵管的蠕动，均有利于阻止病原体的侵入。

虽然女性生殖系统具有较强的自然防御功能，但由于外阴与尿道、肛门毗邻，易受污染；生育年龄妇女性活动较频繁，且外阴、阴道是分娩、宫腔操作的必经之道，容易受到损伤及外界病原体的感染；绝经后妇女及婴幼儿雌激素水平低，局部抵抗力下降，也易发生感染。此外，妇女在特殊生理时期如月经期、妊娠期、分娩期和产褥期，防御功能受到破坏，机体免疫功能下降，病原体容易侵入生殖道造成炎症。

二、病原体

1. 细菌　大多为化脓菌如金黄色葡萄球菌、溶血性链球菌、大肠杆菌，其感染特点是容易形成盆腔脓肿、感染性血栓性静脉炎，脓液有粪臭并有气泡。

2. 原虫　以阴道毛滴虫最为多见，其次为阿米巴原虫。

3. 真菌　以假丝酵母菌为主。

4. 病毒　以疱疹病毒、人乳头瘤病毒多见。

5. 螺旋体　多见苍白密螺旋体。

6. 衣原体　多见沙眼衣原体，感染症状不明显，但常导致输卵管黏膜结构及功能损害，并可引起广泛盆腔粘连。

7. 支原体　正常阴道菌群的一种，在一定条件下可引起生殖道炎症。

三、传染途径

(1) 经生殖器黏膜上行蔓延：病原体侵入外阴、阴道后，沿黏膜上行，通过子宫颈、子宫内膜、输卵管黏膜至卵巢及腹腔，是非妊娠期、非产褥期盆腔炎性疾病的主要感染途径。葡萄球菌、淋病奈瑟菌、衣原体多沿此途径蔓延(图 11-1)。

(2) 经血液循环蔓延：病原体先侵入人体的其他系统，再经过血液循环感染生殖器。此为结核分枝杆菌感染的主要途径(图 11-2)。

(3) 经淋巴系统蔓延：病原体由外阴、阴道、子宫颈及子宫体等创伤处的淋巴管侵入盆腔结缔组织及内生殖器其他部分，是产褥感染、流产后感染及放置子宫内节育后感染的主要途径。多见于链球菌、大肠杆菌感染(图 11-3)。

(4) 炎症蔓延腹腔其他脏器，待其感染后，直接蔓延到内生殖器。如阑尾炎可引起右输卵管炎。

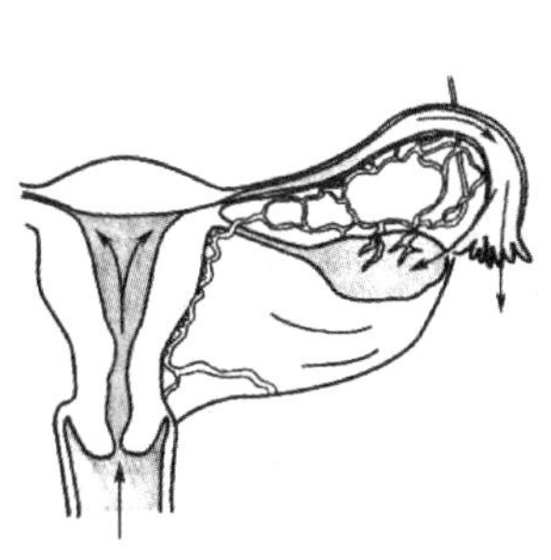

图 11-1　炎症经生殖器黏膜上行蔓延

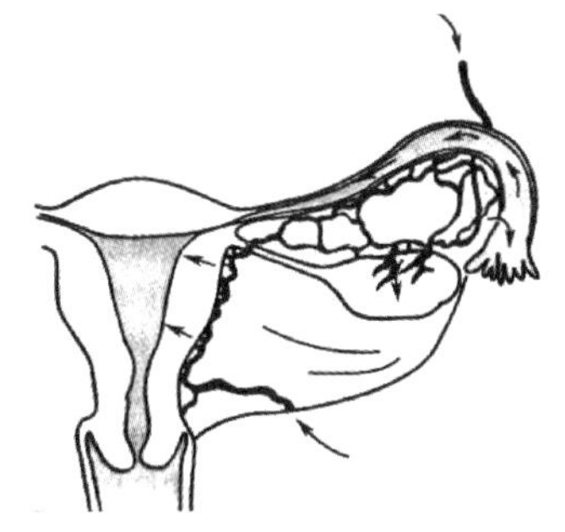

图 11-2　炎症经血液循环蔓延

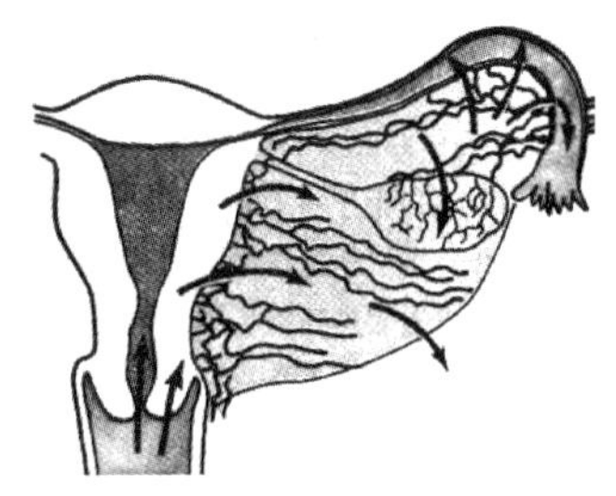

图 11-3　炎症经淋巴系统蔓延

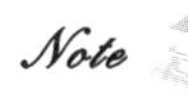

任务二　外阴炎患者的护理

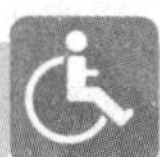

案例引导

王某，女，35岁，以外阴部肿胀疼痛2天为主诉入院就诊。患者于2天前出现外阴部右侧肿胀疼痛，逐渐加重，行走受到影响。既往体健，无手术、外伤史。查体：T 36.9 ℃，P 80 次/分，R 20 次/分，BP 120/80 mmHg，心肺肝脾未查到异常。妇科检查：外阴已产式，右侧大阴唇处见一囊肿，表面红肿，压痛明显，有明显波动感，阴道通畅，子宫及附件无异常。

请问：

1. 该患者发生了什么情况？
2. 患者存在哪些护理问题？
3. 针对该患者的护理措施有哪些？

案例解析

外阴炎是指发生在外阴皮肤与黏膜的炎症，包括非特异性外阴炎和前庭大腺炎。

一、非特异性外阴炎

非特异性外阴炎是由物理、化学等非病原体因素所致的外阴皮肤或黏膜炎症。

（一）病因

外阴容易受到阴道分泌物、经血刺激，若患者不注意清洁，或尿瘘患者尿液长期浸渍、粪瘘患者粪便污染刺激，糖尿病患者的糖尿刺激均可引起非特异性炎症反应。此外，穿着紧身化纤内裤，或经期长时间使用卫生用品所致的物理化学刺激，如皮肤黏膜摩擦、局部潮湿、透气性差等，也可引起炎症发生。

（二）护理评估

1. 健康史　询问个人卫生、衣着习惯，饮食、药物等有无过敏情况。有无糖尿病、尿瘘、粪瘘等疾病。外阴不适的程度和发病时间。

2. 身体状况　患者外阴瘙痒、疼痛、灼热感，在活动、性交、排尿或排便时可加重。急性炎症期妇科检查可见外阴皮肤黏膜充血、水肿、糜烂，常有抓痕，重者出现溃疡、湿疹等；慢性炎症时检查可见外阴皮肤增厚、粗糙、皲裂，甚至苔藓样变。

3. 心理社会状况　了解患者病程长短及对外阴不适的反应，有无烦躁不安等心理。

（三）护理诊断

1. 皮肤、黏膜完整性受损　与局部炎症所致的抓伤、湿疹、溃疡有关。

2. 舒适的改变　与外阴瘙痒、疼痛、分泌物多有关。

3. 疼痛　与炎性分泌物刺激外阴导致红肿、溃疡有关。

4. 焦虑　与外阴瘙痒、疼痛不适有关。

（四）护理措施

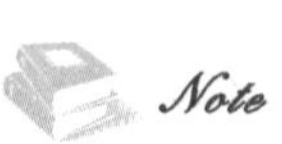

1. 一般护理　嘱患者保持外阴清洁、干燥，大小便后及时清洁外阴。若发现糖尿病应及时治

疗，若有尿瘘、粪瘘应及时修补。

2. 治疗配合　教会患者坐浴方法，包括坐浴液的配制、温度、坐浴时间等。常用的坐浴液有1∶5000的高锰酸钾或0.1%聚维酮碘液，水温41～43 ℃。坐浴时要使会阴部浸没于溶液中，每天1～2次，每次15～30 min，5～10次为1个疗程。

【护考提示】坐浴溶液配制、温度、方法、疗程。

3. 心理护理　解释炎症发生的原因，增强患者治疗信心，缓解其焦虑情绪。

（五）健康教育

指导患者注意个人卫生，保持外阴清洁、干燥，勤换内裤，不穿化纤内裤和紧身衣，做好经期、妊娠期、分娩期及产褥期卫生保健。勿使用刺激性药物或肥皂清洗会阴部。外阴破溃者要预防继发感染，使用柔软无菌会阴垫，减少摩擦和混合感染的机会。

二、前庭大腺炎

前庭大腺炎是病原体侵入前庭大腺引起的炎症，包括前庭大腺导管炎、前庭大腺脓肿和前庭大腺囊肿。此病生育期妇女多见，幼女及绝经后妇女少见。

（一）病因

多为混合性细菌感染。主要病原体为葡萄球菌、大肠杆菌、链球菌、肠球菌等，随着性传播疾病发病率的增加，淋病奈瑟菌及沙眼衣原体也成为常见病原体。病原体侵犯腺管，前期引起前庭大腺导管炎。如炎性渗出物堵塞管口，脓液积聚不能外流形成前庭大腺脓肿。如急性炎症消退，脓液吸收后被黏液分泌物替代，则形成前庭大腺囊肿。前庭大腺囊肿可继发感染，形成脓肿，反复发作。

（二）护理评估

1. 健康史　询问患者有无不洁性生活史，既往有无前庭大腺炎、外阴阴道炎等病史。

2. 身体状况　前庭大腺炎起病急，单侧发病多见。初起时局部肿胀、疼痛、烧灼感，检查见局部皮肤红肿、压痛明显，患侧前庭大腺开口处有时可见白色小点。若感染加重，脓肿形成并迅速增大，直径可达3～6 cm，疼痛剧烈，行走不便，脓肿成熟时局部可有波动感。少数患者可出现发热或腹股沟淋巴结肿大。脓肿可自行破溃：引流良好者，炎症消退而自愈；如引流不畅，炎症持续不退或反复发作。前庭大腺囊肿多为单侧，也可为双侧。囊肿小且无感染时患者一般无自觉症状；若囊肿较大，可感觉外阴坠胀或性交不适。检查见患侧前庭窝外侧肿大，在外阴部后下方可触及无痛囊性肿物，多呈圆形，边界清楚。

3. 辅助检查　脓性分泌物培养，可明确病原体。

（三）护理诊断

1. 疼痛　与局部炎性分泌物刺激有关。

2. 有皮肤完整性受损的危险　与手术或脓肿破溃有关。

3. 舒适度减弱　与脓肿或囊肿引起行走困难或不适有关。

（四）护理目标

（1）患者局部炎性分泌物刺激症状消失，外阴瘙痒、疼痛得到控制。

（2）患者局部皮肤完整，舒适感增强。

（五）护理措施

【护考提示】前庭大腺脓肿和前庭大腺囊肿的治疗。

1. 一般护理　急性期卧床休息，保持外阴清洁、干燥。

2. 治疗配合　根据细菌培养和药敏试验，按医嘱给予抗生素及止痛剂。前庭大腺脓肿需尽早切开引流，脓肿或囊肿切开后，局部置引流条引流，引流条需每日更换。消毒液擦洗外阴，每日2次；也可用清热解毒的中药热敷或坐浴，每日2次。

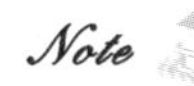

(六) 健康教育

向患者及家属讲解此病的病因及预防措施,指导患者注意外阴清洁卫生,月经期、产褥期禁止性交,注意经期卫生。指导患者术后注意事项及正确用药。

(七) 护理评价

(1) 患者的局部炎性分泌物刺激症状是否消失,外阴瘙痒、疼痛是否得到控制。

(2) 患者是否局部皮肤完整,舒适感是否增强。

任务三　阴道炎患者的护理

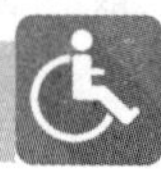

案例引导

案例解析

李某,35 岁,G_2P_1。因阴道分泌物增多,外阴瘙痒 3 天,尿频、尿急、尿痛 1 天入院。妇科检查:外阴发育正常,有抓痕;阴道通畅,阴道黏膜充血,并有散在出血点;后穹隆有大量稀薄泡沫状分泌物,有臭味;子宫及双附件无异常。

请问:

1. 该患者最可能的医疗诊断是什么?
2. 护理诊断有哪些?
3. 应如何进行护理?

一、滴虫性阴道炎

(一) 病原体

滴虫性阴道炎是由阴道毛滴虫感染引起的常见阴道炎症,也是常见的性传播疾病。阴道毛滴虫适宜在温度为 25～40 ℃、pH 值为 5.2～6.6 的潮湿环境中生长,如果生活环境的 pH 值<5 则其生长受到抑制。月经前后阴道 pH 值发生变化,月经后 pH 值接近中性,隐藏在腺体及阴道皱褶中的毛滴虫大量繁殖,导致炎症易在月经后复发。毛滴虫除寄生在阴道外,还可寄生在尿道、尿道旁腺、膀胱、肾盂以及男性的包皮褶、尿道、前列腺中。

(二) 传播方式

1. 性交传播　性交传播是其主要传播方式。男性感染毛滴虫后常无症状,易成为感染源。

2. 间接传播　通过游泳池、公共浴池、浴盆、浴巾、坐便器、衣物及污染的医疗器械和敷料等感染。

【护考提示】滴虫性阴道炎主要传播方式。

(三) 护理评估

1. 健康史　了解患者个人卫生习惯,既往阴道炎病史,有无不洁性生活史,有无间接接触史。

【护考提示】滴虫性阴道炎的分泌物性状。

2. 身体状况　滴虫性阴道炎的典型症状是稀薄泡沫状白带增多及外阴瘙痒,如有其他细菌混合感染,白带可呈黄绿色。瘙痒部位在阴道口和外阴,局部灼热、疼痛、性交痛。合并尿路感染,可有尿频、尿痛、血尿。阴道毛滴虫能吞噬精子,影响精子在阴道内存活,可致不孕。妇科检查可见阴道及子宫颈黏膜充血、严重者有散在的出血点,甚至子宫颈有出血斑点,呈现草莓样改变;后穹隆有稀

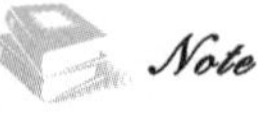

薄泡沫状或脓性泡沫状分泌物。

3. 心理评估　了解患者是否有治疗效果不佳致反复发作造成的烦恼，接受盆腔检查的顾虑，丈夫同时治疗的障碍。

4. 辅助检查　最简单的方法是湿片法（悬滴法），取 0.9%氯化钠温溶液 1 滴于玻片上，在阴道侧壁取典型分泌物混于其中，立即在低倍镜下观察，找到毛滴虫即可确诊。此方法敏感性为 60%～70%，阴道分泌物智能检测系统及分子诊断技术可提高毛滴虫检出率。

（四）护理诊断

1. 皮肤黏膜完整性受损　与炎性分泌物刺激引起黏膜损害、外阴瘙痒致皮肤抓痕有关。

2. 舒适度减弱　与外阴及阴道口瘙痒、局部灼痛、白带增多有关。

3. 焦虑　与瘙痒困扰、担心疾病传给配偶和子女、或疾病反复发作有关。

（五）护理目标

（1）患者皮肤黏膜完整，外阴瘙痒、局部灼痛消失，舒适度增加。

（2）患者焦虑减轻或消失。

（六）护理措施

1. 一般护理　注意个人卫生，保持外阴部清洁、干燥，避免搔抓外阴导致皮肤破损。勤换内裤，洗涤用物应煮沸消毒 5～10 min 以消灭病原体，避免交叉和重复感染的机会。

2. 治疗配合　滴虫性阴道炎患者可同时存在尿道、尿道旁腺、前庭大腺多部位滴虫感染，全身用药才能治愈此病，并避免阴道冲洗。主要药物为甲硝唑或替硝唑。初次用药可选择甲硝唑或替硝唑 2 g，单次口服；或甲硝唑 400 mg，每日 2 次，连服 7 日。服用甲硝唑 12～24 h 内、服用替硝唑 3 天内避免哺乳。甲硝唑虽可通过胎盘，但未发现妊娠期使用会增加胎儿畸形的风险，但替硝唑安全性未确定，应避免使用。甲硝唑可抑制酒精在体内氧化而产生有毒的中间代谢产物，故用药期间应禁酒。

3. 指导患者配合检查　告知患者取分泌物前 24～48 h 避免性交、阴道冲洗或局部用药，分泌物取出后应及时送检并注意保暖。

4. 心理护理　告知患者夫妇滴虫性阴道炎的传播途径、临床表现、治疗方法和注意事项，减轻他们的焦虑心理，同时鼓励他们积极配合治疗。

（七）健康教育

【护考提示】滴虫性阴道炎的护理措施及健康教育。

滴虫性阴道炎主要由性生活传播，性伴侣应同时治疗，治愈前应避免无保护性生活。月经干净后要复查阴道分泌物，若连续 3 个月检查均为阴性，方可称为治愈。

（八）护理评价

（1）患者皮肤黏膜是否完整，外阴瘙痒、局部灼痛是否消失，舒适度是否增加。

（2）患者焦虑是否减轻或消失。

二、外阴阴道假丝酵母菌病

【护考提示】外阴阴道假丝酵母菌病的诱因。

外阴阴道假丝酵母菌病（VVC）曾称念珠菌性阴道炎，是由假丝酵母菌引起的常见外阴阴道炎症。国外资料显示，约 75%妇女一生中患过 1 次 VVC，45%妇女经历过 2 次或 2 次以上。

（一）病原体及诱因

80%～90%的病原体为白假丝酵母菌，10%～20%为光滑假丝酵母菌、近平滑假丝酵母菌、热带假丝酵母菌等。此菌适宜在酸性环境中生长，pH 值通常<4.5。假丝酵母菌不耐热，加热至 60 ℃持续 1 h 即可死亡；但对干燥、日光、紫外线及化学制剂的抵抗力较强。发病的常见诱因：长期应用广谱抗生素、糖尿病、妊娠、大量应用免疫抑制剂以及接受大量雌激素治疗等；胃肠道假丝酵母菌感染

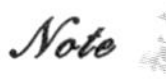

者粪便污染阴道,穿紧身化纤内裤及肥胖。

(二)传播途径

主要为内源性传染,假丝酵母菌为条件致病菌,除阴道外,也可寄生于口腔、肠道,不同部位间可互相传染,也可通过性交直接传播。少部分患者可通过接触被污染的衣物传染。

【护考提示】外阴阴道假丝酵母菌病的主要传播方式。

(三)护理评估

1. 健康史 询问患者是否妊娠,有无糖尿病、长期应用抗生素、大量应用免疫抑制剂及接受大量雌激素治疗等诱因。

2. 身体状况 主要症状为外阴阴道瘙痒、白带增多。外阴阴道瘙痒明显,持续时间长,严重者坐立不安,夜间更明显。可伴有外阴灼热痛、尿痛、性交痛等。阴道分泌物呈现白色稠厚豆渣状或凝乳状。妇科检查见外阴红斑、水肿,可伴有抓痕,严重者可见皮肤皲裂、表皮脱落。阴道黏膜红肿,小阴唇内侧、阴道壁黏膜上附一层白色块状物、附着紧密不易擦除,擦除后露出红肿黏膜,急性期还能见到糜烂及浅表溃疡。

【护考提示】外阴阴道假丝酵母菌病阴道分泌物的性状。

3. 心理评估 外阴严重瘙痒使患者坐卧不安、痛苦不堪,病情反复使患者焦虑、悲观。

4. 辅助检查

(1)湿片法(悬滴法):取1滴10%氢氧化钾溶液滴于玻片上,在阴道侧壁取典型阴道分泌物混于溶液中,立即在低倍光镜下检查,找到芽生孢子和菌丝即可确诊。

(2)培养法:适合有临床症状而湿片法阴性者。

(四)护理诊断

1. 舒适度减弱 与外阴瘙痒、烧灼痛和阴道分泌物增多有关。

2. 焦虑 与疾病反复、影响性生活有关。

(五)护理目标

(1)患者的外阴瘙痒、疼痛减轻,舒适度增加。

(2)患者焦虑减轻或消失。

(六)护理措施

1. 治疗配合 消除诱因,根据患者情况选择局部用药或全身用药,以局部用药为主。

(1)局部用药:可选用克霉唑栓剂、咪康唑栓剂或制霉菌素栓剂,每晚1粒,放入阴道。

(2)全身用药:对未婚妇女及不宜采用局部用药者,可选用口服给药。常用药物:氟康唑,150 mg,顿服。

(3)妊娠合并假丝酵母菌病:以局部用药为主,小剂量长疗程,禁止口服唑类真菌药物。

2. 用药护理 向患者说明用药的目的与方法,取得配合,按医嘱完成正规疗程。指导患者正确用药。需要阴道用药的患者应洗手后戴手套,用食指将药沿阴道后壁推进阴道深部,为保证药物局部作用时间,宜晚上睡前放置。为提高用药疗效,可用2%～4%的碳酸氢钠溶液坐浴或进行阴道冲洗。注意观察用药的副作用。

3. 心理护理 耐心向患者讲解外阴阴道假丝酵母菌病的病因、治疗方法和注意事项等,消除患者的顾虑和焦虑心理,积极配合治疗。

【护考提示】外阴阴道假丝酵母菌病的用药护理及健康教育。

(七)健康教育

指导患者养成良好的卫生习惯,勤换内裤,用过的毛巾等生活用品用开水烫洗。消除诱因,及时停用广谱抗生素、雌激素等药物,积极治疗糖尿病。性伴侣无须常规治疗,对有症状男性应进行检查与治疗,避免女性重复感染。

(八)护理评价

Note

(1)患者的外阴瘙痒、烧灼痛和分泌物增多是否减轻,舒适度是否增加。

（2）患者的焦虑是否得到缓解或消失。

三、细菌性阴道病

细菌性阴道病是阴道内正常菌群失调所致的混合性感染，以鱼腥臭味、稀薄的阴道分泌物增多为主要表现。

（一）病因

【护考提示】细菌性阴道病的病因。

正常阴道内以产生过氧化氢的乳杆菌占优势。若乳杆菌减少，阴道 pH 值升高，阴道微生态失衡，其他微生物大量繁殖，主要有加德纳菌、动弯杆菌、紫单胞菌、类杆菌、消化链球菌等厌氧菌及人型支原体，其中以厌氧菌居多，从而导致细菌性阴道病。促使阴道菌群发生变化的原因仍不清楚，可能与频繁性交或反复阴道灌洗有关。

（二）护理评估

1. 健康史　询问患者有无导致阴道内正常菌群失调的相关因素，如频繁性交、多个性伴侣或过度阴道灌洗等。

2. 身体状况　主要为鱼腥臭味阴道分泌物增多，尤其是性交后加重，可伴有轻度外阴瘙痒或烧灼感。10%～40%患者无临床症状。妇科检查阴道黏膜无明显充血等炎症表现。分泌物的典型性状为灰白色、均匀一致，稀薄，常黏附于阴道壁，但容易拭去。

【护考提示】细菌性阴道病阴道分泌物气味、性状。

3. 心理评估　阴道分泌物的鱼腥臭味在性交后加重，使患者心情低落、焦虑不安。

4. 辅助检查

（1）胺臭味试验：取少量阴道分泌物置于玻片上，加入 10%氢氧化钾 1～2 滴，如产生烂鱼肉样腥臭气体，为胺臭味试验阳性。

（2）线索细胞：取少量阴道分泌物置于玻片上，加 1 滴 0.9%氯化钠溶液混合，高倍镜下寻找线索细胞。如线索细胞数量占鳞状上皮细胞的比例大于 20%，可诊断为细菌性阴道病。

（3）阴道分泌物 pH 值测定：阴道分泌物 pH 值>4.5。

【护考提示】细菌性阴道病的辅助检查方法。

细菌性阴道病的临床诊断标准

（三）护理诊断

1. 舒适度减弱　与阴道分泌物增多、外阴瘙痒有关。

2. 焦虑　与阴道分泌物鱼腥臭味、影响性生活有关。

（四）护理目标

（1）患者阴道分泌物减少，外阴瘙痒减轻，舒适度增加。

（2）患者焦虑缓解或消失。

（五）护理措施

1. 治疗配合　选用抗厌氧菌药物，主要是甲硝唑、替硝唑、克林霉素。甲硝唑可抑制厌氧菌生长而不影响乳杆菌生长，是较理想的治疗药物。应使患者理解用药目的、方法及注意事项，配合治疗。

（1）全身用药：首选甲硝唑 400 mg，每日 2 次，口服，连服 7 日；或替硝唑 2 g，口服，每日 1 次，连服 3 日；或替硝唑 1 g，口服，每日 1 次，连服 5 日；或克林霉素 300 mg，每日 2 次，连服 7 日。

（2）局部用药：甲硝唑 200 mg，每晚 1 次，连用 7 日；或 2%克林霉素软膏阴道涂抹，每晚 1 次，连用 7 日。口服药物与局部用药疗效相似，治愈率 80%左右。哺乳期以局部用药为宜。

2. 心理护理　向患者讲解细菌性阴道病的病因及治疗方法，消除患者的焦虑心理，积极配合治疗。

（六）健康教育

指导患者养成良好的卫生习惯，避免不洁的性生活，避免不必要的阴道灌洗。性伴侣不需要常

Note

规治疗。本病容易上行感染引起子宫内膜炎、盆腔炎性疾病等,准备进行子宫腔手术操作或子宫切除的患者,即使没有症状也需要治疗。本病与不良妊娠结局如胎膜早破等有关,因此有症状的妊娠期患者均需治疗,剂量及用药时间同非妊娠期妇女。

(七) 护理评价

(1) 患者的阴道分泌物是否减少,外阴瘙痒是否减轻。

(2) 患者的焦虑是否减轻或消失。

【护考提示】细菌性阴道病的治疗及健康教育。

四、萎缩性阴道炎

萎缩性阴道炎是由于卵巢功能衰退,雌激素水平降低引起的、以需氧菌感染为主的阴道炎症。常见于自然绝经或人工绝经后的妇女,也见于产后闭经、接受药物假绝经治疗者。

(一) 病因

卵巢功能衰退,雌激素水平降低,阴道壁萎缩,黏膜变薄,上皮细胞内糖原减少,阴道酸度减弱(pH 值多为 5.0～7.0),阴道的自净作用降低,局部抵抗力下降。乳杆菌不再是优势菌,以需氧菌为主的其他致病菌大量繁殖引起阴道炎症。

【护考提示】萎缩性阴道炎的病因。

(二) 护理评估

1. 健康史 评估患者年龄、月经史、是否闭经、闭经时间、有无手术切除卵巢或盆腔治疗史等。

2. 身体状况 主要症状为外阴灼热不适、瘙痒,阴道分泌物稀薄、淡黄色;严重感染者阴道分泌物呈脓血性。可伴有性交痛。妇科检查可见阴道黏膜呈萎缩性改变,皱褶消失;阴道黏膜潮红,有散在的出血斑点或点状出血斑,有时见浅表溃疡。

3. 心理评估 评估患者有无因外阴瘙痒、病情反复或久治不愈引起的焦虑,有无因脓血性白带而担心患恶性肿瘤的恐惧。

4. 辅助检查

(1) 阴道分泌物检查:镜下见大量白细胞,无毛滴虫或假丝酵母菌等致病菌。

(2) 子宫颈细胞学检查:有脓血性阴道分泌物的应常规进行此检查,必要时行分段诊刮术,排除子宫颈癌和子宫内膜癌。

(3) 局部活组织检查:对出现阴道壁肉芽组织及溃疡者,需行局部活组织检查,与阴道癌鉴别。

(三) 护理诊断

1. 舒适度减弱 与外阴灼痛、瘙痒,阴道分泌物增多有关。

2. 焦虑、恐惧 与病情反复、因脓血性白带怀疑恶性肿瘤有关。

(四) 护理目标

(1) 患者的外阴瘙痒、灼痛等症状减轻,舒适度增强。

(2) 患者的焦虑减轻或消失。

(五) 护理措施

1. 治疗配合 治疗原则是补充雌激素,增加阴道抵抗力;使用抗生素抑制细菌生长。指导患者理解用药目的、方法及注意事项,配合治疗。可先用 1%乳酸或 0.5%醋酸冲洗阴道,再阴道内局部给药,增加阴道酸度,抑制细菌生长繁殖。

【护考提示】萎缩性阴道炎的治疗。

(1) 补充雌激素:针对病因给予雌激素制剂,增加阴道抵抗力。可局部用药,也可全身用药。局部涂抹雌三醇软膏,每日 1～2 次,连用 14 日。口服替勃龙 2.5 mg,每日 1 次,也可选用其他雌、孕激素制剂连续联合用药。

(2) 抑制细菌生长:阴道局部应用抗生素如诺氟沙星 100 mg,将其放入阴道深部,每日 1 次,7～10 日为 1 个疗程。对阴道局部干涩明显者,可应用润滑剂。

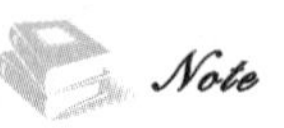

2. 心理护理　耐心向患者解释萎缩性阴道炎的病因和治疗的相关知识，消除其焦虑、紧张和恐惧的心理。

（六）健康教育

向患者说明雌激素治疗的适应证和禁忌证，指导其规范用药。保持外阴清洁干燥，勤换内裤。外阴瘙痒时禁止使用刺激性药物和肥皂水，避免搔抓。

（七）护理评价

（1）患者的外阴瘙痒、灼痛等症状是否减轻，舒适度是否增强。

（2）患者的焦虑是否减轻或消失。

任务四　子宫颈炎患者的护理

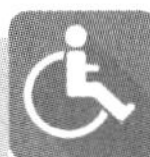

案例引导

患者，李某，35岁，因阴道分泌物增多、腰酸及偶尔性生活后出血半年，担心患癌前来就诊。妇科检查：外阴正常，子宫颈肥大，糜烂样改变，子宫颈管口有脓性分泌物流出，有接触性出血。

请问：

1. 李某可能患有什么疾病？
2. 为判断是否患癌需进一步做哪些检查？
3. 患者存在哪些护理问题？应采取哪些护理措施？

案例解析

子宫颈炎是妇科常见疾病之一，包括子宫颈阴道部炎症和子宫颈黏膜炎症。由于子宫颈阴道部鳞状上皮与阴道鳞状上皮相延续，阴道炎症均可引起子宫颈阴道部炎症。子宫颈黏膜为单层柱状上皮，抗感染能力差，容易发生感染。临床上多见的是急性子宫颈炎。若急性子宫颈炎得不到及时治疗或病原体持续存在，可导致慢性子宫颈炎症。

一、急性子宫颈炎

子宫颈发生的急性炎症，包括局部充血、水肿，上皮变性、坏死，黏膜、黏膜下组织、腺体周围中性粒细胞浸润，腺腔中可有脓性分泌物。

（一）病因和病原体

可由多种病原体引起，也可由物理因素、化学因素刺激或机械性子宫颈损伤、子宫颈异物伴发感染所致。主要包括性传播疾病病原体及内源性病原体，部分患者病原体不明。性传播疾病病原体常见有淋病奈瑟菌、沙眼衣原体等，主要见于性传播疾病的高危人群。内源性病原体与细菌性阴道病病原体、支原体感染有关。

（二）护理评估

1. 健康史　询问患者有无阴道分娩史、流产及手术损伤子宫颈史，有无不洁性生活史，阴道炎病史，性伴侣有无性传播疾病史等。

2. 身体状况 大部分患者无症状。有症状者主要表现为阴道分泌物增多,呈脓性黏液,外阴瘙痒、有灼热感。可出现性交后出血、经间期出血等。炎症波及泌尿系统可出现尿急、尿频、尿痛症状。妇科检查见子宫颈充血、水肿、黏膜外翻,有脓性黏液从子宫颈管流出,子宫颈质脆,容易诱发出血。淋病奈瑟菌感染者除上述表现外,还可见尿道口、阴道口黏膜充血、水肿以及多量脓性分泌物。

3. 心理评估 评估患者有无因阴道分泌物增多、外阴瘙痒灼痛而引起的焦虑,有无因性交后或经间期出血而担心患恶性肿瘤的恐惧。

4. 辅助检查

(1) 白细胞检测:子宫颈分泌物或阴道分泌物中白细胞增多,后者排除阴道炎症。

(2) 病原体检测:做沙眼衣原体和淋病奈瑟菌的检测,以及有无细菌性阴道病及滴虫性阴道炎。

(三) 护理诊断

1. 舒适度减弱 与阴道分泌物增多,外阴瘙痒、灼痛等有关。

2. 焦虑、恐惧 与性生活出血或经间期出血、担心癌变有关。

(四) 护理目标

(1) 患者的阴道分泌物减少,外阴瘙痒、灼痛消失,舒适度增加。

(2) 患者的焦虑、恐惧减轻或消失。

(五) 护理措施

1. 一般护理 加强会阴护理,保持会阴清洁、干燥,减少局部摩擦。

2. 治疗配合 主要为抗生素药物治疗。可根据不同情况采用经验性抗生素治疗及针对病原体的抗生素治疗。指导患者遵医嘱及时、足量、规范使用抗生素。

(1) 经验性抗生素治疗:对有性传播疾病高危因素的患者(年龄小于25岁,多性伴侣并且为无保护性生活),在病原体检测报告未出前,可先采取经验性抗生素治疗,如常用阿奇霉素或多西环素。

(2) 针对病原体的抗生素治疗。

①单纯淋病奈瑟菌性急性子宫颈炎:常用头孢菌素类药物,如头孢曲松钠、头孢克肟。

②沙眼衣原体感染者:常用四环素类、红霉素类及喹诺酮类药物。

③淋病奈瑟菌合并衣原体感染者:抗淋病奈瑟菌药物和抗衣原体药物同时应用。

3. 心理护理 向患者及家属介绍子宫颈炎的发病原因、常见症状、治疗方法及注意事项,增加其治疗信心,解除其焦虑、恐惧。

(六) 健康教育

避免不安全或不洁性行为,由淋病奈瑟菌及沙眼衣原体引起的子宫颈炎患者,其性伴侣应同时进行检查及治疗。进行计划生育的宣教,减少因意外妊娠而导致的宫腔操作,避免子宫颈损伤与感染。

(七) 护理评价

(1) 患者的阴道分泌物是否减少,外阴瘙痒、灼痛是否消失,舒适度是否增加。

(2) 患者的焦虑、恐惧是否减轻或消失。

【护考提示】急性子宫颈炎的预防。

二、慢性子宫颈炎

可由急性子宫颈炎迁延而来,也可由病原体持续感染所致,病原体与急性子宫颈炎相似。

(一) 病理

1. 慢性子宫颈黏膜炎 子宫颈黏膜皱襞较多,感染后容易形成持续性子宫颈黏膜炎,以反复发作的子宫颈黏液及脓性分泌物增多为其主要表现。

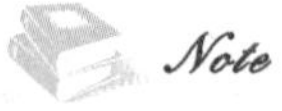

2. 子宫颈息肉 炎症长期刺激下,子宫颈黏膜和间质局限性增生,并突出于子宫颈口外,形成

息肉。息肉通常为单发，也可为多个，呈舌状，红色、质软而脆，易出血，有细蒂与子宫颈相连。摘除息肉后如炎症未消除，仍易复发，但极少恶变。

3. 子宫颈肥大　因慢性炎症的长期刺激，腺体与间质增生，子宫颈体积肥大，质地变硬，但表面光滑。子宫颈深部的腺囊肿也可使子宫颈呈不同程度的肥大，硬度增加。

【护考提示】慢性子宫颈炎的病理类型。

（二）护理评估

1. 健康史　了解其婚育史、阴道分娩史、子宫颈损伤史、妇科手术史等，有无流产后感染、产褥感染病史，有无不洁性生活史及性伴侣有无性传播疾病。

2. 身体状况　慢性子宫颈炎多无症状。少数患者可有持续或反复发作的阴道分泌物增多，淡黄色或脓性，性生活后或经间期出血，偶有阴道分泌物刺激引起的外阴瘙痒或不适。妇科检查可见黄色分泌物覆盖子宫颈口或从子宫颈口流出，或在糜烂样改变的基础上出现子宫颈充血、水肿、脓性分泌物增多或接触性出血，也可表现为子宫颈息肉或子宫颈肥大。

子宫颈柱状上皮异位

3. 心理评估　评估患者有无因性生活后出血或经间期出血而担心患癌的恐惧心理。

（三）护理诊断

1. 舒适度减弱　与阴道分泌物增多、外阴瘙痒有关。

2. 组织完整性受损　与子宫颈糜烂样改变、炎性分泌物刺激有关。

3. 焦虑、恐惧　与性生活后出血或经间期出血，担心癌变有关。

（四）护理目标

（1）患者阴道分泌物减少，外阴瘙痒消失，舒适度增强。

（2）患者炎症得到控制，局部组织完整。

（3）患者焦虑、恐惧减轻或消失。

（五）护理措施

1. 一般护理　加强会阴护理，保持会阴清洁、干燥，减少局部摩擦。

2. 治疗配合　慢性子宫颈黏膜炎，针对病因给予相应药物治疗；宫颈糜烂样改变伴有分泌物增多、颗粒状或乳头状增生、或接触性出血者，可配合医生进行局部物理治疗；宫颈糜烂样改变无炎症表现，仅为生理性柱状上皮异位则无须治疗；子宫颈息肉应行息肉摘除术，并送病理检查；单纯子宫颈肥大不需处理。

物理治疗常用方法有激光、冷冻、微波等，其治疗原理是使病变处的柱状上皮坏死、脱落，被新生鳞状上皮取代。物理治疗注意事项：①术前应常规做子宫颈细胞学检查，排除子宫颈癌；②手术时间安排在月经干净后3～7日内进行；③物理治疗后阴道分泌物增多，甚至有大量水样排液，术后1～2周脱痂时可有少量出血，若出血多需及时就诊处理；④物理治疗后每日清洗外阴2次，保持外阴清洁，创口愈合需4～8周，愈合前禁止盆浴、性交和阴道冲洗；⑤有急性生殖器官炎症则列为禁忌；⑥一般于2次月经干净后3～7日复查有无造成子宫颈狭窄等。未痊愈者可择期再进行第二次治疗。

【护考提示】慢性子宫颈炎的治疗方法及物理治疗的注意事项。

3. 心理护理　向患者及家属介绍子宫颈炎的相关知识，增加其治疗信心；向患者解释慢性子宫颈炎与子宫颈癌虽有关联性但并不是必然的，消除患者的焦虑、恐惧心理，积极配合治疗。

（六）健康教育

注意经期及性生活卫生，避免不洁性生活。指导妇女采取有效的避孕措施，避免人工流产对子宫颈的损伤；已婚妇女定期做妇科检查，发现炎症和癌前病变应及时治疗。

（七）护理评价

（1）患者阴道分泌物是否减少，外阴瘙痒是否消失，舒适度是否增强。

（2）患者炎症是否得到控制，局部组织是否完整。

（3）患者焦虑、恐惧是否减轻或消失。

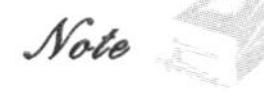

任务五　盆腔炎性疾病患者的护理

盆腔炎性疾病指女性上生殖道一组感染性疾病，主要包括子宫内膜炎、输卵管炎、输卵管卵巢脓肿、盆腔腹膜炎。病变可局限于一个部位，也可同时累及几个部位，常见的是输卵管炎、输卵管卵巢脓肿。大多发生在性生活活跃期的妇女。盆腔炎性疾病若未能得到及时、彻底治疗，可导致不孕、输卵管妊娠、慢性盆腔痛，炎症反复发作，严重影响妇女的生殖健康。

一、病原体

盆腔炎性疾病的病原体有外源性和内源性两个来源，可单独存在，但通常为混合感染。

1. 外源性　主要为性传播疾病的病原体，如沙眼衣原体、淋病奈瑟菌等。

2. 内源性　来自寄居于阴道内的微生物群，包括需氧菌及厌氧菌，且以两者混合感染多见。

二、高危因素

高危因素包括：性生活活跃；不良性行为；下生殖道感染；子宫腔内手术操作后感染；邻近器官炎症直接蔓延；经期不良卫生习惯；盆腔炎性疾病再次急性发作。

三、病理及发病机制

1. 急性子宫内膜炎及子宫肌炎　子宫内膜充血、水肿、有炎性渗出物，严重者子宫内膜坏死、脱落形成溃疡。炎症侵及子宫肌层则形成子宫肌炎。

2. 急性输卵管炎、输卵管积脓、输卵管卵巢脓肿　输卵管充血、肿胀、增粗、弯曲，黏膜粘连可使管腔及伞端闭锁，若有脓液积聚则形成输卵管积脓。卵巢与输卵管伞端发生粘连可形成卵巢周围炎，习称附件炎。炎症可经卵巢排卵孔侵入卵巢实质，形成卵巢脓肿，脓肿壁与输卵管积脓粘连并穿通，形成输卵管卵巢脓肿。

3. 急性盆腔结缔组织炎　常见子宫旁结缔组织炎，局部充血、增厚或形成肿块，以后向盆壁两侧浸润，若组织化脓形成盆腔腹膜外脓肿，可自发破入直肠或阴道。

4. 急性盆腔腹膜炎　严重感染者容易蔓延至盆腔腹膜，引起盆腔腹膜炎，导致盆腔脏器粘连；脓性渗出液积聚可形成盆腔脓肿，若脓肿破溃，脓液流入腹腔引起弥漫性腹膜炎。

5. 败血症及脓毒血症　当抵抗力降低而病原体毒力强、数量多时，可形成败血症危及生命。若患者身体其他部位发现多处炎症病灶或脓肿，应考虑有脓毒血症。

6. 肝周围炎　无肝实质损害的肝包膜炎症。5%～10%输卵管炎可出现肝周围炎，与淋病奈瑟菌及衣原体感染有关。

四、护理评估

(一) 健康史

评估患者有无分娩后、流产后、子宫腔内手术操作后感染史，有无性生活紊乱或经期性生活史，有无阑尾炎、腹膜炎蔓延至盆腔或盆腔炎性疾病急性发作史。

(二) 身体状况

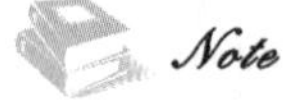

1. 症状　轻者无症状或症状轻微。主要的症状为下腹痛和阴道分泌物增多。腹痛为持续性，活动或性交后加重。若病情严重可出现发热甚至高热、寒战、头痛、食欲缺乏。月经期发病可出现经量增多、经期延长。腹膜炎时可出现恶心、呕吐、腹泻等消化系统症状。伴泌尿系统感染时可有尿频、尿急、尿痛。若有脓肿形成，可有下腹部包块及局部压迫刺激症状。如有输卵管炎的症状及体征，并同时有右上腹疼痛者，应怀疑有肝周围炎。

2. 体征　轻者无明显异常，或妇科检查仅有子宫颈举痛或子宫体压痛或附件区压痛。重者则呈急性病容，体温升高，心率加快，腹膜炎征象明显。妇科检查因病理类型不同而有不同的征象。急性子宫内膜炎及子宫肌炎者，可见阴道有脓性臭味分泌物，或子宫颈充血、水肿，有脓性分泌物从子宫颈口流出，穹隆触痛明显，子宫颈举痛，子宫体稍大，有压痛，活动受限；急性输卵管炎者，可触及输卵管增粗，压痛明显；输卵管积脓或输卵管卵巢脓肿者，附件区可触及压痛明显的不活动包块；急性盆腔结缔组织炎者，患侧可触及片状增厚，或宫骶韧带增粗、压痛明显；位置较低的盆腔脓肿，可在后穹隆或侧穹隆扪及有波动感肿块。

（三）心理评估

由于病程长、反复发作，因担心治疗效果不佳或发生后遗症而烦躁、焦虑、情绪低落等。

【护考提示】盆腔炎性疾病的临床表现。

（四）辅助检查

可通过子宫颈分泌物及后穹隆穿刺液涂片、培养及核酸扩增检测病原体，为急性盆腔炎患者选择抗生素提供依据。B超、腹腔镜检查可了解子宫、附件及盆腔病变情况。

五、护理诊断

1. 疼痛　与盆腔炎症、脓肿形成有关。
2. 体温过高　与盆腔炎症有关。
3. 焦虑　与担心治疗效果不佳、病程长或不孕有关。

六、护理目标

(1) 患者炎症得到控制，脓肿消失，疼痛减轻或消失。
(2) 患者炎症得到控制，体温正常。
(3) 患者焦虑减轻或消失。

七、护理措施

（一）治疗配合

1. 支持疗法　指导患者取半卧位休息，以利于炎症局限。给予高热量、高蛋白质、高维生素流食或半流食，补充液体，纠正电解质紊乱或酸碱失衡。高热时物理降温，避免不必要的妇科检查以免引起炎症扩散，腹胀者行胃肠减压。

2. 抗生素治疗　给予足量有效抗生素，以静脉滴注见效快，用药 72 h 内随诊，明确有无临床情况改善。

3. 手术治疗　主要适用于抗生素控制不满意的输卵管卵巢脓肿或盆腔脓肿，可根据情况选择经腹手术或腹腔镜手术，原则是以切除病灶为主，也可行超声或 CT 引导下穿刺引流，为患者提供相应的护理措施。

4. 中药治疗　可使用活血化瘀、清热解毒的药物，如银翘解毒汤、安宫牛黄丸或紫血丹等。

（二）心理护理

向患者解释盆腔炎性疾病的相关知识，耐心倾听患者诉说不适和心理困惑。告知患者，经恰当的抗生素的积极治疗，绝大多数盆腔炎性疾病能彻底治愈，增强其治疗的信心，积极配合治疗。

【护考提示】盆腔炎性疾病的治疗措施。

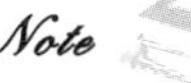

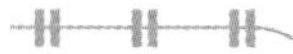

八、健康教育

注意性生活卫生,减少性传播疾病。注意经期卫生,经期禁止性生活。积极治疗下生殖道感染。减少因流产、分娩引起的感染。及时治疗盆腔炎性疾病,防止后遗症发生。对盆腔炎性疾病患者出现症状前60日内接触过的性伴侣进行检查和治疗。

盆腔炎性疾病后遗症

九、护理评价

(1) 患者炎症是否得到控制,脓肿是否消失,疼痛是否减轻或消失。
(2) 患者体温是否正常。
(3) 患者焦虑是否减轻或消失。

任务六　性传播疾病患者的护理

性传播疾病(STD)是指主要通过性接触、类似性行为及间接接触传播的一组传染性疾病。STD不仅可在泌尿生殖器官发生病变,也可侵犯局部淋巴结,甚至通过血行播散侵犯全身的主要组织和器官,导致不孕、生殖器畸形、毁容,严重者危及生命。若孕妇发生感染,病原体可通过胎盘、产道感染胚胎、胎儿和新生儿,导致流产、早产、胎儿生长受限、死胎、出生缺陷或新生儿感染等严重并发症和后遗症。

一、淋病

淋病是由淋病奈瑟菌(简称淋菌)感染引起的泌尿生殖系统化脓性感染,也可导致眼、咽、直肠感染和播散性淋病奈瑟菌感染,以侵袭生殖泌尿器官黏膜的柱状上皮及移行上皮为特点。传染性强,潜伏期短,可导致多种并发症和后遗症。近年来其发病率居我国STD之首。

(一) 传播途径

人是淋病奈瑟菌的唯一天然宿主,因此,淋病患者和淋病奈瑟菌携带者是主要的传染源。成人主要通过性接触传播,口交及肛交可导致淋菌性咽喉炎及淋菌性直肠炎,极少经间接传染。感染主要局限于下生殖道,包括子宫颈、尿道、尿道旁腺和前庭大腺。

(二) 对孕妇、胎儿及新生儿的影响

妊娠各期感染淋病对妊娠结局均有不良影响。妊娠早期淋菌性子宫颈炎可导致感染性流产和人工流产后感染。妊娠晚期淋菌性子宫颈炎使胎膜脆性增加,易发生绒毛膜羊膜炎、宫内感染、胎儿窘迫、胎儿生长受限、死胎、胎膜早破和早产等。分娩后产妇抵抗力低,易使淋病播散,引起子宫内膜炎、输卵管炎等产褥感染,严重者可致播散性淋病。约1/3胎儿通过未经治疗产妇软产道时感染淋病,引起新生儿淋菌性结膜炎、淋菌性肺炎,甚至出现败血症,导致围生儿死亡率升高。

(三) 护理评估

1. 健康史　询问患者家庭状况、丈夫身体状况,有无不洁性生活,有无接触过不洁浴盆、毛巾、衣物或接受过消毒不彻底的器械检查等。

2. 身体状况　阴道分泌物增多、外阴瘙痒或灼热,偶有下腹痛。妇科检查见子宫颈充血、水肿。也可有尿道炎、前庭大腺炎、输卵管炎和子宫内膜炎等表现。

3. 心理评估　评估患者有无因害怕病情被他人知道的自尊紊乱,有无因担心子宫内的孩子是否受影响而产生焦虑等心理状况。

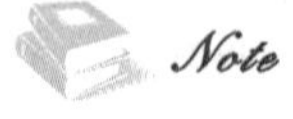

4. 辅助检查

（1）分泌物涂片检查：见中性粒细胞内有革兰阴性双球菌。

（2）淋菌培养：诊断淋病的“金标准”。

（3）核酸扩增试验。

（四）护理诊断

1. 有感染的危险（胎儿）　与淋菌可通过生殖道垂直传播有关。

2. 自尊紊乱　与担心他人对自己的个人生活有看法有关。

3. 焦虑　与担心疾病能否治愈，是否会影响胎儿，家庭关系是否稳定等有关。

（五）护理目标

（1）未发生疾病的垂直传播。

（2）患者正确看待自己，正确认识疾病，自尊提高。

（3）患者的焦虑减轻或消失。

（六）护理措施

1. 一般护理　嘱患者卧床休息，保持外阴清洁，做好严密的床边隔离。将患者接触过的生活用品进行严格的消毒灭菌，污染的手需经消毒液浸泡消毒等，防止交叉感染。

2. 治疗配合　指导患者正确用药，治疗以及时、足量、规范化用药为原则。首选头孢曲松钠 250 mg 单次肌内注射加阿奇霉素 1 g 顿服。

3. 孕产妇护理　在淋病高发区，孕妇应于首次产前检查时筛查淋菌。

4. 新生儿护理　淋病产妇的新生儿应尽快使用 0.5%红霉素眼膏预防淋菌性眼炎，并预防使用头孢曲松钠 25～50 mg/kg（最大剂量不超过 125 mg/kg）。新生儿可发生播散性淋病，于生后不久出现淋菌性关节炎、脑膜炎、败血症等，治疗不及时可致死亡。

5. 心理护理　应尊重、关心、安慰患者，解除患者求医的顾虑。向患者介绍疾病相关知识，解除其焦虑心理。强调急性期及时、彻底、正规治疗的重要性和必要性，以防疾病转为慢性，帮助患者树立治愈的信心。

（七）健康教育

治疗期间严禁性交，配偶或性伴侣同时治疗。教会患者自行消毒隔离的方法，患者的内裤、毛巾、浴盆应煮沸消毒 5～10 min，患者所接触的物品及器具宜用 1%石炭酸溶液浸泡。患者于治疗结束后 2 周内，在无性接触史的情况下符合下列标准为治愈：①临床症状和体征全部消失；②治疗结束后 4～7 日取子宫颈分泌物做涂片及细菌培养，以后每月查 1 次，连续 3 次阴性，方可确定治愈。

（八）护理评价

（1）是否防止了疾病的垂直传播。

（2）患者是否能够正确看待自己，正确认识疾病，自尊是否提高。

（3）患者的焦虑是否减轻或消失。

二、尖锐湿疣

尖锐湿疣是由人乳头瘤病毒（HPV）引起的鳞状上皮疣状增生病变的性传播疾病，其发病率仅次于淋病，居第二位，常与多种 STD 同时存在。过早性生活、多个性伴侣、免疫力低下、吸烟及高性激素水平等是发病高危因素。

（一）传播途径

主要是性接触传播，不排除间接传播的可能。孕妇感染 HPV 可传染给新生儿，但传播途径尚无定论，一般认为胎儿通过产道时吞咽含 HPV 羊水、血液或分泌物而感染。

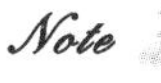

(二)对孕妇、胎儿及新生儿的影响

妊娠期病灶生长迅速,数目多、体积大、多区域、多形态、质脆易碎,阴道分娩时容易导致大出血。巨大尖锐湿疣可阻塞产道。妊娠期尖锐湿疣有垂直传播危险。子宫内感染极罕见。婴幼儿感染HPV6型和HPV11型可引起呼吸道乳头状瘤。

(三)护理评估

1. 健康史 同淋病。

2. 身体状况 患者主要表现为外阴瘙痒、灼痛或性交后疼痛。病灶初为散在或呈簇状增生的粉色或白色小乳头状疣,细而柔软呈指样突起。病灶增大后融合呈鸡冠状、菜花状或桑葚状。病变多发生在性交容易受损部位,如阴唇后联合、小阴唇内侧、阴道前庭、尿道口,也可累及阴道和子宫颈等部位。

3. 心理评估 同淋病。

4. 辅助检查 典型的尖锐湿疣肉眼即可诊断,如症状不典型可行病理活检。

(四)护理诊断

1. 焦虑 与病程时间长,病情反复发作有关。

2. 自尊紊乱 与担心他人对自己的个人生活有看法有关。

(五)护理目标

(1) 患者焦虑减轻或消失。

(2) 患者正确看待自己,正确认识疾病,自尊提高。

(六)护理措施

1. 治疗配合

(1) 配合医生药物或手术治疗。外阴较小病灶,用80%～90%三氯醋酸涂擦局部,每周一次。若病灶大有蒂,可行物理治疗,如激光、冷冻、微波、电灼等。巨大尖锐湿疣可直接手术切除,愈合后再行药物局部治疗。

(2) 妊娠合并尖锐湿疣,应做好外阴护理。若病灶局限于外阴,可经阴道分娩。若病灶广泛存在于外阴、阴道、子宫颈,经阴道分娩极易造成软产道裂伤而大出血;或病灶巨大阻塞软产道,应行剖宫产术。选择剖宫产术时应为其提供相应的手术护理。

(3) 产后部分尖锐湿疣可迅速缩小,甚至自然消退,因此妊娠期不必切除病灶。

2. 心理护理 以耐心、热情、诚恳的态度对待患者,了解并解除其思想顾虑,为患者介绍疾病相关知识,解除其焦虑心理,鼓励患者及早到医院接受正规诊断和治疗。

(七)健康教育

保持外阴清洁卫生,避免混乱的性生活,以预防为主。强调配偶或性伴侣同时治疗。被污染的衣裤、生活用品要及时消毒。生殖器尖锐湿疣不适合坐浴,以免上行感染。妊娠前接种四价或九价的HPV疫苗可预防HPV和尖锐湿疣的发生。孕妇不推荐使用HPV疫苗,哺乳期可注射。

(八)护理评价

(1) 患者焦虑是否减轻或消失。

(2) 患者是否能够正确看待自己,正确认识疾病,自尊是否提高。

三、梅毒

梅毒是由梅毒螺旋体感染引起的慢性全身性传染病。根据其病程可分为早期梅毒和晚期梅毒。早期梅毒是指病程在两年以内,晚期梅毒是指病程在两年以上。根据其传播途径分为后天梅毒与先

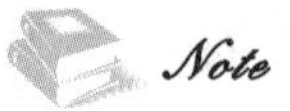

天梅毒。

（一）传播途径

性接触是最主要的传播途径，占95%，偶可经接触污染衣物等间接感染。少数通过输入传染性梅毒患者的血液而感染。孕妇可通过胎盘感染胎儿引起先天梅毒。新生儿也可在分娩时通过产道被传染，还可通过产后哺乳或接触污染衣物、用具而感染。

（二）对胎儿和新生儿的影响

梅毒螺旋体可经胎盘传给胎儿引起流产、早产、死胎、死产、低出生体重儿和先天梅毒。先天梅毒儿占死胎30%，即使幸存，病情也较重，病死率和致残率明显增高。

（三）护理评估

1. 健康史　同淋病。

2. 身体状况　早期主要表现为硬下疳、硬化性淋巴结炎、全身皮肤黏膜损害，如梅毒疹、扁平疣、脱发、生殖器黏膜或口、舌、咽黏膜红斑、水肿、糜烂等。晚期表现为永久性皮肤黏膜损害，并可侵犯心血管、神经系统等多种组织器官而危及生命。

3. 心理评估　同淋病。

4. 辅助检查

（1）病原体检查：取病损处分泌物涂片检查梅毒螺旋体确诊。

（2）血清学检查：非梅毒螺旋体试验和梅毒螺旋体试验。

（3）脑脊液检查：用于诊断神经梅毒。

（四）护理诊断

1. 舒适度改变　与疾病产生的各种症状有关。

2. 焦虑　与疾病的母婴传播有关。

3. 自尊紊乱　与担心他人对自己的个人生活有看法有关。

（五）护理目标

（1）患者的症状消失，舒适度增加。

（2）避免母婴传播，减轻患者焦虑。

（3）患者正确看待自己，正确认识疾病，自尊提高。

（六）护理措施

1. 治疗配合　首选青霉素治疗，妊娠早期治疗可避免胎儿感染；妊娠中期治疗可使感染在出生前被治愈。患有梅毒的孕妇已接受正规治疗和随诊，则无须再治疗。

2. 孕妇护理　建议所有孕妇在初次产科检查时做梅毒血清学筛查，必要时在妊娠末期或分娩期重复检查，以明确诊断和及时治疗。妊娠期注意监测胎儿有无先天梅毒征象。妊娠合并梅毒不是剖宫产的指征。所有已确诊为先天梅毒的新生儿均需要按医嘱接受治疗，若青霉素过敏，可改用红霉素。在治疗过程中，要求患者主动配合，并严格按医嘱及时、足量、规范地完成治疗方案。

3. 心理护理　正确对待患者，尊重患者，帮助其建立治愈的信心和生活的勇气。

（七）健康教育

治疗期间禁止性生活，性伴侣应同时进行检查和治疗。治愈标准为临床治愈和血清学治愈。各种损害消退及临床症状消失为临床治愈。抗梅毒治疗2年内，梅毒血清学试验由阳性转为阴性，脑脊液检查为阴性，为血清学治愈。治疗后2年内不妊娠。密切随访，第一年每3个月复查1次，以后每半年1次，随访2～3年。

（八）护理评价

（1）患者的症状是否消失，舒适度是否增加。

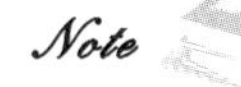

(2) 是否阻断了母婴传播,减轻了患者焦虑。

(3) 患者是否能够正确看待自己,正确认识疾病,自尊是否提高。

四、获得性免疫缺陷综合征

获得性免疫缺陷综合征(AIDS),又称艾滋病,是由人类免疫缺陷病毒(HIV)感染引起的一种STD。HIV引起T淋巴细胞损害,导致持续性免疫缺陷,多个器官出现机会性感染及罕见恶性肿瘤,最终导致死亡,是主要致死性传染性疾病之一。

(一) 传播途径

HIV存在于感染者血液、精液、阴道分泌物、泪液、尿液、乳汁、脑脊液中,艾滋病患者及HIV携带者均有传染性,主要经性接触传播,其次为血液传播,如静脉毒瘾者、接受HIV感染者的血液或血液制品、接触HIV感染者血液和黏液等。孕妇感染HIV可通过胎盘感染胎儿,也可在分娩时经产道感染胎儿。

(二) 对母儿的影响

妊娠期因免疫功能受抑制,可影响HIV感染病程,加速HIV感染者从无症状期发展为AIDS,并加重AIDS及相关综合征的病情。

HIV感染可使妊娠结局不良,如发生流产、早产、死产、低出生体重儿和新生儿HIV感染等,对HIV感染合并妊娠者可建议在妊娠早期终止妊娠。

(三) 护理评估

1. 健康史 询问患者有无吸毒史,有无多个性伴侣或性伴侣已证实感染HIV,是否来自HIV高发区,是否患有STD,是否使用过不规范的血液制品等。

2. 身体状况

(1) 无症状HIV感染:无任何临床表现,HIV抗体阳性。

(2) 艾滋病。

①急性HIV感染期:潜伏期通常为几日到几周,平均3～6周。常见症状为发热、盗汗、疲劳、皮疹、头痛、淋巴结病、咽炎、肌痛、关节痛、恶心、呕吐和腹泻等。

②无症状期:症状消退,从无症状病毒血症到艾滋病期大概需要10年。

③艾滋病期:发热、体重下降,全身浅表淋巴结肿大,常合并各种条件性感染(如口腔念珠菌感染、卡氏肺孢子虫肺炎、巨细胞病毒感染、疱疹病毒感染、弓形虫感染及活动性肺结核等)和肿瘤(如卡波西肉瘤、淋巴瘤等),约半数患者出现神经系统症状。

3. 心理评估 艾滋病是主要致死性传染性疾病之一,评估患者有无感染HIV后的焦虑、恐惧心理。

4. 辅助检查 血液学检查:抗HIV抗体阳性,$CD4^+$ T淋巴细胞总数<200/mm³。

(四) 护理诊断

1. 恐惧 与艾滋病目前无治愈方法,会导致死亡有关。

2. 营养失调 与发热、腹泻、厌食等有关。

3. 体温过高 与免疫功能下降导致机会性感染有关。

4. 气体交换受损 与肺部感染有关。

5. 皮肤黏膜完整性受损 与继发感染和机会肿瘤有关。

(五) 护理目标

(1) 患者恐惧减轻,保持稳定情绪,积极参与治疗。

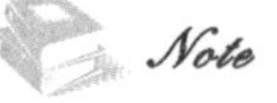

(2) 患者食欲增加,营养状况得到纠正或改善。

(3) 患者体温下降或恢复正常。

(4) 患者缺氧得到缓解。

(5) 避免患者出现皮肤破损。

(六) 护理措施

1. 一般护理　加强营养,治疗机会性感染及恶性肿瘤。

2. 用药护理　可给予患者抗逆转录病毒治疗(ART)和其他免疫调节剂治疗。妊娠期应用 ART 可使 HIV 的母婴传播率由 30%降至 2%。具体方案应根据是否接受过 ART、是否耐药、妊娠周数、HIV RNA 水平、$CD4^+$ T 淋巴细胞计数等制订。注意监测患者的用药反应,有无耐药出现。

3. 心理护理　尊重患者,帮助其树立生活的勇气和信心。虽然目前尚无治愈的方法,但规范治疗能延缓艾滋病的进展。

4. 产科护理　建议患者在妊娠 38 周时选择剖宫产以降低母婴传播的危险;如经阴道分娩则尽可能缩短破膜距分娩的时间,并尽量避免有创操作(如会阴切开术、人工破膜、胎头吸引和产钳助产等);不推荐 HIV 感染者母乳喂养;对产后出血者建议使用缩宫素和前列腺素类药物,不主张使用麦角新碱类药物。

(七) 健康教育

AIDS 无治愈方法,所以重在预防。大力开展宣传教育,了解 HIV 或 AIDS 危害性及传播途径;取缔非法吸毒;对高危人群进行 HIV 抗体检测,对 HIV 阳性者进行健康教育及随访,防止播散,对其性伴侣进行抗 HIV 抗体检测;献血人员献血前检测抗 HIV 抗体;防止医源性感染;广泛宣传避孕套对预防 AIDS 传播的作用;HIV 感染的妇女避免妊娠;及时治疗 HIV 感染的孕产妇。

(八) 护理评价

(1) 患者恐惧是否减轻,是否保持稳定情绪,是否能积极参与治疗。

(2) 患者食欲是否增加,营养状况有无得到纠正或改善。

(3) 患者体温是否下降或恢复正常。

(4) 患者缺氧是否得到缓解。

(5) 患者有无出现皮肤破损。

直通护考

参考答案

一、A1 型题

1. 关于前庭大腺囊肿的描述,下列正确的是(　　)。

A. 疼痛剧烈　　B. 易发生癌变
C. 由于腺管堵塞,分泌物积聚而形成
D. 多为双侧　　E. 好发于绝经前后

2. 在阴道的微生物群中,能将糖原分解为乳酸的细菌是(　　)。

A. 链球菌　　B. 乳杆菌　　C. 加德纳菌　　D. 大肠杆菌　　E. 葡萄球菌

3. 阴道黏膜上有白色膜状物附着,擦除后露出红肿黏膜面,见于下列哪种疾病?(　　)

A. 滴虫性阴道炎　　B. 外阴阴道假丝酵母菌病　　C. 子宫颈柱状上皮异位
D. 子宫内膜炎　　E. 输卵管炎

4. 滴虫性阴道炎的主要传播方式是(　　)。

A. 性接触传播　　B. 宫内传播　　C. 公共浴池传播
D. 游泳池传播　　E. 医源性传播

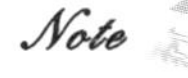

5. 外阴阴道假丝酵母菌病的主要传播方式是(　　)。

A. 性接触传播　B. 医源性传播　C. 内源性感染　D. 宫内传播　E. 游泳池传播

6. 下列哪项不是外阴阴道假丝酵母菌病的易感人群?(　　)

A. 孕妇　B. 糖尿病妇女　C. 高血压妇女

D. 长期使用抗生素者　E. 接受大量雌激素治疗者

7. 滴虫性阴道炎的治愈标准为(　　)。

A. 月经干净后复查 1 次为阴性　B. 每次月经干净后复查,连续 2 次为阴性

C. 每次月经干净后复查,连续 3 次为阴性　D. 每次月经干净后复查,连续 4 次为阴性

E. 每次月经干净后复查,连续 5 次为阴性

8. 关于滴虫性阴道炎的治疗,下列说法错误的是(　　)。

A. 治愈此病需全身用药　B. 避免阴道灌洗

C. 性伴侣不需同时治疗　D. 治愈前避免无保护性生活

E. 妊娠期滴虫性阴道炎需积极治疗,避免不良妊娠结局

9. 下列哪种情况不易引起萎缩性阴道炎?(　　)

A. 绝经　B. 卵巢手术史　C. 盆腔放射治疗史

D. 子宫手术史　E. 接受药物假绝经治疗

10. 产褥感染、流产后感染的主要途径是(　　)。

A. 直接蔓延　B. 腹腔种植　C. 沿生殖器黏膜上行

D. 经淋巴系统蔓延　E. 经血液循环播散

二、A2 型题

1. 患者,30 岁,白带增多半年,3 天前发现白带有血丝来院就诊。行盆腔检查见子宫颈口有明显的红色改变,表面有脓性分泌物,附件未见异常。拟行物理治疗,治疗前为排除子宫颈癌应作哪项检查?(　　)

A. 阴道清洁度检查　B. 子宫颈碘试验　C. 子宫颈细胞学检查

D. 子宫颈活体组织检查　E. 宫颈锥形切除

2. 患者,62 岁,近半个月来阴道流黄水样分泌物,有时带血,经检查排除生殖器官恶性肿瘤,患者可能的疾病是(　　)。

A. 滴虫性阴道炎　B. 萎缩性阴道炎　C. 子宫颈柱状上皮异位

D. 子宫颈息肉　E. 子宫内膜炎

(任　美)

Note

项目十二　女性生殖内分泌疾病患者的护理

能力目标

本项目 PPT

1. 能学会排卵障碍性异常子宫出血、闭经、痛经、绝经综合征相关知识。
2. 能收集资料，对生殖内分泌疾病患者进行护理评估，制订护理计划，实施护理。
3. 能应用所学知识对生殖内分泌疾病患者进行护理及健康教育。

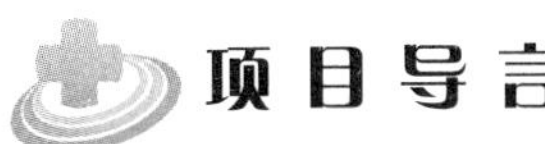

项目导言

女性生殖内分泌疾病是妇科常见病，通常因下丘脑-垂体-卵巢轴功能异常所致。此类疾病的临床表现主要为月经周期、经期、经量的异常或伴发其他症状。护理人员的主要任务是帮助患者正确认识生殖内分泌疾病，并积极采取护理措施，改善患者症状及生活质量。

任务一　排卵障碍性异常子宫出血患者的护理

案例引导

案例解析

某女，15 岁，未婚，因"自初潮起月经不规律 3 年，经期长、经量多 1 年余，加重 3 个月"就诊。患者 12 岁初潮，自青春期后面部及前胸、后背痤疮明显，体毛重，近 2 年体重增加 15 kg。无头痛、恶心、呕吐，无泌乳、无视力变化。近 3 个月经期 30～40 日，量多，色红。从未行性激素治疗。末次行经日期 2019 年 11 月 6 日，至今已 38 日未净，近几天经量多，无明显头晕及乏力。

体格检查：身高 161 cm，体重 59 kg，BMI 22.4。双乳头发育好，无溢乳。乳周及脐下多毛。

妇科检查（肛门检查）：未发现异常。

辅助检查：

①性激素检查：T 63 ng/mL；P 0.97 ng/mL。

②B 超：子宫 6.3 cm×5.4 cm×3.1 cm，内膜厚度 2.5 cm。

患者因为月经问题常常出现焦虑情绪，影响了学习，担心自己患有严重的疾病，整日愁

Note

眉不展。

请问:

1. 请给出该患者的医疗诊断。

2. 请给出该患者的护理诊断。

3. 如果你是责任护士,请给出该患者的护理措施。

异常子宫出血(AUB)是妇科常见的症状和体征,是指与正常月经的周期性、规律性、经期时间、经期出血量任何一项不符的源自子宫腔的异常出血。

PALM-COEIN

根据国际妇产科联盟(FIGO)对 AUB 的病因分类,本节重点讨论排卵障碍相关的 AUB。其他疾病引起的 AUB,分别在相关疾病章节详细阐述。

排卵障碍性异常子宫出血包括稀发排卵、无排卵及黄体功能不足,常见于青春期、绝经过渡期、生育期,也可由多囊卵巢综合征、高催乳素血症等疾病引起。

一、病因及发病机制

1. 无排卵性异常子宫出血 排卵障碍性异常子宫出血好发于青春期和绝经过渡期,也可以发生于生育期。

(1) 青春期:下丘脑-垂体-卵巢轴激素间的反馈调节尚未成熟,大脑中枢对雌激素的正反馈作用存在缺陷,FSH 呈持续低水平,无 LH 高峰形成而不能排卵。此外,青春期女性的下丘脑-垂体-卵巢轴易受到内、外环境的多种因素影响,导致无排卵。

(2) 绝经过渡期:卵巢功能不断衰退,卵泡数量极少,卵巢对垂体促性腺激素的反应性低下,卵泡发育受阻而不能排卵。

(3) 生育期:可因内、外环境刺激,如劳累、应激、流产、手术和疾病等引起短暂的无排卵,也可因肥胖、多囊卵巢综合征、高催乳素血症等引起持续无排卵。

卵巢不排卵,导致子宫内膜受单一雌激素刺激且无孕酮对抗持续增生,发生雌激素突破性出血或雌激素水平下降而发生撤药性出血。

【护考提示】本病是女性生殖内分泌疾病患者护理重点疾病,病因是常考知识点。

2. 黄体功能异常

(1) 黄体功能不足:此类型病因复杂,神经内分泌调节功能紊乱,导致 FSH 缺乏,使卵泡发育不良,雌激素分泌减少,导致 LH 排卵高峰分泌不足,LH 峰值不高及排卵后 LH 低脉冲缺陷,从而使排卵后黄体发育不全,孕激素分泌减少。

(2) 子宫内膜不规则脱落:下丘脑-垂体-卵巢轴调节功能紊乱,或溶黄体机制异常,引起黄体萎缩不全,子宫内膜持续受孕激素影响,不能如期完全脱落。

二、病理

1. 无排卵性异常子宫出血 子宫内膜受单一雌激素长期刺激,无孕激素拮抗,可发生不同程度的增生性改变,如单纯性增生、复杂性增生、不典型增生,还有少数可发生萎缩性改变。

2. 黄体功能异常

(1) 黄体功能不足:子宫内膜形态通常表现为分泌期腺体分泌不足,间质水肿不明显或腺体与间质发育不一致。子宫内膜活检显示分泌反应落后 2 日。

(2) 子宫内膜不规则脱落:经期第 5～6 日仍能见到分泌期内膜,因未脱落的旧的子宫内膜和脱落新生的子宫内膜混合在一起,常表现为混合型子宫内膜。

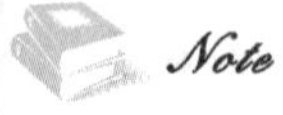

三、护理评估

（一）健康史

了解患者年龄、月经史、婚育史、避孕措施、既往健康状况、有无慢性疾病史（如肝病、高血压、血液病、代谢性疾病等）及激素类药物、保健品使用史等；了解患者有无情绪打击、精神紧张、过度疲劳或环境改变等引起月经紊乱的诱发因素。了解发病经过，如发病时间、当前阴道流血情况、流血前有无停经史及诊疗经过等。

（二）身体状况

评估患者的精神和营养状况，有无贫血貌、肥胖、出血点、紫癜或其他异常。

1. 症状　主要表现为月经紊乱，经期时间、经量多少及月经周期的改变。

（1）无排卵性异常子宫出血：多数表现为月经紊乱，失去正常的月经周期和出血自限性，出血间隔长短不一，短则数日，长则数月，常易误诊为闭经。出血量多少不一，少则只有点滴出血，多则出血量大，不能自止，导致贫血，甚至休克。出血的类型取决于雌激素水平和下降速度，以及雌激素对子宫内膜持续作用的时间及子宫内膜的厚度。

（2）黄体功能异常：①黄体功能不足：月经周期缩短，表现为月经稀发（月经周期＜21 日）。有时月经周期在正常范围内，但卵泡期延长，黄体期缩短，导致患者不易受孕或在妊娠早期流产。②子宫内膜不规则脱落：月经周期正常，经期延长，可达 9～10 日，且出血量多。

2. 体征　观察患者的精神和营养状况，有无肥胖、贫血、出血点、黄疸、紫癜和其他异常。进行体格检查，了解淋巴结、甲状腺、乳房发育情况。妇科检查常无异常发现。

（三）心理评估

患者常因病程时间过长产生较大的心理压力，绝经过渡期患者常因担心疾病与肿瘤有关而感到不安，生育期患者因担心影响生育而产生焦虑和恐惧。

【护考提示】
本病是女性生殖内分泌疾病患者护理重点疾病，临床表现是常考知识点。

（四）辅助检查

1. 全血细胞计数　确定有无存在贫血及血小板减少。

2. 凝血功能检查　排除凝血和出血功能障碍性疾病，如凝血酶原时间、部分促凝血酶原激酶时间、血小板计数、出/凝血时间等。

3. 尿妊娠试验及血 hCG 检测　主要是排除妊娠及妊娠相关疾病，适用于有性生活史者。

4. 激素水平测定　适时测定孕酮水平，可了解有无排卵及黄体情况。在早卵泡期测定睾酮、催乳素及甲状腺功能以排除其他内分泌疾病。

5. B 超检查　了解子宫形态、内膜厚度，排除有无宫腔占位病变及其他生殖道器质性病变等。

6. 基础体温测定（BBT）　测定排卵的简易方法，既有助于判断有无排卵，又可了解黄体的功能。无排卵性异常子宫出血者 BBT 无上升改变而呈单相型（图 12-1），提示无排卵。黄体功能不足者 BBT 呈双相型（图 12-2），高温相＜11 日。子宫内膜不规则脱落者 BBT 呈双相型（图 12-3），但下降缓慢。

7. 诊断性刮宫　简称诊刮。适用于已婚者，可达到止血、诊断及治疗的目的。了解有无排卵及黄体功能，应于经前期或月经来潮 6 h 内刮宫。子宫内膜不规则脱落者在月经第 5～6 日诊刮。不规则阴道出血或阴道大量出血时，可随时刮宫。刮出物必须送病理检查。

【护考提示】
本病是女性生殖内分泌疾病患者护理重点疾病，诊断方法是常考知识点。

四、护理诊断

1. 组织灌注量不足　与出血量多有关。

2. 疲乏　与子宫异常出血导致的贫血有关。

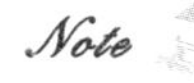

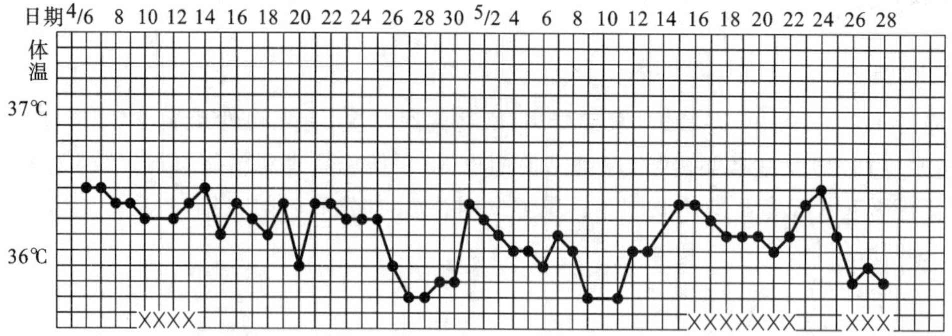

图 12-1　基础体温单相型(无排卵异常子宫出血)

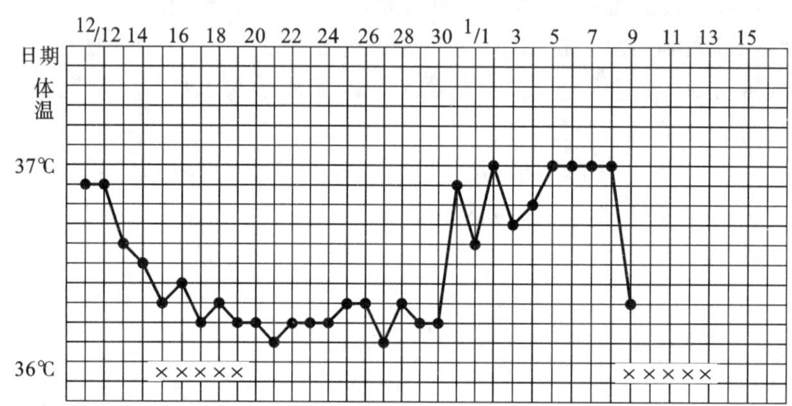

图 12-2　基础体温双相型(黄体期短)

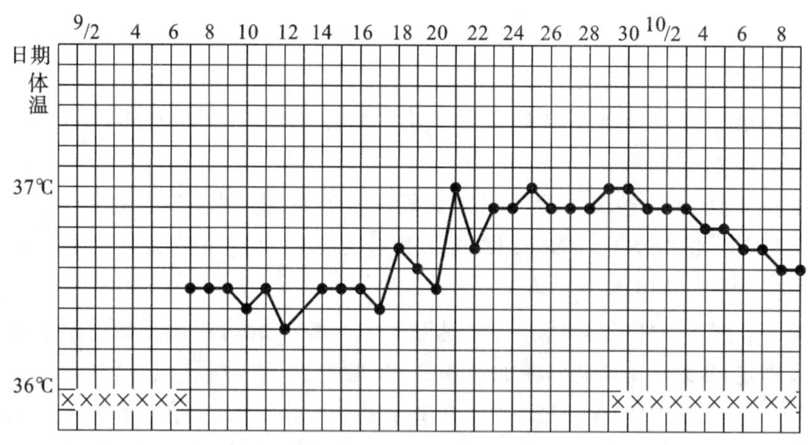

图 12-3　基础体温双相型(黄体功能不足)

3. 有感染的危险　与子宫不规则出血导致贫血、机体抵抗力下降有关。

五、护理目标

(1) 患者血容量正常。

(2) 患者能够完成日常活动。

(3) 患者住院期间无感染发生。

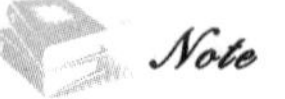

六、护理措施

（一）一般护理

应加强营养，补充铁剂、维生素 C 及蛋白质，改善全身情况。对出血量多者，鼓励患者多食富含铁的食物，如猪肝、蛋黄、胡萝卜、葡萄干等，并根据患者的饮食习惯为其制订相应的饮食计划。出血期间应避免过度疲劳及剧烈运动，建议多卧床休息。同时做好会阴护理，保持外阴清洁。

（二）治疗护理

1. 无排卵性异常子宫出血

1）止血　根据出血量进行评估和治疗。少量出血的患者，使用最低有效剂量性激素，以减少药物不良反应。大量出血患者，要求性激素治疗 8 h 内见效，24～48 h 内出血基本停止，若 96 h 以上仍不能止血，应考虑有器质性病变存在的可能，需更改治疗方案。

（1）性激素：①雌激素：应用大剂量雌激素可迅速促使子宫内膜生长，短期内修复创面而止血，适用于急性大量出血时。常用药物：结合雌激素（片剂、针剂）、戊酸雌二醇等，也可在 24～48 h 内开始口服避孕药。②孕激素：又称“子宫内膜脱落法”或“药物刮宫”，停药后短期即有撤药性出血。作用机制是使雌激素作用下持续增生的子宫内膜转化为分泌期，使子宫内膜不再增厚，停药后子宫内膜脱落较完全，达到止血目的，并有对抗雌激素的作用。适用于体内有一定雌激素水平、血红蛋白>80 g/L、生命体征稳定的患者。如地屈孕酮、17α-羟孕酮衍生物、左炔诺孕酮等。③雄激素：雄激素具有拮抗雌激素、增强子宫平滑肌及子宫血管张力、减少子宫出血的作用。适用于绝经过渡期异常子宫出血者，大出血时单独应用效果不佳，宜与雌、孕激素联合用药。④雌、孕激素联合用药：性激素联合用药止血效果优于单一药物。适用于青春期和生育期排卵功能障碍的异常子宫出血患者，口服复方低剂量避孕药，效果较好。如去氧孕烯-炔雌醇、复方孕二烯酮片或复方醋酸环丙孕酮片等。

（2）刮宫术：可迅速止血，具有诊断价值，可了解子宫内膜病理情况，排除恶性病变。适用于急性大出血、存在子宫内膜癌高危因素、绝经过渡期及病程长的生育年龄患者。

（3）辅助治疗：①一般止血药：氨甲环酸、酚磺乙胺、维生素 K 等。②矫正凝血功能：出血严重时可补充凝血因子，如纤维蛋白原、血小板、新鲜血等。③矫正贫血：适用于中度贫血患者，可给予铁剂、叶酸治疗，必要时输血。④预防或抗感染：适用于出血时间长，贫血严重，抵抗力差或合并有感染的患者。

2）调整月经周期　异常子宫出血止血后，必须调整月经周期。青春期和生育期异常子宫出血患者，需恢复其正常的月经周期。绝经过渡期患者需控制出血、预防子宫内膜增生性病变，防止疾病复发。

（1）雌、孕激素序贯疗法：人工周期。适用于青春期及生育期异常子宫出血内源性雌激素水平较低者。自撤药性出血第 5 日起用药，口服戊酸雌二醇 2 mg 或妊马雌酮 1.25 mg，每晚 1 次，连服 21 日，至服药第 11 日起，加用孕激素，如醋酸甲羟孕酮，每日 10 mg，连用 10 日。3 个周期为一个疗程，一个疗程后若正常月经仍未建立，应重复上述序贯疗法。

（2）雌、孕激素联合法：适用于生育期异常子宫出血内源性雌激素水平较高者或绝经过渡期异常子宫出血者，尤其适用于有避孕需求的生育期患者。开始即用孕激素以限制雌激素促进子宫内膜生长作用，减少撤药性出血，其中雌激素可预防治疗过程中孕激素突破性出血。自撤药性出血第 5 日起，1 片/日，连服 21 日，1 周为撤药性出血间隔，连用 3 个周期为一个疗程。病情反复者可使用两个疗程。

（3）孕激素法：又称后半周期疗法。适用于青春期或组织学检查为增殖期内膜的患者。于月经后半期（撤药性出血的第 16～25 日）服用孕激素，如地屈孕酮、醋酸甲羟孕酮等，或肌内注射孕酮，可应用 3～6 个周期。

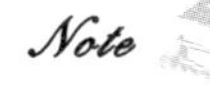

3）促排卵　主要用于生育期、有生育要求者，尤其是不孕患者。青春期不宜使用促排卵药物控制月经周期。

4）手术治疗　对激素治疗效果不佳且无生育要求的患者，必要时可行子宫内膜切除术或子宫切除术等治疗。

2. 黄体功能异常

1）黄体功能不足

（1）促卵泡发育：可口服氯米芬，或卵泡期使用低剂量雌激素，或采用人绝经后尿促性腺激素联合人绒毛膜促性腺激素(hMG-hCG)疗法，促进卵泡发育和诱发排卵，促进正常黄体形成。

（2）促进月经中期 LH 峰形成：于卵泡成熟后，给予绒毛膜促性腺激素，可促进月经中期 LH 峰形成，形成正常黄体。

（3）黄体功能刺激疗法：在基础体温上升后开始隔日肌内注射绒毛膜促性腺激素，促进黄体形成，提高孕酮的分泌，延长黄体期。

（4）黄体功能补充疗法：选用天然孕酮制剂，从排卵后开始每日肌内注射孕酮，补充黄体分泌孕酮的不足。

（5）口服避孕药：尤其适用于有避孕要求的患者。一般使用 3 个周期，病情反复者可延长至 6 个周期。

2）子宫内膜不规则脱落

（1）孕激素：使黄体及时萎缩，子宫内膜按时完整脱落。可口服甲羟孕酮、天然微粒化孕酮，或肌内注射孕酮。

（2）绒毛膜促性腺激素：促进黄体功能。

（3）口服避孕药：可控制排卵，控制月经周期。

（三）遵医嘱使用性激素

（1）遵医嘱用药，不得随意漏服、停服，维持药物在血液中的浓度。

（2）药物减量需在血止后开始，每 3 日减量 1 次，每次减量不超过原剂量的 1/3，直至维持剂量。

（3）维持量服用时间，通常按停药后发生撤药性出血的时间及患者上一次行经时间综合考虑。

（4）告知患者在治疗期间如出现不规则阴道流血应及时就诊。

（5）使用大剂量雌激素时，宜在睡前服用，长期使用者，应注意监测肝功能。

（6）使用雄激素时，每月总量不能超过 300 mg，以免出现男性化，青春期女性避免使用。

【护考提示】本病是女性生殖内分泌疾病患者护理重点疾病，用药护理是常考知识点。

（四）心理护理

鼓励患者表达内心感受，耐心倾听患者诉说，了解患者的疑虑。向患者介绍疾病相关知识，帮助患者澄清错误认识，解除思想顾虑，缓解焦虑。也可通过看书、听音乐、与他人交谈等放松技术，分散患者的注意力。

七、健康教育

指导患者养成良好的生活习惯，合理饮食，注意休息，坚持适度锻炼，增强体质。让患者认识到增强治疗依从性对于控制本病复发的重要性。指导患者经期勤换内裤，保持外阴清洁卫生，经期禁止性生活、盆浴、避免剧烈运动，发现月经异常及时就诊。

八、护理评价

（1）患者说出疲乏对生活的影响，能在帮助下提高耐受力。

（2）患者正确服用性激素，服药期间药物副作用轻。

（3）患者无感染发生。

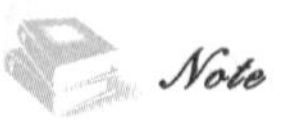

任务二　闭经患者的护理

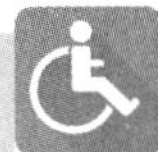

案例引导

患者，女，32岁。闭经4年。4年前因产后感染并发休克抢救康复，此后出现闭经、无乳汁分泌，有全身乏力、血压低、怕冷、面部水肿、食欲下降、性欲减退等症状。曾口服雌、孕激素，有月经来潮，否认肝炎、结核病史。

体格检查：面部轻度水肿，乳房发育欠丰满，余无异常。

妇科检查：阴毛稀少，阴道壁略萎缩，分泌物少；子宫颈光滑，子宫体小，活动好；附件无异常。

辅助检查：子宫输卵管碘油造影子宫形态正常，双输卵管通畅。

患者闭经以来精神压力较大，经常担心自己不能再生育，身体进入了围绝经期状态，常常悲伤流泪。询问责任护士该病是否有治疗方法，平时应该注意哪些事项。

请问：

1. 请给出该患者的医疗诊断。
2. 请给出该患者的护理诊断。
3. 如果你是责任护士，请给出该患者的护理措施。

闭经是常见的妇科症状，表现为无月经或月经停止。根据既往有无月经来潮分为原发性闭经和继发性闭经两类。原发性闭经指年龄超过14岁，仍无女性第二性征发育者；或年龄超过16岁、第二性征已发育，但月经未来潮者。继发性闭经指正常月经周期建立后，月经停止6个月，或按自身原来月经周期计算停经3个周期以上者。青春期前、妊娠期、哺乳期及绝经后期月经不来潮是生理性闭经，本节不予讨论。

【护考提示】概念是本病的护考知识点。

一、病因和病理生理

（一）原发性闭经

原发性闭经较少见，多由遗传学原因或先天性发育缺陷引起。根据第二性征发育情况，分为第二性征存在的原发性闭经和第二性征缺乏的原发性闭经两类。

1. 第二性征存在的原发性闭经

（1）米勒管发育不全综合征：占青春期原发性闭经的20%，由副中肾管发育障碍引起的先天畸形，和半乳糖代谢异常有关，染色体核型正常，为46，XX。患者促性腺激素正常，有排卵、外生殖器、输卵管、卵巢及女性第二性征。主要异常表现为始基子宫或无子宫、无阴道。

（2）雄激素不敏感综合征：又称睾丸女性化完全型。为男性假两性畸形，性腺为睾丸，位于腹腔内或腹股沟。睾酮水平在男性范围，但不发挥生物学效应。睾酮能通过芳香化酶转化为雌激素，故表型为女性。青春期乳房隆起丰满，但乳头发育不良，乳晕苍白，阴毛、腋毛稀少，阴道为盲端，子宫及输卵管缺如。

【护考提示】病因是本病的护考知识点。

（3）对抗性卵巢综合征：又称卵巢不敏感综合征。卵巢对外源性促性腺激素不敏感，临床表现

Note

为原发性闭经,女性第二性征存在。

(4) 生殖道闭锁:由生殖道闭锁引起的横向阻断,可导致闭经。粘连生殖道闭锁多为先天性,如阴道横隔、无孔处女膜等。

(5) 真两性畸形:较少见,患者同时存在男性性腺和女性性腺,染色体核型可为XX、XY或嵌合体。存在女性第二性征。

2. 第二性征缺乏的原发性闭经

(1) 低促性腺激素性腺功能减退:最常见的为体质性青春发育延迟,其次为嗅觉缺失综合征。临床表现为原发性闭经,女性第二性征缺如,嗅觉减退或缺失,但女性内生殖器分化正常。

(2) 高促性腺激素性腺功能减退:原发性性腺发育欠佳所致的性激素分泌减少,反馈性引起LH和FSH升高,常与生殖道异常同时出现。

(二) 继发性闭经

继发性闭经发病率较高,以下丘脑性闭经最常见,依次为垂体性、卵巢性、子宫性闭经及下生殖道发育异常导致的闭经。

1. 下丘脑性闭经 最常见,指中枢神经系统及下丘脑各种功能和器质性疾病引起的闭经,以功能性原因为主。

(1) 精神应激:突然或长期的精神抑郁、紧张、忧虑、过度疲劳、环境改变、寒冷、情感创伤等均可能引起神经内分泌障碍而导致闭经。

(2) 体重下降:如神经性厌食症,中枢神经对体重急剧下降极为敏感,1年内体重下降10%左右,即使体重仍在正常范围也可引起闭经。若体重下降10%~15%,或脂肪丢失30%时也将出现闭经。饮食习惯的改变也可引发闭经,这是闭经的原因之一。

(3) 运动性闭经:初潮发生和月经的维持有赖于一定比例(17%~22%)的机体脂肪,若肌肉与脂肪比例增加或总体脂肪减少可使月经异常,导致闭经。如长期剧烈运动或芭蕾舞、现代舞等训练易致闭经。

(4) 药物性闭经:长期应用甾体类避孕药,因此类药物抑制下丘脑GnRH的分泌,可引起闭经。或某些药物,如吩噻嗪衍生物(奋乃静、氯丙嗪)、利血平等,通过抑制下丘脑多巴胺,使垂体分泌催乳素增多,可引起继发性闭经。药物性闭经通常是可逆的,一般停药后3~6个月内可恢复。

(5) 颅咽管瘤:较为少见。瘤体增大压迫下丘脑和垂体柄引起闭经、生殖器萎缩、肥胖、颅内压升高、视力障碍等症状,又称肥胖生殖无能营养不良症。

2. 垂体性闭经 腺垂体器质性病变或功能失调,可引起促性腺激素分泌异常,继而引起闭经。

(1) 垂体梗死:常见的有希恩综合征。产后出血休克,导致垂体缺血坏死,引起腺垂体功能低下而出现闭经、无泌乳等一系列症状。

(2) 垂体肿瘤:最常见的是分泌PRL的腺瘤,PRL对下丘脑GnRH分泌的抑制作用达到一定程度即引起闭经。

卵巢早衰

(3) 空蝶鞍综合征:脑脊液流入蝶鞍的垂体窝,垂体柄受压使下丘脑与垂体间的门脉循环受阻,从而引发闭经和高催乳激素血症。

3. 卵巢性闭经 病变的部位在卵巢。卵巢分泌的性激素水平低下,因不能使子宫内膜发生周期性变化而导致闭经。如卵巢早衰、卵巢功能性肿瘤(卵巢支持-间质细胞瘤、卵巢颗粒-卵泡膜细胞瘤)、多囊卵巢综合征等。

4. 子宫性闭经 因感染或创伤导致子宫内膜受破坏,或子宫内膜对卵巢激素不能产生正常反应而出现的闭经,如Asherman综合征。子宫切除、放疗或子宫内膜受到破坏,也可引发闭经。

5. 其他 内分泌功能异常,如甲状腺、肾上腺、胰腺等功能紊乱也可引起闭经。常见的疾病有甲状腺功能减退或甲状腺功能亢进、肾上腺皮质功能亢进、肾上腺皮质肿瘤等。

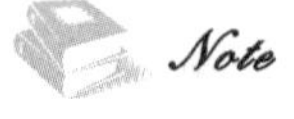

二、护理评估

（一）健康史

询问患者年龄、体重、婚姻状况等个人情况。详细询问月经史，包括初潮年龄、月经周期、经期、经量等。询问本次发病时间、持续时间、治疗经过、用药、治疗效果及伴随症状。了解本病的诱发因素，如精神因素、营养失调、体重变化、环境改变以及有无其他疾病等情况。已婚妇女需要询问生育史、有无产后并发症、避孕措施。询问有无先天缺陷及家族史。

（二）身体状况

观察患者精神状态、营养状况及全身发育情况。测量患者身高、体重、躯干和四肢比例、智力情况等；检查五官特征及第二性征发育情况，有无多毛、溢乳等。妇科检查注意内、外生殖器官发育情况，有无缺陷或畸形。

（三）心理评估

当病程较长及治疗效果不佳时，患者会出现焦虑情绪。尤其是面临生育的妇女，患者及家属心理压力较大。

（四）辅助检查

1. 功能试验

（1）药物撤退试验：用于评估体内雌激素水平，以确定闭经程度。

①孕激素试验：肌内注射黄体酮注射液，或口服孕激素，如醋酸甲羟孕酮、地屈孕酮、微粒化黄体酮。停药后出现撤药性出血为阳性反应，提示子宫内膜已受一定水平雌激素的影响。停药后无撤药性出血为阴性反应，应进一步行雌、孕激素序贯试验。

②雌、孕激素序贯试验：适用于孕激素试验阴性的闭经患者。口服妊马雌酮、戊酸雌二醇，连续20日，最后10日加服醋酸甲羟孕酮，停药后3～7日发生撤药性出血者为阳性，提示子宫内膜功能正常，引起闭经的原因是患者体内雌激素水平低落，可排除子宫性闭经。无撤药性出血者为阴性，应再重复1次序贯试验，若撤药后仍无出血，提示子宫内膜有缺陷或被破坏，可诊断为子宫性闭经。

（2）垂体兴奋试验：又称GnRH刺激试验，了解垂体对GnRH的反应性。若注射黄体生成素释放激素后LH值升高为阳性，说明垂体功能正常，病变在下丘脑。反之为阴性，说明病变在垂体，提示垂体功能减退。

2. 激素测定　建议至少在停用雌激素、孕激素2周后进行。

（1）血甾体激素测定：血孕酮水平升高，提示排卵。雌激素水平低，提示卵巢功能不正常或卵巢功能衰竭。睾酮水平高，提示有多囊卵巢综合征的可能。

（2）催乳激素及垂体促性腺激素测定：PRL＞25 μg/L时称高催乳激素血症。若PRL正常，应测垂体促性腺激素。

（3）LH、FSH测定：若LH＞25 U/L或LH/FSH＞3，高度怀疑多囊卵巢综合征。若FSH、LH均＜5 U/L，提示垂体功能减退，病变可能在垂体或下丘脑。

3. 影像学检查

（1）盆腔B超：了解盆腔内子宫及卵巢情况。

（2）子宫输卵管造影：了解有无子宫腔病变和子宫腔粘连。

（3）CT或磁共振成像(MRI)：用于盆腔及头部蝶鞍区检查，了解盆腔肿块性质，诊断卵巢肿瘤、垂体微腺瘤、空蝶鞍等。

4. 宫腔镜检查　能明确诊断子宫腔是否粘连，了解子宫腔及内膜情况。

5. 腹腔镜检查　能在直视下观察子宫、附件情况。

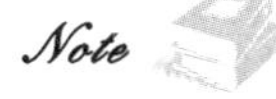

6. 染色体检查 对鉴别性腺发育不全病因及指导临床处理有重要意义。

7. 其他检查 有靶器官反应性检查,包括基础体温测定、子宫颈黏液评分、阴道脱落细胞检查、子宫内膜活检或诊断性刮宫。怀疑结核或血吸虫病,应进行内膜培养。

三、护理诊断

1. 功能障碍性悲哀 与担心丧失女性形象有关。

2. 焦虑 与担心疾病对健康、性生活、生育能力的影响有关。

3. 知识缺乏 缺乏闭经相关知识。

四、护理目标

(1) 患者能积极、主动地配合治疗。

(2) 患者能够诉说病情及忧虑。

(3) 患者能说出闭经相关知识。

五、护理措施

(一) 一般护理

对有精神因素的患者进行心理治疗,消除其精神紧张和焦虑。对于因体重下降引起的闭经者,鼓励其加强营养,保持标准体重。运动性闭经者应适当减少运动量。肿瘤或多囊卵巢综合征等引起的闭经,需进行特异性治疗。

(二) 治疗护理

1. 性激素替代治疗 可维持女性全身健康及生殖健康,包括心血管系统、骨骼及骨代谢、神经系统等;促进和维持第二性征和月经。

(1) 雌激素替代治疗:适用于无子宫者。妊马雌酮,口服,每日 0.625 mg,连用 21 日,停药 1 周重复给药。

(2) 雌、孕激素序贯疗法:适用于有子宫者。雌激素连服 21 日,后 10 日同时给予孕激素。

(3) 孕激素疗法:适用于体内有一定内源性雌激素水平的患者。于月经周期后半期(或撤药性出血第 16～25 日)给予孕激素。

2. 促排卵 适用于有生育要求的患者。

(1) 氯米芬:最常用促排卵药物。适用于体内有一定雌激素水平的无排卵患者。

(2) 促性腺激素:适用于低促性腺激素闭经及氯米芬促排卵失败者。如尿促性素(HMG)或卵泡刺激素。常用 HMG 或 FSH 和 hCG 联合用药促排卵。

(3) 促性腺激素释放激素(GnRH):适用于下丘脑性闭经。

3. 其他治疗

(1) 溴隐亭:适用于闭经溢乳综合征。单纯高 PRL 血症者,一般于服药的第 5～6 周恢复月经。垂体催乳素瘤者,敏感者在服药 3 个月后肿瘤明显缩小,降低手术概率。

(2) 肾上腺皮质激素:适用于先天性肾上腺皮质增生所致的闭经。

(3) 甲状腺素:适用于甲状腺功能减退引起的闭经。

(4) 手术治疗:针对器质性病因,采用相应的手术治疗。适用于生殖道畸形、Asherman 综合征、肿瘤等。

(三) 用药护理

介绍不同激素的作用、不良反应、剂量、具体用药方法、用药时间及注意事项等,指导患者严格遵医嘱用药,不得擅自停服、漏服,并注意观察有无不良反应。

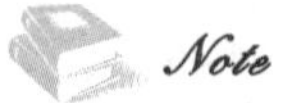

【护考提示】用药护理是本病的护考知识点。

（四）心理护理

鼓励患者表达自身感受，提出有关治疗和预后的相关问题。为患者提供疾病的相关知识，缓解其心理压力。鼓励患者多与他人沟通，积极参与社会活动，保持心情舒畅，正确对待疾病。

六、健康教育

告知患者闭经的病因很多，诊治时间较长，指导患者积极配合治疗。鼓励患者积极锻炼身体，保持标准体重，同时鼓励患者保持积极乐观的心态面对疾病和生活。

七、护理评价

(1) 患者能客观地评价自我。
(2) 患者表示了解疾病知识，并与病友交流病情和治疗体会。

任务三　痛经患者的护理

案例引导

患者，女，14岁。13岁月经初潮后，经期出现下腹正中剧烈疼痛，月经第一天疼痛最重，疼痛呈阵发性，严重时呈痉挛性，并放射至腰骶部和大腿内侧，持续1天左右，月经第二天疼痛明显减轻。疼痛时常伴恶心、呕吐，面色苍白，全身出汗。

体格检查：无异常发现。

肛门指诊：子宫稍小，形态正常，双侧附件区未发现异常。

B超检查：子宫稍小，余未见异常。

血、尿常规检查：未见异常。

患者每到经期前均感觉精神紧张，惧怕月经来潮，常因担心自己的身体独自哭泣。

请问：

1. 请给出该患者的医疗诊断。
2. 请给出该患者的护理诊断。
3. 请给出该患者的护理措施。

案例解析

【护考提示】痛经的概念是护考知识点。

痛经为妇科常见的症状之一，是指行经前后或月经期出现子宫痉挛性疼痛、坠胀，伴腰酸或其他不适，症状严重，可影响生活质量。痛经分为原发性痛经与继发性痛经两种：前者指生殖器官无器质性病变的痛经，占痛经的90%以上；后者指盆腔器质性疾病所引起的痛经，如子宫内膜异位症、盆腔炎等疾病。下面仅叙述原发性痛经。

一、病因

原发性痛经的发生与月经来潮时子宫内膜前列腺素(PG)含量增高或失衡有关，痛经患者子宫内膜和月经血中$PGF_{2\alpha}$和PGE_2含量增高是造成痛经的主要原因。$PGF_{2\alpha}$含量高可引起子宫平滑肌过强收缩，血管痉挛，造成子宫缺血、缺氧状态而出现痛经。另外，痛经也与子宫平滑肌不协调收缩，

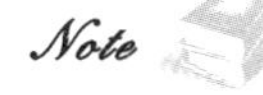

造成子宫供血不足，导致无氧代谢物储积、刺激疼痛神经元有关。增多的前列腺素进入血液循环，还可引起心血管和消化道症状。原发性痛经的发生还受精神、神经因素影响，疼痛的主观感受也与个体痛阈有关。

【护考提示】病因是本病的护考知识点。

二、护理评估

（一）健康史

询问患者的年龄、月经史及婚育史，有无诱发因素，疼痛与月经的关系，疼痛发生的时间、部位、程度及性质，是否应用止痛药及用药剂量、服用时间、效果如何，以及能缓解疼痛的方法。

（二）身心状况

1. 症状 原发性痛经常发生在青春期，多在初潮后1～2年内发病。疼痛多自月经来潮后开始，最早出现在月经前12 h，以行经第1天疼痛最剧烈，持续2～3天后缓解。疼痛常呈痉挛性，通常位于耻骨上，可放射至腰骶区和股内侧。可伴发恶心、呕吐、腹泻、头晕、乏力等症状，严重时面色发白、出冷汗，甚至晕厥。

2. 体征 妇科检查多无异常发现。

3. 心理-社会状况 部分患者因惧怕疼痛，在行经前出现紧张、焦虑，甚至恐惧心理，加之对痛经知识缺乏了解，担心痛经会影响健康及生育能力，常常情绪低落。

（三）辅助检查

需与子宫内膜异位症、子宫腺肌症、盆腔炎等引起的继发性痛经相鉴别，可做盆腔超声检查，腹腔镜、宫腔镜、子宫输卵管造影等检查。

三、护理诊断

1. 疼痛 与经期子宫痉挛性收缩，子宫缺血缺氧有关。

2. 焦虑 与长期痛经造成的精神紧张有关。

四、护理目标

(1) 患者的疼痛症状缓解。

(2) 患者月经来潮前及经期无焦虑感。

五、护理措施

1. 一般护理 经期避免剧烈运动和过度劳累，避免精神紧张，保证足够的休息和睡眠、适度的锻炼、充分的营养摄入。注意经期卫生，保持外阴清洁，防止感染。

2. 症状护理 经期腹部热敷，进食热饮可缓解疼痛。可应用生物反馈法增加患者的自我控制感，使身体放松，以缓解痛经。

3. 治疗护理

(1) 前列腺素合成酶抑制剂：如布洛芬、吲哚美辛（消炎痛）、双氯芬酸等。

(2) 口服避孕药：适用于有避孕要求的痛经患者，疗效达90%以上。

4. 心理护理 向患者讲解痛经相关知识，理解患者的不适与痛苦，通过心理疏导缓解患者的紧张、焦虑。

【护考提示】护理措施是本病的护考知识点。

六、健康教育

指导患者在经期摄取足够的营养，避免生冷及辛辣刺激性食物；合理休息，保证睡眠，适度锻炼；经期禁止性生活，保持外阴清洁；加强保暖，防止受凉；自我心理调节，保持精神愉快。

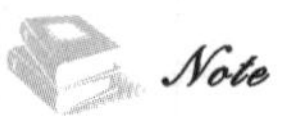

七、护理评价

(1) 患者疼痛症状减轻，并能够列举减轻疼痛的应对措施。

(2) 患者焦虑情绪减轻，心理和生理上的舒适感增加。

任务四　绝经综合征患者的护理

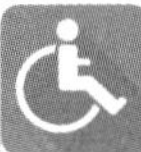

案例引导

案例解析

患者，女，47 岁。因月经周期延长 1 年，潮热出汗半年就诊。既往月经规律，近 1 年出现月经周期延长，现在每 2～3 个月行经 1 次，经量较少。近半年潮热出汗明显，伴有全身骨关节肌肉疼痛及情绪起伏不定、易激惹。

体格检查：未见异常。

妇科检查：未见异常。

性激素检查：FSH 79 U/L；LH 35 U/L；E_2 15.7 pg/mL。

血、尿常规，肝肾功能，盆腔超声，乳腺钼靶，心电图，胸片和骨密度检查均无异常发现。

患者常常担心围绝经期的到来，怕绝经后自己衰老得太快，焦虑情绪明显，咨询责任护士是否能够使用药物延迟绝经，使用性激素有哪些不良反应。

请问：

1. 请给出该患者的医疗诊断。
2. 请给出该患者的护理诊断。
3. 如果你是责任护士，请给出该患者的护理措施。

绝经综合征是指妇女在绝经前后出现因性激素波动或减少所致的一系列躯体及精神心理症状。绝经分为自然绝经和人工绝经。自然绝经指卵巢内卵泡生理性耗竭所致的绝经。人工绝经是指两侧卵巢经手术切除或放疗、化疗损伤等所致的绝经。绝经年龄与遗传、营养、地区、环境、吸烟等因素有关。

一、内分泌变化

绝经前后内分泌最明显的变化是卵巢功能衰退，随后出现下丘脑-垂体功能减退。

1. 雌激素　卵巢功能衰退的最早征象是卵泡对 FSH 敏感性降低，FSH 水平上升。整个绝经过渡期雌激素水平波动较大，不呈逐渐下降趋势，而是在卵泡生长发育停止时，才急剧下降。绝经后卵巢不再分泌雌激素，循环中的低水平雌激素主要为来自肾上腺皮质和来自卵巢的睾酮、雄烯二酮经周围组织中芳香化酶转化的雌酮。因此，雌酮水平高于雌二醇。

2. 孕激素　绝经过渡期，卵巢尚有排卵功能，仍有孕激素分泌，但分泌量减少。绝经后卵巢不再分泌孕激素。

3. 雄激素　绝经后雄激素来自卵巢间质细胞及肾上腺，整体水平呈下降趋势。

4. 促性腺激素　绝经过渡期 FSH 升高，呈波动型，LH 仍在正常范围，FSH/LH<1。绝经后，

Note

雌激素水平降低，诱导下丘脑释放 GnRH 增加，使 FSH 和 LH 分泌量增加，其中 FSH 升高更明显，FSH/LH>1。

二、护理评估

(一) 健康史

仔细询问症状持续时间、严重程度、所用药物；了解月经史、生育史、既往史，排除肝病、高血压、糖尿病、冠心病，其他内分泌系统疾病及精神疾病；了解有无卵巢切除或盆腔放射治疗；了解患者的文化水平及性格特征。

(二) 身心状况

1. 症状

1) 近期症状

(1) 月经紊乱：绝经过渡期最早出现的症状，表现为月经周期不规律，或缩短，或延长；经期延长；经量增多或减少，甚至月经突然停止。

(2) 血管舒张症状：主要表现为潮热，是雌激素低落的特征性症状。其特点表现为反复出现短暂的面部和颈部及胸部皮肤阵阵发红，伴有轰热，继而出汗。一般持续 1～3 min。每日可发作数次至数十次，夜间或应激状态易促发。该症状可持续 1～2 年，有时长达 5 年或更久。

(3) 自主神经失调症状：如心悸、头痛、耳鸣、失眠等。

(4) 精神神经症状：常出现情绪激动、易怒、焦虑、抑郁，注意力不集中，记忆力减退等症状。

2) 远期症状

(1) 泌尿生殖道症状：主要表现为泌尿系统萎缩症状，如分泌物减少，阴道干燥，性生活困难，子宫脱垂，反复阴道或尿路感染。

(2) 骨质疏松：50 岁妇女 50%以上发生骨质疏松，多发生于绝经后 5～10 年内，最常发生于椎体。

雌激素

(3) 心血管疾病：绝经后妇女糖、脂肪代谢异常增加，动脉硬化、冠心病等发病率明显增加，这可能与雌激素水平下降有关。

(4) 阿尔茨海默病：老年痴呆的主要类型，绝经后妇女比老年男性患病风险高，可能与雌激素水平降低有关。

2. 体征

(1) 体格检查：包括精神状态、心血管、呼吸、血液及泌尿系统检查，排除器质性病变。

(2) 妇科检查：外阴萎缩，大、小阴唇变薄；阴道萎缩；子宫颈及子宫体萎缩。

【护考提示】 临床表现是本病的护考知识点。

3. 心理-社会状况 绝经过渡期妇女由于工作、家庭、社会环境的变化，心理负担及绝经综合征的症状可加重。应注意评估患者忧虑、多疑、孤独等情绪。

(三) 辅助检查

卵巢功能检测等实验室检查有助于诊断。

1. FHS 值及 E_2 值测定 绝经过渡期血清 FSH>10 U/L，提示卵巢储备功能下降。闭经、FSH>40 U/L且 E_2<10 pg/mL，提示卵巢功能衰竭。

2. 抑制素 B 血清抑制素 B≤45 ng/L，是卵巢功能减退的最早标志，比 FSH 更加敏感。

3. 氯米芬兴奋试验 月经周期第 5 日开始口服氯米芬，每日 50 mg，共 5 日，停药第 1 日测血清 FSH>12 U/L，提示卵巢储备功能降低。

三、护理诊断

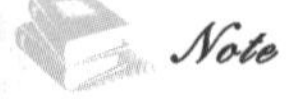

1. 自我形象紊乱 与月经紊乱、出现精神神经症状有关。

2. 焦虑　与内分泌改变或个性特征有关。

3. 知识缺乏　缺乏绝经过渡期相关知识和对应技巧。

四、护理目标

(1) 患者能够积极参与社会活动,正确评价自我。

(2) 患者能够描述焦虑心态和应对方法。

(3) 患者能够说出绝经过渡期相关知识。

五、护理措施

(一) 一般护理

帮助患者建立适应绝经过渡期的心理准备,使其平稳度过该阶段。指导患者加强营养,选择富含蛋白质和钙的食物,适当补充钙剂和维生素 D,增加日晒时间。坚持体育锻炼,保持一定运动量,增强体质。鼓励患者增加社会交往,以促进正性心态。

(二) 治疗护理

1. 激素补充治疗(HRT)　激素补充治疗可有效缓解绝经相关症状,从而改善生活质量。

1) 适应证　①绝经相关症状;②泌尿生殖道萎缩症状;③低骨量及绝经后骨质疏松症者。

2) 治疗时机　卵巢功能开始减退并出现相关症状时是激素治疗的窗口期,在此期间应用是最佳时期。

3) 禁忌证　①已知或可疑妊娠、原因不明的阴道出血;②已知或可疑患有乳腺癌、与性激素相关的恶性肿瘤或脑膜瘤(禁用孕激素)等;③最近 6 个月内患有活动性静脉或动脉血栓栓塞性疾病、严重肝及肾功能障碍、血卟啉病、耳硬化症等。

4) 慎用情况　子宫肌瘤、子宫内膜异位症、子宫内膜增生史、高催乳素血症、尚未控制的糖尿病及严重的高血压、有血栓形成倾向、乳腺良性疾病、乳腺癌家族史、系统性红斑狼疮等。

5) 制剂　主要药物为雌激素,孕激素可辅助使用。剂量和用药方案应个体化。

(1) 激素治疗方案:主要为雌、孕激素联合方案,单纯雌激素治疗适用于已切除子宫者,单用孕激素治疗适用于绝经过渡期子宫异常出血者。

(2) 用药方法及用药途径:①雌、孕激素序贯疗法:戊酸雌二醇,口服,共 21 日,后半期加用醋酸甲羟孕酮,口服,共 10～14 日,停药 5～7 日,有周期性出血。适用于年龄较轻、绝经早期或愿意有月经样定期出血的妇女。②雌、孕激素联合用药:结合雌激素或戊酸雌二醇,加用醋酸甲羟孕酮,口服,连用 25 日。每日同服雌、孕激素,连续性用药,避免周期性出血。适用于年龄较长或不愿意有月经样定期出血的绝经后期妇女。③单一雌激素治疗:口服结合雌激素或戊酸雌二醇,连用 21～25 日。适用于子宫切除术后,或者先天性无子宫的卵巢功能低下的妇女。经阴道用药如雌三醇栓、结合雌激素霜等,适用于下泌尿生殖道局部低雌激素症状。

(3) 用药剂量与时间:选择最小剂量和与治疗目的相一致的最短时间,在卵巢功能开始减退并出现相关症状时开始用药,至少每年进行 1 次个体化评估。停用雌激素药物时,应缓慢减量或间歇用药,逐步停药。

6) 不良反应及危险性

(1) 子宫异常出血:多为突破性出血,需高度重视,查明原因,必要时行诊刮,排除子宫内膜病变。

(2) 性激素副作用:①雌激素:剂量过大可引起乳房胀、白带多、头痛、水肿、色素沉着等,应酌情减量。②孕激素:主要引起情绪改变,如抑郁、易怒等,并出现水肿、乳房痛,患者常不能耐受。③雄激素:增加高血脂、动脉粥样硬化、血栓栓塞性疾病的发生风险。大量应用可出现多毛、痤疮、体重增

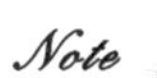

加等副作用,口服时可影响肝功能。

(3) 子宫内膜癌:长期单独使用雌激素,使子宫内膜癌和子宫内膜增生的危险增加。

(4) 卵巢癌:长期应用激素治疗,卵巢癌的发病风险可能会增加。

(5) 乳腺癌:使用天然或接近天然的雌、孕激素可降低乳腺癌发病的风险。

2. 防治骨质疏松症的其他药物

(1) 钙剂:绝经后应用雌激素者,钙的摄入量每日为 1000 mg,不用雌激素者每日为 1500 mg。

(2) 维生素 D:适用于围绝经期妇女缺少户外活动者,与钙剂合用有利于钙的完全吸收。

(3) 降钙素:骨吸收抑制剂,如鲑降钙素。

【护考提示】治疗护理是本病的护考知识点。

(三) 心理护理

与患者建立良好的信任关系,倾听患者的困惑和忧虑,帮助患者及其家属了解绝经过渡期的相关知识,缓解患者的焦虑和恐惧心理,并争取其家属的理解和支持。

六、健康教育

告知患者绝经是正常生理过程,缓解其焦虑、恐惧心理,帮助其克服情绪障碍。鼓励患者合理饮食,补充足够蛋白质,增加钙质食品,必要时补充钙剂。合理安排工作和生活,劳逸结合,适当进行户外运动,增加日晒时间。指导患者应用润滑剂缓解阴道干燥,提高性生活质量。每年定期体检,积极防治围绝经期患者常见病和多发病,认真宣传性激素治疗相关知识。

【护考提示】健康教育是本病的护考知识点。

七、护理评价

(1) 患者认识到绝经是女性正常生理过程,能以乐观、积极的态度对待自己,参与社区活动。

(2) 患者与家人、亲戚、朋友关系融洽,获得理解。

(3) 围绝经期无并发症发生。

直通护考

参考答案

一、A1 型题

1. 判断有无排卵最简单的方法是(　　)。

A. 输卵管通畅术　　B. 阴道脱落细胞学检查　　C. 子宫颈黏液检查
D. 激素水平测定　　E. 基础体温测定

2. 对排卵障碍性病因及临床表现的描述,正确的是(　　)。

A. 大部分患者属于有排卵性异常子宫出血　　B. 仅出现在生育期
C. 神经内分泌功能失调引起的异常子宫出血　　D. 伴有轻度子宫内膜非特异性炎症
E. 全身及内外生殖器官有明显器质性病变

3. 某女患有原发性痛经,护士指导她采用的最佳避孕方法是(　　)。

A. 安全期避孕法　　B. 口服避孕药　　C. 输卵管结扎术
D. 避孕套　　E. 阴道隔膜

4. 痛经患者疼痛的性质主要是(　　)。

A. 针刺样疼痛　　B. 刀割样疼痛　　C. 坠胀痛　　D. 烧灼样疼痛　　E. 牵扯痛

5. 对痛经的特点及处理的叙述,正确的是(　　)。

A. 疼痛会持续整个经期　　B. 继发性痛经生殖器官无器质性病变
C. 原发性痛经多见于育龄期妇女　　D. 妇科检查可以发现异常体征

E. 消炎痛栓纳肛效果好

6. 关于出现围绝经期症状的最根本原因是(　　)。

A. 血管舒缩功能失调　B. 自主神经功能紊乱　C. 雌激素水平的波动　D. 精神心理因素　E. 个体差异

7. 下列哪项不是绝经后雌激素缺乏引起的近期改变？(　　)

A. 性欲降低　B. 骨质疏松　C. 尿频、尿急　D. 阴道反复感染　E. 血管舒缩功能障碍

8. 下列哪项不是绝经后雌激素缺乏引起的远期改变？(　　)

A. 可能与早老性痴呆有关　B. 骨质疏松　C. 泌尿生殖道症状　D. 盆底肌肉松弛　E. 血管舒缩功能障碍

9. 下列关于围绝经期健康指导不正确的是(　　)。

A. 月经紊乱应及时就诊　B. 定期检查　C. 防治绝经综合征　D. 重视蛋白质、维生素、微量元素的摄入　E. 如无自觉症状，不必保健

二、A2 型题

1. 患者，女，45 岁，月经紊乱近 1 年。此次 3 个月未来潮后出血近半个月，诊断为无排卵性异常子宫出血，最适宜的治疗是(　　)。

A. 刮宫　B. 孕激素　C. 止血药　D. 输血治疗　E. 子宫切除术

2. 患者，女，36 岁。结婚 5 年一直未避孕，但一直未孕。月经不规律，经期延长。医生建议患者行诊断性刮宫以了解黄体功能，护士告知刮宫时间应在月经来潮(　　)。

A. 后 1 周　B. 后 48 h　C. 前 3 日　D. 前 1～2 日　E. 后 12 h

3. 患者，女，婚后 3 年不孕，为其做功能检查，连续 3 个月每日清晨测得基础体温为规则水平线，说明其(　　)。

A. 有排卵　B. 无排卵　C. 黄体功能不全　D. 子宫发育不良　E. 子宫内膜脱落不全

4. 患者，女，33 岁，育有一子，既往月经正常。近半年经常转换工作地方，发生闭经。护士分析其最可能的原因为(　　)。

A. 子宫颈炎　B. 卵巢性闭经　C. 垂体性闭经　D. 下丘脑性闭经　E. 子宫内膜异位

5. 患者，女，人流后 7 个月月经未潮，子宫大小正常，用雌、孕激素治疗无撤药性出血，最可能为(　　)。

A. 卵巢性闭经　B. 子宫性闭经　C. 垂体性闭经　D. 下丘脑性闭经　E. 妊娠

6. 患者，女，48 岁，因"月经周期紊乱 4 个月，伴潮热、睡眠差"就诊，诊断为绝经综合征，给予激素治疗。激素治疗的主要目的是(　　)。

A. 恢复正常的月经周期　B. 纠正与性激素不足有关的健康问题　C. 促使卵巢功能的恢复　D. 用于心理治疗　E. 预防癌变

三、A3/A4 型题

患者，女，50 岁，月经紊乱近半年，经量时多时少，周期无规律，此次出血近半个月就诊。查子宫正常大小、软，诊断为无排卵性异常子宫出血。

1. 护士采取的护理措施应除(　　)外。

A. 做好手术止血准备　B. 刮宫后的标本不用常规送病理检查　C. 做好会阴护理　D. 观察并记录生命体征及出血量

E. 遵医嘱给抗生素预防感染

2. 首选的止血方法是(　　)。

A. 刮宫　　B. 孕激素＋雌激素　　C. 止血药

D. 子宫内膜切除术　　E. 雄激素

(张艳慧)

项目十三　女性生殖系统肿瘤患者的护理

本项目 PPT

能力目标

1. 能说出妇科腹部手术的常见类型、适应证；子宫颈癌的病因、转移途径、临床表现、临床分期以及相关检查；子宫肌瘤的分类、常见症状以及治疗的常见药物；子宫内膜癌的分类、转移途径以及常见症状；卵巢肿瘤的分类、常见并发症；卵巢恶性肿瘤的临床分期、临床表现。

2. 能学会妇科腹部手术的术前准备和术后护理；急诊腹部手术的护理；子宫颈癌患者的术前、术后护理；子宫肌瘤的治疗方法、用药指导；能够学会子宫肌瘤患者、子宫内膜癌患者以及卵巢肿瘤患者的护理。

3. 能运用所学知识，向子宫颈癌、子宫肌瘤、子宫内膜癌、卵巢肿瘤患者及家属介绍术前、术后的护理措施，进行健康教育。

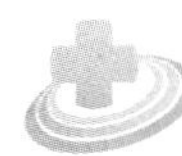

项目导言

女性生殖系统肿瘤可以发生在女性生殖系统的任何部位，以子宫和卵巢肿瘤多见。其中常见的良性肿瘤是子宫肌瘤，常见的恶性肿瘤是子宫颈癌。其次是子宫内膜癌、卵巢肿瘤。女性生殖系统肿瘤影响女性的正常生殖功能与健康，甚至危及患者生命。

作为一名临床护士，既要学会女性生殖系统常见肿瘤的临床表现、诊断、治疗原则，还要学会如何在患者手术前后做好各项护理，更要有预见性地向患者和家属阐释围手术期的心理困惑，甚至解答患者难以启齿的性生活问题，如学会术后正确的性生活方式，尽量减轻患者的身心伤痛，避免日后产生不必要的家庭矛盾。

任务一　腹部手术患者的一般护理

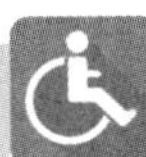

案例引导

患者，周某，女，45 岁，近半年月经周期紊乱，经量明显增多，未就诊。前天普查时被告知"多发性子宫肌瘤"，血红蛋白 92 g/L，红细胞 2.75×10^{12}/L，普查报告建议去医院进一步诊治。患者问医生："是否需要手术？如果需要手术的话，会切除子宫吗？我还不算太老吧，真的有点害怕和担心……"

Note

案例解析

该患者经诊断为多发性子宫肌瘤伴贫血，目前具备手术治疗指征。

请问：

1. 根据上述临床案例提供的信息，你认为患者周某是否需要手术治疗？
2. 你能告诉患者如果手术的话，通常切除哪些器官？
3. 你能预见患者所害怕和担心的是什么心理问题吗？

一、妇科腹部手术的常见类型及适应证

（一）妇科腹部手术的常见类型

1. 按手术缓急分 择期手术、限期手术、急诊手术。

2. 按手术范围分 剖腹探查术、全子宫切除术、次全子宫切除术、次全子宫及附件切除术、附件切除术、全子宫及附件切除术、广泛性全子宫切除术及盆腔淋巴结清扫术、剖宫产术等。

（二）妇科腹部手术的适应证

子宫及附件病变，或因附件病变而不能保留子宫者，性质不明的下腹部肿块，诊断不清楚的急腹症以及困难的阴道分娩等。

二、护理评估

（一）术前身心状况

1. 一般评估 了解姓名、年龄、受教育程度、精神、心理、营养、生命体征等，了解病史、末次月经、婚育史、现病史、既往史、药物过敏史等。

2. 身体评估 评估手术的适应证，选择适当的手术方式，拟行手术的名称及手术野的皮肤状况，手术的日期及麻醉方式，本次手术的目的。

3. 心理-社会评估 大部分患者由于对手术过程不了解，对手术的危险性估计过高，在术前会产生不同程度的焦虑和无助的情绪，有些患者还担心住院改变了个人生活方式，或者手术会引起疼痛，甚至造成生命危险等问题而恐惧手术。

另外，有些患者因为担心手术切除子宫、卵巢会影响夫妻生活或引起早衰而出现烦躁、易怒等表现，或者因为担心术后腹部伤疤影响身体的美观而出现尴尬、自卑等情绪，甚至误以为不是女性了。护士不仅要了解患者的这些心理状况，还应了解其婚姻状况及支持系统，以便更好地对患者做出心理疏导和相应的护理。

（二）术后身心状况

1. 身体评估 主要了解术后麻醉恢复的情况，身体各重要脏器的功能状况，手术切口及其引流的情况等。

2. 心理-社会评估 护士关注患者术后的情绪反应及家属的支持情况，对患者出现的不良情绪及时疏导。

三、护理诊断

1. 焦虑 与担心手术的风险有关。

2. 潜在并发症 术后感染。

3. 自我形象紊乱 与不了解手术切除后的生理变化、术后自我保健方法有关。

4. 调节障碍 与支持系统不足有关。

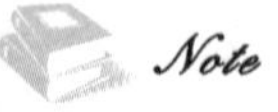

四、护理目标

(1) 经医务人员介绍手术情况后，患者的焦虑程度有所好转。

(2) 认真执行好术前及术中的无菌技术操作，术后未出现感染症状。

(3) 经护士与患者及家属的讲解和答疑，患者懂得全子宫切除后仍能维持良好的夫妻感情。

(4) 经护士与社区里社工的关心，家属能关心患者的身心需求。

五、腹部手术术前护理

(一) 心理护理

术前医护人员告知患者及家属，拟行手术将要切除的器官。护士能预见妇科手术患者及家属常见的、难以启齿的心理问题，主动讲解切除子宫或卵巢后的生理变化，应对生理变化的补偿措施、自我保健，学会术后恢复性生活的技能。

护士应给患者提问的机会，借此让患者说出自己的担心和感受，以便医护人员有针对性地解答和疏导。此外，介绍同类手术治疗的病友与患者及家属沟通，能达到更好的疏导效果，最终让患者及家属放心接受手术治疗。

(二) 术前指导

1. 皮肤准备　术前 1 天完成淋浴、更衣、修剪指甲等个人卫生，以顺毛或短刮的方式进行术区剃毛备皮。现在的观点大多认为不必剔除术区所有的毛发，只要不影响手术操作即可。备皮时间应尽量安排在临近手术时，尽量避免刮伤皮肤，减少创面，从而减少感染机会。腹腔镜手术者，还需清洁脐窝。

2. 消化道准备　术前 1 天灌肠 1～2 次，或口服缓泻剂，术前 8 h 禁食，术前 4 h 禁饮，手术当日晨禁食。

生殖器官肿瘤发生肠道或盆腔转移者，术中可能涉及肠道，术前 3 天进食无渣半流质的食物，术前 1 天进食流质的食物，同时，遵医嘱给予肠道抗生素。术前晚上行清洁灌肠，直至无大便残渣。

3. 阴道准备　行全子宫切除者，防止阴道内微生物侵入盆腔，行阴道擦洗，共 3 次。术前 2 天开始用消毒液行阴道擦洗，手术当日早晨行子宫颈、阴道消毒后，用大棉签拭干，最后涂甲紫(腹腔镜手术则免去涂甲紫)。阴道有出血或未婚者不进行阴道冲洗。

4. 膀胱准备　在手术开始前插入导尿管，并留置导尿管。

5. 其他常规术前准备　均同外科护理的“围手术期护理”。

六、腹部手术术后护理

(一) 了解本次手术情况

护士从麻醉师处了解患者手术范围和种类，麻醉方式及效果，术中的出血量、出入量，术中使用的药物名称和剂量。

(二) 严密观察

【护考提示】腹部手术患者的术后护理是护考的重点内容。

严密观察术后的生命体征及敷料的干燥程度，每 15～30 min 观察一次，连续 3 次，待生命体征平稳，改为 4 h 观察一次，至次晨医生查房。术后体温会略有增高，一般不超过 38 ℃。若术后体温持续增高，则提示感染的可能。

(三) 体位

全麻未清醒前的患者应专人守护，去枕平卧，头偏向一侧，且稍垫高一侧肩胸，以免呕吐物误吸，引起吸入性肺炎或窒息。硬膜外麻醉者，术后可睡软枕平卧，观察 4～6 h，待生命体征平稳后可采取

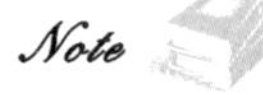

半卧位;蛛网膜下腔麻醉者,4～6 h 内去枕平卧。

平卧期间应注意指导患者及时活动肢体,协助患者挪动体位,以免发生压疮。如病情和手术类型允许,次日采取半卧位。

(四) 导尿管的护理

患者恢复自主排尿前,保持留置导尿管通畅,认真观察尿液量、色,术后尿量小于 50 mL/h 或者血尿,则提示可能出现输尿管或膀胱损伤,需立即汇报手术医生。一般术后 24 h 拔除导尿管,身体虚弱者可延长至 48 h,对于根治性全子宫切除术或瘤体缩减术者,留置导尿管 7 天或更长时间,以待膀胱功能恢复。留置导尿管期间,擦洗外阴,保持局部清洁;导尿管拔除后鼓励患者多喝水利尿,尽快自行排尿,保持尿量在 2000 mL 以上。

(五) 疼痛的护理

切口的疼痛在术后 24 h 内最为明显,持续而剧烈的疼痛会给患者带来焦虑、不安、失眠等不适感,也让患者不能很好地配合护理活动。因此,必要时需要药物止痛或自控镇痛泵,目前认为镇痛泵能以最小剂量达到较好的止痛效果。同时,应该在术前教会患者一些行为应对策略,如放松练习、注意力分散技术等以减轻术后疼痛。

(六) 术后恢复体力

术后 6 h 进行床上翻身活动,可减少因肠粘连导致的腹痛。第二天,由责任护士指导首次起床活动,起床前抬高床头,然后扶起坐在床沿,待患者头不晕后辅助其围绕床位慢步行走。根据活动后的主诉,逐渐调整活动量和活动时间。活动前和活动后,让患者和家属懂得早期起床活动并不可怕,可以促进肠蠕动,增进食欲并利于早日康复,重返工作岗位或恢复正常生活。

(七) 促进阴道残端愈合

告诉患者及家属全子宫切除后,阴道还有一个切口,比腹部切口愈合较晚,可能在术后 7～10 天阴道有少量粉红色流液,属于正常现象。为促进阴道残端更好愈合,术后至来医院复查期间,应避免一些活动和腹压增高的动作(见本任务“健康教育”)。

(八) 饮食护理

促进排便的食疗方法同外科学腹部手术后患者的食疗方法。有贫血者参见纠正贫血的食补方法。

(九) 并发症的护理

术后并发症的护理是术后护理的一个重要环节。鼓励患者床上翻身和腿部活动,术后第一天即可安置半坐卧位,在护士指导下学会下床和行走时减痛的技巧,防止肠粘连和盆腔静脉血栓。对于伴有呼吸系统基础性疾病者,护士应做好拍背护理,教会患者咳嗽和深呼吸时的减痛技巧,防止呼吸系统的并发症。对于老年患者,鼓励患者经常在床上活动腿部,同时使用弹力袜或弹力绷带;起床前先稍坐一会儿,再缓慢起床,防止体位性低血压的并发症。

(十) 心理护理

患者因不同的疾病而行妇科手术,对于疾病预后的担心,对于生殖器官受损的担忧,对于丧失女性的生理功能(如生育或性生活)等,都会困扰着患者。在术前健康教育时,护士应首先观察患者丈夫对患者的关心程度,及时指导护理技巧,增加患者的安全感。此外,要有耐心,允许患者有心理障碍的反复,鼓励患者叙述自己的想法和担忧,有针对性地对患者进行个体化的指导,帮他们澄清一些错误的观念,消除他们的困惑,鼓励他们重建对生活的信心。同时,鼓励患者的丈夫及家属理解患者的情绪,以更大的耐心帮助他们渡过难关。

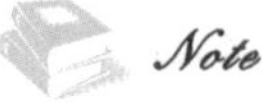

七、腹部急诊手术护理

（一）提供安全环境

在患者对病情一无所知的情况下，护士通过实施娴熟技术可使患者确信自己正被救治。配合医生向家属耐心解说病情，解答提问，并告知一些注意事项，让家属了解各种术前准备工作。

（二）迅速完成术前准备

急诊患者通常病情危急，处于极度痛苦、衰竭甚至休克状态。患者到来后，护士需立即观察病情，记录体温、血压、脉搏、呼吸等。遇到失血性休克患者，除抢救休克外，术前准备力求快捷。如用肥皂水擦洗腹部；常规备皮后不必灌肠；若情况允许，刚进食者手术可以推迟 2～3 h 进行；阴道准备可与手术准备同时进行；麻醉前也不必常规给药等。

八、健康教育

(1) 告知患者及家属，术后早期活动有利于康复。自术后允许活动起，床上活动到术后第一天起床活动，不仅可防止并发症，还能改善胃肠功能，预防或减轻腹胀，促进血液循环。

(2) 术后 7～10 天可能有少量粉红色阴道流液，是阴道残端羊肠线吸收所致，无须就医。若阴道出血较多时，则需立即就医。

(3) 及时控制导致腹压增高的症状，如咳嗽、便秘；避免长时间下蹲和增加腹压的动作，以免影响阴道残端伤口愈合，如 2 周内活动时避免过度使用腹肌；2 个月内避免提举重物，待体力恢复后逐步增加腹肌的力量。

(4) 术后 3 个月内避免盆浴、性生活及阴道冲洗，以免引起阴道残端感染。

(5) 术后 3 个月来医院复查，阴道残端愈合良好，经医生同意可恢复性生活、盆浴等。

(6) 发现阴道流血、阴道异常分泌物、体温增高等及时就医。

(7) 阴道干燥者，在医生指导下，可用阴道润滑剂，改善性生活质量。

(8) 双侧卵巢切除者，一旦出现心悸或血压波动，最好检测雌激素水平。在医生指导下，补充小剂量雌激素以改善心血管症状。

九、护理评价

(1) 患者安全度过手术期。

(2) 患者及家属能正确面对切除生殖器官的现实。

(3) 患者及家属已掌握促进术后康复的护理措施。

(4) 患者术后无并发症，身心恢复健康。

任务二　子宫颈癌患者的护理

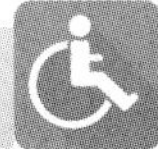

案例引导

患者，50 岁，收银员。结婚年龄 19 岁，20 岁初产，因宫颈性难产，徒手扩宫后行产钳助产，分娩一女婴，以后人流手术 4 次。

患者主诉 3 个月前无明显诱因，出现不规律阴道流血，量少，伴下腹痛，无腹部坠胀，白带增多,有异味,腰部酸痛,无畏寒、发热、尿急、尿痛、排尿困难等,初起症状较轻,未予重视,之后症状逐渐明显,体重下降 3～4 kg,遂来院就诊。查体:血压 124/84 mmHg,脉搏 86 次/分,呼吸 12 次/分,体温 37.4 ℃。盆腔检查:宫颈肥大,呈菜花状,质地硬,有接触性出血。触及左侧子宫旁组织增厚,附件区未触及异常,无压痛。宫颈活体组织检查:鳞状细胞癌Ⅱ级。诊断子宫颈癌。

案例解析

患者得知病情后,心理负担重,担心别人背后议论她私生活不检点才患病;也担心手术时的危险性及手术时和手术后的疼痛,询问手术后何时能重返工作岗位等。

请问:

1. 子宫颈癌有哪些发病因素?
2. 该个案可能存在哪些护理诊断/合作性的医疗问题?
3. 护士应有哪些预见性的知识引导患者正确对待心理问题?

子宫颈癌是女性妇科恶性肿瘤中最常见的一类,严重威胁妇女的生命健康,其发生是由于子宫颈鳞状上皮及柱状上皮在致癌因素作用下发生过度增生所致的肿瘤病变。好发于 50～55 岁的妇女。近年来,女性自我保健意识的增强及开展定期普查,子宫颈癌的发病率和死亡率已明显下降。

一、病因

子宫颈癌的病因目前尚未完全清楚,但是其发病与下列因素有关。

1. 生育状况 流行病学资料表明,早婚、早育、多产、慢性宫颈炎及性生活紊乱者子宫颈癌的发病率较高。

2. 病毒感染 通过性传播的某些病毒如人乳头瘤病毒(HPV)、单纯疱疹病毒Ⅱ型、人巨细胞病毒等也可与子宫颈癌的发病有关。其中,一种或多种高危型人乳头瘤病毒的持续感染是子宫颈癌的主要致病因素。

3. 其他 与阴茎癌、前列腺癌的高危男性有性接触史的妇女易患子宫颈癌,另外子宫颈癌还与经济状况、种族、地理环境等因素有关。

二、病理

子宫颈癌好发于子宫颈外口鳞状上皮及柱状上皮交接部,以及原始鳞状上皮及柱状上皮交界处所形成的移行区。在移行区形成的过程中,未分化的化生鳞状上皮代谢活跃,在人乳头瘤病毒的刺激时,可发生细胞异常增生、分化不良、排列紊乱,细胞核异常、有丝分裂增加等病理改变,按照癌组织的发生发展过程将子宫颈癌分为不典型增生(癌前病变)、原位癌、浸润癌三个阶段。其中前两者又合称为子宫颈上皮内瘤变。子宫颈癌中鳞癌占 75%～80%,其中外生型最常见,而腺癌占 20%～25%,以黏液腺癌最常见。

【护考提示】
子宫颈癌好发部位是护考的重点内容。

三、转移途径

子宫颈癌的转移途径主要为直接蔓延和淋巴转移,血行转移较少见。

1. 直接蔓延 最常见,癌组织直接蔓延至阴道黏膜,病灶向两侧扩散到子宫旁组织、盆壁、输尿管,向前扩散到膀胱,向后扩散到直肠,形成膀胱阴道瘘或直肠阴道瘘。

2. 淋巴转移 也是主要的转移途径,癌组织局部浸润后,侵入淋巴管,随淋巴液到各局部淋巴结,并在淋巴管内扩散。

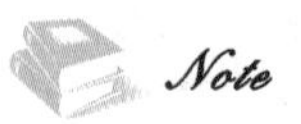

3. 血行转移 发生于晚期患者,极少见,多转移至肝、肺和骨骼。

四、临床分期

采用国际妇产科联盟(FIGO,2009 年)的临床分期标准进行临床分期(13-1)。

表 13-1　子宫颈癌临床分期

期别	肿瘤范围
Ⅰ期	癌灶局限于子宫颈
ⅠA	肉眼未见癌灶,仅在显微镜下可见浸润癌
ⅠA1	间质浸润深度≤3 mm,宽度≤7 mm
ⅠA2	间质浸润深度>3 mm 且<5 mm,宽度≤7 mm
ⅠB	临床上可见癌灶局限于子宫颈,或显微镜下病变>ⅠA2
ⅠB1	临床上可见癌灶最大直径≤4 cm
ⅠB2	临床上可见癌灶最大直径>4 cm
Ⅱ期	病灶超过子宫颈,但未达到盆壁,向下未达到阴道下 1/3
ⅡA	肿瘤侵犯阴道上 2/3,无明显的子宫旁浸润
ⅡA1	肉眼可见癌灶≤4 cm
ⅡA2	肉眼可见癌灶>4 cm
ⅡB	有明显子宫旁浸润,但未达到盆壁
Ⅲ期	肿瘤已扩展到骨盆壁,在进行直肠指诊时,在肿瘤和盆壁之间无间隙。肿瘤累及阴道下 1/3。由肿瘤引起的肾盂积水或肾无功能的所有病例,除非已知道由其他原因所引起
ⅢA	肿瘤累及阴道下 1/3,没有扩展到骨盆壁
ⅢB	肿瘤扩展到骨盆壁,或引起肾盂积水或肾无功能
Ⅳ期	肿瘤扩散超出真骨盆,或浸润膀胱黏膜或直肠黏膜
ⅣA	肿瘤扩散邻近的盆腔器官
ⅣB	有远处转移

五、护理评估

(一)健康史

询问患者的年龄、婚育史、性生活史、有无和高危男性的性接触史,平素有无月经异常、接触性阴道出血,既往有无慢性宫颈炎,家族中有无肿瘤病史等。

(二)身心状况

1. 身体评估

(1)症状:患者早期常无症状,与慢性宫颈炎难以区别,有时甚至见于子宫颈光滑的患者,往往容易被漏诊或误诊。

【护考提示】
子宫颈癌早期症状是护考的重点内容。

出现症状者主要表现为早期接触性阴道出血,患者自述性交后或双合诊检查后阴道少量出血,随着病情的进展,逐步表现为不规律阴道流血,且出血量逐渐增多,时间延长。阴道流血之后,多发生阴道排液,色白或呈血性,稀薄如水或呈米泔样,味臭,继发感染时可出现大量脓血性分泌物或米汤样恶臭白带。

疾病发展到晚期,癌组织侵犯周围神经时,可出现疼痛;侵犯盆腔时,可出现输尿管阻塞、肾盂积水。癌灶末期,表现为恶病质。

(2)体征:早期体征不明显,子宫颈光滑或与慢性宫颈炎类似,随着病情的进展,不同类型可出

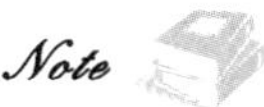

现不同的局部表现。

外生型多表现为息肉样或乳突样的赘生物，继而可形成菜花状，质脆，触之易出血；内生型多表现为子宫颈肥大、质硬、子宫颈管膨大，而子宫颈表面可似慢性宫颈炎。晚期患者在癌组织坏死脱落以后，子宫颈表面可形成溃疡或空洞，伴有恶臭。

2. 心理-社会评估

(1) 惊讶、否认：当普查或其他原因检查发现子宫颈癌时，患者往往不愿面对生殖器官的病变，而采取否认心理，多处就医，反复检查，更不愿与他人提及此事。

(2) 恐惧、担忧：大部分人闻癌色变，当听说子宫颈癌时，顿时表现出对恶性肿瘤的恐惧、担忧，恐惧自己的生命将受到疾病的威胁，有些患者还考虑住院期间是否有人照顾，忧虑手术时生命安危，焦虑不能支付昂贵的住院手术治疗的费用，甚至听说与性病有关而深感无处辩解的绝望。

(3) 悲观：少数患者出现悲观、失望的情绪，觉得癌症没法治疗，认为自己将来的生活已经没有希望，情绪低落。

(4) 求助：上述的心理-社会反应困扰着患者，有些忧虑还不能与家人、朋友、同事坦言，迫切需要有医护人员与其私下沟通进行指导，依赖和信任医护人员，期待医护人员可帮助其找到理想的解决方案。

(三) 相关检查

早期诊断应采用宫颈细胞学检查和(或)高危型 HPV 检测、阴道镜检查、宫颈活组织检查(活检)的“三阶梯”诊断，组织学诊断为确诊依据。

1. 宫颈细胞学检查 宫颈细胞学检查(宫颈刮片)是子宫颈癌筛查的基本方法，特异性高，但敏感性较低。筛查应在性生活开始 3 年后或 21 岁以后，并定期复查。宫颈细胞学检查的报告形式主要为 TBS 分类系统，该系统较好地结合了细胞学、组织学与临床处理方案。

2. 高危型 HPV 检测 HPV 感染是导致子宫颈癌的最主要因素，目前国内外已将高危型 HPV 检测作为常规的子宫颈癌筛查手段，可与宫颈细胞学检查联合应用于子宫颈癌的筛查。高危型 HPV 检测敏感性较高，但特异性较低。

3. 阴道镜检查 宫颈细胞学检查Ⅲ级及以上、人乳头状瘤病毒阳性、可疑阴道上皮内瘤变、可疑阴道和子宫颈病变治疗后复查等，均应行阴道镜检查。除了低倍镜观察之外，还可采用碘试验、醋酸白试验。使用绿色滤光镜方法观察子宫颈、阴道和外阴上的血管形态和上皮结构，可协助确定病变部位，帮助活检定位。

【护考提示】 子宫颈癌早期诊断及确诊的最可靠方法是护考的重点内容。

子宫颈癌的预防和筛查

(1) 碘试验：正常子宫颈、阴道上皮富含糖原，涂碘液后着色，呈棕色或深褐色。而子宫颈管内的柱状上皮、子宫颈糜烂部位、瘢痕部位及异常鳞状上皮处无糖原，涂碘液后不着色，称碘试验阴性。在碘试验不着色区局部观察和切取活组织，送病理检查。

(2) 醋酸白试验：阴道上皮内瘤变者，细胞含蛋白质较多，涂醋酸白溶液后蛋白质凝固，阴道上皮变白，有助于诊断。

4. 宫颈活组织检查 宫颈活组织检查是确诊子宫颈癌最可靠的方法。子宫颈有明显病灶者，可直接在此处取材，若无明显病灶区时，可在子宫颈鳞状上皮柱状上皮的交界处 3、6、9、12 点处分别取活组织，或在阴道镜下、碘试验不着色区取可疑部位，送检。

5. 宫颈锥切活检 适用子宫颈细胞学检查多次阳性、而活检阴性者，或需排除子宫颈上皮内瘤变Ⅱ、Ⅲ级者，或微小浸润癌，了解病灶的深度和宽度者。采用冷刀、高频电刀宫颈环切术(LEEP)或电凝刀锥切病变组织及周围全部正常组织。锥切不仅是一种诊断手段，还是一种必要的治疗手段。

六、治疗原则

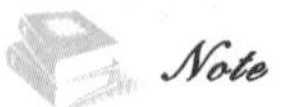

子宫颈癌患者的治疗需依据临床分期、患者的年龄、有无生育要求、全身情况等多方面因素，采

用手术治疗和放射治疗(放疗)为主、化学治疗(化疗)为辅的综合治疗方案。

1. 手术治疗　主要用于ⅠA～ⅡA期的患者,根据分期采用子宫全切术、改良广泛性子宫切除术及盆腔淋巴结切除术、广泛性子宫切除术及盆腔淋巴结切除术和腹主动脉旁淋巴结取样。

2. 放疗　适用于各期患者,包括体外照射和腔内照射。

3. 化疗　主要用于晚期或反复转移患者和同期放化疗。常用药物有顺铂、卡铂、氟尿嘧啶和紫杉醇等。

七、护理诊断

1. 焦虑　与疾病的严重程度及住院、需接受的诊治方案有关。

2. 恐惧　与人言可畏有关。

3. 忧虑　与担心术后能否胜任原来工作有关。

4. 疼痛　与晚期癌组织浸润有关。

5. 知识缺乏　缺乏术后、放疗后相关专业知识。

八、护理目标

(1) 患者能在住院期间主动参与并接受诊断、检查、治疗的全过程。

(2) 经责任护士健康教育,患者知道发病因素,能坦然地面对疾病。

(3) 经责任护士讲解,患者消除对术后的顾虑,有信心重返工作岗位。

(4) 经责任护士讲解,患者懂得"三阶梯"止痛法。

(5) 出院时,患者能恢复排尿功能。

(6) 患者能适应术后的生活方式。

九、护理措施

(一) 普及防癌知识,筛查癌前病变

子宫颈癌是容易被早期发现的,是可以预防的。护理人员应进行健康宣教,鼓励妇女定期进行妇科检查,特别是有性生活的女性,妇科检查可常规行宫颈细胞学检查,以提前发现子宫颈有无异常,便于提前进行治疗,防患于未然。

(二) 心理护理

主动与患者及家属进行沟通,讲解疾病相关知识、手术目的和方法等,及时为患者及家属答疑解惑,通过连续性护理活动与患者建立良好的护患关系,为患者提供表达内心焦虑、担忧、恐惧的感受和期望的机会,帮助患者分析住院时及出院后可利用的资源及支持系统,减轻无助感。为患者提供安静、舒适的睡眠环境,避免不必要的夜间治疗;教会患者应用放松等技巧促进睡眠,必要时给予药物帮助睡眠。

(三) 晚期肿瘤患者的止痛护理

晚期肿瘤患者的止痛护理可分为药物止痛和非药物镇痛两个方面。对于晚期肿瘤患者为了消除疼痛,药物成瘾之虑则放在次要地位。

"三阶梯"止痛方案

1. 药物止痛　世界卫生组织推荐"三阶梯"止痛方案,这是根据患者不同程度的疼痛,选用由弱到强的止痛药,按阶梯逐级增加,给予不同药物的止痛方案。

2. 非药物镇痛

(1) 心理护理:首先对患者的疼痛要给予同情和理解,进行心理安慰、鼓励,使其从精神上摆脱恐惧感,有效配合治疗。鼓励患者说出自己的痛苦,及时并准确地了解患者疼痛的特点、部位、诱发因素,迅速采取有效措施,减轻患者痛苦。与患者建立良好的关系,增强患者的信任感。关怀并尊重

Note

患者,耐心倾听患者的倾诉,与医生的意见保持一致并细心做好解释工作。

(2) 音乐疗法:音乐直接影响患者情绪,优美的乐曲对人体各系统均产生良好的生理效应。可给有音乐爱好的癌症患者在睡前或饭后选择相应的乐曲播放。

(3) 加强基础护理:积极采取措施改善营养状况,鼓励患者进食高蛋白质、高维生素、清淡、易消化饮食。注意食物色、香、味及温度,避免辛辣食物。餐前适当控制其疼痛和恶心,营造舒适的就餐环境,鼓励进食,做好饮食指导。对于疼痛的折磨,患者大多采取被动卧位,丧失生活自理能力。因此,加强各项基础护理,注意患者皮肤、口腔、呼吸系统、泌尿生殖系统等的护理,尽量创造一个安静、舒适、无痛苦的环境,从而提高患者对疼痛的耐受性。

(4) 患者家属的护理:患者病情恶化,直接影响家属的言谈举止及情绪,及时和家属交谈与沟通,提醒其做好充分的思想准备,保持良好的情绪,对患者的一些失控行为给予同情和理解,并指导家属做好一些生活护理;护理人员尽可能提供方便,解决患者提出的合理要求。当癌症患者弥留之际,及时通告单位和亲友,并配合做好各种善后工作。

(四) 围手术期患者的护理

严密观察患者的病情,认真进行护理,遵医嘱行术前检查,其具体护理措施同腹部手术患者的护理。

(五) 放疗患者的护理

与子宫内膜癌患者相同(详见本项目任务四中“护理措施”)。

十、健康教育

(1) 大力宣传与子宫颈癌发病有关的高危因素的健康教育,通过健康宣教,改变个人行为,告知妇女:避免首次性生活年龄过小,首产年龄过小;避免多个性伴侣,性生活时使用避孕套,以防止性传播疾病的发生,若怀疑染病,应及时就医;避免与高危男子的性接触;远离吸烟。

(2) 30 岁以上的妇女妇科体检时,应常规接受宫颈细胞学检查,一般妇女每 1～2 年检查一次,有异常者应及时处理。

(3) 鼓励患者摄入足够的营养,维持体重,纠正不良的饮食习惯。

(4) 术后注意保持外阴清洁,避免重体力劳动,避免腹压过高,保持大便通畅。

(5) 护士应注意帮助患者重塑自我,提供有关术后生活方式的指导,鼓励其参加社交活动,或恢复日常工作。性生活是否恢复应根据复查结果而定,多倾听患者的顾虑和想法,及时提供帮助。

(6) 告知患者术后定期随访,出院后 1 个月行首次随访,治疗后 2 年内每 3 个月复查 1 次;3～5 年内,每半年复查 1 次;第 6 年开始,每年复查 1 次。随访内容包括盆腔检查、阴道涂片细胞学检查和高危型 HPV 检测、胸片、血常规及子宫颈鳞状细胞癌抗原(SCCA)等。

(7) 宫颈活组织检查,一般应在月经后 3～7 天检查,月经来潮者不宜。检查后保持外阴清洁,避免重体力劳动,避免腹压过高,保持大便通畅,1 个月后就医复查其子宫颈情况。

(8) 阴道镜检查,选择在月经干净后 3～4 天为宜。有严重炎症时,应先行抗感染治疗,待炎症控制后再行阴道镜检查;绝经后妇女由于子宫颈萎缩,可先补充雌激素后再行阴道镜检查。

十一、护理评价

(1) 患者在诊疗过程中积极配合。

(2) 出院时患者的排尿功能得以恢复。

(3) 患者能自述出院后的个人康复指导内容。

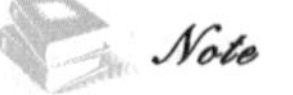

任务三　子宫肌瘤患者的护理

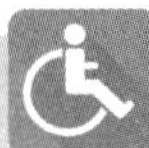

案例引导

案例解析

妇科病区，急诊收治入院一位患者，45 岁，公司会计，今晕倒在单位的厕所里被同事急送医院。

患者主诉，10 年前普查有 2 个小肌瘤，月经没明显变化。最近 3 年普查有多个肌瘤，肌瘤较大，诊断为多发性子宫肌瘤。同时，偶有晨起解尿不畅，排便也比以前困难些。今年，月经越来越多，往往持续 2 周才干净，接近月经干净时，会阴垫略有臭味。今天是月经第 5 天，月经量大，以至于在厕所里晕倒。入院查体：血压 84/40 mmHg，脉搏 116 次/分，呼吸 18 次/分，体温 37.4 ℃，脸色苍白，坐起感觉头晕。盆腔检查：阴道内有血块，子宫颈口有不凝血液流出。血常规提示：红细胞 1.97×10^{12}/L，血红蛋白 78 g/L。

患者向责任护士提问：患的是什么疾病？为何会出现排尿、排便困难？责任护士解答后，患者又进一步表达不愿手术治疗的想法。患者认为切除子宫后，没有月经，就会衰老，甚至还有其他的担心。责任护士试探着问，是指不能有性生活吗？患者沉默，点头，并补充说，手术后显老了，单位领导就不愿重用。最后，责任护士又追问是否有想过手术时的危险性，手术时和手术后的疼痛，手术后何时能重返工作岗位？患者用期待的眼神看着护士，显然这些是患者希望了解的信息。

请问：

1. 关于患者出现的排尿、排便困难，医学上称为什么？为什么会出现这些伴随症状？
2. 按急需解决的健康反应的顺序，该个案可能存在哪些护理诊断/合作性的医疗问题？
3. 对于将行全子宫切除的患者，通常有哪些预见性的疑虑？
4. 采取哪种方式答复患者的困惑，能让患者安心地接受手术治疗？

一、概述

子宫肌瘤是女性生殖器官最常见的良性肿瘤，因其发病与雌激素和孕激素水平高低有关，故育龄期妇女的发病率最高。据不完全统计，约 20%发病者的年龄在 30 岁以上，而临床报道的发病率并没那么高，那是因为有些患者因肌瘤过小或位置特殊，不会出现典型症状。

（一）病理

子宫肌瘤多为球形实质性包块，表面光滑，质地较子宫肌层硬，表面有假包膜覆盖。假包膜为子宫肌瘤提供血液，当子宫肌瘤生长迅速可出现中心性缺血，进而并发一系列变性。常见有 5 种变性：玻璃样变、囊性变、红色样变、肉瘤样变和钙化。

（二）分类

按肌瘤生长部位，分子宫体部肌瘤和子宫颈部肌瘤，约 90%的子宫肌瘤发生在子宫体部。根据肌瘤与子宫肌壁的不同关系，分为肌壁间肌瘤、浆膜下肌瘤和黏膜下肌瘤三类。

1. 肌壁间肌瘤 肌瘤位于子宫肌层里，是最常见的分类，占总数的60%～70%。

2. 浆膜下肌瘤 肌瘤位于子宫浆膜层，并向子宫表面生长，约占总数的20%。

3. 黏膜下肌瘤 肌瘤位于子宫黏膜层，向子宫腔内生长，相对少见，占总数的10%～15%。

有时几种不同类型的肌瘤可同时发生在同一位患者的子宫里，称多发性子宫肌瘤。一旦肌瘤生长迅速，或形成细蒂，则可能出现因肌瘤的血供不足而发生多种变性。

二、护理评估

(一) 健康史

询问患者的月经史、婚育史，有妊娠者还要追问不孕或自然流产史。患者有无因月经失调进行性激素治疗，了解治疗经过、疗效和副作用。特别注意排尿、排便有无变化，出现改变的时间。如患者出现不规则阴道出血，则需要排除妊娠、内分泌失调、癌症的可能性。如患者已停经，仍有明显的子宫肌瘤表现，应高度重视。

(二) 身心状况

1. 身体评估 约有半数患者无症状，仅在普查或体检中发现。常见的症状有月经过多或经期延长、下腹部肿块、白带增多、压迫症状、腹痛、腰酸、下腹坠胀，甚至不孕或流产。

(1) 月经过多或经期延长：子宫肌瘤最常见的症状。因肌壁间肌瘤或黏膜下肌瘤使内膜表面积增大，脱落内膜增加所致；此外，肌瘤压迫周围静脉，使静脉丛充血、扩张，引起月经过多；肌瘤影响子宫收缩，引起经期延长。长期经量过多可继发贫血、乏力等。

(2) 下腹部肿块：浆膜下肌瘤或巨大肌瘤的最常见的症状。当肌瘤增大使子宫超过3个月妊娠大时，下腹正中可扪及肿块，实性、可活动、无压痛。

(3) 白带增多：肌壁间肌瘤使子宫腔增大，内膜腺体分泌增多，加之盆腔充血，致白带增多。黏膜下肌瘤一旦感染，可有脓性白带，有恶臭味。

(4) 压迫症状：子宫前壁下段肌瘤向前突出压迫膀胱，表现为排尿困难，或子宫后壁向外突出的肌瘤压迫直肠，表现为排便困难，或腰酸、下腹坠胀。

(5) 腹痛、腰酸、下腹坠胀：经期盆腔充血，腰酸、下腹坠胀加重。肌瘤红色变性时会出现急性下腹痛，伴呕吐、发热及局部压痛；浆膜下肌瘤蒂扭转时有急性腹痛。

(6) 不孕或流产：黏膜下肌瘤往往导致子宫腔变形而不孕或流产。

【护考提示】子宫肌瘤患者身体症状是护考的重点内容。

2. 心理-社会评估

(1) 否认：当普查发现子宫肌瘤，患者往往不愿面对生殖器官的病变，而采取否认心理，多处就医，反复检查，不愿和别人提起。

(2) 害怕：害怕得了恶性肿瘤有生命危险；害怕保守治疗时服用性激素导致肥胖或引发乳腺癌等。

(3) 忧虑：担心手术切除全子宫而闭经、快速衰老、成为中性人、影响性生活；担心住院期间没人照顾家里的老人和幼童。忧虑手术后体质下降不能胜任目前的工作而失去已有的利益和职位。有些患者甚至焦虑不能支付昂贵的住院以及手术治疗费用。

(4) 回避：用侥幸心理等待下一次月经量会减少，或认为年龄较大即将绝经，而尽量拖延服用性激素。使用工作没人接替、家里没人照顾等理由回避进行手术治疗。

(5) 强化：少数患者呈现患者角色强化，没有手术指征，但多次要求医生尽早手术，以避免恶变。

(6) 求助：上述的心理-社会反应困扰着患者，有些忧虑还不能与家人、朋友、同事坦言，迫切需要有医护人员与其沟通、对其指导，依赖和信任医护人员，期待医护人员帮助其找到理想的解决方案。

3. 辅助检查

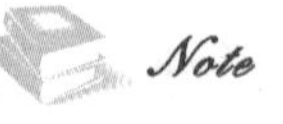

(1) 双合诊或三合诊：可发现子宫肌瘤的存在，但是无法区别不同类型的子宫肌瘤。

(2) B超检查、内镜检查等可协助进一步明确诊断。

三、治疗原则

根据患者的年龄、症状、肌瘤类型、肌瘤大小及生育要求选择治疗方案。

(一) 观察等待

无症状的患者，或接近绝经期患者可建议观察等待。在观察期间，建议每3～6个月随访1次，肌瘤有增长趋势，则考虑进一步治疗。

(二) 药物治疗

症状轻，要求生育者，近绝经期年龄，或全身情况不宜手术者，可采用药物治疗。

1. 促性腺激素释放激素类似药　如亮丙瑞林、戈舍瑞林每月皮下注射1次。应用指征：①缩小肌瘤，有利于妊娠；②控制症状、纠正贫血，有利于手术；③缩小肌瘤，降低手术风险，改善阴道手术或腹腔镜手术的指征；④对接近绝经期妇女，提前过渡到自然绝经，避免手术。如果连续用药6个月以上可产生绝经综合征、骨质疏松等副作用，故应限制用药时间。停药后肌瘤仍可能增大。

2. 其他药物　米非司酮，每日口服，用于术前或提前绝经的方案。可能有增加子宫内膜增生的风险，不宜长期使用。

(三) 手术治疗

可经腹、阴道、宫腔镜及腹腔镜进行手术切除肌瘤或子宫。

1. 手术适应证

(1) 月经过多，伴贫血，且药物治疗无效。

(2) 严重腹痛、性交痛、慢性腹痛。

(3) 排尿困难或排便困难等压迫症状。

(4) 肌瘤导致不孕，或反复流产。

(5) 疑似肉瘤变性。

2. 手术方式

(1) 肌瘤切除术：适用于希望保留生育功能的年轻患者。采用宫腔镜切除黏膜下肌瘤以及大部分突向子宫腔的肌壁间肌瘤。采用阴道手术切除突入阴道的黏膜下肌瘤。

(2) 子宫切除术：适用于不希望保留生育功能或疑似恶变的患者。术前排除子宫颈癌或子宫内膜癌。手术分全子宫切除术和次全子宫切除术。

(四) 其他治疗

1. 子宫动脉栓塞术　以阻断子宫的血供，缩小肌瘤，缓解症状，可能引发卵巢功能减退，故不适用于有生育要求需要保留子宫的患者。

2. 宫腔镜子宫内膜切除术　适用于月经过多、没有生育要求但希望保留子宫，或不能承受子宫切除术的患者。

3. 高能聚焦超声　可使肌瘤组织坏死，逐渐吸收或瘢痕化，但存在肌瘤残留、复发，并需要排除恶性病变。

四、护理诊断

1. 组织灌流不足　与月经过多有关。

2. 潜在并发症　出血性休克。

3. 活动无耐力　与长期月经过多致贫血有关。

4. 性生活形体改变　与缺乏子宫切除后保持性生活的技巧有关。

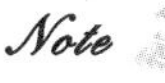

5. 焦虑 与误传子宫切除后会成为中性人有关。

6. 调节障碍 与支持系统不足有关。

7. 知识缺乏 不了解子宫切除后自我保健知识。

8. 排尿异常 与子宫肌瘤压迫膀胱有关。

9. 有感染的危险 与长期经期延长和贫血有关。

五、护理目标

(1) 患者能陈述子宫肌瘤的性质、出现症状的诱因。

(2) 患者能确认可利用的资源及支持系统。

(3) 经责任护士讲解,患者消除对术后的顾虑,并有信心重返工作岗位。

(4) 经医护人员解释,患者学会子宫切除后的自我保健方法。

(5) 切除子宫后,患者盆腔容量恢复,排泄困难迎刃而解。

(6) 及时治疗后,患者未出现感染症状。

子宫肌瘤合并妊娠患者

六、护理措施

(一) 心理护理

主动与患者及家属进行沟通,讲解疾病相关知识、手术目的和方法等,及时为患者及家属答疑解惑。通过连续性护理活动与患者建立良好的护患关系,为患者提供表达内心焦虑、担忧、恐惧和期望的机会,帮助患者分析住院时及出院后可利用的资源及支持系统,减轻无助感。告知患者子宫肌瘤为良性肿瘤,通常不会转化为恶性,帮助患者消除顾虑,增强信心。

(二) 观察等待患者的护理

每3～6个月定期复查。告知药物治疗的患者,药物的作用、服药方法、服药过程中可能出现的副作用等。如使用促性腺激素释放激素药物,不应超过6个月;米非司酮不宜长期使用。

(三) 围手术期患者的护理

严密观察患者的病情,认真进行护理,遵医嘱行术前检查,其具体护理措施同腹部手术患者的护理(详见本项目任务一“腹部手术术前护理”和“腹部手术术后护理”)。

七、健康教育

1. 早期下床活动 术后第一天,可行床上翻身活动。在护士指导下,处理好留置导尿管,患者双手放于切口两侧旁,轻轻向切口中央靠拢,降低切口张力,可减少起床时切口的疼痛感,在护士扶持下起床。起床后静坐片刻,无头晕目眩后,可下地行走。

2. 促进阴道残端愈合 告诉患者及家属全子宫切除后,阴道内还有一个切口,比腹部切口愈合较晚,可能在术后7～10天阴道有少量粉红色流液,属于正常现象。

3. 促进排尿 术后第一天,静脉输液结束前,夹紧留置导尿管,以保持膀胱充盈,静脉输液结束后,常规拔除留置导尿管。拔除留置导尿管后,鼓励患者6 h内起床自行解尿。护士观察第一次解尿的色、质、量,无异常则告知患者,膀胱功能已恢复正常。

4. 促进排便 床上翻身、起床、行走均能促进肠蠕动,术后进食同外科护理的术后饮食护理。

5. 恢复性生活 详见本项目任务一“健康教育”内容。

八、护理评价

(1) 患者在诊疗全过程中表现出积极行为。

(2) 患者能列举可利用的资源及支持系统。

Note

(3) 住院期间，患者得到社会支持系统的帮助，安心手术，有信心重返社会。
(4) 出院前，患者已学会术后自我保健方法。
(5) 手术后，患者排泄功能都恢复正常。
(6) 出院前，患者未发现感染症状。

任务四　子宫内膜癌患者的护理

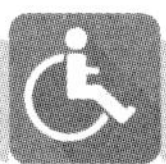

案例引导

案例解析

某妇科病区，刚收治一位患者，48岁，教师，诊断为子宫内膜癌。

主诉，不规则阴道流血近4个月。既往月经规律，无痛经，经量正常。自7月开始出现不规则阴道出血，间隔10～20天不等，每次持续5～6天，量较少，自同年10月开始，出血量增多，持续不干净，遂到医院就诊，为进一步确诊行分段诊断性刮宫术，术后刮出物送病理检查，提示：高分化子宫内膜样腺癌。术后仍持续有少量出血，随即收治入院。入院查体：血压130/86 mmHg，脉搏88次/分，呼吸18次/分，体温37.4 ℃，脸色苍白，乏力。盆腔检查：阴道内有少量血液，子宫颈口有少量血液流出。入院完善相关检查后，拟行全子宫切除术。

术前患者表现出焦虑、担忧。责任护士鼓励其诉说自己的内心感受，得知患者的担心主要是对疾病的担忧，对癌症的恐惧及对手术危险性的担忧，害怕手术时和手术后的疼痛等。

请问：

1. 该个案的子宫内膜癌的医学诊断依据是什么？
2. 该个案可能存在哪些护理诊断/合作性的医疗问题？

一、子宫内膜癌概述

子宫内膜癌是女性生殖道恶性肿瘤之一，发生于子宫体的内膜层，以腺癌最常见。此病常发生于绝经后或临绝经期。其发生率占女性生殖系统恶性肿瘤的20%～30%，是女性三大恶性肿瘤之一，并且近年来该病发生率在世界范围内呈不断上升趋势。

（一）病理

显微镜下病理改变可分为四个类型。

1. 内膜样癌　最常见的病理类型，镜下见内膜腺体异常增生，上皮复层并形成筛孔状结构。

2. 腺癌伴鳞状上皮分化　腺癌组织中含有鳞状上皮成分。

3. 透明细胞癌　癌细胞呈实片状、腺管状或乳头状，其恶性程度高，易发生早期转移。

4. 浆液性腺癌　多为不规则复层排列，呈乳头状或簇状，恶性程度高。

5. 黏液性癌　较少见，大多腺体结构分化良好，病理行为与内膜样癌相似，预后较好。

（二）分类

子宫内膜癌多发生在子宫底部，常见于双侧子宫角附近。根据不同的组织形态和范围分为以下

Note

两种。

1. 弥漫型 癌变组织侵犯大部分或整个子宫内膜，呈不规则菜花样突出于子宫腔，色灰白或淡黄，表面出血、坏死或溃疡，较少累及肌层。晚期癌组织可扩展至子宫颈管。

2. 局灶性 分散在子宫内膜其他部位，呈息肉或菜花状，易侵犯肌层，晚期可扩散至整个子宫腔。

(三) 转移途径

除部分特殊类型如鳞腺癌、浆液性乳头状腺癌外，大部分子宫内膜癌生长较为缓慢，病灶局限在子宫腔内的时间较长。其发生扩散时，主要的扩散途径有三种。

1. 直接蔓延 癌组织直接沿内膜向肌层侵入，可经肌层达到输卵管、卵巢，蔓延至盆腔、大网膜等。

2. 淋巴转移 淋巴转移是最主要的转移途径，早期即可发生，主要与癌灶生长的部位有关。

3. 血行转移 发生于晚期患者，经血行累及各器官，以肺、肝、骨等较为常见。

二、护理评估

(一) 健康史

询问患者的年龄、体重、绝经时间、生育情况以及停经后是否接受雌激素补充治疗等病史；对于育龄期患者，重点询问既往的激素使用史、有无月经不调史；询问患者家属的肿瘤病史。

(二) 身心状况

1. 身体评估 多数患者早期并无明显症状，随着病情的发展而出现阴道流血、流液，癌组织侵犯神经而引起疼痛。

(1) 异常子宫出血：绝经后阴道流血是子宫内膜癌的主要表现，一般量不多，呈持续性或间歇性出血。

(2) 阴道异常流液：多为血性或浆液性分泌物，合并感染时有脓性或脓血性液体，有恶臭。

(3) 腹部疼痛及其他症状：癌组织浸润周围组织，压迫神经时或侵犯子宫颈导致宫腔积脓时，可引起下腹部疼痛。晚期患者还伴有全身症状，如贫血、消瘦、发热、全身衰竭等。

【护考提示】身体评估是护考的重点内容。

2. 心理-社会评估

(1) 否认：当普查或其他原因检查发现子宫内膜癌时，患者往往不愿面对生殖器官的病变，而采取否认心理，多处就医，反复检查，更不愿他人提及此事。

(2) 恐惧、担忧：很多患者闻癌色变，对自己的生命将受到子宫内膜癌的威胁感到恐惧，有些患者还考虑住院期间没人照顾，忧虑手术时生命安危，焦虑无法支付治疗费用，害怕化疗后脱发等副作用。

(3) 悲观：少数患者感到悲观、失望，觉得癌症没法治疗，生活没有希望，情绪低落。

(4) 求助：上述的心理-社会反应困扰着患者，有些忧虑还不能与家人、朋友、同事坦言，迫切需要有医护人员与其沟通、对其指导，依赖和信任医护人员，期待医护人员帮助其找到理想的解决方案。

3. 相关检查

(1) B 超检查：可筛查子宫内膜癌。

(2) 分段诊断性刮宫：目前最常用、最有价值的早期诊断子宫内膜癌的方法。先刮子宫颈管，再刮子宫腔，标本分瓶并做好标记，送病理检查。分段取出组织，可确诊子宫内膜癌，又可与宫颈管腺癌相鉴别。

(3) 宫腔镜检查：可直接观察子宫腔内的病变情况，取可疑组织送病理检查，可确诊子宫内膜癌。

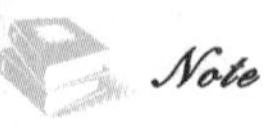

(4) 细胞学检查：将宫腔吸管或宫腔刷放入子宫腔，取分泌物做细胞学检查，可筛查子宫内

膜癌。

三、治疗原则

早期以手术切除为主，全子宫双侧附件加盆腔淋巴结切除，术后选择辅助治疗；晚期则以手术、放疗、药物等综合治疗。

放疗是治疗子宫内膜癌有效方法之一。早期患者采用术后放疗，降低局部复发，改善无瘤生存期。晚期患者通过放疗、手术、化疗联合治疗，可提高疗效。

化疗是晚期或复发患者的综合治疗措施之一。针对术后有复发高危患者行化疗，常用化疗药物：顺铂、多柔比星、紫杉醇、环磷酰胺、氟尿嘧啶等，也可与孕激素合并使用。

另外，还可采用孕激素治疗，主要用于晚期或复发患者，极早期且要求保留生育功能的患者。常用药物有口服醋酸甲羟孕酮，或肌内注射己酸孕酮。

四、护理诊断

1. 焦虑　与疾病的严重程度及住院、需接受的诊治方案有关。

2. 活动无耐力　与长期不规则多量出血致贫血有关。

3. 性生活的改变　与缺乏子宫切除后保持性生活的技巧有关。

4. 自我形象紊乱　与不知掩饰化疗后脱发的方法有关。

5. 睡眠形态紊乱　与支持系统不足有关。

6. 知识缺乏　缺乏相关专业知识。

7. 有感染的危险　与不规则阴道流血和贫血体虚有关。

8. 潜在并发症　出血性休克。

五、护理目标

(1) 患者在住院期间主动参与诊断性检查的全过程。

(2) 患者学会术前呼吸控制、术后起床等活动技巧，术后能早期起床活动。

(3) 患者能叙述影响睡眠的因素，并说出相应的处理措施。

(4) 患者术后贫血症状得到控制。

(5) 患者懂得术后正确使用阴道润滑剂维持性生活。

(6) 患者化疗前准备了满意的发套、圆帽等用品，掌握了使用技巧，明白自内而外保持活力的道理。

(7) 患者在住院期间未发生感染症状。

(8) 患者在住院期间未发生大出血症状。

六、护理措施

(一) 普及防癌知识

告知妇女进入中年后每年应接受一次妇科检查，对于高危妇女，如长期使用雌激素、肥胖、有肿瘤家族史、无排卵的绝经前期妇女等，更应给予重点关注。如果已有绝经后阴道流血或近绝经期的持续不规则阴道流血应及时就医。对于肥胖妇女应建议其减肥，糖尿病、高血压者应积极治疗，及时控制病情。

(二) 心理护理

主动与患者及家属沟通，将预见性的心理困惑问题，通过健康教育、个别单独咨询的形式告知患者及家属，讲解与疾病相关科普知识，心理应对措施，手术目的和方法等，及时为患者及家属答疑解

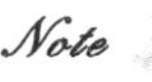

惑。通过连续性护理活动与患者建立良好的护患关系，为患者提供表达内心焦虑、担忧、恐惧和期望的机会，帮助患者分析住院时及出院后可利用的资源及支持系统，减轻无助感。另外，为患者提供安静、舒适的睡眠环境，避免不必要的夜间治疗；教会患者应用放松等技巧促进睡眠，必要时给予药物帮助睡眠。

（三）围手术期患者的护理

严密观察患者的病情，认真进行护理，遵医嘱行术前检查，具体护理措施同腹部手术患者的护理（详见本项目任务一）。

（四）放疗患者的护理

放疗不仅可使术前的病灶缩小，为手术创造条件，还可以作为子宫内膜癌术后最主要的辅助治疗。接受放疗者，事先应留置导尿管，以保持直肠、膀胱的空虚状态，避免放射损伤。腔内留置放射源时，告知患者绝对卧床，但教会其床上的下肢运动方法，避免长期卧床的并发症。腔内照射结束后，告知患者一旦出现阴道出血、恶臭流液、腹痛或腹胀、血尿等异常情况，需及时告知医护人员；大剂量放射治疗可致不孕、阴道萎缩，用阴道扩张器配合润滑剂进行阴道扩张，每天 10 min，直到恢复正常性生活；鼓励患者逐渐恢复正常饮食及生活自理。

（五）化疗患者的护理

晚期患者可考虑化疗（化疗患者的护理详见项目十四任务三“化疗患者的护理”）。

（六）激素治疗患者的护理

告诉患者所用药物的剂量、使用时间、疗效观察指标、可能的副作用及停药指征。孕激素治疗以高效、大剂量、长期应用为宜，使用 12 周以上方能进行疗效评定，需告知患者耐心配合，用药时可能出现水钠潴留、药物性肝炎等，但停药后会好转，坚定对治疗的信心。

大剂量的他莫昔芬可抑制癌细胞有丝分裂，但用药后可出现潮热、急躁等围绝经期综合征的表现，部分患者还可出现骨髓抑制表现，使用时间过长反而会增加子宫内膜癌的风险，因此提倡与孕激素联合使用。

七、健康教育

（1）手术后恢复体力：患者适当卧床休息，遵医嘱使用抗生素，争取早日康复重返工作岗位或胜任家务活动。

（2）如术后有纱球压迫止血，压迫 24 h 后可自行取出。

（3）饮食调整：参见纠正贫血的食补方法。

（4）恢复性生活：手术后约 3 个月，来医院复查。若阴道残端切口愈合良好，告知患者可恢复性生活。

（5）如需做宫腔镜检查，应该在月经干净后 3～7 天进行。妊娠期不应检查，以免造成流产，急性炎症、病变活动期或已确诊为子宫内膜癌者均不应做此项检查。

（6）瘢痕子宫、哺乳期、绝经后及患恶性肿瘤者，如需行分段诊断性刮宫术，刮宫前应查清子宫位置并仔细操作，以防子宫穿孔的发生。注意术后的阴道出血、子宫穿孔、感染等并发症。

八、护理评价

（1）患者在诊疗过程中积极配合。

（2）患者可利用自身资源和支持系统。

（3）患者出院时能叙述相关指导内容。

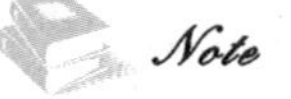

任务五　卵巢肿瘤患者的护理

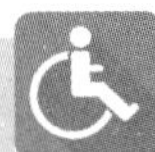

案例引导

案例解析

某妇科病区，收治一位患者，36 岁，小学老师，诊断为卵巢肿瘤。

患者因下腹痛，发现盆腔包块 3 天入院。该患者平素月经规律，无痛经，3 天前无明显诱因感下腹部持续性疼痛，较剧烈，并伴肛门坠痛明显，未见阴道流血，无腹泻，无尿频、血尿，到当地医院就诊，以“卵巢肿瘤”收入院。妇科检查：外阴已婚已产式，阴道畅，子宫颈轻糜，子宫前位，大小正常，子宫体左后方触及大小约 8 cm×6 cm×6 cm 的囊性肿物，边界清楚，活动良好，压痛明显。辅助检查：阴道彩超提示子宫前位，子宫后方可见一非囊性包块，壁薄，边界清楚，大小约 8.0 cm×5.3 cm×4.8 cm，内含强回声带，边界及内部未见明显血流信号，其右侧可见少许卵巢组织，盆腔未见游离液体。

患者非常担心此包块是恶性的，认为自己还年轻，若为恶性肿瘤须切除子宫及附件，没有月经，就会衰老，甚至还有其他的担心。责任护士试探着问，是指不能有性生活吗？患者沉默，点头，并补充说：“手术后显得年老了，单位领导就不愿重用；我上有老下有小都需要我照顾，如果住院手术，家里的一切都乱了，真不知如何安排老老小小。”最后，患者又追问关于手术的危险性、手术时和手术后的疼痛、手术后何时能重返工作岗位等问题。

以上是一位患者顾虑的问题，作为一名护士，需要根据这方面的信息，给予患者心理支持，以便患者能够放心地接受手术。

请问：

1. 该个案可能存在哪些护理诊断/合作性的医疗问题？
2. 责任护士能给予患者哪些心理支持？

一、卵巢肿瘤概述

卵巢肿瘤是妇科常见肿瘤，有良性、恶性之分，可发生在任何年龄。由于其结构的复杂性，卵巢肿瘤可表现为不同的性质和形态，其中卵巢恶性肿瘤是女性生殖系统肿瘤中威胁最大的肿瘤，死亡率居于女性恶性肿瘤之首。该病早期缺乏完善的诊断和鉴别方法，故一旦发现便是中晚期，治疗效果较差。而且，卵巢癌手术治疗范围大，治疗手段复杂，往往对患者造成生理、心理的极大伤害。

（一）组织学分类

卵巢组织体积虽小，其组织结构的复杂性居全身各器官之首，按组织学类型可以分为以下四类。

1. 上皮性肿瘤　占原发性卵巢肿瘤的 50%～70%，其恶性肿瘤占卵巢恶性肿瘤的 85%～90%，多见于中老年妇女。

2. 生殖细胞肿瘤　占原发性卵巢肿瘤的 20%～40%，好发于儿童及青少年。

3. 性索-间质肿瘤　占卵巢肿瘤的 4.3%～6%，因常有内分泌功能，又称功能性卵巢肿瘤。

4. 转移性肿瘤　占卵巢恶性肿瘤的 5%～10%，原发部位多为胃肠道、乳腺及其他生殖器官。

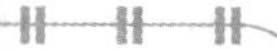

(二)卵巢恶性肿瘤的临床分期

卵巢恶性肿瘤的临床分期多采用国际妇产科联盟(FIGO)的手术病理分期,见表13-2。

表13-2 卵巢恶性肿瘤的手术病理分期(FIGO,2014年)

期别	肿瘤范围
Ⅰ期	肿瘤限于卵巢
ⅠA	肿瘤限于一侧卵巢,包膜完整,表面无肿瘤;腹腔积液或腹腔冲洗液未见癌细胞
ⅠB	肿瘤限于双侧卵巢,包膜完整,表面无肿瘤;腹腔积液或腹腔冲洗液未见癌细胞
ⅠC	肿瘤限于单侧或双侧卵巢,并伴有如下任何一项:
ⅠC1	手术导致包膜破裂
ⅠC2	手术前包膜已破裂或卵巢表面有肿瘤
ⅠC3	腹腔积液或腹腔冲洗液中发现癌细胞
Ⅱ期	肿瘤累及一侧或双侧卵巢,伴盆腔转移
ⅡA	扩散和/或转移至子宫或输卵管
ⅡB	扩散至其他盆腔器官
Ⅲ期	肿瘤累及一侧或双侧卵巢,伴有细胞学或组织学证实的盆腔外腹膜转移或证实存在腹膜后淋巴结转移
ⅢA1	仅有腹膜后阳性淋巴结
ⅢA1(i)	淋巴结转移最大直径≤10 mm
ⅢA1(ii)	淋巴结转移最大直径>10 mm
ⅢA2	显微镜下盆腔外腹膜受累,伴或不伴腹膜后阳性淋巴结
ⅢB	肉眼盆腔外腹膜转移,病灶最大直径≤2 cm,伴或不伴腹膜后阳性淋巴结
ⅢC	肉眼盆腔外腹膜转移,病灶最大直径>2 cm,伴或不伴腹膜后阳性淋巴结
Ⅳ期	超出腹腔外的远处转移
ⅣA	胸腔积液中发现癌细胞
ⅣB	腹腔外器官实质转移(包括肝实质转移和腹股沟淋巴结和腹腔外淋巴结转移)

(三)卵巢恶性肿瘤的转移途径

直接蔓延、腹腔种植是卵巢恶性肿瘤主要的转移方式。癌细胞可直接侵犯包膜,并累及邻近器官,广泛种植于腹膜及大网膜表面。疾病晚期,盆腔及腹主动脉的淋巴转移也是重要的转移途径。血行转移较少见,终末期可经此转移到肝、肺。

(四)临床表现

1. 症状

(1)良性肿瘤:发展较缓慢,早期瘤体较小,患者常无症状,腹部无法扪及,月经一般正常。当肿瘤体积增大后,最常见的症状有腹胀,下腹部有压迫感,有因压迫而造成的尿路症状和胃肠道症状,腹部可扪及肿块。

(2)恶性肿瘤:早期多无自觉症状,当表现出症状时病情往往已进入晚期。肿瘤迅速生长,短期内即可出现腹胀、腹部肿块及腹腔积液。患者病情的轻重取决于肿瘤的位置、大小,对邻近器官的侵犯程度,有无并发症及肿瘤本身的组织类型等。当发生周围组织浸润或压迫神经时,可引起局部疼痛。另外,晚期患者有明显恶病质表现。

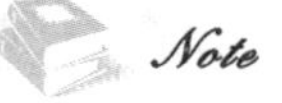

2. 体征 早期肿瘤时,不易被发现。随着病情进展,肿瘤长至中等大小,即可在盆腔检查时触

及子宫一侧或双侧包块，表面光滑或高低不平，活动或固定不动。

（五）常见并发症

1. 蒂扭转 蒂扭转是常见的妇科急腹症。常见于成熟畸胎瘤，即皮样囊肿。多发生于瘤蒂较长、大小中等、活动度好，且重心偏向一侧的肿瘤。蒂扭转常发生在患者突然改变体位、妊娠期或产褥期子宫位置发生变化时。一旦发生蒂扭转，突然一侧下腹部剧烈疼痛，常伴有恶心、呕吐甚至休克。一经确诊，应立即手术治疗。

2. 破裂 卵巢肿瘤发生破裂分为自发性和外伤性两类。自发性破裂常发生于恶性肿瘤，生长迅速，浸润性生长穿破囊壁所致；外伤性破裂多是由于重击、挤压、性交、分娩、妇科检查及穿刺所致；当发生破裂后，症状轻者仅感轻微腹痛，症状重者可感剧烈腹痛，并伴恶心、呕吐，发生腹腔内出血、腹膜炎和休克。一经发现，应及时手术。

3. 感染 较少见。多继发于蒂扭转或破裂，也可来源于邻近器官感染。表现为高热、腹痛、腹部压痛、肌紧张、白细胞增多等征象。

4. 恶变 肿瘤迅速生长，尤其双侧发生时，应考虑恶变的可能性。多见于年龄较大的妇女。

二、护理评估

（一）健康史

询问患者月经史、生育史，有无服用性激素药物史，了解有无家族史，收集与该病有关的高危因素。

（二）身心状况

1. 身体评估 早期常无明显症状和体征，故早期诊断困难，患者多是在妇科检查时偶然发现。随着病情的进展，可出现压迫症状及营养消耗、食欲减退、腹腔积液、疼痛、恶病质等恶性肿瘤的表现。当出现并发症时，将伴有相应的临床症状和体征。

2. 心理评估 患者及其家属在等待确定卵巢肿瘤性质期间，是一个艰难又恐惧的时段，护理对象迫切需要相关信息支持，并渴望尽早得到确切的诊断结果。当患者得知自己患有可能致死的疾病，该病的治疗有可能改变自己的生育状态及既往生活方式时会产生极大压力，需要护士协助应对这些压力。

（三）辅助检查

1. B超检查 B超检查是诊断卵巢肿瘤的主要手段，可了解肿瘤的大小、部位、形态及性质，并能鉴别腹腔积液和结核性包裹性积液。

2. 肿瘤标志物检查 肿瘤标志物能反映肿瘤存在、发生或病情进展及肿瘤细胞特征，包括血清糖蛋白CA125、血清甲胎蛋白（AFP）、hCG、性激素等。

3. 腹腔镜检查 可直接探视肿瘤情况，观察盆腔、腹腔情况。在可疑部位多点活检，并抽吸腹腔积液进行细胞学检查，以协助诊断。

4. 影像学检查 核磁共振检查，能显示肿块与周围组织关系；CT检查，能判断周围转移；X线检查，能确诊畸胎瘤。

5. 细胞学检查 将手术切除的组织、抽取的液体进行细胞学检查，能明确卵巢肿瘤的病变性质。

【护考提示】
卵巢恶性肿瘤治疗原则是护考的重点内容。

三、治疗原则

治疗以手术为主，化疗或放疗为辅。若达到手术指征，应尽快安排手术，术中进行病理检查，确诊恶性肿瘤，根据肿瘤组织学检查，术后再进行化疗或放疗。若肿瘤特别大，或发生邻近器官转移

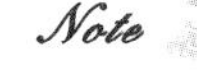

时，可先化疗，待肿瘤缩小，再手术切除肿瘤，术后再次化疗或放疗，并且定期随访。

四、护理诊断

1. 焦虑　与疾病的严重程度及住院、需接受的诊治方案有关。

2. 睡眠形态紊乱　与支持系统不足有关。

3. 恐惧　与生命受到威胁有关。

4. 自我形象紊乱　与不知掩饰化疗后脱发的方法有关。

5. 知识缺乏　缺乏相关专业知识。

6. 营养失调　与癌灶对机体的慢性消耗、化疗、手术有关。

五、护理目标

(1) 患者能在住院期间主动参与诊断性检查的全过程。

(2) 患者能说出相应改善睡眠的措施。

(3) 患者与病友能建立友好关系，情绪逐渐稳定，积极配合治疗。

(4) 患者能消除对术后的顾虑，有信心重返工作岗位。

(5) 经责任护士讲解，患者能明白自内而外保持活力的道理，并于术前购买发套、圆帽等个人生活用品。

(6) 患者懂得摄入充足均衡营养是提高疗效的措施之一。

妊娠合并卵巢肿瘤患者

六、护理措施

(一) 心理护理

主动与患者及家属进行沟通，讲解疾病相关知识、手术目的和方法等，及时为患者及家属答疑解惑，通过连续性护理活动与患者建立良好的护患关系，与病友建立良好的关系，为患者提供表达内心焦虑、担忧、恐惧和期望的机会，帮助患者分析住院时及出院后可利用的资源及支持系统，减轻无助感。为患者提供安静、舒适的睡眠环境，避免不必要的夜间治疗；教会患者应用放松等技巧促进睡眠，必要时给予药物帮助睡眠。

(二) 放腹腔积液的护理配合

配合医生做好腹腔穿刺的准备，协助医生进行操作。在放腹腔积液的过程中，严密观察患者的生命体征、腹腔积液的性质及出现的不良反应；一次放腹腔积液的量不宜过多，一般在 3000 mL 左右，以免腹压骤降而引起休克，放腹腔积液的速度不宜过快，放完后腹带包扎腹部。

(三) 围手术期患者的护理

严密观察患者的病情，认真进行护理，遵医嘱进行术前检查，其具体护理措施同腹部手术患者的护理。

(四) 放疗患者的护理

肿瘤的类型不同，对放疗的敏感性也不同。无性细胞瘤对放疗的敏感性高，即使大量转移，也可通过放疗治愈。晚期患者考虑放疗。

(五) 化疗患者的护理

术前化疗能减少病灶，为中晚期患者争取手术切除病灶的机会；术后化疗是杀灭残留癌细胞、控制复发、延长生存期的主要辅助治疗手段(化疗护理详见项目十四任务三“化疗患者护理”)。

(六) 出院宣教

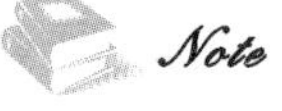

卵巢恶性肿瘤容易复发，出院前与患者及家属共同制订康复计划，并给予指导、帮助，做好长期

随访和监测，一般术后1年内，每月1次；术后第2年，每3个月1次；术后第3～5年，视病情每4～6个月1次；5年以上者，每年1次。随访内容包括症状、体征、全身（含乳房）及盆腔检查、B超检查、血清CA125、AFP、hCG，如肿瘤标志物检查提示复发，则选择MRI、CT。

七、健康教育

（1）普及防癌知识：告知妇女进入中年后每年应接受1次妇科检查，加强预防保健意识，饮食上多摄入高蛋白质、富含维生素的食物，减少高胆固醇食物的摄入。

（2）卵巢恶性肿瘤筛查：目前认为血清CA125、B超检查和盆腔检查联合方案较好。

（3）正确处理卵巢包块，若发生卵巢囊肿增大，直径＞8 cm，实性肿块，处于青春期和绝经后期，正在口服避孕药，持续2个月，应及早做腹腔镜检查，以确诊卵巢囊肿的性质。

（4）高危人群的筛查，每半年接受1次检查，以排除卵巢肿瘤。

八、护理评价

（1）患者在诊疗过程中积极配合，且能同病友交流。

（2）患者有较好的睡眠。

（3）患者能自述造成压力、引起焦虑的原因，有信心提高生存质量。

（4）患者已学会毛发脱落后的掩饰方法，敢于恢复患病前的人际交往。

（5）患者能用积极的方式应对当前的健康问题。

（6）患者及家属合作克服化疗药物的治疗反应，合理饮食，维持体重。

直通护考

参考答案

一、A1题型

1. 妇科手术前，护士为患者进行术前护理的措施中正确的是（　　）。

A. 术前3天备皮　B. 术前2天每天用消毒液冲洗阴道一次　C. 术前3天清洁灌肠　D. 术前1天晚上留置导尿管　E. 可能累及肠道者术前3天起进食少渣半流质饮食2天，流食1天

2. 患者黄某，广泛性子宫切除和盆腔淋巴结清除术后，留置导尿管的时间是（　　）。

A. 1～2天　B. 2～3天　C. 4～6天　D. 7～10天　E. 10～14天

3. 子宫肌瘤剥除术，留置导尿管是为了（　　）。

A. 避免术中损伤膀胱　B. 避免出现尿潴留　C. 测定残余尿　D. 测定24 h尿蛋白　E. 术前常规

4. 患者刘某，46岁，拟行全子宫切除术，护士为其留置导尿管，下列叙述正确的是（　　）。

A. 术前1天放置　B. 术前当日、麻醉前放置　C. 术前麻醉后放置　D. 术后当日放置　E. 术后、尿潴留后放置

5. 子宫肌瘤的5种变性，下列陈述不正确的是（　　）。

A. 肉瘤样变　B. 退行性变　C. 红色样变　D. 玻璃样变　E. 囊性变

6. 患者，女，32岁，子宫增大且表面高低不平，诊断为子宫肌瘤，其可能的类型是（　　）。

A. 子宫颈肌瘤　B. 囊腺肌瘤　C. 内膜样肌瘤　D. 黏膜下肌瘤　E. 肌壁间肌瘤

7. 下列引起子宫内膜癌的因素中，正确的是（　　）。

A. 不良生活方式　B. 人乳头瘤病毒　C. 肥胖　D. 雌激素水平降低　E. 多产

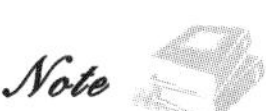

8. 确诊子宫内膜癌的方法是(　　)。

A. 宫颈刮片　B. 腹腔镜检查　C. B超检查

D. 分段诊断性刮宫　E. 宫颈活组织检查

9. 下列关于子宫颈癌的临床表现中不包括(　　)。

A. 阴道排液　B. 阴道流血　C. 疼痛

D. 恶病质　E. 卵巢黄素化囊肿

10. 为普查子宫颈癌,临床上常用的检查是(　　)。

A. 宫颈刮片　B. 分段诊断性刮宫　C. 阴道镜检查

D. B超检查　E. 宫颈及颈管活组织检查

11. 确诊子宫颈癌的最可靠的方法是(　　)。

A. 宫颈刮片　B. 宫颈活组织检查　C. 分段诊断性刮宫

D. 碘试验　E. 阴道镜检查

12. 患者,女,43岁,自述近1个月来性生活后有血性白带,入院检查,妇科检查提示:子宫颈中度糜烂,有接触性出血,多次宫颈刮片检查均阴性。需进一步排除子宫颈癌应考虑的检查方法是(　　)。

A. 宫颈刮片　B. 腹腔镜检查　C. 宫颈活组织检查

D. 白带常规　E. 阴道镜检查

13. 下列卵巢肿瘤并发症中,最常见的是(　　)。

A. 出血　B. 钙化　C. 蒂扭转　D. 破裂　E. 液化

14. 卵巢恶性肿瘤诊断、分期及治疗方案的选择依据是(　　)。

A. 细胞学检查　B. 血清中肿瘤标志物　C. 淋巴造影检查

D. CT检查　E. 腹腔镜检查

15. 卵巢肿瘤患者手术后,护士应告知其随访的时间是(　　)。

A. 术后1～2年,每2年1次　B. 术后4～10年,每6个月1次

C. 术后第3年,每3个月1次　D. 术后1年内,每3个月1次

E. 术后第3年,每6个月1次

16. 李某,28岁,今年体检时,发现:左侧附件区可触及5 cm×6 cm×7 cm囊性包块,表面光滑,活动良好。首先应考虑该患者的疾病是(　　)。

A. 卵巢良性肿瘤　B. 异位妊娠　C. 卵巢内膜样癌

D. 子宫内膜异位症　E. 卵巢转移性肿瘤

17. 刘某,29岁,体检时发现卵巢囊性肿物,直径9 cm,月经正常,其他无不适,恰当的处理是(　　)。

A. 腹腔镜探查　B. 每3个月复查1次　C. 预防性化疗

D. 择期患侧卵巢切除术　E. 雄激素治疗

18. 下列关于卵巢恶性肿瘤患者放腹腔积液的叙述中,正确的是(　　)。

A. 放腹腔积液的速度宜快

B. 放腹腔积液的量应根据患者腹腔积液多少而定

C. 一次放腹腔积液的量不超过1000 mL

D. 一次放腹腔积液的量不超过3000 mL

E. 放腹腔积液的量为每小时800 mL

19. 下列关于卵巢恶性肿瘤的描述,不正确的是(　　)。

A. 其发生可能与高胆固醇饮食、内分泌有关

B. 发病率高,居妇科恶性肿瘤之首

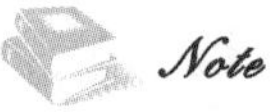

C. 早期不易发现，发现时往往已属晚期
D. 治疗常用手术、放疗、化疗的综合治疗方案
E. 腹腔化疗后应变动体位，提高疗效

二、A4 型题

（1～3 题共用题干）

妇科门诊，患者，女，40 岁，生育史 1-0-3-1。主诉月经过多 5 年，过去未曾就诊，怕被查出妇科疾病。但最近 3 个月的月经过多已导致不能正常上班，平时走 4 层楼梯有气急现象，脸色苍白。盆腔检查：子宫增大明显，约 4 个多月妊娠大小，质地硬、表面光滑，活动度尚可。初步诊断：子宫肌瘤。

1. 若考虑该患者为子宫肌瘤，下列临床表现不包括（　　）。
A. 年龄 40 岁　　B. 长期月经过多　　C. 不孕症
D. 子宫增大明显　　E. 质地硬，表面光滑

2. 患者提问为何出现月经过多，医生解释因为较大的肌瘤（　　）。
A. 影响凝血因子的形成　　B. 子宫组织缺血、缺氧　　C. 导致内膜面积增大
D. 使内膜感染率增加　　E. 使肾上腺分泌升高

3. 考虑患者的心理担忧，医生建议可试行药物治疗，首选的药物是（　　）。
A. 米非司酮　　B. 安神养血丸　　C. 雄性激素　　D. 缩宫素　　E. 止血剂

（4～5 题共用题干）

患者走出诊疗室，来到护士台前，向门诊护士询问："我今年才 40 岁，刚才医生建议我用激素治疗，可能会提前进入绝经期。这意味着我会提前变成老年人，太可怕了！我很困惑，不好意思打扰您几分钟，跟我讲讲，我该怎么办？"

4. 门诊护士认为该患者最主要的心理-社会方面的护理诊断是（　　）。
A. 绝望，与担心病情恶化有关
B. 焦虑，与用药后迅速衰老有关
C. 照顾者角色障碍，与患者住院不能照顾老人有关
D. 社交障碍，与月经过多不愿与同事相处有关
E. 恐惧，与害怕查出癌症而拒绝就诊有关

5. 门诊护士向该患者讲解，首先让患者解除心理负担的是（　　）。
A. 子宫肌瘤的癌变率极小　　B. 多吃保青春的保健品
C. 建议将家里老人送养老院　　D. 首先"心"勿老，再食疗和保健运动防衰老
E. 不要做手术、吃秘方

（6～9 题共用题干）

妇科门诊，患者，女，60 岁，生育史 1-0-3-1。主诉绝经 10 年后阴道出血，担心癌症，拒绝就诊。但最近 1 周，出血量增多，且脸色苍白。在家属的坚持下来院就诊。妇科检查：子宫颈表面光滑，子宫质软，阴道内有血液。患者情绪低落，拒绝手术，觉得自己患了癌症，手术也治不好，浪费钱，还不如死了算了。

6. 对该患者的临床诊断，首先要考虑（　　）。
A. 卵巢恶性肿瘤　　B. 葡萄胎　　C. 绒毛膜癌
D. 子宫内膜癌　　E. 子宫颈癌

7. 为进一步确诊该疾病，应选择何种检查方法？（　　）
A. B 超检查　　B. 腹腔镜检查　　C. 宫颈刮片
D. X 片检查　　E. 分段诊断性刮宫

8. 确诊以后，选择何种治疗方法较好？（　　）
A. 药物治疗　　B. 手术治疗　　C. 放疗　　D. 化疗　　E. 保守治疗

Note

9. 护士向该患者讲解，首先让患者解除的心理负担是(　　)。

A. 不要做手术、吃秘方　　B. 建议药物治疗

C. 建议将老人送养老院　　D. 多吃保健品

E. 手术治疗效果较好，积极治疗 5 年存活率较高

(周倩倩)

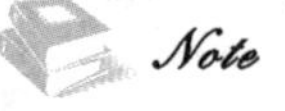

项目十四　妊娠滋养细胞疾病患者的护理

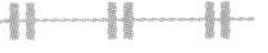

能力目标

本项目 PPT

1. 能对葡萄胎、侵蚀性葡萄胎及绒毛膜癌患者进行身体评估，根据评估结果做出正确的护理。
2. 能对化疗患者做出正确的护理。
3. 能与患者进行良好沟通，保护患者隐私，为患者提供心理支持。

项目导言

妊娠滋养细胞疾病是一组来源于胎盘绒毛滋养细胞的增生性疾病。根据组织学特征分为葡萄胎、侵蚀性葡萄胎、绒毛膜癌和胎盘部位滋养细胞肿瘤。除葡萄胎外，其余统称为滋养细胞肿瘤。绝大部分滋养细胞疾病继发于妊娠，极少数来源于卵巢或睾丸生殖细胞，本项目主要讲解妊娠滋养细胞疾病。

任务一　葡萄胎患者的护理

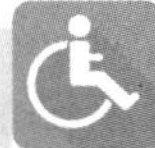

案例引导

案例解析

某女，27 岁，已婚，停经 63 天，因"阴道少量流血 4 天，伴恶心、呕吐入院"；查体：一般情况良好，既往月经规律，无其他疾病；妇科检查：外阴、阴道正常，子宫底耻骨联合上 1 横指，如 3 个月妊娠大小，未闻及胎心。辅助检查：B 超检查见子宫内呈"落雪"状改变，未见胎儿；hCG100000 U/L。诊断为葡萄胎，拟行清宫术。术前患者夜不能寐，反复询问手术的过程、手术是否会影响其以后生育等问题。

请问：

1. 你该如何配合医生为患者行清宫术？
2. 患者欲出院，你作为该患者的责任护士，该怎样为患者做健康宣教？

葡萄胎指妊娠后胎盘绒毛滋养细胞增生、间质水肿，形成大小不等的水泡，水泡间由蒂相连成串，因形如葡萄故而称之，又称水泡样胎块，属于良性滋养细胞疾病。葡萄胎可分为完全性葡萄胎和

Note

部分性葡萄胎。

1. 完全性葡萄胎　子宫腔内被水泡样组织完全充满，没有胎儿及附属物。

2. 部分性葡萄胎　有胚胎或胎儿，胎盘绒毛膜部分水样变性，并有滋养细胞增生。

一、病因及病理

(一) 相关因素

1. 完全性葡萄胎　病因不清，可能与以下因素有关。年龄过大(大于 35 岁)、既往葡萄胎史、发生葡萄胎的概率增加，另外还与饮食中缺乏维生素 A、前体胡萝卜素和动物脂肪、流产和不孕史、地区等因素有关。

2. 部分性葡萄胎　迄今对其高危因素的了解较少，可能相关的因素有不规则月经和口服避孕药物等，但与饮食因素及母亲年龄无关。

(二) 病理

1. 完全性葡萄胎　巨检：大小不等、如水泡状、成串的水泡状物占满整个子宫腔，胎儿及其附属物缺如，混有血块和蜕膜碎片。镜下见：①可确认的胚胎或胎儿组织缺失；②绒毛水肿；③滋养细胞弥漫增生；④种植部位滋养细胞呈弥漫和显著的异型性。

2. 部分性葡萄胎　仅部分绒毛呈水泡状，合并胚胎或胎儿组织，胎儿多已死亡，且常伴发育迟缓或多发生畸形，合并足月儿极少。镜下见：①有胚胎或胎儿组织存在；②局限性滋养细胞增生；③绒毛及其水肿程度明显不一；④绒毛呈显著的扇贝样轮廓、间质内可见滋养细胞包涵体；⑤种植部位滋养细胞呈局限和轻度的异型性。

二、护理评估

(一) 健康史

了解患者的年龄、月经史和生育史，有无滋养细胞疾病史及家族史等高危因素。评估本次妊娠的状况，有无妊娠剧吐或阴道流血等。

(二) 身体评估

1. 症状

(1) 停经后阴道流血：最常见。一般在停经后 8～12 周开始反复发生不规则阴道流血。部分患者可伴有水泡样组织排出。反复出血可继发贫血和感染。

(2) 妊娠呕吐：出现时间一般较正常妊娠早，症状严重且持续时间长，与体内 hCG 水平异常升高有关。

(3) 腹痛：表现为下腹部阵发性疼痛，一般不剧烈，能忍受。因葡萄胎迅速增长和子宫过度快速增长所致。

2. 体征

(1) 子宫异常增大、变软：大部分患者子宫大于停经月份，质地软，这是由于葡萄胎增长迅速所致。

(2) 子痫前期征象：多发生于子宫异常增大者，可在妊娠 24 周前出现高血压、蛋白尿和水肿，但子痫罕见。

(3) 卵巢黄素化囊肿：常为双侧，囊性，表面光滑，活动度好，大小不一，囊内为清亮或琥珀色囊液。因大量 hCG 刺激卵巢卵泡内膜细胞发生黄素化引起。

(三) 辅助检查

1. B 超检查　一般采用经阴道彩色多普勒超声。完全性葡萄胎多呈现大于停经月份的子宫，子宫腔内充满不均质密集或短条状的回声，呈“蜂窝征”或“落雪征”，无孕囊或胎心搏动。B 超检查是诊断葡萄胎可靠和敏感的检查方法。

2. hCG 测定　一般进行血清 hCG 定量测定。葡萄胎患者血清 hCG 水平明显高于正常妊娠，常超过 100000 U/L，且持续不降。大于 80000 U/L 时支持诊断。hCG 测定是葡萄胎诊断和随访的主要辅助检查之一。

（四）心理-社会状况

患者及家属缺乏葡萄胎疾病知识，易产生焦虑和恐惧情绪，担心手术是否安全，对今后生育有无影响，是否发生恶性病变等。

三、治疗原则

一经确诊应及时清除子宫腔内容物。卵巢黄素化囊肿一般不需要处理，清宫后自行消失。对具有高危因素和随访有困难的患者，可考虑预防性化疗。

四、护理问题

1. 恐惧　与对疾病的诊断及将要接受清宫术有关。

2. 自尊紊乱　与分娩的期望得不到满足有关。

3. 体液不足　与阴道反复出血有关。

4. 潜在并发症　贫血、失血性休克、感染、子宫穿孔。

五、护理目标

（1）患者的恐惧程度减轻或消失。

（2）患者能接受葡萄胎及流产结局。

（3）患者体液平衡。

（4）无并发症发生。

六、护理措施

（一）心理护理

详细评估患者对疾病的心理承受能力。鼓励患者表达对不良妊娠结局的悲伤及对疾病的认识。关心体贴患者，向患者及家属讲解葡萄胎相关知识，尤其是清宫的必要性及预后，解除患者的恐惧心理，配合治疗。

（二）一般护理

增加营养，鼓励患者选择高蛋白质、高维生素、易消化饮食；适当活动、保证充足睡眠，改善机体免疫功能；保持外阴清洁。

（三）病情观察

观察阴道流血的量、色、性质及排出物，将水泡状组织送病理检查，并详细记录。出血患者应注意观察血压、脉搏等生命体征的变化。同时应注意患者有无咳嗽、咯血、头晕等。

（四）配合医生治疗

清宫术护理：①术前详细评估患者身体状况，有无休克、子痫前期、贫血等。②术前配血备用，并准备好缩宫素及抢救药物和物品。③术中准备大号吸管。④子宫大于妊娠 12 周或感觉有困难者不要求一次刮净，可在 1 周后再次清宫。⑤刮出物送检。

（五）健康指导

（1）刮宫后应禁止性生活、盆浴 1 个月以防感染。

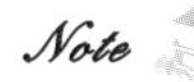

(2) 向患者及家属讲解随访的重要意义、内容、时间及注意事项。

①意义:通过随访可早发现、早治疗,以减少葡萄胎恶变对机体的危害,提高治愈率。

②随访内容:询问是否有阴道异常流血、咯血等转移症状;动态观察血、尿 hCG;通过妇科检查及B超检查观察子宫复旧、卵巢黄素化囊肿消退情况;必要时行X线胸片检查。

③随访时间:清宫术后每周1次,连续3次正常后改为每月1次,连续半年,再每半年1次,共随访2年。

④注意事项:随访期间必须严格避孕,首选避孕套,一般不选宫内节育器及避孕药,以免混淆子宫出血的原因。

七、护理评价

(1) 患者焦虑是否减轻,能否积极配合清宫术。
(2) 患者能否正视葡萄胎流产的结局。
(3) 患者有无感染发生。
(4) 患者能否叙述随访的重要性和具体方法。

任务二　侵蚀性葡萄胎和绒毛膜癌患者的护理

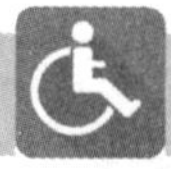

案例引导

案例解析

患者,女,34岁,因有少量阴道流血12天就诊。患者1年半前因怀孕不想要行清宫术,查体:外阴经产型,阴道壁见直径1 cm紫蓝色结节,子宫较正常略大,质软,活动度差。辅助检查:hCG为900000 U/L,组织学检查:成片滋养细胞浸润及坏死出血,未见绒毛结构者。患者表现焦虑,反复询问疾病预后。

请问:

1. 该患者可能的临床诊断是什么?
2. 该患者的主要护理措施是什么?

妊娠滋养细胞肿瘤是一组滋养细胞恶性肿瘤,包括侵蚀性葡萄胎和绒毛膜癌。侵蚀性葡萄胎是指葡萄胎组织侵入子宫肌层引起组织破坏或转移至子宫以外。侵蚀性葡萄胎多发生在葡萄胎清除后6个月内。

绒毛膜癌(简称绒癌),是一种高度恶性的肿瘤,早期即可通过血行转移至全身,破坏组织和器官,引起出血坏死。绒毛膜癌多发生于葡萄胎(约占比50%),也可发生于流产、足月妊娠、异位妊娠之后。葡萄胎清除1年以上发病者一般考虑为绒毛膜癌。

一、病理

(一) 侵蚀性葡萄胎

大体检查见子宫肌壁内侵入有大小不等水泡样组织。镜检:水泡状组织侵入子宫肌层,有滋养细胞增生和异型性,有绒毛结构。

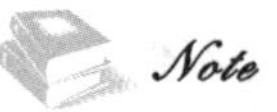

（二）绒癌

大体检查见单个或多个肿瘤病灶侵入子宫肌壁。镜检：滋养细胞高度增生，明显异型，无绒毛及水泡状结构。

二、护理评估

（一）健康史

询问既往史，包括滋养细胞疾病史、用药史及药物过敏史。既往有葡萄胎者，应了解清宫术的时间、水泡大小及吸出组织的量，治疗后阴道流血的量、时间、子宫复旧情况等。收集血、尿 hCG 随访资料及肺部 X 线检查结果。

（二）身体状况

1. 无转移性妊娠滋养细胞肿瘤　多继发于葡萄胎妊娠。

(1) 阴道不规则流血：葡萄胎清除后、流产或足月产后出现量多少不定的不规则阴道流血。部分患者月经恢复正常数月后再停经，然后又出现阴道流血。长期阴道流血者可继发贫血。

(2) 子宫复旧不良或不均匀：葡萄胎清除后 4～6 个月子宫未恢复正常大小，质地软，也可以表现为子宫不均匀增大。

(3) 黄素化囊肿持续存在。

(4) 腹痛：一般无腹痛。若病灶穿破子宫浆膜层，可引起急性腹痛和腹腔内出血症状。卵巢黄素化囊肿发生扭转或破裂时也可出现急性腹痛。

(5) 假孕症状：表现为乳房增大，乳头及乳晕着色，甚至有初乳样分泌，外阴、阴道、子宫颈着色，生殖道质地变软。

2. 转移性妊娠滋养细胞肿瘤　主要经血行播散，转移发生早且广泛。最常转移肺，其次为阴道、盆腔、肝和脑。各转移病灶的共同点是局部出血。

(1) 肺转移：最早最常见（约 80%），表现为咳嗽、咯血、胸痛及呼吸困难的急性发作等，少数可无症状，通过 X 线胸片或肺部 CT 检查做出诊断。

(2) 阴道子宫颈转移：局部表现为紫蓝色结节，破溃后可大出血，转移病灶常位于阴道前壁。

(3) 肝转移预后不良：主要表现为上腹部或肝区疼痛，黄疸。病灶穿透肝包膜可引起腹腔内出血，导致失血性休克甚至死亡。

(4) 脑转移：为主要死亡原因。按病情进展分为三期：瘤栓期，出现一过性脑缺血症状，如一过性失明、失语等；脑瘤期，出现头痛、喷射性呕吐、偏瘫抽搐、昏迷等；脑疝期，颅内压升高，脑栓形成，压迫生命中枢而死亡。

（三）心理-社会状况

患者担心疾病的预后及化疗的副作用，加之经济负担加重，患者感到恐惧和悲哀，对治疗和生活失去信心。子宫切除者由于女性特征改变或不能生育而绝望，迫切希望得到家人的关心和理解。

（四）辅助检查

1. 血 hCG 测定　监测妊娠滋养细胞肿瘤诊断和治疗效果的主要依据。

2. 胸部 X 线摄片　肺转移典型表现为棉球状阴影。

3. B 超检查　子宫可正常大小或不同程度增大，肌层可见高回声团，边界清但无包膜。

4. 组织学检查　在子宫肌层或子宫外转移组织中若见到绒毛或退化的绒毛阴影，则诊断为侵蚀性葡萄胎；若仅见成片滋养细胞浸润及坏死出血，未见绒毛结构者，则诊断为绒癌。

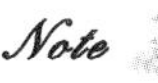

三、治疗原则

妊娠滋养细胞肿瘤对化疗敏感，因此采取以化疗为主、手术和放疗为辅的综合治疗。

四、护理诊断

1. 恐惧 与担心疾病的预后及接受化疗有关。
2. 潜在并发症 肺转移、阴道转移、转移性破溃大出血、脑转移。

五、护理目标

(1) 患者情绪稳定，了解清宫术相关知识，接受配合手术。
(2) 无并发症发生。

六、护理措施

(一) 心理护理

评估患者及家属对疾病的心理反应、耐心解释患者提出的问题和疑虑。理解、关心患者，并帮助其减轻心理压力，纠正其消极的应对方式。

(二) 严密观察病情

严密观察患者阴道流血、腹痛及有无转移性症状出现。记录出血量，对于出血多者还应密切观察患者的血压、脉搏、呼吸，并配合医生做好抢救工作，及时做好手术准备；发现有转移性症状者立即通知医生并配合处理。

(三) 有转移灶者，做好相应护理

(1) 尽量卧床休息；阴道转移者禁止不必要的阴道检查，密切观察阴道有无破溃出血；呼吸困难者采取半卧位并吸氧；配血备用并准备好各种抢救物品。

(2) 若发生破溃大出血，应立即通知医生并配合抢救，阴道出血者用纱垫或长纱布条填塞压迫止血，填塞的纱条须于24～48 h内取出；出现大咯血，立即让患者取头低患侧卧位并保持呼吸道通畅，轻拍背部，排出积血，防止窒息；配合医生进行抗休克治疗。

(3) 观察颅内压升高的症状，发现异常立即通知医生；记录出/入水量，严格控制补液总量和速度，以防颅内压升高。

七、护理评价

(1) 患者情绪是否稳定，是否了解清宫术相关知识，是否接受配合手术。
(2) 有无并发症发生。

任务三　化疗患者的护理

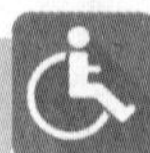

案例引导

患者，34岁，因绒毛膜癌，行第3次化疗。在治疗过程中，患者恶心、呕吐，体重较第1

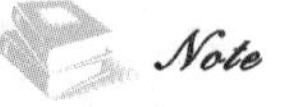

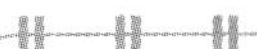

次化疗时减轻 3 kg。查体：皮肤有散在出血点，明显脱发，患者情绪低落不愿与人交往，白细胞 $4.0\times10^9/L$。

请问：

1. 该患者的护理诊断是什么？
2. 针对上述护理诊断，请给出相应的护理措施。

案例解析

化学药物治疗（简称化疗）恶性肿瘤已取得了肯定的疗效，使许多恶性肿瘤患者的症状得到缓解甚至根治，成为治疗恶性肿瘤的主要方法之一。妊娠滋养细胞疾病是所有肿瘤中对化疗最敏感的一种。随着化疗的方法学和药物学的快速进展，绒毛膜癌患者的死亡率已经明显下降。

用于妊娠滋养细胞肿瘤化疗的药物很多，目前常用的一线化疗药物有甲氨蝶呤、氟尿嘧啶、放线菌素-D 或更生霉素、环磷酰胺、长春新碱等。

一、护理评估

（一）健康史

了解患者的发病情况、治疗经过和治疗效果，目前的病情和身体状况，饮食、睡眠情况和大小便是否正常等。询问患者既往用药史，尤其是化疗史及药物过敏史。

（二）身体状况

（1）了解既往化疗的方案、疗程、化疗药物的毒、副作用及应对措施。进行全身检查，测体温、脉搏、呼吸、血压和体重，观察患者的一般情况，检查全身皮肤、黏膜、淋巴结以及全身各重要器官有无异常。

（2）评估原发肿瘤的症状和体征。

（3）评估有无化疗的不良反应。

（三）实验室检查

（1）血、尿、大便常规和肝、肾功能检查：了解化疗药物的毒性反应，为能否继续化疗提供依据。

（2）X 线胸片及心电图检查。

（四）心理-社会状况

患者可能因担心疾病预后而产生焦虑和悲观情绪，对多次化疗及化疗的副作用产生恐惧心理，因医疗费用高而忧虑和烦躁，多种因素甚至可能使其失去生活信心，迫切希望得到关心和理解。

二、治疗原则

根据肿瘤的性质选择相应的化疗方案，按疗程化疗，严密观察和防止化疗药物的毒、副作用。

三、常见护理诊断/问题

1. 知识缺乏　缺乏化疗毒、副作用的相关知识。

2. 营养失调：低于机体需要量　与化疗所致的消化道反应有关。

3. 有感染的危险　与化疗引起的白细胞减少有关。

4. 自我形象紊乱　与化疗所致脱发有关。

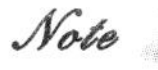

四、护理措施

(一) 加强护理,减轻毒、副作用

1. 化疗前准备

(1) 协助患者完善各项化疗前检查,如血常规,肝、肾功能,心电图,B超,X线胸片检查等。

(2) 准确测量并记录体重,根据体重正确计算和调整药物剂量,每个疗程用药前及用药中各测1次体重。通常选择清晨空腹排空大小便后测量,酌情减去衣服重量。

2. 用药护理

(1) 做好自我防护:为避免化疗药物不慎接触裸露皮肤,护士在配药及注射操作时应戴帽子、口罩和手套,操作后及时洗手。有条件者使用生物安全柜配制化疗药物。

(2) 正确使用药物:①根据医嘱严格三查七对。②严格无菌操作,现配现用,常温下从配制到使用一般不超过1 h,尤其是氮芥类药物。③对需要避光的药物,如顺铂等使用时需使用避光输液器。

(3) 合理使用并保护静脉血管:①遵循长期补液保护血管的原则,从远端小静脉开始有计划地穿刺,尽量减少穿刺的次数。②严防药液外渗。确定穿刺针在血管、不外渗才用药。一旦怀疑或发现药液外渗,立即停药并用冰袋冷敷,同时用生理盐水或普鲁卡因局部封闭,以减轻疼痛和肿胀,防止局部组织坏死。③化疗结束用生理盐水冲管,以降低穿刺部位拔针后的残留浓度,起到保护血管的作用。④遵医嘱控制给药速度,减少对静脉的刺激。⑤腹腔化疗者应经常变动卧位,保证药物与病灶充分接触,提高疗效。

(4) 药物副作用及护理。

①造血功能障碍(骨髓抑制):最常见,主要表现为外周血白细胞及血小板计数减少,停药14天后多可自然恢复。应遵医嘱定期查血常规。白细胞低于 $3.0\times10^9/L$ 或血小板降至 $50\times10^9/L$ 以下,应考虑停药并预防感染和出血。注意体温变化,观察患者有无出血的倾向;如白细胞低于 $1.0\times10^9/L$,极易因轻微感染而导致败血症,应进行保护性隔离,谢绝探视,禁止带菌者入室。

②消化道反应:表现为食欲不振、恶心、呕吐及口腔溃疡等,多在用药后2～3天开始,5～6天后达高峰,停药后逐渐好转,一般不影响继续治疗。创造良好的进食环境,鼓励患者进食清淡、易消化和平时喜爱的食物,少量多餐。必要时遵医嘱应用镇静剂、止吐剂或静脉输液补充营养。出现腹痛、腹泻时,应观察大便的次数、性质和量,必要时送检,警惕伪膜性肠炎的发生。

③脏器功能损伤:监测肝、肾功能变化,注意有无肢体麻木、复视等神经系统损害的表现,有无尿急、尿频、血尿等膀胱炎的症状,出现异常及时报告医生。上述反应一般于停药后逐渐恢复正常。应用对肾脏毒性较大的化疗药物时,可通过静脉输液、鼓励患者多饮水等方法,促进药物排泄,减轻肾脏毒性。

④皮疹和脱发:停药后可逐渐恢复正常。

(二) 防止营养失调

指导患者注意休息,每天保证足够睡眠时间。饮食注意菜肴的色香味调配,鼓励患者进食高蛋白质、富含维生素、易消化的食物,多食水果、蔬菜。必要时,遵医嘱给予静脉输液补充营养。

(三) 心理护理

缓解焦虑,加强与患者和家属的沟通,介绍化疗的注意事项,指导患者应对化疗副作用的方法。如鼓励脱发者进行适当的化妆修饰,告知其化疗结束后会长出秀发。关心患者,尽量减轻其躯体和精神上的痛苦,树立战胜疾病的信心,配合治疗。

(四) 健康指导

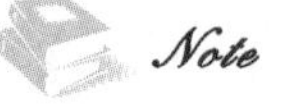

(1) 鼓励患者少食多餐,根据其口味提供高蛋白质、高维生素、易消化的食物,保证营养摄入。

(2) 经常擦身更衣,保持皮肤清洁,防止皮肤感染。尽量避免去公共场所,必要时戴口罩并加强保暖,预防呼吸道感染。

直通护考

参考答案

一、A1 型题

1. 关于葡萄胎的病理特点,下列错误的是(　　)。

A. 分为完全性葡萄胎和部分性葡萄胎　　B. 完全性葡萄胎无胚胎或胎儿组织

C. 部分性葡萄胎无胚胎或胎儿组织　　D. 局限在子宫腔内,无远处转移

E. 弥漫性滋养细胞增生

2. 镜下仅见滋养细胞增生,应考虑为(　　)。

A. 绒癌　　B. 子宫肌瘤　　C. 卵巢囊肿　　D. 葡萄胎　　E. 侵蚀性葡萄胎

3. 对葡萄胎者行清宫术时,下列处理哪项不恰当?(　　)

A. 一经确诊应及时行清宫术　　B. 做好输血、输液的准备

C. 尽量一次将组织物刮净　　D. 刮出物送病理检查

E. 术后应常规随访

4. 葡萄胎清宫术后随访至少(　　)。

A. 半年　　B. 1 年　　C. 2 年　　D. 3 年　　E. 4 年

5. 下列关于葡萄胎患者术后随访内容的描述哪项不对?(　　)

A. 妇科检查　　B. 定期做 B 超　　C. 定期测 hCG

D. 有无阴道出血等异常　　E. 避孕宜用宫内节育器

6. 葡萄胎清宫术后最适宜的避孕方法是(　　)。

A. 中药　　B. 口服避孕药　　C. 阴茎套　　D. 长效避孕针　　E. 女用避孕套

7. 侵蚀性葡萄胎与绒癌鉴别的主要依据是(　　)。

A. 黄素囊肿长期不消失　　B. 阴道出血持续 60 天以上

C. 病理检查有无绒毛结构　　D. 有无肺内转移灶

E. 出现时间早晚

8. 下列哪项不是葡萄胎恶变的高危因素?(　　)

A. 滋养细胞增生程度　　B. 血 hCG 浓度　　C. 年龄因素

D. 水泡大小　　E. 妊娠次数

二、A2 型题

【护考提示】葡萄胎、侵蚀性葡萄胎以及绒毛膜癌的区别以及护理要点。

1. 患者,女,37 岁,停经 56 天,腹痛,阴道不规则出血 5 天,今日阴道流出水泡样物。查体:子宫如妊娠 3 个月大,考虑可能为(　　)。

A. 异位妊娠　　B. 葡萄胎　　C. 难免流产

D. 侵蚀性葡萄胎　　E. 子宫肌瘤

2. 患者,女,40 岁,一年前因葡萄胎清宫 2 次,3 个月来阴道出血,近 10 天咳嗽、痰中带血丝,子宫略大、软。X 线胸片右肺上叶球形阴影约 3 cm,尿妊娠试验阳性,首选的治疗方法是(　　)。

A. 化疗　　B. 全切子宫　　C. 放疗　　D. 中医中药　　E. 切除右肺上叶

(潘小燕)

项目十五　子宫内膜异位症与子宫腺肌病患者的护理

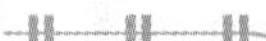

能力目标

本项目 PPT

1. 能掌握子宫内膜异位症的护理评估、护理措施。
2. 能运用护理程序对子宫内膜异位症患者进行护理。
3. 能与患者及家属进行良好的沟通，关心爱护患者。

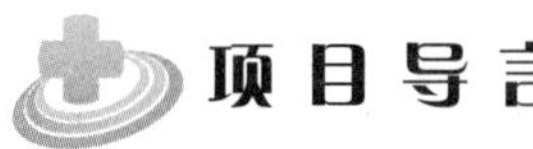

项目导言

子宫内膜异位症和子宫腺肌病都属于子宫内膜异位性疾病，两者都是由具有生长功能的子宫内膜异位在不正常的位置所引起，临床上常可并存，但组织发生学及发病机制有所不同，临床表现也有差异。

任务一　子宫内膜异位症患者的护理

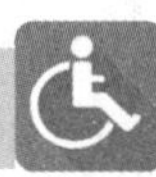

案例引导

案例解析

患者，45 岁，G_2P_1，4 年前开始出现逐渐加重的痛经。疼痛从月经来潮 1～2 日开始，经后缓解，经期需服止痛药镇痛，并伴有经量增多。因害怕痛经，在月经来潮前常感到焦虑。查体：生命体征正常，轻度贫血貌。妇科检查：子宫正常大小，后倾位，活动欠佳，于直肠子宫陷凹处可触及数个结节，明显触痛，质韧，诊断为子宫内膜异位症。

请问：

1. 该患者的主要护理诊断有哪些？
2. 针对该患者应采取哪些护理措施？

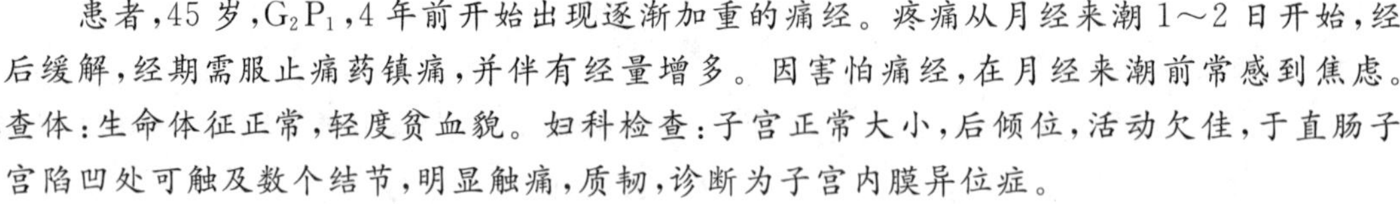

当具有活性的子宫内膜组织出现在子宫腔被覆黏膜以外的部位时称为子宫内膜异位症。异位子宫内膜多出现在盆腔内生殖器官和其邻近器官的腹膜面，如卵巢、子宫骶韧带、直肠子宫陷凹、乙状结肠和直肠阴道膈等，其中以卵巢最常见，约占 80%。也可出现在其他部位如膀胱、肾脏、肺、乳腺、肚脐，甚至手臂、大腿等处。

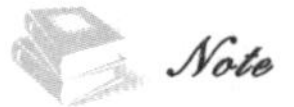

一、病因与病理

（一）病因

子宫内膜异位症属良性病变，病因不明。目前有子宫内膜种植学说、淋巴静脉播散学说、体腔上皮化生学说、诱导学说、遗传学说和免疫学说等。流行病学调查显示子宫内膜异位症多见于 25～45 岁育龄妇女，这与其为激素依赖性疾病的特点相符。

（二）病理

子宫内膜异位症为良性病变，但具有类似恶性肿瘤的远处转移和种植侵蚀能力。异位内膜可出现在身体不同部位，具有与正常子宫内膜相似的功能，即随卵巢激素的变化而发生周期性脱落出血，形成大小不等的紫蓝色结节或包块。

1. 大体病理

（1）卵巢内膜异位症：卵巢内的异位内膜可因反复出血而形成单个或多个囊肿，内含暗褐色糊状陈旧血，称卵巢巧克力囊肿。

（2）腹膜型内膜异位症：分布于盆腔腹膜和各脏器表面，以宫骶韧带、直肠子宫陷凹和子宫后壁下段浆膜最常见。

（3）深部浸润型内膜异位症：累及包括宫骶韧带、直肠子宫陷凹、阴道穹隆等，病灶深度≥5 mm 的内膜异位症。

（4）其他部位的内膜异位症：包括瘢痕内膜异位症及其他少见的远处转移处内膜异位症。

2. 镜下检查　典型的异位内膜组织在镜下可见子宫内膜腺体、间质、纤维素及出血等。异位内膜组织可随卵巢周期性变化而有增殖和分泌改变，但其改变可与正常位置的内膜不一致。

二、护理评估

（一）健康史

详细了解患者年龄、月经史及孕产史，询问是否有痛经及痛经发生的时间、痛经的程度和特点。有无多次人工流产、输卵管通液、子宫输卵管碘油造影等子宫腔内操作手术史。

1. 症状

（1）痛经：为最典型症状，表现为继发性进行性加重的痛经。以下腹部及腰骶部坠痛为主，可放射至会阴、肛门或大腿部。常于月经来潮时出现，并持续至整个经期。

（2）月经异常：15%～30%患者有经量增多、经期延长或月经淋漓不尽或经前期点滴出血等症状。

（3）不孕：子宫内膜异位症患者常伴有不孕，不孕率达 40%。其原因主要与病变引起输卵管周围粘连、管腔堵塞或因卵巢病变影响排卵有关。

（4）性交痛：发生于直肠子宫陷凹、直肠阴道膈的子宫内膜异位症或因病灶导致子宫后倾固定的患者常有性交痛，尤以经前期性交痛明显。

（5）其他症状：病灶异位于其他部位可能出现相应的表现，如异位至膀胱者，有周期性尿频、尿痛或血尿症状，腹壁疤痕及脐部的子宫内膜异位症则出现周期性局部肿块及疼痛等。

2. 体征　妇科检查时发现子宫多后倾固定，子宫后壁、直肠子宫陷凹、宫骶韧带处可触及大小不等的结节，触痛明显。子宫一侧或双侧附件处扪及与子宫相连、不活动囊性包块，有压痛。

（二）实验室及其他辅助检查

1. B 超检查　显示子宫内膜异位囊肿，常与子宫粘连，两者边界不清。

2. 腹腔镜检查　诊断子宫内膜异位症最有效的方法，在腹腔镜下对病变组织活检，可达到确诊

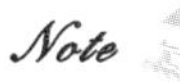

的目的。

3. 其他检查 检测血清 CA_{125} 及抗子宫内膜抗体。CA_{125} 值可升高;抗子宫内膜抗体是子宫内膜异位症的标志抗体,但检测方法烦琐,敏感性不高。

(三) 心理-社会状况

本病因病程长、治疗效果不明显,或因长期疼痛、不孕等原因给患者造成很大精神压力;因性交痛可影响夫妻关系,婚姻质量下降,患者常表现为紧张、焦虑。

三、治疗原则

治疗子宫内膜异位症的目的是"除去病灶,减轻疼痛,促进生育,减少复发"。治疗方法应根据患者年龄、症状、病变部位以及对生育要求等不同情况全面考虑。

1. 非手术治疗 以抑制卵巢功能,阻止子宫内膜异位症的发展为目的。

(1) 非甾体消炎药:以通过抑制前列腺素的合成来减轻疼痛的一类不含糖皮质激素的抗炎、解热、阵痛药物。

(2) 口服避孕药:以降低垂体促性腺激素水平,并直接作用于子宫内膜和异位内膜,使子宫内膜萎缩和经量减少为目的的激素类药物,可最早用于治疗子宫内膜异位症。

(3) 孕激素:通过抑制垂体促性腺激素分泌,造成无周期性的低雌激素状态,并与内源性雌激素共同作用,造成高孕激素性闭经和内膜退化形成假孕。

(4) 孕激素受体拮抗剂:具有强抗孕激素作用造成闭经使病灶萎缩。

(5) 孕三烯酮:有抗孕激素、中度抗雌激素和抗性腺效应,也是一种假绝经疗法。

(6) 达那唑:抑制 FSH、LH 峰,抑制卵巢合成甾体类激素,导致子宫内膜萎缩,出现闭经。

(7) 促性腺激素释放激素激动剂:在短期内促进垂体 LH 和 FSH 释放后持续抑制垂体分泌促性腺激素,导致卵巢激素水平下降,出现暂时性闭经。

2. 手术治疗

手术方式:①保留生育功能手术:适用于病情较轻、希望保留生育功能的患者。②保留卵巢功能手术:适用于年龄在 45 岁以下但无生育要求的患者。③根治性手术:适用于 45 岁以上病情严重的患者。

四、常见护理诊断/问题

1. 疼痛 与异位的病灶周期性出血刺激周围组织的神经末梢有关。

2. 焦虑 与不孕、疗程长、担心疗效有关。

3. 身体形象紊乱 与手术切除部分生殖器官有关。

五、护理目标

(1) 患者疼痛能减轻或缓解。

(2) 情绪稳定,焦虑减轻,配合治疗。

(3) 手术后能接受身体的变化,有正确的自我认知。

六、护理措施

(一) 缓解疼痛

1. 一般护理 解释痛经的原因,让患者保持心情愉快,可用热水袋外敷下腹部。了解痛经时有无肛门坠胀,有无进行性加重等情况。要密切观察有无急腹痛征象,因为巧克力囊肿在剧烈运动或过度充盈时可能发生破裂。

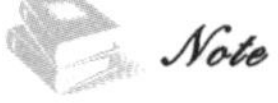

2. 非手术治疗患者的护理

(1) 期待疗法:症状轻者可采用期待疗法。对患者定期随访,有痛经症状者,可予以吲哚美辛、布洛芬等前列腺素合成酶抑制剂。

(2) 药物治疗:适用于症状轻,要求生育的患者。治疗过程中药物剂量较大、疗程较长、有一定的副作用,应指导患者正确使用药物,注意观察副作用,出现异常应及时就诊。常见的副作用:长期服用避孕药所致的"假孕现象"即类似妊娠的人工闭经、促性腺激素释放激素激动剂所致的潮热、性欲减退、骨质丢失等。

3. 手术治疗患者的护理　适用于经药物治疗效果欠佳或卵巢子宫内膜异位囊肿直径超过 5 cm 者。按要求做好术前准备及术后护理。手术治疗与药物治疗也可联合应用。术前给予 3～6 个月的药物治疗使病灶缩小、软化,以利于手术。对手术不彻底或术后疼痛不减轻者,术后可给予 3～6 个月药物治疗,从而提高手术疗效。

(二) 缓解焦虑

子宫内膜异位症虽然是良性疾病,但因长期疼痛和不孕使患者身心痛苦,影响生活和工作,且病变广泛,易复发,治疗比较复杂。鼓励患者说出内心感受,允许患者参与治疗方案的讨论,共同寻求最佳的治疗方案,树立积极治疗的信心,帮助减轻焦虑、稳定情绪。

(三) 促进患者正确的自我认知

对手术切除生殖器官的患者,积极帮助其进行心理调适,接受术后的身体变化,使患者认识到子宫切除对女性性征无明显影响。告知切除卵巢的患者围绝经期综合征知识及应对方法。

(四) 健康指导

(1) 指导患者加强营养,注意劳逸结合,保持心情舒畅。

(2) 做好宣教工作:让患者了解疾病及手术的相关知识,增强患者对病情及治疗的认识,如药物治疗的原理及不能随意停药的原因,指导患者按时服药。

(3) 加强预防:消除病因,积极治疗严重子宫后倾、阴道闭锁、宫颈狭窄等,以免经血逆流入盆腔引起子宫内膜的异位种植。指导患者在经期尽量避免过度劳累、剧烈运动或性生活。

【护考提示】子宫内膜异位症的概念、护理评估及护理措施。

七、护理评价

(1) 患者疼痛是否减轻或缓解。

(2) 患者是否保持情绪稳定,焦虑减轻,配合治疗。

任务二　子宫腺肌病患者的护理

具有生长功能的子宫内膜腺体及间质侵入子宫肌层,称子宫腺肌病。多发生于 30～50 岁经产妇。

一、病因与病理

(一) 病因

子宫腺肌病患者部分子宫肌层中的内膜病灶与子宫腔内膜直接相关,故认为是由于基底层子宫内膜侵入肌层生长所致。多次妊娠及分娩、人工流产、慢性子宫内膜炎等造成子宫内膜基底损伤,与子宫腺肌病发病密切相关。

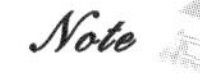

(二)病理

异位内膜在子宫肌层多呈弥漫性生长,多累及后壁,故子宫呈均匀性增大,呈球形。少数子宫腺肌病病灶呈局限性生长成结节或呈团块,似肌壁间肌瘤,称子宫腺肌瘤。显微镜下特征为肌层内有呈岛状分布的异位内膜腺体及间质,特征性的小岛由典型的子宫内膜腺体与间质组成,且为不成熟的内膜,属基底层内膜,对雌激素有反应,异位腺体常呈增殖期改变。

二、护理评估

(一)健康史

询问患者的年龄和相关病史,是否有多年不孕史、痛经史和月经过多史。

(二)身体评估

1. 症状 约35%患者无典型症状。常见症状如下。

(1)痛经:常为逐渐加重的进行性痛经,疼痛位于下腹正中,于经前1周开始,直至月经结束。

(2)月经失调:40%～50%的患者连续数月出现月经增多,经期延长。

(3)其他症状:患者可能有性交痛及慢性盆腔痛。另外,早期流产的发生率增加。

2. 体征 子宫均匀增大或有局限性结节隆起,质地较硬,可有压痛。

3. 辅助检查

(1)B超检查:子宫增大,边界清楚,子宫基层增厚,回声不均匀。

(2)病理检查:确诊的依据。

三、治疗原则

应视患者症状、年龄、生育要求而定。目前无根治性的有效药物,对于症状轻、有生育要求及近绝经期的患者可用达那唑、孕三烯酮等治疗,均可缓解症状,但需要注意药物的副作用,并且停药后症状可复现。无生育要求者,可行子宫切除术。

四、护理诊断

1. 疼痛 与经期或经前期子宫内膜刺激周围平滑肌产生痉挛性收缩有关。

2. 恐惧 与害怕月经来潮、痛经越来越重有关。

五、护理目标

(1)患者建立应对与减轻疼痛的方法。

(2)患者能够表达对疼痛的恐惧,并采取正向的应对措施。

六、护理措施

1. 一般护理 帮助患者保持愉快的心情,积极面对疾病及接受治疗。经期注意休息、避免剧烈活动和劳累,避免刺激性食物。

2. 治疗护理 告知患者非药物治疗减轻痛经症状的方法,如局部热敷。观察用药的副作用。达那唑治疗可以使子宫肌层变薄,子宫变小,长期服用有男性化的副作用。观察有无孕激素所致的恶心、水钠潴留、体重增加等。

3. 心理护理 倾听患者对疼痛的详细描述,引导患者表达对疼痛的真实感受,采取相应措施对患者进行心理辅导。

4. 健康指导 帮助患者选用合适的治疗方法,讲解不同治疗方法的优势和不足,让患者在知情的情况下参与治疗方案的决策。

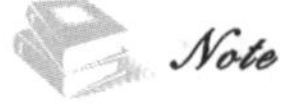

直通护考

参考答案

A1 型题

1. 目前诊断子宫内膜异位症的最佳方法是(　　)。

A. 诊断性刮宫　B. B 超检查　C. 腹腔镜检查

D. 妇科检查　E. 子宫输卵管碘油造影

2. 子宫内膜异位症最常见的侵犯部位是(　　)。

A. 直肠子宫陷凹　B. 卵巢　C. 子宫基层

D. 卵巢子宫韧带　E. 阴道隔

3. 子宫内膜异位症典型的临床表现是(　　)。

A. 月经失调　B. 不孕　C. 经期便血

D. 慢性盆腔痛　E. 继发性痛经进行性加重

(潘小燕)

项目十六　不孕症患者的护理

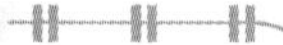

能力目标

本项目 PPT

1. 能说出什么是不孕症，不孕症的护理措施。
2. 能运用护理程序为不孕症患者提供整体护理。
3. 能学会与患者及家属进行良好沟通的方式，尊重及保护患者的隐私。

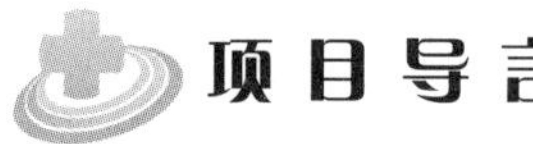

项目导言

不孕症是一组由多种因素导致的生育障碍状态，是育龄夫妇的生殖健康不良事件。辅助生殖技术迅猛发展，帮助许多不孕夫妇获得后代，但也引起了一些伦理或法律问题，需要严格管理和规范。

任务一　不孕症患者的护理

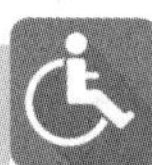

案例引导

案例解析

某女，28 岁，已婚，自述结婚 4 年，夫妻有正常性生活，没有避孕，没有怀孕。既往体健，月经不规律 7～12/30～50 天，血量中等。使用黄体酮有撤药性出血。双乳发育好。妇科检查：外阴阴道正常，分泌物稀薄呈蛋清状，子宫前倾，正常大小，稍硬，双侧卵巢稍增大，附件区软，无压痛。夫妻表达了急切想要孩子的愿望，妻子焦虑不安。丈夫有吸烟史。

请问：

1. 该患者属于哪种不孕？请选择合适的检查方法查找不孕的病因。
2. 如何对该患者进行护理？

凡婚后未避孕，有正常性生活，同居 1 年或 1 年以上未受孕，称不孕症。根据是否有过妊娠分为原发性不孕或继发性不孕：原发性不孕是婚后未避孕而从未受孕；继发性不孕是曾受过孕，而后未避孕连续 1 年不孕者。根据不孕因素是否能够得到纠正，分为绝对不孕和相对不孕。绝对不孕是不孕因素无法纠正而不能受孕；相对不孕是不孕因素阻碍受孕，导致暂时不孕。

Note

一、病因

受孕必须具备以下5个条件：①卵巢排出正常的卵子；②精液正常并含有正常的精子；③卵子和精子能够在输卵管内相遇并结合成为受精卵；④受精卵可顺利地被输送入子宫腔；⑤子宫内膜已充分准备，适于受精卵着床。任何一个条件受到影响都将影响正常的受孕，因此可分为女方不孕因素、男方不孕因素、男女双方不孕因素及原因不明性不孕。

（一）女方不孕因素

凡是影响排卵、卵子和精子输送、受精卵着床的因素，都可能成为不孕的因素。女方因素可以分排卵障碍和盆腔因素（表16-1）。

表16-1　女方不孕因素

排卵障碍	下丘脑病变：如低促性腺激素性无排卵
	垂体病变：如高催乳素血症
	卵巢病变：如多囊卵巢综合征、卵巢早衰等
	其他内分泌疾病：如先天性肾上腺皮质增生症和甲状腺功能异常等
盆腔因素	输卵管病变、盆腔粘连、盆腔炎症及后遗症等
	子宫体病变：主要指子宫黏膜下肌瘤、体积较大影响子宫腔形态的肌壁间肌瘤、子宫腺肌症、宫腔粘连
	子宫颈因素：包括子宫颈松弛和子宫颈病变等
	先天发育畸形：如双角子宫、先天性输卵管发育异常等

（二）男方不孕因素

1. 精液异常　先天或后天原因所致精液异常，表现为少/弱精子症、无精子症、精子发育停滞、畸形精子症等。

2. 性功能障碍　各种原因引起的勃起功能障碍、不射精或逆行射精，或性唤起障碍所致的性交频率不足等。

3. 其他　如免疫因素，但目前临床尚无明确的诊断标准。

（三）原因不明性不孕

原因不明性不孕是一种生育力低下的状态，男女双方不孕因素均不能排除，占不孕症人群的10%～20%，可能病因包括免疫因素、隐形输卵管因素、潜在的卵母细胞异常、受精障碍等。

二、处理原则

针对不孕症的病因进行处理。增强体质和促进健康；纠正营养不良和贫血；戒酒；积极治疗器质性疾病；掌握性知识、学会预测排卵、选择适当日期性交等。

三、护理评估

（一）健康史

了解女方月经情况，婚育史，既往史，性生活及避孕情况，以往生产经过等，了解男方健康状况、是否两地分居、是否采取避孕等。

（二）身体状况

(1) 了解不孕的时间。

(2) 夫妇双方均应进行全身检查，男方应重点检查外生殖器有无畸形或病变。

(3) 女方检查时注意第二性征发育情况及阴道、子宫颈和子宫体有无异常，附件有无压痛、增厚

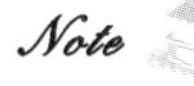

或肿块等。

(三)实验室及其他辅助检查

1. 男方检查 不孕夫妇首选的检查项目,需行2~3次精液检查,以明确诊断。包括精液的pH值、量等。

2. 女方检查

(1)卵巢功能检查:包括基础体温测定、子宫颈黏液结晶检查、阴道脱落细胞图片检查、B超监测卵泡发育、月经来潮前子宫内膜组织检查等。

(2)输卵管功能检查:输卵管通液术、子宫输卵管碘油造影术、B超下输卵管过氧化氢通液术等。

(3)性交后试验:当夫妇双方经上述检查未发现异常时应进行此项检查,应选择在预测的排卵期进行。在试验前3天禁止性交、避免阴道用药或冲洗,受试者在性交后2~8 h内就诊检查,取子宫颈黏液,若每高倍视野有20个活动精子即为正常。

(4)腹腔镜检查:借助腹腔镜可直接观察子宫、输卵管、卵巢有无异常。

(5)宫腔镜检查:可较清楚地了解子宫腔内情况,如宫腔粘连、黏膜下肌瘤、子宫畸形等。

(四)心理-社会状况

不孕的诊治过程可能是长期且令人心力交瘁的过程,个人在生理、心理、社会和经济方面都可能遭受压力。需要酌情同时或分别对夫妇的心理反应进行评估。曼宁曾将不孕妇女的心理反应描述为震惊、否认、愤怒、内疚、孤独、悲伤和解脱。不孕夫妇往往承担来自家族、社会的压力。如果诊疗结果不理想,则更易出现抑郁、丧失性快感、丧失自信等心理问题。

四、常见护理诊断/问题

1. 焦虑 与缺乏家人支持及可能丧失的生育能力有关。

2. 长期自尊低下 与诊治过程中繁杂的检查、无效的治疗有关。

3. 知识缺乏 缺乏科学的生育知识。

五、护理目标

(1)患者能缓解焦虑,保持乐观、健康的心理状态。

(2)患者及家庭能面对现实,以坦然乐观的态度积极配合检查、治疗,恢复自尊。

(3)夫妇双方能陈述科学的生育知识。

六、护理措施

(一)缓解焦虑

护理人员应了解患者及家人的心理状况,并对夫妻双方提供护理。不孕的压力可以引起一些不良的心理反应,如焦虑和抑郁,又将进一步影响成功妊娠的概率,因此护理人员应该教会妇女进行放松。帮助夫妻进行交流,说出内心感受,使夫妻双方共同面对不孕问题,相互支持,缓解压力,降低不孕妇女的孤独感。鼓励男方讨论他们和女性不同的心理感受,向男性解释妇女面对不孕的压力。

(二)积极诊治,恢复自尊

1. 帮助患者养成良好的生活习惯 戒烟限酒,注意工作节奏,避免精神过度紧张和劳累,保持心情愉快。注意饮食均衡,加强营养,坚持体育锻炼,增强体质。

2. 诊治配合

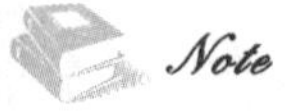

(1)协助检查:耐心向患者解释检查的必要性及检查过程中的注意事项。如监测排卵应于月经来潮6 h内诊刮。子宫输卵管碘油造影可能引起腹部痉挛感,在术后持续1~2 h,可在当天或第2天返回工作岗位而不留后遗症。

(2) 协助治疗：对输卵管慢性炎症及阻塞进行治疗时应注意使用口服活血化瘀的中药及中药灌肠，输卵管内注药可促使输卵管通畅。子宫黏膜下肌瘤、息肉等可进行手术治疗。做好术前准备及术后护理。如卵巢功能不良，给予促排卵药物氯米芬、绒毛膜促性腺激(hCG)、尿促素(HMG)、溴隐亭等。

(3) 辅助生殖技术：必要时应使用辅助生殖技术，做好相关的护理。辅助生殖技术涉及大量伦理、法律法规问题，需要严格的管理和规范。

七、护理评价

(1) 不孕夫妇表示获得了正确的有关不孕的信息及性生殖健康常识。

(2) 不孕夫妇具有良性的对待不孕症的态度，能正确评价诊断及治疗效果。

(3) 妇女能与家人、朋友、医务人员正常的交流沟通。

任务二　辅助生殖技术

辅助生殖技术是人类辅助生殖技术的简称，指采用医疗辅助技术帮助不孕夫妇受孕的一组方法，包括人工授精(AI)、体外受精-胚胎移植(俗称试管婴儿)、卵母细胞质内单精子注射及其衍生技术等。不孕症患者在其他方法治疗无效或无其他治疗方法时，可采用辅助生殖技术。

一、种类及方法

(一) 人工授精

人工授精是以非性交方式将精子置入女性生殖道内，使精子与卵子自然结合，实现受孕的方法。

临床上人工授精的方法为子宫腔内人工授精：将精液洗涤处理去除精浆，取 0.3～0.5 mL 精子悬浮液，在女方排卵期注入子宫腔。按精液来源不同分为 2 类：①丈夫精液人工授精(AIH)；②供精者精液受精(AID)。

1. 适应证

(1) 丈夫精液人工授精：主要适用于男方性功能障碍(早泄、阳痿、逆行射精、尿道下裂、性交后试验异常经治疗仍无显效者)和女方先天或后天生殖道畸形以及宫颈性不孕。

(2) 供精者精液受精：主要适用于不可逆的无精症、严重的少精症及弱精症；输卵管复通失败；射精障碍；男方不宜生育的遗传病等。

(3) 人工授精：主要步骤包括卵泡的监测、选择 AI 的时机、精液收集处理、人工授精术、人工授精术后处理。

(二) 体外受精-胚胎移植

体外受精-胚胎移植(IVF-RT)指将卵子从女方取出，在体外使其受精，进行培养，再将发育到一定时期的胚胎移植到子宫腔内，俗称“试管婴儿”。其适应证包括输卵管性不孕、排卵障碍、男方少精、男方弱精、免疫因素不孕等。主要步骤包括：控制性促排卵、取卵、体外受精、胚胎移植、胚胎移植后的处理。

(三) 体外受精-胚胎移植衍生技术

包括卵母细胞质内单精子显微注射、植入前遗传学诊断、胚胎冻融技术等。

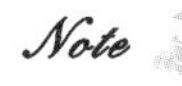

卵巢过度
刺激综合征

二、并发症

辅助生殖技术常见的并发症包括卵巢过度刺激综合征、多胎妊娠、异位妊娠、血管损伤和卵巢扭转。

三、护理评估

1. 健康史 了解患者的年龄、体重等基本情况,了解其婚育史、过敏史,了解其丈夫的精液常规等。

2. 心理护理 了解患者的心理状况包括其家人的态度、其对治疗费用和成功率的了解情况等,并对其进行相应的指导。

四、常见护理诊断/问题

1. 知识缺乏 缺乏对辅助生殖技术相关知识及其流程的了解。

2. 焦虑 与对能否生育的担忧有关。

五、护理目标

(1) 患者焦虑减轻,并保持乐观、健康的心理状态。

(2) 患者及家庭能应对现实,以坦然、乐观的态度积极配合各项检查与治疗。

(3) 夫妇双方能了解不孕的主要原因及科学生育的相关知识。

六、护理措施

(一) 知识宣教

护理人员应详尽评估夫妇双方目前所具有的不孕的相关知识及错误观念,鼓励他们毫无保留地表达自己内心的真实看法、认识和顾虑。对其进行科学生育知识宣教,纠正错误观念,消除对女方的歧视。

(二) 妊娠技巧

(1) 保持健康状态、减轻压力、注重营养、增强体质。

(2) 不能把性生活单纯看作是为了妊娠而进行。

(3) 性交前不使用阴道灌洗或阴道润滑剂。

(4) 性交后应抬高臀部,平卧 20～30 min,有利于精子进入子宫颈。

(5) 了解正常女性的排卵期为下次月经来潮前的 14 天左右,教会他们通过基础体温测定等预测排卵期,在女性的排卵期增加性生活次数,有利于受孕等。

七、护理评价

(1) 患者焦虑是否减轻,并保持乐观、健康的心理状态。

(2) 患者及家庭能否面对现实,以坦然、乐观的态度积极配合各项检查与治疗。

(3) 夫妇双方能否了解不孕的主要原因及科学生育的相关知识。

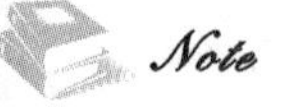

直通护考

参考答案

A1 型题

1. 女方不孕因素中，最常见的病因是(　　)。

A. 无排卵　　B. 输卵管因素　　C. 子宫黏膜下肌瘤

D. 子宫颈细长，子宫颈炎　　E. 子宫内膜异位症

2. 下列不可以造成不孕的有(　　)。

A. 子宫发育不良　　B. 子宫肌瘤　　C. 子宫内膜异位症

D. 子宫内膜结核　　E. 子宫颈内口松弛

3. 精液常规检查中，下列指标不正常的是(　　)。

A. 精液量 2～6 mL　　B. 精液 pH 值 7.5～7.8

C. 精液液化时间为 30 min 内　　D. 每毫升精子数少于 6000 万

E. 精子活动率＞60%

(潘小燕)

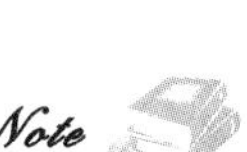

项目十七　外阴阴道手术患者的护理

能力目标

本项目 PPT

1. 能说出避免增加腹压的动作；子宫脱垂的定义、分度；阴道前后壁脱垂的定义、分度；避免尿路感染以及拔除导尿管后尿潴留的护理措施。

2. 能向患者及家属介绍外阴及阴道手术术前、术后的护理及注意事项，外阴、阴道创伤的护理及注意事项，阴道前后壁脱垂的护理及注意事项，子宫脱垂患者手术治疗的适应证。

3. 能为外阴、阴道手术患者制订健康教育计划；介绍子宫托的使用方法和注意事项。

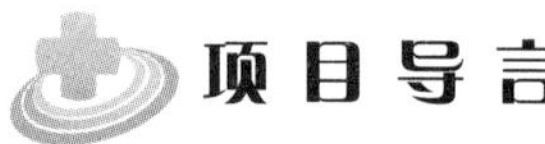

项目导言

外阴、阴道手术在妇科应用比较广泛，因其解剖特点及手术时涉及身体隐私部位，患者容易出现疼痛、自我形象紊乱、自尊低下等护理问题。作为一名妇产科护士，我们需要了解阴道手术的种类，掌握术前准备、术后护理的内容，对比其与腹部手术的不同。

任务一　外阴、阴道手术患者的一般护理

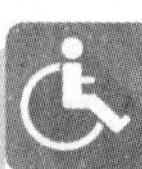

案例引导

案例解析

患者，蔡某，45 岁。因子宫颈肌瘤，拟 3 日后行阴式子宫切除术。患者表现紧张、焦虑，夜间总是不能入睡，入睡后也容易惊醒，无法继续入睡。她询问责任护士：手术时会不会很疼，子宫切除后会不会彻底老了，阴道手术后阴道被缝死了吗？变得不是女人了？

请问：

1. 提出两个主要的护理诊断。
2. 简述该手术的术前准备。

外阴手术指女性外生殖器部位的手术，包括外阴癌根治术、外阴切除术、局部病灶切除术、前庭大腺切开引流术等。

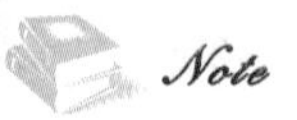

阴道手术指阴道局部或经阴道的手术，如阴道前后壁修补术、尿瘘修补术、阴道成形术、陈旧性

会阴裂伤修补术及阴式子宫切除术、子宫黏膜下肌瘤摘除术、子宫颈肌瘤摘除术等。

一、护理评估

（一）健康史

询问年龄、婚姻等一般情况，了解患者发病时间和症状变化、用药情况等。询问其月经史，如果患者月经来潮，需要通知医生暂停手术。

（二）身心状况

1. 身体评估　评估患者的生命体征、营养状况、全身重要脏器的功能，不同疾病手术部位不同。重点评估患者相应的局部皮肤、黏膜的完整性；是否有活动性出血、血肿；评估局部疼痛的程度、导致疼痛的相关因素。

2. 心理-社会评估　评估患者耐受阴道手术的身心承受能力，阴道手术患者常因担心手术损伤其身体的完整性，担心手术切口疤痕可能影响以后的性生活而焦虑。另外，手术部位是患者身体的隐私部位，因而会增加患者的心理负担。同时，也要评估患者家属的心理状况，以便更好地安慰患者，配合治疗和护理过程。

二、相关检查

（1）血、尿、便三大常规及心、肺、肝、肾等全身重要脏器功能检查。

（2）凝血功能检查。

（3）传染病病原微生物检查。

三、护理诊断

1. 焦虑　与担心手术会损伤身体的完整性、手术切口疤痕可能导致性生活不协调有关。

2. 疼痛　与会阴部神经末梢丰富导致患者对疼痛特别敏感有关。

四、护理目标

（1）患者消除焦虑，主动配合手术。

（2）患者疼痛逐渐减轻。

五、护理措施

（一）术前护理

1. 术前指导　为患者介绍疾病的相关知识，手术的名称与过程，术前准备的内容、目的、方法及主动配合的技巧等；讲解阴道手术过程中常采取的体位与术后维持相应体位的重要性；告知患者阴道清洁的重要性、方法及拆线时间等；指导患者术前进行床上大小便练习，使其习惯在床上使用便器；教会患者在床上进行肢体功能锻炼的方法和正确的咳嗽、咳痰的方法，以预防术后并发症。

2. 皮肤准备　术前注意个人清洁卫生，每日常规清洗外阴。术前 1 日皮肤准备，备皮的范围上至耻骨联合上 10 cm，下至会阴部及肛周，两侧达大腿内侧上 1/3 处。备皮后用温水洗净，拭干皮肤。

3. 肠道准备　由于解剖位置关系，阴道与肛门邻近，术中排便易污染手术视野，术后较早排便易污染切口。因此，术前 3 日进无渣饮食，按医嘱给予肠道抗生素，常用庆大霉素口服，每日 3 次，每次 8 万单位。每日肥皂水灌肠 1 次或 20%甘露醇 250 mL 加等量水口服。大型手术需术前禁食 1 日，给予静脉补液。术前晚及术晨可行清洁灌肠。

4. 阴道准备　术前 3 日开始阴道准备，一般行阴道冲洗或坐浴，每日 1～2 次，常用的冲洗及坐浴溶液有 1∶5000 高锰酸钾溶液、0.2‰碘伏溶液、1∶1000 苯扎溴铵溶液等。术晨用消毒液行阴道

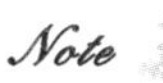

消毒,特别注意阴道穹隆处,消毒后用大棉球拭干,必要时涂亚甲蓝或1%甲紫做标记。

5. 膀胱准备 患者术前不留置导尿管,嘱其排空膀胱,手术室提供无菌导尿管,以备手术结束后使用。

6. 特殊用物准备 根据不同的手术做好特殊用物准备,包括软垫、支托、阴道模型、丁字带、绷带等。

其他术前准备同妇科腹部手术术前准备。

(二) 术后护理

1. 体位 根据不同手术采取相应的体位。子宫脱垂及阴道前后壁膨出行阴道前后壁修补术或盆底修补术的患者,应采取平卧位以降低外阴阴道张力,促进切口愈合,禁止半卧位;处女膜闭锁和有子宫的先天性无阴道者,术后以半卧位为宜,有利于经血的排出。术后为防止下肢静脉血栓的形成应鼓励患者尽早进行床上四肢肌肉收缩和放松的活动,有条件者可以进行物理治疗预防血栓。

静脉血栓栓塞症

2. 切口护理 阴道肌肉组织较少、切口张力大,故不易愈合。阴道内留置纱条压迫止血,需在术后12～24 h内取出,放入和取出纱条时双人核对数量,并记录。有引流的患者要保持引流管通畅,严密观察引流物的量及性质,定时更换引流袋。

3. 导尿管护理 阴道手术后保留导尿管时间较长,一般需留置2～10日。保持导尿管的通畅,观察尿色、尿量,特别是行尿瘘修补术的患者,一旦发现尿液异常,需及时查找原因并予以处理。长期留置导尿管者可给予膀胱冲洗,以免尿路感染。拔导尿管前需训练患者的膀胱功能,拔除后嘱患者尽早排尿,观察患者自行排尿情况。如有排尿困难,给予诱导、热敷等措施帮助排尿,必要时重新留置导尿管。

4. 肠道护理 为防止大便对切口的污染,及排便时对切口的牵拉,应控制首次排便的时间,以利于切口的愈合,防止感染。故在患者排气后抑制肠蠕动,常用药物有鸦片酊5 mL,加水至100 mL口服,每次10 mL,每日3次。术后第5日给予缓泻剂,使大便软化,避免排便困难而影响手术切口的愈合。

5. 避免增加腹压 向患者解释增加腹压会影响切口的愈合,应避免增加腹压的动作,如长时间下蹲、用力排便、咳嗽、大笑等。

6. 减轻疼痛 会阴部神经末梢丰富,对疼痛特别敏感。在正确评估患者疼痛的基础上,针对其个体差异,采用不同的方法缓解疼痛,如保持病房环境安静、诊疗操作集中、勿过多打扰患者、保证充分休息、分散注意力、更换体位减轻切口的张力、遵医嘱及时给予足量镇痛药、应用自控镇痛泵等,同时观察用药后的止痛效果。

六、健康教育

行外阴手术后,患者切口局部愈合较慢。

(1) 嘱患者出院后继续保持外阴部的清洁、干燥,防止感染。

(2) 一般休息3个月,禁止性生活及盆浴,避免重体力劳动及增加腹压,逐渐增加活动量。

(3) 出院1个月后到门诊检查术后恢复情况。

(4) 术后3个月再次到门诊复查,经医生检查确定阴道残端切口完全愈合后,方可恢复性生活。如有病情变化应及时就诊。

七、护理评价

(1) 患者能有效应对焦虑,焦虑程度减轻。

(2) 患者能主动配合医护护理措施,术后疼痛逐渐缓解。

(3) 住院期间无并发症发生。

(4) 患者及家属能复述术后随访日期、要求。

Note

任务二　外阴、阴道创伤患者的护理

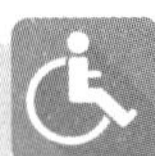

案例引导

案例解析

患者，张某，23岁。因骑自行车发生意外，伤及外阴、阴道，感到会阴部剧烈疼痛，查体：外阴局部红、肿、热、痛，伴有少量血液从阴道口流出，且患者有头晕、乏力、心慌、出汗等症状。

请问：

1. 根据上述案例，判断患者患什么疾病？
2. 请写出两个主要的护理诊断。
3. 根据患者情况，如何进行护理？

一、病因

外阴、阴道创伤的主要原因是分娩，但也可因外伤所致。创伤可伤及外阴、阴道或穿过阴道损伤尿道、膀胱或直肠。幼女受到强暴可致软组织损伤；初次性交时处女膜破裂，绝大多数可自行愈合，偶见裂口延至小阴唇、阴道或伤及穹隆，引起大量阴道流血，导致失血性贫血或休克。

二、护理评估

（一）健康史

了解导致创伤的原因，判断是因外伤、遭强暴所致，还是因分娩创伤未及时缝合所致。

（二）身心状况

1. 身体评估

1）症状　创伤的部位、深浅、范围和就诊时间不同，症状也有区别，主要表现如下。

（1）疼痛：主要症状，可从轻微疼痛至剧痛，甚至出现休克。

（2）局部肿胀：出现水肿或血肿，是常见的表现。外阴部的皮肤、黏膜下组织疏松，血管丰富，局部受伤后可导致血管破裂，组织液渗出，形成外阴或阴道血肿。

（3）外出血：血管破裂可导致少量或大量的鲜血自阴道流出。

（4）其他：根据出血量多少、急缓，患者可有头晕、乏力、心慌、出汗等贫血或失血性休克的症状；合并感染时可有体温升高和局部红、肿、热、痛等表现。另外，由于局部肿胀、疼痛，患者常出现坐卧不安、行走困难等。

2）体征　评估外阴或阴道裂伤的部位、程度，观察血肿的大小、部位，局部组织有无红、肿及脓性分泌物。患者的不同损伤部位可有相应的临床表现，例如，外阴可见局部裂伤或血肿时，外阴皮肤、皮下组织或阴道有明显裂口及活动性出血；形成外阴血肿时，见外阴部有紫蓝色块状物突起，压痛明显。若伤及膀胱、尿道，有尿液自阴道流出；伤及直肠，可见粪便从阴道排出。

2. 心理-社会评估　患者及家属常由于突然发生的意外事件而表现出惊慌、焦虑。护士需要评估患者及家属对损伤的反应，并识别其异常的心理反应。

Note

(三) 辅助检查

实验室检查结果：出血多者，红细胞计数及血红蛋白值下降；有感染者，可见白细胞数目增多。

三、治疗原则

止血、止痛、抗休克和抗感染。

四、护理诊断

1. 恐惧 与突发创伤事件有关。

2. 疼痛 与外阴、阴道创伤有关。

3. 潜在并发症 失血性休克。

五、护理目标

(1) 患者恐惧程度减轻。

(2) 住院期间，患者疼痛逐渐减轻。

(3) 患者在治疗期间未发生失血性休克。

六、护理措施

(一) 严密观察生命体征

对于外出血量较多或有较大血肿且伴有面色苍白者，立即使患者平卧、吸氧，开通静脉通道，做好血常规检查及配血输血准备；给予心电监护，密切观察患者血压、脉搏、呼吸、尿量及神志的变化。对大的外阴、阴道血肿应在抢救休克的同时，配合医生进行止血，并做好术前准备；有活动性出血者应按解剖关系迅速缝合止血。

(二) 心理护理

突然创伤会导致患者和家属恐惧、担忧，护士在抢救休克、准备手术的过程中，应使用亲切、温和的语言安慰患者，使患者配合治疗。同时做好家属的心理护理，使其能够为患者提供支持。

(三) 保守治疗患者的护理

对采取保守治疗的小血肿患者，嘱咐其采取正确的体位，保持外阴部清洁、干燥，每日外阴冲洗 3 次，大便后及时清洁外阴；按医嘱及时给予止血、止痛药物；注意观察血肿的变化，24 h 内冷敷；也可用棉垫、丁字带加压包扎，防止血肿扩大；24 h 后可以热敷或行外阴烤灯，以促进水肿或血肿的吸收。

(四) 做好术前准备

外阴、阴道创伤较重的患者有急诊手术的可能，应做好配血、皮肤准备，嘱咐患者暂时禁食，充分消毒外阴及伤口，向患者及家属讲解手术的必要性、手术过程及注意事项。

(五) 术后护理

外阴、阴道创伤手术后阴道内常填塞纱条，外阴加压包扎，患者疼痛明显，应积极止痛；阴道纱条取出或外阴包扎松解后应密切观察阴道及外阴伤口有无出血，患者有无进行性疼痛加剧或阴道、肛门坠胀等再次出现血肿的症状；保持外阴部清洁、干燥；按医嘱给予抗生素防治感染。

七、护理评价

(1) 患者在住院期间无明显疼痛。

(2) 患者在治疗 24 h 内，生命体征正常。

(3) 住院期间患者和家属能积极配合治疗。

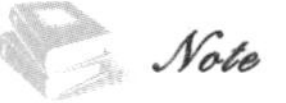

任务三　盆底功能障碍性疾病患者的护理

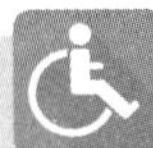

案例引导

案例解析

患者，卞某，女，68岁，诊断为子宫脱垂、阴道前壁脱垂。患者3个月前无明显诱因出现阴道异物感，近2日发现阴道异物感加重并脱出阴道口外，行走不便，无发热，二便正常。既往史：高血压病史10年，否认肝炎、结核等传染病史。查体：体温36.2 ℃，脉搏80次/分，呼吸20次/分，血压150/90 mmHg，一般状态良好，营养中等，神志清醒，查体合作，心肺听诊无异常，腹部平软，无压痛及反跳痛，肝脾未触及，其余正常。妇科检查：外阴处见部分子宫脱垂在外，阴道前壁膨出约3 cm×2 cm，无溃烂，子宫和双附件正常。

患者焦急地询问责任护士：阴道内异物到底是什么，为什么别人没有这样的情况；儿女工作繁忙，怕影响孩子工作，希望可以保守治疗；如果做手术，会采用什么手术方式，术后怎样进行自我保健。

请问：

1. 请给出该患者医学诊断的诊断依据。
2. 请给出护理诊断。
3. 请制订护理措施。

子任务Ⅰ　阴道前后壁脱垂患者的护理

阴道前壁脱垂，即阴道前壁膨出，阴道内2/3膀胱区域脱出称为膀胱膨出。若支持尿道的膀胱宫颈筋膜受损严重，尿道紧连的阴道前壁下1/3以尿道口为支点向下膨出，称为尿道膨出。

阴道后壁脱垂，又称直肠膨出，阴道后壁膨出常伴随子宫直肠窝疝，如果内容物为肠管，则称之为肠疝。

女性盆底功能障碍性疾病

一、病因

1. 妊娠、分娩　特别是产钳助产或胎头吸引助产时，盆腔筋膜、韧带和肌肉可能因过度牵拉而被削弱其支撑力量。若产后过早参加体力劳动，特别是重体力劳动，将影响盆底组织张力的恢复而发生盆腔器官脱垂。

2. 衰老　随着年龄的增长，特别是绝经后出现的支持结构萎缩，在盆底肌肉松弛的发生或发展中也具有重要作用。

3. 长期腹压增加　慢性咳嗽、腹腔积液、腹型肥胖、持续负重或便秘造成腹腔内压力增加，可导致脱垂。

4. 医源性因素　包括没有充分纠正手术时所造成的盆腔支持结构的缺损。

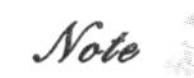

二、护理评估

(一) 健康史

了解分娩经过，有无产程延长、阴道助产及盆底组织撕裂等；评估有无慢性咳嗽、习惯性便秘、盆腹腔肿瘤等。

(二) 身心状况

了解有无下腹部坠胀、腰痛，有无肿物从阴道脱出，是否有大小便困难，尤其是习惯性便秘，是否在用力下蹲、腹压升高时上述症状加重，在卧床休息时症状减轻。了解患者因阴道前后壁脱垂产生的心理问题，社会、家庭支持的方式及程度。

1. 症状

(1) 轻症患者一般无症状。重度脱垂韧带筋膜有牵拉，盆腔充血，患者有不同程度的腰骶部酸痛或下坠感，站立过久或劳累后症状明显，卧床休息则症状减轻。

(2) 阴道前壁膨出常伴有尿频、排尿困难、残余尿增加，部分患者可发生压力性尿失禁，但随着膨出的加重，其压力性尿失禁症状可消失，甚至需要手协助压迫阴道前壁帮助排尿，易并发尿路感染。

(3) 阴道后壁膨出常表现为便秘，甚至需要手协助压迫阴道后壁帮助排便。外阴肿物脱出后轻者经卧床休息，能自行回纳，重者则不能回纳。

2. 体征 临床分度如下。

(1) 阴道前壁膨出分为 3 度。

Ⅰ度：阴道前壁形成球状物，向下突出，达处女膜缘，但仍在阴道内；

Ⅱ度：阴道壁展平或消失，部分阴道前壁突出于阴道口外；

Ⅲ度：阴道前壁全部突出于阴道口外。

(2) 阴道后壁膨出分为 3 度。

Ⅰ度：阴道后壁达处女膜缘，但仍在阴道内；

Ⅱ度：阴道后壁部分脱出于阴道口外；

Ⅲ度：阴道后壁全部脱出于阴道口外。

(三) 辅助检查

(1) 残余尿量测定和尿常规检查，必要时在 CO_2 充盈膀胱时，行膀胱镜和尿道镜检查，有助于诊断。

(2) 直肠膨出患者必要时行钡剂灌肠等检查。

三、治疗原则

1. 非手术治疗

(1) 盆底肌肉(肛提肌)锻炼：适用于轻度阴道脱垂者，嘱咐患者行收缩肛门(缩肛)运动，用力使盆底肌肉收缩放松，每次 10～15 min，2～3 次/日，此疗法可以配合服用中药补中益气汤同时进行。

(2) 改善全身情况：治疗咳嗽、便秘等使腹压升高的慢性疾病；已绝经者应该适量补充雌激素，避免过度疲劳，休息能改善阴道脱垂程度。

2. 手术治疗 适用于Ⅱ度以上脱垂者、合并直肠膀胱膨出有症状者及保守治疗无效者。手术原则为恢复正常子宫解剖位置或切除子宫，修补阴道壁多余黏膜，缝合修补盆底肌肉，根据患者的不同年龄、生育要求及全身健康状况选择手术方法治疗。

常用的手术：①阴道前后壁修补术；②经腹腔镜行圆韧带、宫骶韧带缩短术，适用于先天性单纯轻度阴道脱垂患者。

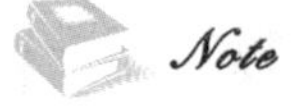

四、护理诊断

1. 焦虑　与阴道前后壁脱垂影响正常生活有关。

2. 有感染的危险　与摩擦所致的溃疡有关。

3. 排尿形态改变　与疾病和相关手术有关。

4. 便秘　与直肠膨出有关。

五、护理目标

(1) 患者能表达引起焦虑的原因,配合护理人员的护理工作,焦虑减轻。

(2) 患者感染得到控制,溃疡消失。

(3) 患者排尿正常,排便困难消失。

六、护理措施

1. 一般护理　改善患者一般情况,嘱咐患者卧床休息,加强营养,增强体质;每日清洗外阴,保持外阴清洁,勤换洗内衣;保持大便通畅,必要时给予缓泻剂;尿潴留者给予导尿处理,防止尿路感染;教会患者做缩肛运动,每日 2~3 次,每次 10~15 min,以增强肌肉张力。同时积极治疗原发病,如慢性咳嗽、习惯性便秘等。

2. 术后护理　手术治疗后应注意 3 个月内禁止重体力劳动或提重物,术后必要时可阴道局部使用雌激素以促进伤口愈合,但注意不要随意停服或漏服。

3. 心理护理　护士要理解患者心情和主诉,多与患者沟通,了解患者的身心痛苦,针对其心理特点做好心理疏导;鼓励家属多多关心、理解患者,使患者对疾病的治疗充满信心。

七、健康教育

(1) 避免长时间站立、行走、久蹲,产后避免过早参加重体力劳动。

(2) 保持外阴部的清洁、干燥。每日用清水进行外阴冲洗,若出现溃疡,需遵医嘱予以冲洗后涂擦溃疡油。

(3) 盆底肌肉组织的锻炼:每日做收缩肛门的运动,用力收缩放松盆底肌肉 2~3 次,每次 10~15 min。

(4) 术后注意 3 个月内禁止重体力劳动,术后一般休息 3 个月,出院后 1、3 个月时进行复查。

八、护理评价

(1) 患者焦虑有所减轻,能够保持心情愉悦。

(2) 患者不再为排尿异常感到苦恼。

(3) 患者学会缩肛运动,压力性尿失禁明显改善。

(4) 患者便秘情况有所改善。

子任务Ⅱ　子宫脱垂患者的护理

子宫脱垂是指子宫从正常位置沿阴道下降,子宫颈外口达坐骨棘水平以下,甚至子宫全部脱出于阴道口外(图 17-1),常伴有阴道前后壁膨出。

一、病因

1. 分娩损伤　最主要的病因。分娩过程中,特别是阴道助产或第二产程延长者,盆底肌肉、筋

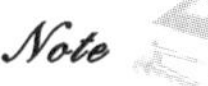

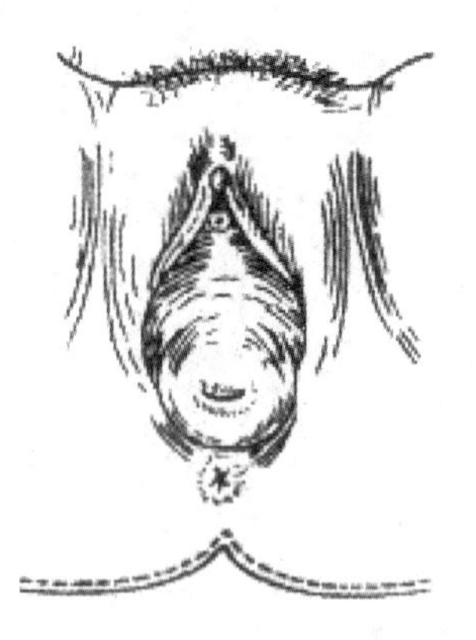
图 17-1　子宫脱垂

膜以及子宫韧带均过度拉伸,张力降低,甚至断裂,而分娩结束后未进行修补或修补不佳,导致支持子宫的筋膜及韧带不能恢复。

2. 产褥期早期体力劳动　分娩以后支持子宫的筋膜、韧带一般需要42日才能恢复。而未复旧的子宫轴与阴道纵轴平行,一旦产妇产后过早参加体力劳动,尤其是重体力劳动,导致腹压增大,过高的腹压将子宫推向阴道,出现脱垂。

3. 长期腹压增加　如长期慢性咳嗽,习惯性便秘,长期参加重体力劳动以及腹腔的巨大肿瘤、腹腔积液等,均可使腹压升高,使子宫下移,导致脱出。

4. 盆底组织发育不良或退行性变　子宫脱垂偶见于未产妇或处女,多为先天性盆底组织发育不良或营养不良所致,常伴有其他脏器下垂。绝经后妇女雌激素水平低下,盆底组织缺乏弹性,萎缩、退化而薄弱,也可引起子宫脱垂或加重脱垂程度。

二、护理评估

(一)健康史

了解分娩经过,有无产程延长、阴道助产及盆底组织撕裂等;评估有无慢性咳嗽、习惯性便秘、盆腹腔肿瘤等。

(二)身心状况

了解有无下腹部坠胀、腰痛,有无肿物从阴道脱出,是否有大小便困难(尤其是习惯性便秘),是否在用力下蹲、腹压升高时上述症状加重,卧床休息时症状减轻。

1. 身体评估

1)症状

(1)临床分度:根据患者平卧用力向下屏气时子宫下降的程度,将子宫脱垂分为3度(图17-2)。

Ⅰ度:轻型为子宫颈外口距离处女膜缘小于4 cm,未达处女膜缘;重型为子宫颈外口已达处女膜缘,在阴道口可见到子宫颈。

Ⅱ度:轻型为子宫颈已脱出阴道口,子宫体仍在阴道内;重型为子宫颈和部分子宫体已脱出阴道口。

Ⅲ度:子宫颈和子宫体全部脱出阴道口外。

【护考提示】子宫脱垂的分度是护考的重点内容。

(2)Ⅰ度子宫脱垂患者多无自觉症状,Ⅱ、Ⅲ度子宫脱垂患者身体会出现以下症状。①下坠感及腰骶酸痛:下垂子宫对韧带的牵拉,盆腔充血所致。久站、久蹲、走路、重体力劳动后加重,休息后减轻。②肿物自阴道脱出:走路、下蹲、用力排便时,阴道有肿物脱出。起初平卧时肿物可变小或消失,严重时休息后也不能回缩,通常需要用手才能将肿物还纳回阴道。③排尿、排便异常:膀胱、尿道膨出出现排尿困难、尿潴留或压力性尿失禁,进而继发尿路感染。另外,还会有习惯性便秘、排便困难,合并有直肠膨出。

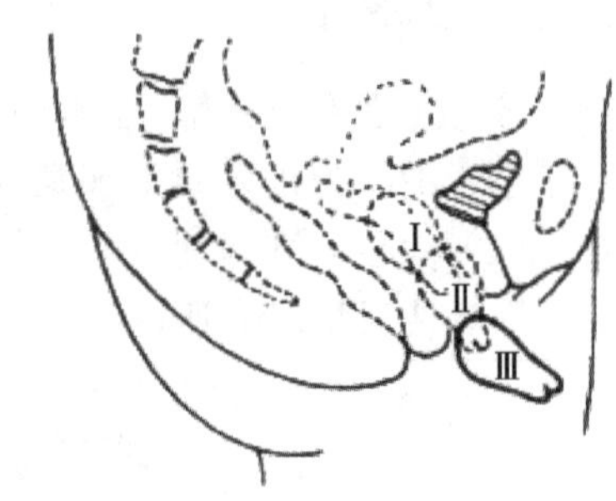

图 17-2　子宫脱垂分度

2)体征　妇科检查时患者向下用力屏气,可见子宫脱出,还可合并膀胱、直肠膨出。

2. 心理-社会评估　了解患者因子宫脱垂产生的心理问题,社会、家庭支持的方式及程度。长期子宫脱垂导致患者工作、生活受到影响,对治疗失去信心,情绪低落、焦虑等;患者家属也因长期无法满足性生活需求而沮丧,甚至报怨。

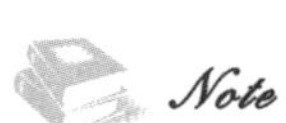

3. 辅助检查

（1）压力性尿失禁检查：让患者先憋尿，取膀胱截石位，嘱咐患者咳嗽，观察有无尿液溢出，如有，检查者戴无菌手套后，用食指、中指分别置于尿道口两侧，稍加压后再嘱咐患者咳嗽，如能控制尿液外溢，则证明是压力性尿失禁（图 17-3）。

（2）实验室检查：合并感染者，血常规可见白细胞数目增加。

图 17-3　压力性尿失禁检查方法

三、治疗原则

无症状者不需要治疗，有症状者治疗以安全、简单、有效为原则。

1. 非手术治疗

（1）支持治疗：加强营养，增强体质，注意休息，避免重体力劳动；积极治疗习惯性便秘、慢性咳嗽及盆腹腔肿瘤等疾病；加强盆底肌肉的锻炼。

（2）子宫托：子宫托是一种古老而有效的保守治疗方法，适用于不同程度的子宫脱垂及阴道前后壁膨出者，现常用支撑型子宫托和填充型子宫托 2 种（图 17-4）。但Ⅲ度子宫脱垂伴盆底肌肉明显萎缩以及子宫颈、阴道壁有炎症、溃疡者不宜使用。

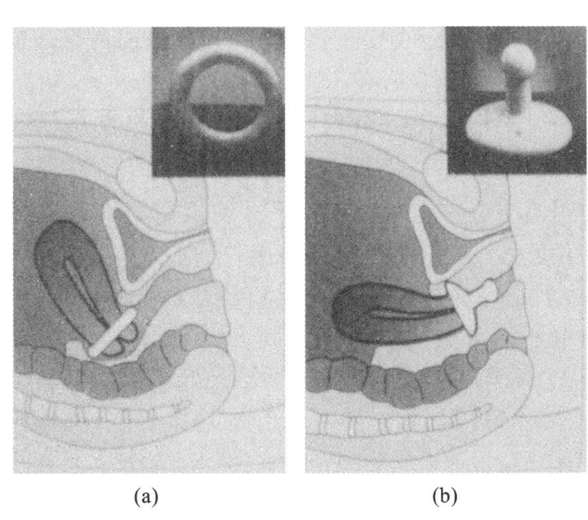

(a)　　(b)

图 17-4　子宫托

（a）支撑型子宫托；（b）填充型子宫托

2. 手术治疗　适用于非手术治疗无效或Ⅱ、Ⅲ度子宫脱垂者。可根据患者的年龄、全身状况及生育要求采用宫颈部分切除术（曼氏手术）：阴道前后壁修补＋宫颈部分切除及主韧带缩短术，适用于年轻宫颈延长子宫脱垂者、经阴道全子宫切除术及阴道纵隔形成术者、阴道及子宫韧带悬吊术者等。

四、护理诊断

1. 疼痛　与子宫脱垂牵拉韧带及子宫颈、阴道溃疡有关。

2. 焦虑　与子宫脱垂影响正常生活有关。

3. 尿潴留　与脱垂的子宫压迫膀胱有关。

4. 压力性尿失禁　与膀胱膨出、尿道膨出有关。

5. 便秘　与直肠膨出有关。

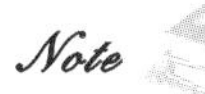

五、护理目标

(1) 经过对症治疗,疼痛有所缓解。

(2) 能表达焦虑的原因,并能有效应对,焦虑程度减轻。

(3) 经正确使用子宫托,尿潴留症状有所好转。

(4) 经正确使用子宫托及盆底肌肉锻炼,压力性尿失禁有所控制。

(5) 经正确使用子宫托及养成按时排便的习惯,便秘得到较好改善。

六、护理措施

1. 一般护理 改善患者一般情况,嘱咐患者卧床休息,加强营养,增强体质;每日清洗外阴,保持外阴清洁,勤换洗内衣;保持大便通畅,必要时给予缓泻剂;尿潴留者给予导尿处理,防止尿路感染;教会患者做缩肛运动,每日 2～3 次,每次 10～15 min,以增强肌肉张力。同时积极治疗原发病,如慢性咳嗽、习惯性便秘等。

2. 使用子宫托的护理 以下以填充型子宫托为例进行讲解,在医生指导下选择大小合适的型号。

(1) 放子宫托:放置填充型子宫托前嘱患者排尽大小便,洗净双手,放置时患者蹲下,两腿分开,一手持子宫托柄,将托盘面以倾斜位放入阴道,然后手持托柄边向内推边向前旋转,直至托盘达子宫颈,然后屏气,使子宫下降,托盘紧紧地吸附在子宫颈上。

(2) 取子宫托:取子宫托时手指捏住托柄,上、下、左、右轻轻摇动,等负压消失后再向后外方牵拉,子宫托即可自阴道内滑出。

【护考提示】 子宫托的使用方法是护考的重点内容。

(3) 注意事项:放置前阴道应有一定雌激素水平。绝经后妇女可选用阴道雌激素霜剂,放子宫托前 4～6 周开始使用,并在放置子宫托期间坚持使用;子宫托大小适宜,以放置后既不脱出又无不适症状为宜;子宫托白天放置,晚上取出消毒备用,以免放置时间过久,避免长时间压迫生殖道而致其糜烂、溃疡,甚至坏死,导致生殖道瘘;保持阴道清洁,经期和妊娠期停止使用;使用子宫托后,应分别在第 1、3、6 个月时到医院检查 1 次,以后每 3～6 个月到医院检查 1 次。

3. 手术患者的护理

(1) 术前护理:术前 5 日开始进行阴道准备,Ⅰ度子宫脱垂的患者可采用 1∶5000 高锰酸钾溶液或0.2‰碘伏溶液,每日坐浴 2 次;Ⅱ、Ⅲ度子宫脱垂的患者,特别是有溃疡者,应行阴道冲洗,冲洗液的温度在 41～43 ℃为宜,以免局部发生烫伤。在冲洗后,在溃疡局部涂 40%紫草油或含抗生素的软膏,以防感染;戴无菌手套将脱垂的子宫还纳于阴道内,患者床上平卧半小时;用清洁的卫生带或丁字带支托下移的子宫,避免子宫与内裤摩擦,减少异常分泌物;积极治疗局部炎症,按医嘱使用抗生素及局部涂抹雌激素软膏。

(2) 术后护理:术后除按一般外阴、阴道手术患者护理外,卧床休息 7～10 日;留置导尿管 10～14 日;避免增加腹压的动作,如下蹲、咳嗽等;使用缓泻剂预防习惯性便秘;每日行外阴擦洗 3 次,注意观察阴道分泌物的性状;遵医嘱应用抗生素预防感染。

【护考提示】 子宫脱垂患者术前、术后护理是护考的重点内容。

4. 心理护理 护理人员理解患者心情和主诉,多与患者沟通,了解患者的身心痛苦,针对其心理特点做好心理疏导;解释有关子宫脱垂发病原因、治疗方法及预后,解除患者的自卑心理;指导家属关心、理解患者,使患者对疾病的治疗充满信心。

七、健康教育

术后一般休息 3 个月,禁止盆浴及性生活;出院 2 个月后到医院复查伤口愈合情况;出院 3 个月后再到门诊复查,医生确认完全恢复后方可有性生活;术后半年内避免重体力劳动。

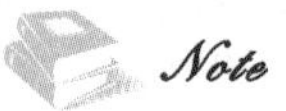

八、护理评价

(1) 患者学会保守治疗的自我护理方法，疼痛减轻或消失。
(2) 患者能说出减轻焦虑的方法，并能积极应用。
(3) 患者不再为尿潴留而苦恼。
(4) 患者学会缩肛运动，压力性尿失禁明显改善。
(5) 患者习惯性便秘有所改善。

直通护考

参考答案

一、A1 型题

1. 李女士，52 岁，孕 5 产 4，妇科检查见子宫颈及部分子宫体已脱出阴道口外，诊断最可能为(　　)。

A. Ⅱ度轻型子宫脱垂　　B. Ⅱ度重型子宫脱垂　　C. Ⅲ度子宫脱垂
D. Ⅰ度轻型子宫脱垂　　E. Ⅰ度重型子宫脱垂

2. 下列韧带松弛不会导致子宫脱垂的是(　　)。

A. 主韧带　　B. 子宫骶韧带　　C. 肛提肌韧带　　D. 阔韧带　　E. 圆韧带

3. 预防子宫脱垂的护理措施中，下列描述错误的是(　　)。

A. 积极开展计划生育　　B. 提高接生技术　　C. 产褥期增加腹压活动
D. 加强营养，增强体质　　E. 执行妇女劳动保护条例

4. 护士指导子宫脱垂患者盆底组织锻炼的方法为(　　)。

A. 下肢运动　　B. 收缩肛门的运动　　C. 仰卧起坐
D. 俯卧撑　　E. 上肢运动

二、A3 型题

(1～2 题共用题干)

患者关某，55 岁。阴道口脱出肿物已 2 年，休息时能还纳，近 10 天来，经休息亦不能还纳。大笑、咳嗽时有小便流出，伴尿频，每次尿量不多。以往有 3 次在家里足月的分娩史，后两胎未满产褥期便怀抱大孩子做各种家务活。妇科检查：会阴Ⅱ度陈旧性裂伤，阴道前壁有膨出，子宫颈脱出于阴道外，子宫略小，水平位，两侧附件未触及。

1. 此患者最可能的诊断是(　　)。

A. 子宫颈延长伴阴道前壁膨出　　B. Ⅱ度轻型子宫脱垂伴阴道前壁膨出
C. Ⅲ度子宫脱垂，Ⅲ度膀胱膨出伴尿道膨出　　D. Ⅲ度子宫脱垂伴阴道前后壁膨出
E. 阴道前壁膨出伴压力性尿失禁

2. 此类患者的最主要预防措施应是(　　)。

A. 科学接生和做好产褥期保健　　B. 对老年人适当补充激素
C. 经常保持大便通畅　　D. 积极治疗慢性咳嗽
E. 注意休息，加强营养

(周倩倩)

Note

项目十八　计划生育妇女的护理

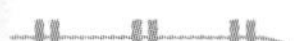

能力目标

本项目 PPT

1. 能为不同时期女性提供知情选择的避孕方法，指导避孕失败的女性采取补救措施，为绝育女性提供绝育方法。

2. 能熟悉药物避孕、工具避孕的原理、适应证、禁忌证、不良反应和并发症；人工流产、药物流产、女性绝育手术的适应证、禁忌证。

3. 能关爱、尊重、理解妇女，具有良好的职业素养。

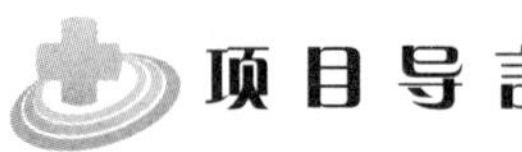

项目导言

计划生育是通过科学的方法实施生育调节，控制人口数量，提高人口素质，使人口增长与经济、资源、环境和社会发展计划相适应。我国是人口众多的国家，实行计划生育是一项基本国策。2016 年 1 月我国开始实施修订后的《中华人民共和国人口与计划生育法》，提倡一对夫妻生育两个子女。计划生育对妇女的生殖健康和家庭幸福有着直接的影响。作为一名妇产科临床护士，应了解我国的计划生育政策，并能向育龄妇女推荐合适的避孕方法，当避孕失败采取补救措施时指导其进行自我护理，运用所学知识对育龄妇女进行生殖健康教育。

任务一　计划生育妇女的一般护理

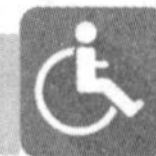

案例引导

张女士，28 岁，教师。正常分娩后母乳喂养 3 个月，月经尚未复潮，排除早孕，无肝肾疾病史。她知道哺乳期不宜药物避孕，故到门诊咨询合适的避孕方法，向责任护士询问能否放置宫内节育器，放置后对哺乳是否有影响。

案例解析

请问：

1. 为何哺乳期妇女不宜采用药物避孕？

2. 该妇女较适合采用哪种避孕方式？

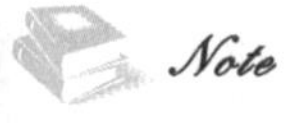

避孕方法知情选择是计划生育优质服务的重要内容，实行计划生育应充分尊重夫妻双方的意愿。护士通过宣传、教育、培训、指导等途径，使育龄夫妇了解常用避孕方法的相关知识，并协助其根据自身特点选择适宜、安全、有效的避孕方法。

一、护理评估

1. 健康史　详细询问欲采取计划生育措施妇女的现病史、既往史、月经史及婚育史等，了解有无各种计划生育措施的禁忌证。如对欲放置宫内节育器者，应了解其有无月经过多或过频、有无节育器脱落史等；对欲采用药物避孕者，应了解其有无严重心血管疾病（高血压病、冠心病等）、内分泌疾病（糖尿病、甲状腺功能亢进等）、肿瘤及血栓性疾病等；对欲行输卵管结扎术者，应了解其有无神经官能症及盆腔炎性疾病等。

2. 身心状况　全面评估欲采取计划生育措施妇女的身体状况，如有无发热及急、慢性疾病。妇科检查：外阴、阴道有无赘生物及皮肤黏膜完整性；子宫颈有无炎症、裂伤；白带性状、气味和量；子宫位置、大小、活动度、有无压痛及脱垂；附件有无压痛、肿块等。

由于缺乏计划生育相关知识，妇女对采取计划生育措施会存在一定的思想顾虑和担忧，如采用药物避孕者可能担心月经异常、体重增加或肿瘤发生率增高等，尚未生育、采用药物避孕者会担心药物避孕损伤身体、影响以后的正常生育等；采用宫内节育器避孕者害怕节育器脱落、移位及带器妊娠等；采用避孕套避孕者，担心影响性生活质量；接受输卵管结扎术者常担心术中疼痛、术后出现并发症及影响性生活等。因此，护士必须全面评估拟实施计划生育妇女的生理、心理及社会状况，及时为她们提供正确、个性化的健康指导，协助其自愿采取适宜、安全、有效的计划生育措施。

3. 辅助检查

（1）血、尿常规和出/凝血时间。

（2）阴道分泌物常规检查。

（3）心电图、肝肾功能及腹部、盆腔B超检查等。

二、常见护理诊断/问题

1. 知识缺乏　缺乏计划生育的医学知识。

2. 有感染的危险　与腹部手术切口及子宫腔创面有关。

三、护理措施

1. 计划生育措施的选择　育龄夫妇有对避孕节育方法的知情选择权，医护人员首先要让育龄夫妇了解常用避孕方法的种类、原理、适应证、禁忌证、常见副作用、并发症，耐心解释其提出的各种具体问题，做好心理疏导工作、解除思想顾虑，根据每对育龄夫妇的具体情况和实际需求，协助其选择最适宜、安全及有效的避孕措施。

（1）短期内不想生育的新婚夫妇：因尚未生育，需选择使用简便、短效的避孕方法。可采用男用避孕套；也可采用短效口服避孕药或外用避孕栓、薄膜等，一般暂不选用宫内节育器。

（2）生育后夫妇：应选择长效、安全、可靠的避孕方法。可采用宫内节育器、男用避孕套、口服避孕药、长期避孕针或缓释避孕药等。若对某种避孕方法有禁忌证，则不宜使用该方法。已生育两个或两个以上的妇女可采取绝育措施。

（3）哺乳期妇女：选择不影响乳汁质量和婴儿健康的避孕方法。宜选用男用避孕套、宫内节育器，不宜选用甾体激素避孕药。哺乳期放置宫内节育器，应先排除妊娠，操作注意要轻柔，防止子宫损伤。

（4）绝经过渡期妇女：仍有排卵可能，应坚持避孕。首选男用避孕套。原来采用宫内节育器无不良反应者可继续使用，至绝经后半年取出。年龄超过45岁的妇女一般不采用口服避孕药或注射

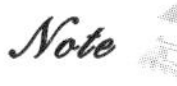

避孕针的方法。

2. 减轻疼痛、预防感染 医护人员要注意减轻患者的疼痛，对于疼痛原因要双方共同讨论分析，寻找缓解疼痛的方法。术后尽量为患者提供舒适安静的休息环境。根据手术的需要和患者自身身体状况，可嘱其卧床休息 2～24 h，逐渐增加活动量。做绝育术及中期妊娠引产者需住院，住院期间应定时监测患者的生命体征，密切观察患者阴道流血、腹部切口及腹痛等情况。遵医嘱给予镇静、止痛药物及抗生素等，以缓解疼痛，预防感染，促进康复。对于放置宫内节育器后出现疼痛者，要认真了解宫内节育器的位置、大小及形态是否合适，指导其服用抗炎及解痉药物，并督促其保持外阴部的清洁。

四、健康指导

(1) 门诊可以进行宫内节育器的放置与取出术、人工流产手术等，患者于术后稍加休息便可回家休养。护士有责任告知患者，若出现阴道流血量多、持续时间长、腹部疼痛加重等情况需及时就诊。放置或取出宫内节育器者术后应禁止性生活 2 周，人工流产手术后应禁止性生活及盆浴 1 个月。术后 1 个月到门诊复查，腹痛、阴道流血量多者，应随时就诊。

(2) 告知拟行输卵管结扎术者需住院，经腹输卵管结扎术后应休息 3～4 周，禁止性生活 1 个月；经腹腔镜手术者，术后静卧数小时后即可下床活动，注意观察有无腹痛、腹腔内出血或脏器损伤等征象。早孕行钳刮术者，术后应休息 3～4 周，保持外阴部清洁，禁止性生活及盆浴 1 个月，术后 1 个月到门诊复查，若有腹痛、阴道流血多者，应随时就诊。

(3) 要教会妇女各种避孕措施的正确使用方法，告知其如何观察不良反应、并发症及一般应对措施。

任务二　常用避孕方法与护理

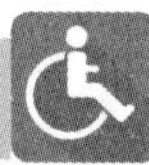

案例引导

案例解析

王女士，37 岁，月经周期正常，生育史：G_3P_1，2 次人工流产史。本次就诊想选择宫内节育器避孕。妇科检查：子宫颈内口松弛，重度陈旧性子宫颈裂伤。

请问：

1. 该妇女适合采用宫内节育器进行避孕吗？
2. 子宫颈内口松弛可选择哪种类型的宫内节育器？
3. 放置宫内节育器后应给予哪些健康指导？

避孕是计划生育的重要组成部分，是采用科学的方法使妇女暂时不受孕。理想的避孕方法，应符合安全、有效、简便、实用、经济的原则，对性生活及性生理无不良影响，为男女双方均能接受并乐意持久使用。避孕方法有很多，主要包括工具避孕、药物避孕和其他避孕方法。

一、工具避孕

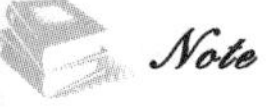

工具避孕法利用工具阻止精子和卵子结合，或改变子宫腔内环境，干扰受精卵着床以达到避孕

的目的。

(一) 宫内节育器(IUD)

宫内节育器避孕是将避孕器具放置于子宫腔内，通过引起局部组织产生各种反应而达到避孕效果，是一种安全、有效、简便、经济、可逆的避孕方法，为我国生育期妇女的主要避孕措施。

1. 种类

1) 惰性宫内节育器(第一代 IUD)　由金属、塑料或硅胶等惰性材料制成，我国既往常用的金属单环，因其带器妊娠率及脱落率高，已停止生产。

2) 活性宫内节育器(第二代 IUD)　内含活性物质，如铜离子、激素及药物等，可以提高避孕效果，减少副作用。分为含铜宫内节育器和含药宫内节育器两大类(图 18-1)。

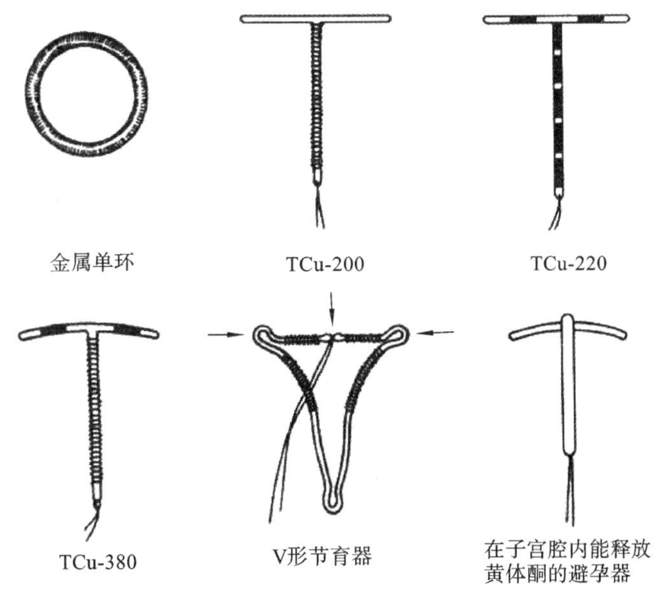

图 18-1　常用的宫内节育器

(1) 含铜宫内节育器：我国目前应用广泛的 IUD。含铜宫内节育器在子宫内持续释放具有生物活性、有较强抗生育能力的铜离子，避孕效果随铜的表面积增大而增大。按形态分为 T 形、V 形、宫形等多种类型，不同形态的 IUD 又根据含铜的表面积分为不同类型，例如 TCu-200(T 形，铜表面积 220 mm^2)、TCu-380 等。①含铜 T 形宫内节育器(TCu-IUD)：按子宫腔形态设计，以聚乙烯为支架，在纵杆或横臂上绕有铜丝或铜套，带有尾丝，便于检查及取出。②含铜 V 形宫内节育器(VCu-IUD)：有尾丝，带器妊娠率、脱环率较低，但出血率较高，因此取出率较高。③含铜宫形宫内节育器：形态更接近子宫腔形状，无尾丝，具有带器妊娠率及脱落率低、能长期放置等优点。④母体乐(MLCu-375)：支架为聚乙烯，呈伞状，两弧形臂上各有 5 个小齿，具有可塑性，铜表面积 375 mm^2。⑤含铜无支架 IUD：又称吉妮环，为 6 个铜套串在一根尼龙线上，顶端有一个结能固定于子宫肌层，悬挂在子宫腔内，铜表面积 330 mm^2，有尾丝，适于子宫腔较深、子宫颈口较松、有 IUD 脱落史或带器妊娠史的妇女放置。

(2) 含药宫内节育器：将药物储存于节育器内，通过每日微量释放提高避孕效果，降低副作用。目前我国临床主要应用含孕激素 IUD 和含吲哚美辛 IUD。①含孕激素 IUD：采用 T 形聚乙烯支架，孕激素储存在纵杆的药管内，管外包有聚二甲基硅氧烷膜控制药物释放。目前研制用左炔诺孕酮 IUD，以中等量释放(每日 20 μg)，带有尾丝，放置时间为 5 年。具有带器妊娠率低、脱落率低，且月经量少的优点，主要不良反应为闭经及点滴出血，取出 IUD 后不影响月经的恢复和妊娠。②含吲哚美辛 IUD：其特点是妊娠率、脱落率及出血率低、继续存放率高。

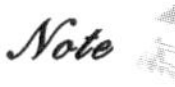

2. 避孕原理 IUD 放置后，子宫内膜受到异物刺激，子宫腔内环境发生改变，导致子宫内膜表层的无菌性炎症反应。不同材质的宫内节育器引发的组织反应也不尽相同，多是通过杀精毒胚和干扰受精卵着床而起到避孕的作用。

3. IUD 放置术

1) 适应证 ①育龄妇女无禁忌证、自愿要求放置者。②无相对禁忌证，要求紧急避孕或继续以 IUD 避孕者。

2) 禁忌证：①妊娠或妊娠可疑。②生殖道急性炎症。③人工流产出血多，怀疑有妊娠组织物残留或感染的可能；中期妊娠引产、分娩或剖宫产胎盘娩出后，子宫收缩不良有出血或潜在感染可能。④生殖器官肿瘤。⑤生殖器官畸形，如中隔子宫、双子宫等。⑥子宫颈内口过松、重度陈旧性子宫颈裂伤或子宫脱垂。⑦严重的全身性疾病。⑧子宫腔<5.5 cm 或>9.0 cm 者(排除足月分娩后、大月份引产后或放置含铜无支架 IUD)。⑨近 3 个月内有月经失调、阴道不规则流血。⑩有铜过敏史。

3) 放置时间 ①月经干净 3～7 日且无性交。②产后 42 日恶露已净，会阴伤口愈合，子宫恢复正常。③人工流产后立即放置。④剖宫产后半年放置。⑤含孕激素 IUD 在月经第 3 日放置。⑥自然流产转经后，药物流产 2 次正常月经后放置。⑦哺乳期放置时应先排除早孕。⑧性交后 5 日内放置为紧急避孕方法之一。

【护考提示】

宫内节育器放置的适应证、禁忌证、放置时间。

4) IUD 大小选择 T 形 IUD 按其横臂宽度分为 26 号、28 号、30 号 3 种。护士应协助医生根据子宫腔深度选择合适的节育器。通常子宫腔深度≤7 cm 者用 26 号，>7 cm 者用 28 号。

5) 放置方法 患者排尿后取膀胱截石位，常规外阴阴道消毒，铺巾，双合诊检查子宫大小、位置及附件情况。阴道窥器暴露子宫颈，消毒子宫颈，探针测子宫腔后，用扩张器缓慢扩张子宫颈至适宜程度，用送环器将环送入子宫底，带尾丝的一端在子宫颈口外 2 cm 处剪断。观察无出血后，取下宫颈钳及阴道窥器。

6) 术后健康指导 ①术后休息 3 日，避免重体力劳动 1 周。②术后 2 周内禁止性生活及盆浴，保持外阴清洁。③术后 3 个月每次行经或排便时注意有无节育器脱出。④节育器放置后 3、6、12 个月各复查 1 次。以后每年复查 1 次，直至取出。⑤术后可能有少量阴道出血及下腹不适，嘱若发热、下腹痛及阴道流血量多时，应随时就诊。

4. IUD 取出术

1) 适应证 ①计划再生育者或已无性生活不再需要避孕者。②放置期限已满需要更换者。③拟改用其他避孕措施或绝育者。④因副作用治疗无效或出现并发症者。⑤绝经过渡期停经 1 年内或月经紊乱者。⑥带器妊娠者。

2) 禁忌证 ①并发生殖道炎症时，先给予抗感染治疗，治愈后再取出。②全身情况不良或在疾病的急性期，应待病情好转后再取出。

3) 取器时间 ①月经干净后 3～7 日。②子宫不规则出血或出血多者随时可取，取 IUD 同时需行诊断性刮宫，刮出组织送病理检查，排除子宫内膜病变。③带器早期妊娠行人工流产时取出。④带器异位妊娠术前诊断性刮宫时或术后出院前取出。

4) 取出方法 取器前可通过尾丝、B 超、X 线检查确定子宫腔内有无 IUD 及其类型、位置。有尾丝者用止血钳夹尾丝缓慢拉出，不锈钢金属圆环用取环钩钩住环的下缘缓慢拉出。

5) 护理要点 术后休息 1 日，术后 2 周内禁止性生活和盆浴，并保持外阴清洁。

5. IUD 的副作用及护理

1) 阴道流血 表现为月经量增多、经期延长或不规则出血。常发生于放置 IUD 后 6 个月内，最初 3 个月内较常见。

2) 腰酸腹胀 节育器与子宫腔大小或形态不符时，可致子宫频繁收缩而引起腰酸或下腹坠胀。轻症不需处理，重症经休息并遵医嘱给予解痉药物，治疗无效者，应考虑更换合适的节育器。

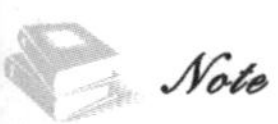

6. IUD放置的并发症及护理

1）感染　多因放置IUD时无菌操作不严格、IUD尾丝过长或生殖器官本身存在感染灶等导致上行感染，引起子宫腔炎症。有明确感染者，应选用广谱抗生素积极治疗，并取出IUD。

2）节育器嵌顿或断裂　多因节育器放置时损伤子宫壁或放置时间过长引起，也可因节育器过大或表面不光滑，放置后引起子宫壁损伤，致部分器体嵌入子宫肌壁或发生断裂，一经确诊立即取出。如取出困难时，应在X线或B超监视下借助宫腔镜取出。

3）节育器异位　多因术前未查清子宫大小及位置，术中操作不当致子宫穿孔，误将节育器放置子宫腔外。哺乳期子宫薄而软，术中易发生穿孔。当发生节育器异位时，应立即经腹（包括腹腔镜）或阴道将其取出。

4）节育器脱落　常见于节育器与子宫腔大小或形态不符，子宫颈内口松弛，月经过多，劳动强度过大或操作不规范，未将节育器放至子宫底部等。多发生于放置节育器第1年，尤其是最初3个月，与经血一起排出，不易被察觉。

5）带器妊娠　多见于节育器嵌顿或异位者；节育器小于子宫腔，子宫收缩使其下移至子宫腔下段，导致避孕失败；双角子宫仅一侧子宫腔放置节育器，另一侧妊娠。带器妊娠容易发生流产，但也有妊娠至足月分娩者。一旦确诊，应行人工流产术同时取出节育器。

【护考提示】宫内节育器放置后的并发症及护理。

（二）避孕套

避孕套分男用和女用两种，均能阻止精子或携带病原微生物的精液进入妇女体内，阻碍受孕及有效阻断性传播疾病的传播，保护妇女的生殖健康。目前，国内较少使用女用避孕套，本任务主要介绍男用避孕套，也称阴茎套，性生活时套在阴茎上，使精液排在套内，不进入阴道而达到避孕目的。

使用前选择合适型号的阴茎套，吹气检查证实无漏孔，排去小囊内空气后使用。使用后须检查阴茎套有无破裂，如有破裂或使用过程中发生脱落，需要采取紧急避孕措施。

二、药物避孕

药物避孕是指应用甾体激素以达到避孕的目的。目前国内主要为人工合成的甾体激素避孕药（故又称激素避孕），由雌激素和孕激素配伍组成，具有安全、有效、经济、简便等特点。

（一）甾体激素避孕原理

1. 抑制排卵　避孕药中雌、孕激素通过干扰下丘脑-垂体-卵巢轴的正常功能，抑制下丘脑释放促性腺激素释放激素（GnRH），使垂体分泌的卵泡刺激素（FSH）和黄体生成素（LH）减少，同时影响垂体对促性腺激素释放激素的反应，不出现排卵前的黄体生成素高峰，故不发生排卵。

2. 干扰受精和受精卵着床　孕激素使子宫颈黏液量减少、黏度增加，不利于精子通过；在雌、孕激素的作用下，输卵管的正常分泌和蠕动频率发生改变，影响受精卵在输卵管内正常的运行速度；孕激素使子宫内膜增殖变化受到抑制，提早发生类似分泌期变化，抑制子宫内膜增生，不利于受精卵的着床。

（二）适应证与禁忌证

1. 适应证　健康育龄妇女。

2. 禁忌证　①严重心血管疾病、血液病或血栓性疾病。②急、慢性肝炎或肾炎。③内分泌疾病患者，如糖尿病需用胰岛素控制者、甲状腺功能亢进者。④恶性肿瘤、癌前病变、子宫或乳房肿块者。⑤哺乳期妇女，产后未满半年或月经未来潮者。⑥月经稀少或年龄＞45岁者。⑦精神病、生活不能自理者。

（三）甾体激素避孕药种类与用法

1. 口服避孕药　主要包括短效口服避孕药和探亲避孕药。

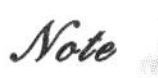

1) 短效口服避孕药　以孕激素为主，辅以雌激素构成的复方避孕药。根据整个周期中雌、孕激素的剂量和比例变化而分为单相片、双相片和三相片 3 种。①单相片：整个周期中雌、孕激素剂量固定。从月经周期第 5 日起，每晚 1 片，连服 22 日不间断。若漏服于次晨补服，以免发生突破性出血或避孕失败。一般停药后 2～3 日发生撤药性出血，类似月经来潮，于月经第 5 日开始服用下一周期药物。②双相片：前 7 片孕激素剂量小，后 14 片明显增加，雌激素在整个周期中变化不大。服药方法同单相片。③三相片：第一相(第 1～6 片)共 6 片(黄色)，含低剂量雌激素与孕激素，第二相(第 7～11 片)共 5 片(白色)，雌激素及孕激素剂量均增加，第三相(第 12～21 片)共 10 片(棕色)，孕激素剂量再增加，雌激素剂量减至第一相水平。于月经周期第 3 日开始服药，每日 1 片，连服 21 片不间断，三相片避孕效果可靠，控制月经周期作用良好，突破性出血和闭经发生率显著低于单相片，恶心、呕吐等副作用也少。

2) 探亲避孕药　又称速效避孕药或事后避孕药。分为孕激素制剂、雌孕激素复合制剂及非孕激素制剂，不受月经周期时间的限制，在任何一天服用均能发挥避孕作用。孕激素制剂、雌孕激素复合制剂在探亲前 1 日或当天中午服用 1 片，以后每晚服 1 片，连服 10～14 日，若已服 14 日而探亲期未满，可改用短效口服避孕药至探亲结束。非孕激素制剂(C53 号避孕药)在第 1 次房事后即刻服 1 片，次日晨加服 1 片，以后每次房事后即刻服 1 片。

2. 长效避孕针　长效避孕方法之一。目前国内供应有单孕激素制剂和雌孕激素复合制剂两种。单孕激素制剂，每隔 3 个月注射 1 针。雌孕激素复合制剂，首次于月经周期第 5、12 日各肌内注射 1 支，以后在每次月经周期的第 10～12 日肌内注射 1 支，用药后 12～16 日月经来潮，每月肌内注射 1 次，可避孕 1 个月。应用长效避孕针前 3 个月内，可能会出现月经周期不规律或经量过多，可应用止血药、雌激素或短效口服避孕药进行调理。月经频发或经量过多者不宜选用长效避孕针。

3. 缓释避孕药　将避孕药(主要是孕激素)以具备缓释性能的高分子化合物为载体，一次给药，使其在体内持续、恒定、缓慢释放，以达到长效避孕效果。

1) 皮下埋植剂　将避孕药做成硅胶囊，埋于前臂皮下，缓慢地在血液循环中释放左炔诺孕酮，产生避孕作用，因其不含雌激素，不影响乳汁质量，可用于哺乳期妇女。月经周期第 7 日在上臂内侧作皮下扇形插入，24 h 后发挥避孕作用。

2) 缓释阴道避孕环　通过环状载体将甾体避孕药放入阴道，阴道黏膜上皮直接吸收药物，产生避孕作用。于月经干净后自行放入阴道后穹隆或套在子宫颈上，避孕时间为 1 年。

3) 微球和微囊避孕针　将具有生物降解作用的高分子聚合物与甾体激素避孕药混合或包裹制成微球或微囊，将其注入皮下，每日释放恒定数量避孕药，以达到避孕目的。每 3 个月皮下注射 1 次，可避孕 3 个月。

4. 避孕贴剂　外用缓释避孕药，通过皮肤吸收发挥避孕作用，效果同口服避孕药。月经周期第 1 日使用，黏附于皮肤，每周 1 贴，连用 3 周，停药 1 周。

(四) 药物不良反应及护理

1. 类早孕反应　轻症者无须处理，坚持服药数日后常可自行缓解。症状严重者，遵医嘱服用维生素 C 100 mg、维生素 B_6 20 mg，每日 3 次，连服 7 日，可缓解症状。

2. 不规则阴道流血　多因漏服、迟服(不定时服药)引起突破性不规则阴道出血，少数因个人体质不同，服药后体内激素水平不稳定，不能维持子宫内膜生长的完整性而发生。点滴出血不需处理。出血偏多者，每晚增服炔雌醇 1 片(0.005 mg)，与避孕药同时服至 22 日停药。若阴道出血量如月经量，或出血时间接近月经期者，应停药，在出血第 5 日再开始下一周期用药，或更换避孕药。

3. 月经过少或停经　月经过少者每日加服 1～2 片(0.005～0.01 mg)。绝大多数停经者，在停药后月经能恢复，若不恢复，在停药第 7 日开始服用下一周期避孕药。若连续 2 个月发生停经，考虑换药。换药后仍无月经来潮或连续 3 个月发生停经者，应停止服用避孕药，采取其他避孕措施。

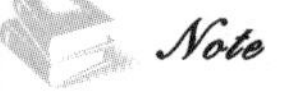

4. 色素沉着　少数妇女颜面部皮肤出现蝶形淡褐色色素沉着，停药后多数可自行消退或减轻。

5. 体重增加　部分妇女长时间服用避孕药出现体重增加，因避孕药中炔诺酮兼具弱雄激素活性，促进体内合成代谢，加之雌激素使水钠潴留。这种体重增加不会导致肥胖症，不影响健康，一般不需处理。

6. 其他　偶可出现头痛、复视、皮疹、皮肤瘙痒、乳房胀痛等，可对症处理，严重者需停药进行进一步检查。

【护考提示】
药物避孕不良反应及护理。

（五）健康教育

（1）强调按时服药的重要性，避免漏服。

（2）妥善保管药物，防止儿童误服；将药物存放于阴凉干燥处，药物受潮后可能影响避孕效果，不宜使用。

（3）服药期间禁用利福平、巴比妥类药物，其可降低血中避孕药浓度，影响避孕效果。

三、其他避孕方法

（一）紧急避孕

紧急避孕是指在无防护性性生活后或避孕失败后5日内，妇女为防止非意愿性妊娠的发生而采取的避孕方法。其避孕机制是阻止或延迟排卵，干扰受精或阻止受精卵着床。包括口服紧急避孕药和放置宫内节育器。

1. 适应证　①避孕失败，包括避孕套破裂、滑脱、体外射精失败、漏服避孕药、宫内节育器脱落、安全期计算错误。②性生活未采取任何避孕措施。③遭受性暴力。

2. 禁忌证　已确诊妊娠的妇女。

3. 方法

（1）紧急避孕药。

①非激素类：如米非司酮，在无防护性性生活后5日（120 h）之内单次服用25 mg。

②激素类：如左炔诺孕酮片，无防护性性生活后3日（72 h）内首剂服1片，12 h再服1片。

（2）宫内节育器：带铜IUD在无防护性性生活后5日（120 h）内放置，避孕有效率达99%以上。适合希望长期避孕无IUD禁忌证者。

（3）注意事项：①紧急避孕为临时性措施，仅适用于偶尔避孕失败者。②紧急避孕药由于剂量大，容易造成女性内分泌紊乱，月经周期改变。紧急避孕药每年使用不要超过3次，每月最多使用1次为宜。③无防护性性生活后，服药越早，防止非意愿妊娠的效果越好。④若紧急避孕失败，应终止妊娠。

（二）安全期避孕法

安全期避孕法又称自然避孕法，是根据女性自然生理规律，不用任何避孕方法，在易孕期禁欲而达到避孕目的的方法。多数育龄妇女具有正常月经周期，排卵多在下次月经前14日，排卵前后4～5日为易受孕期，其余时间不易受孕为安全期。采用安全期避孕法需根据本人的月经周期，结合基础体温测量和子宫颈黏液变化特点推算安全期。需注意的是妇女排卵过程受情绪、健康状况、性生活及外界环境等多种因素影响，可提前或推迟排卵，也可发生额外排卵。因此，安全期避孕法并不可靠，失败率高，不宜推广。

（三）外用避孕药

通过阴道给药杀精或改变精子的功能，达到避孕效果。常用的有外用避孕膜、药、栓、膏和凝胶等，由有活性的壬苯醇醚为主药，加不同的基质组成。避孕药、膜、片、栓，于性交前5～10 min放入阴道深处，待其溶解后即可性交。若超过30 min未性交，必须再次放入。

Note 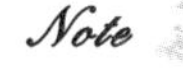

（四）免疫避孕法

主要分为抗生育疫苗和导向药物避孕。抗生育疫苗是筛选生殖系统或生殖过程的抗原成分制成疫苗，通过介导机体细胞或体液免疫反应，攻击相应的生殖靶抗原，阻断正常生殖生理过程中的某一环节，起到避孕作用。导向药物避孕是利用单克隆抗体将抗生育药物导向受精卵透明带或滋养层细胞，引起抗原抗体反应，干扰受精卵着床和抑制受精卵发育，达到避孕目的。

任务三　终止妊娠的方法与护理

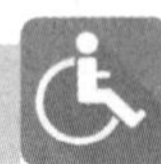

案例引导

案例解析

某女，30岁，停经50日，尿hCG试验（+），因曾误服多种药物，要求行人工流产术。人工流产术中突然出现面色苍白、大汗淋漓，主诉恶心、呕吐、头晕、胸闷。查体：血压85/60 mmHg，心率50次/分。

请问：

1. 该女性目前可能出现了什么情况？
2. 其发生这种情况的原因有哪些？
3. 针对该女性的护理要点有哪些？

避孕失败且不愿生育者、患有遗传性疾病或其他严重疾病不宜继续妊娠者、检查发现胚胎异常者，需要终止妊娠。护士应协助妇女及早发现并及时采取适宜的避孕失败补救措施。

一、早期终止妊娠的方法与护理

人工流产（负压吸引）术虚拟仿真视频

人工流产指因意外妊娠、疾病等原因而采用人工方法终止妊娠，是避孕失败的补救方法。避孕失败后妊娠早期终止妊娠的人工流产方法包括手术流产和药物流产。人工流产对妇女的生殖健康有一定的影响，做好避孕工作，避免和减少意外妊娠是计划生育工作的重要内容。

（一）手术流产

目前常用的手术流产方法为负压吸引术，适用于妊娠10周以内者。

1. 适应证　①妊娠14周以内自愿终止妊娠而无禁忌证者。②因各种疾病不能继续妊娠者。

2. 禁忌证　①生殖器官急性炎症者。②各种急性传染病发作期者。③严重全身性疾病或全身状况不良而不能耐受手术者。④术前相隔4 h有两次体温均在37.5 ℃以上者。

【护考提示】手术流产的适应证、禁忌证。

3. 操作方法

(1) 体位及消毒：患者排空膀胱，取膀胱截石位。常规外阴、阴道消毒，铺巾。行双合诊复查子宫大小、位置及附件情况。用阴道窥器扩张阴道、暴露子宫颈并消毒。

(2) 探子宫腔并扩张子宫颈：用宫颈钳钳夹子宫颈前唇，用子宫探针探测子宫腔方向及深度；用宫颈扩张器扩张，自5号起逐步扩张至大于所用吸管半个号或1个号。扩张时注意用力均匀，切忌强行进入子宫腔，以免发生子宫颈内口损伤或用力过猛造成子宫穿孔。

(3) 吸管负压吸引：吸引前，需进行负压吸引试验，无误后，按妊娠周数大小选择吸管的粗细及负压的大小，负压不宜超过600 mmHg(79.8 kPa)。按顺时针方向吸子宫腔1～2周，当感觉子宫壁

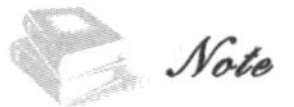

粗糙、子宫腔缩小、出现少量血性泡沫时，表示已吸干净，缓慢退出吸管。

（4）检查子宫腔是否吸净：用小刮匙轻轻绕子宫腔刮一周，特别注意两侧子宫角及子宫底部。

（5）检查吸出物：将全部吸刮物清洗过滤，检查有无绒毛、胚胎组织或水泡物。肉眼未见绒毛或发现异常者，即送病理检查。

4. 护理要点

（1）术前详细询问患者停经时间、生育史及既往病史，测量体温、脉搏和血压，根据双合诊检查、尿 hCG 检查和 B 超检查进一步明确早期宫内妊娠诊断。并通过血常规、出/凝血时间及白带常规等检查评估患者。协助医生严格核对手术适应证和禁忌证，签署知情同意书。

（2）术前告知患者手术过程及可能出现的情况，解除其思想顾虑。

（3）术中陪伴在患者身边，指导其运用深呼吸减轻不适。

（4）术后患者应在观察室卧床休息 1 h，注意观察腹痛及阴道流血情况。

【护考提示】
手术流产的护理要点。

（5）遵医嘱给予药物治疗。

（6）嘱患者保持外阴清洁，1 个月内禁止性生活及盆浴，预防感染。

（7）吸宫术后休息 3 周，钳刮术后休息 4 周。若有腹痛及阴道流血增多，嘱随时就诊。

（8）指导夫妇双方采用安全可靠的避孕措施，避免重复流产。

5. 并发症及防治

（1）人工流产综合反应：多因患者心理紧张及术中对子宫颈的机械性牵拉刺激所致。在术中或手术刚结束时出现恶心呕吐、心动过缓、心律不齐、血压下降、面色苍白、冷汗、头晕、胸闷，甚至抽搐、晕厥等迷走神经兴奋症状，多数可在停止手术后逐渐恢复。预防措施：在术前进行心理支持，解除思想顾虑，术中操作轻柔，吸宫的压力不可过大等。反应严重者静脉注射阿托品 0.5～1 mg，可有效控制症状。

（2）子宫穿孔：手术流产的严重并发症。主要与术者操作技术不熟练及患者子宫特殊情况（如哺乳期子宫极软、剖宫产后瘢痕子宫、子宫有畸形等）有关。疑有穿孔者应立即停止手术。穿孔小、无脏器损伤或内出血，手术已完成，用子宫收缩剂和抗生素进行保守治疗。密切观察患者腹痛情况、出血情况及生命体征。穿孔大、疑有内出血或脏器损伤者，应立即剖腹探查。

（3）吸宫不全：手术流产后子宫腔内有部分妊娠残留物，是手术流产常见并发症。多与术者操作技术不熟练或子宫位置异常有关，B 超检查有助于诊断。表现为人工流产术后 10 日仍有较多阴道出血，或阴道出血停止后又出现阴道出血。如无明显感染征象，应立即刮宫，刮出物送病理检查，术后用抗生素预防感染；若同时伴有感染，应在感染控制后再行刮宫术，术后急救行抗感染治疗。

（4）漏吸：手术时未吸出胚胎及胎盘绒毛而导致继续妊娠或胚胎停止发育，称为漏吸，B 超检查可协助诊断。确诊后应复查子宫位置、大小及形态，重新探查子宫腔，再次行负压吸引术。

（5）术中出血：妊娠月份较大，子宫较大，可出现子宫收缩不良引起出血量较多。应迅速钳取或吸取胎盘及胎体，同时给予缩宫素加强子宫收缩。

（6）术后感染：多因手术消毒不完善，发生不全流产致长时间出血，患者不执行医嘱，过早性交或盆浴引起，最初表现为急性子宫内膜炎，进而可发展为盆腔炎、腹膜炎甚至败血症。感染者卧床休息，给予支持疗法，及时抗感染处理。

【护考提示】
手术流产的并发症及防治。

（7）羊水栓塞：偶可发生于钳刮术，因子宫颈损伤、胎盘剥离使血窦开放，羊水进入孕妇的血液所致。但妊娠早、中期时羊水含细胞等有形物极少，即使并发羊水栓塞，其症状及严重性不如晚期妊娠发病凶猛。此时应积极给予抢救，如给氧、解痉、抗过敏、抗休克等处理。

（二）药物流产

药物流产也称药物抗早孕，是指应用药物终止早期妊娠的方法。特点为痛苦小、安全、简便、高效、副作用小或轻等。目前临床上常用的药物为米非司酮配伍米索前列醇。米非司酮是一种合成类

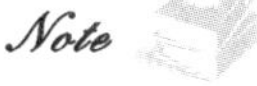

固醇,阻断孕酮活性,当蜕膜坏死,释放内源性前列腺素而使子宫颈软化,子宫收缩,排出妊娠物,达到终止妊娠的作用。米索前列醇是前列腺素的衍生物,兴奋子宫肌,具有扩张和软化子宫颈的作用。两者协同作用既提高流产成功率,又减少用药剂量,终止早孕完全流产率达 90%以上。

1. 适应证 ①停经 49 日以内,经 B 超检查证实为宫内妊娠,且胎囊最大直径≤2.5 cm;本人自愿要求使用药物终止妊娠的健康妇女。②手术流产的高危对象,如瘢痕子宫、多次手术流产及严重骨盆畸形等。③对手术流产有疑虑或恐惧心理者。

2. 禁忌证 ①有使用米非司酮禁忌证,如肾上腺疾病、甾体激素依赖性肿瘤及其他内分泌疾病、妊娠期皮肤瘙痒、血液病、血管栓塞等病史。②有使用前列腺素药物禁忌证,如心血管疾病、青光眼、哮喘、癫痫、结肠炎等。③带器妊娠、异位妊娠。④其他:过敏体质,妊娠剧吐,长期服用抗结核、抗癫痫、抗抑郁、抗前列腺素药等。

3. 用药方法

(1) 顿服法:用药第 1 日顿服米非司酮 200 mg,第 3 日早上口服米索前列醇 0.6 mg。

(2) 分服法:米非司酮 150 mg 分次口服,第 1 日晨服 50 mg,8~12 h 后再服 25 mg;第 2 日早、晚各服 25 mg;第 3 日上午 7 时再服 25 mg。每次服药前后至少空腹 1 h。于第 3 日服用米非司酮 1 h 后,口服米索前列醇 0.6 mg。

4. 护理要点

(1) 用药前详细询问停经时间、生育史、既往病史及药物过敏史,根据双合诊检查、尿 hCG 检查及 B 超检查明确早期宫内妊娠诊断,并进行血常规、出/凝血时间以及白带常规等检查。协助医生严格核对孕妇药物流产的适应证和禁忌证,签署知情同意书。

(2) 关注患者心理变化,介绍药物流产相关知识,陪伴患者,减轻思想顾虑。

【护考提示】
药物流产的适应证、禁忌证、服药方法、护理要点。

(3) 详细讲解米非司酮、米索前列醇的使用剂量、次数、用药方法及不良反应等,告知患者遵医嘱服药,切记不可有漏服、少服或多服等现象,不可提前或推迟服药。

(4) 向患者说明服药后排出胎囊的可能时间,大多数患者在服米索前列醇 6 h 内会出现阴道少量流血、胎囊随之排出;个别需要更长时间,需密切观察,耐心等待,其间可能会出现阴道流血、小腹下坠感、腹痛等症状。

5. 副作用及处理

(1) 胃肠道反应:部分患者可出现恶心、呕吐或腹泻等胃肠道症状,这是由于米非司酮和米索前列醇抑制胃酸分泌和胃肠道平滑肌收缩所致。症状轻者无须特殊处理,给予心理安慰;症状较重者,遵医嘱口服维生素 B_6 20 mg 或甲氧氯普胺 10 mg,必要时给予补液治疗,可缓解症状。

(2) 阴道流血:出血时间长、出血多是药物流产的主要副作用。用药后应严密随访,若出血时间长、出血量较多、疑为不全流产时应及时行刮宫术,应用抗生素预防感染。

流产后关爱

二、中期终止妊娠的方法与护理

孕妇患有严重疾病不宜继续妊娠或防止先天畸形儿出生需要终止中期妊娠,可采用依沙吖啶(利凡诺)引产和水囊引产。

(一) 适应证

(1) 妊娠 13 周至不足 28 周患有严重疾病不宜继续妊娠者。

(2) 妊娠早期接触导致胎儿畸形因素,检查发现胚胎异常者。

(二) 禁忌证

(1) 严重全身性疾病。肝、肾疾病能胜任手术者不作为水囊引产禁忌证。

(2) 各种急性感染性疾病、慢性疾病急性发作期、生殖器官急性炎症或穿刺局部皮肤感染者。

(3) 剖宫产术或肌瘤挖除术 2 年内。子宫壁有瘢痕、子宫颈有陈旧性裂伤者慎用。

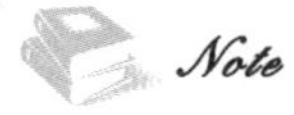

（4）术前24 h内体温两次超过37.5 ℃。

（5）前置胎盘或腹部皮肤感染者。

（三）操作方法

1. 依沙吖啶（利凡诺）引产　依沙吖啶是一种强力杀菌剂，将其注入羊膜腔内或羊膜外子宫腔内，可使胎盘组织变性坏死，增加前列腺素的合成，促进子宫颈软化、扩张，引起子宫收缩。依沙吖啶损害胎儿主要生命器官，使胎儿中毒死亡。临床上常用依沙吖啶羊膜腔内注入法，引产成功率达90%～100%。依沙吖啶引产注药5日后仍未临产者，应及时报告医生，遵医嘱给予处置。

（1）羊膜腔内注入法：腰椎穿刺针进入羊膜腔后，拔出针芯，见羊水溢出，接上注射器抽出少量羊水，注入0.2%依沙吖啶液25～50 mL，套上针芯拔出穿刺针，局部消毒，纱布压迫数分钟后，胶布固定（图18-2）。

（2）羊膜腔外子宫腔内注入法：孕妇排尿后取膀胱截石位，常规消毒外阴阴道，铺无菌巾。阴道窥器暴露子宫颈及阴道，再次消毒，用宫颈钳钳夹子宫颈前唇，用敷料镊将无菌导尿管送入子宫壁与胎囊之间，将0.2%依沙吖啶液25～50 mL由导尿管注入子宫腔（图18-3），折叠并结扎外露的导尿管，放入阴道穹隆部，填塞纱布。24 h后取出纱布及导尿管。

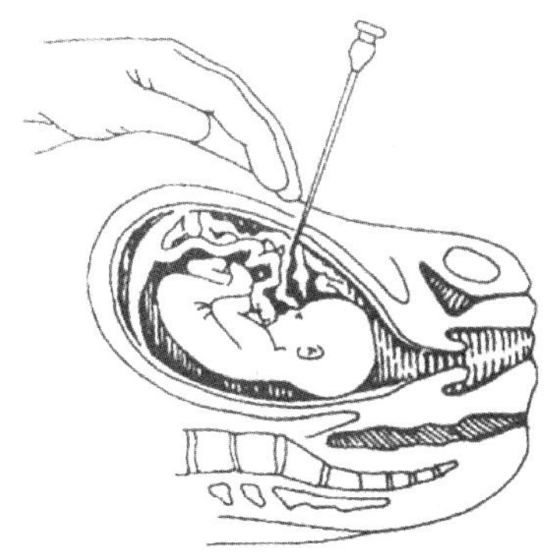

图18-2　羊膜腔内注入法

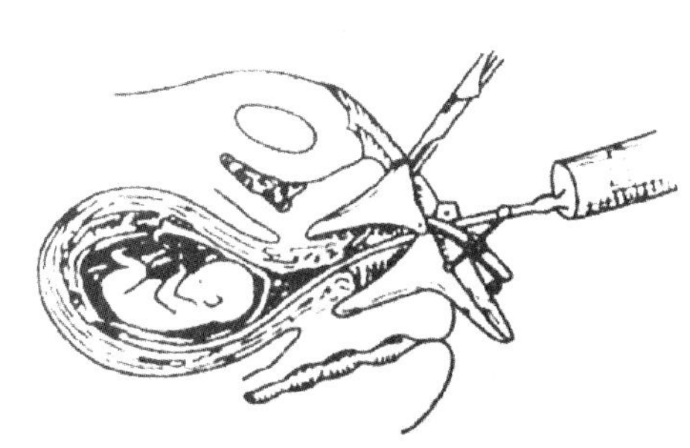

图18-3　羊膜腔外子宫腔内注入法

2. 水囊引产　将消毒水囊放置在子宫壁和胎膜之间，囊内注入一定量0.9%氯化钠溶液，以增加子宫腔压力和机械性刺激子宫颈管，诱发子宫收缩，促使胎儿和胎盘排出。

孕妇排尿后取膀胱截石位，常规外阴阴道消毒，铺无菌巾。阴道窥器暴露子宫颈，消毒阴道和子宫颈，用宫颈钳钳夹子宫颈前唇，用宫颈扩张器扩张子宫颈颈口，再用敷料镊将准备好的水囊逐渐全部送入子宫腔中，使其置于子宫壁和胎膜之间，缓慢向水囊内注入无菌0.9%氯化钠溶液300～500 mL，并加入数滴亚甲蓝（美蓝）以利于识别羊水或注入液。折叠导尿管，扎紧后放入阴道穹隆部。

（四）注意事项

1. 依沙吖啶（利凡诺）引产

（1）依沙吖啶通常应用剂量为50～100 mg，不超过100 mg。

（2）羊膜腔外子宫腔内注药时，避免导尿管接触阴道壁，防止感染。

2. 水囊引产

（1）水囊注水量不超过500 mL。

（2）放置水囊后出现规律宫缩时应取出水囊。若出现宫缩乏力，或取出水囊无宫缩，或有较多阴道流血，应静脉点滴缩宫素。

（3）放置水囊不得超过2次，再次放置应在前次取出水囊72 h后且无感染征象时。

（4）放置水囊时间不应超过48 h。若宫缩过强、出血较多或体温超过38 ℃，应提前取出水囊。

（5）放置水囊后定时测量体温，特别注意观察有无寒战、发热等感染征象。

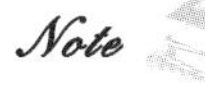

（五）并发症

1. 全身反应 偶见体温升高，一般不超过38 ℃，多发生在应用依沙吖啶后24～48 h，胎儿排出后体温很快下降。

2. 阴道流血 80%患者出现阴道流血，量少于100 mL，个别患者可超过400 mL。

3. 产道裂伤 少数患者可有不同程度的软产道裂伤。

4. 胎盘胎膜残留 发生率低。为避免妊娠组织残留，多主张胎盘排出后即行刮宫术。

5. 感染 发生率较低，但严重感染可导致死亡。

（六）护理要点

1. 术前护理 术前做好孕妇身体状况评估，协助医生严格掌握适应证与禁忌证。告知患者手术过程及可能出现的情况，取得其积极配合，签署知情同意书。指导患者术前3日禁止性生活，依沙吖啶（利凡诺）引产者行B超检查定位胎盘及穿刺点，做好穿刺部位皮肤准备。术前每日冲洗阴道1次。

2. 术中护理 注意观察孕妇生命体征，识别有无呼吸困难、发绀等羊水栓塞症状，做好抢救准备。

3. 术后护理 告知孕妇尽量卧床休息，防止突然破水。测量生命体征，观察并记录宫缩出现的时间和强度、胎心与胎动消失的时间及阴道流血情况。产后仔细检查胎盘胎膜是否完整，有无软产道裂伤，发现裂伤，及时缝合。胎盘胎膜排出后常规行清宫术。观察产后宫缩、阴道流血及排尿情况。妊娠月份大的产妇产后会出现泌乳，指导其及时采取回奶措施。嘱产妇保持外阴清洁，预防感染。

4. 健康教育 引产后产妇应注意休息，加强营养。为其提供表达内心焦虑、恐惧和孤独等情感的机会，给予同情、宽慰、鼓励和帮助，减轻其无助感。术后6周禁止性生活及盆浴，为其提供避孕指导。若出院后出现发热、腹痛及阴道流血量多等异常情况，及时就诊。

任务四　女性绝育方法与护理

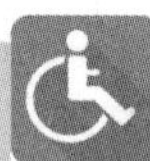

案例引导

某女，32岁，G_4P_2，2子身体健康，一直采用避孕套避孕，但期间避孕失败两次，不愿再次经历人工流产的痛苦，为此她想做绝育手术。

请问：

1. 该患者适合哪种绝育手术？
2. 为该患者制订合理的护理方案。

案例解析

女性绝育是用手术或药物的方法，使妇女达到永不生育的目的。目前，常用的有经腹或在腹腔镜下，通过切断、结扎、电凝、钳夹、粘堵等方法使输卵管不通，致使精子与卵子不能相遇而达到绝育。

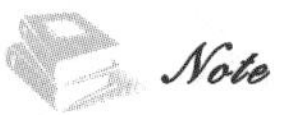

一、经腹输卵管绝育术

（一）适应证

（1）夫妇双方不愿再生育、自愿接受绝育手术且无禁忌证者。

（2）患有严重心脏病、肝病等全身性疾病不宜生育者。

（3）患遗传性疾病不宜生育者。

（二）禁忌证

（1）各种疾病的急性期。

（2）急性生殖道和盆腔感染、腹壁皮肤感染等。

（3）全身状况不能耐受手术者。

（4）24 h 内两次间隔 4 h 测量体温≥37.5 ℃者。

（5）患严重的神经官能症者。

（三）术前准备

（1）手术时间的选择：①非妊娠期妇女在月经干净后 3～7 天内。②取宫内节育器、人工流产或分娩后 48 h 内。③难产或疑有产时感染，需抗生素预防感染 3～5 天后，无异常情况者。④哺乳期或闭经者排除妊娠后。

（2）知情选择：将手术的适应证、禁忌证、施术时机、手术可能的并发症、术后的康复过程及注意事项、经费开支等交代清楚，以便取得患者的知情同意。

（3）心理护理：主动与患者交流、使其消除对手术的恐惧心理。简单介绍手术的过程，使患者了解手术简单、时间短、效果可靠，使其轻松、愉快地接受手术，并主动配合。

（4）术前详细询问病史，通过全身体格检查、妇科检查、白带常规、血常规、尿常规、出/凝血时间、肝肾功能等，全面评估患者。

（5）按妇科腹部手术术前常规准备。

（四）麻醉

根据术式和患者情况选择适当的麻醉方法，可采用腰麻-硬膜外联合阻滞或局部浸润麻醉。

（五）操作方法

（1）患者排空膀胱，取仰卧臀高位，手术野常规消毒、铺巾。

（2）切开：取下腹正中耻骨联合上 4 cm 处做约 2 cm 纵切口，产后则在子宫底下方 2 cm 做纵切口，逐层切开进入腹腔。

（3）提取辨认输卵管：术者左手食指进入腹腔，沿子宫底滑向一侧，在输卵管后方右手持弯头无齿卵圆钳，夹住输卵管轻轻上提至切口外。用弯纹钳夹持输卵管系膜，再以两把短无齿镊交替使用，依次夹取输卵管直至暴露出其伞端，确认输卵管无误，同时检查卵巢有无异常。

（4）结扎输卵管：目前国内多采用抽心包埋法。在输卵管背侧切开浆膜层，游离出该段输卵管约 2 cm，钳夹远、近两端，剪除其间的输卵管 1～1.5 cm，在两端结扎后缝合浆膜层，将近端包埋于输卵管系膜内，远端留于输卵管系膜外。同法处理对侧输卵管。

（六）术后并发症及防治措施

（1）出血或血肿：因过度牵拉，损伤输卵管或其系膜所致。也可见于血管漏扎或结扎不紧引起的出血。一旦发现立即止血，血肿形成时应切开，止血后再缝合。

（2）感染：多因手术指征掌握不严，术中不执行无菌操作规程所致。要严格掌握手术指征，加强无菌观念，规范操作规程。术后预防性应用抗生素。

（3）脏器损伤：多为操作不熟练、解剖关系辨认不清楚而损伤膀胱或肠管所致。术中严格执行

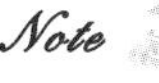

操作规程,一旦发现误伤要及时处理。

(4) 绝育失败:偶有发生,多由绝育方法本身缺陷、手术技术误差引起,可致子宫内妊娠和输卵管妊娠。

(七) 术后护理

(1) 除行硬膜外麻醉外,患者无须禁食,局部浸润麻醉后卧床数小时即可下床活动。

(2) 术后密切观察患者体温、脉搏,有无腹痛、内出血或脏器损伤征象。

(3) 若发生脏器损伤等,应严格执行医嘱,给予药物。

(4) 保持敷料干燥、清洁,防止切口感染。

(5) 鼓励患者及早排尿。

(6) 告知患者术后休息 3～4 周,禁止性生活 1 个月。

【护考提示】经腹输卵管绝育术的适应证、禁忌证、护理。

二、经腹腔镜输卵管绝育术

(一) 适应证

同经腹输卵管绝育术。

(二) 禁忌证

(1) 同经腹输卵管绝育术。

(2) 心肺功能不全者。

(3) 腹腔粘连及膈疝患者。

(三) 操作方法

采用局部浸润麻醉、硬膜外麻醉或全身麻醉。于脐孔下缘做 1～1.5 cm 的横弧形切口。将气腹针插进腹腔、充 CO_2 2～3 L,然后插入套管针置换腹腔镜。在腹腔镜直视下用弹簧夹钳夹或硅胶环套于输卵管峡部,阻断输卵管通道。也可用双极电凝法烧灼输卵管峡部 1～2 cm。

(四) 术后护理

(1) 术后静卧 4～6 h 即可下床活动。

(2) 严密观察患者有无发热、腹痛、内出血或脏器损伤等征象。

直通护考

一、A1 型题

参考答案

1. 口服短效避孕药最佳服用时间为(　　)。
A. 早餐前　B. 早餐后　C. 午餐前　D. 午餐后　E. 晚上

2. 开始服第一片短效口服避孕药的正确时间是(　　)。
A. 月经来潮前第 5 天　B. 月经来潮的第 5 天　C. 月经来潮的第 10 天
D. 月经干净后第 5 天　E. 性生活前 8 h

3. 口服避孕药的妇女,应该停药的指征是(　　)。
A. 闭经　B. 类早孕反应　C. 体重增加　D. 突破性出血　E. 月经量减少

4. 有关放置宫内节育器的并发症,应除(　　)外。
A. 节育器脱落　B. 感染　C. 带环妊娠　D. 子宫穿孔　E. 血肿

5. 有关宫内节育器的避孕原理,下列描述正确的是(　　)。
A. 抑制卵巢排卵　B. 阻止精子进入子宫腔及输卵管

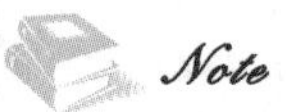

C. 影响子宫内膜发育　　D. 干扰下丘脑-垂体-卵巢轴
E. 干扰受精卵着床

6. 下列有关口服避孕药的禁忌证，应除(　　)外。
A. 急、慢性肝炎　　B. 血栓性疾病　　C. 哺乳期
D. 慢性子宫颈炎　　E. 乳腺癌术后

7. 下列情况中，不宜放置宫内节育器的是(　　)。
A. 经产妇　　B. 月经紊乱者　　C. 糖尿病使用胰岛素治疗者
D. 习惯性流产者　　E. 心脏病患者

8. 有关复方短效口服避孕药的作用机制，下列描述不正确的是(　　)。
A. 抑制排卵　　B. 改变子宫颈黏液性状
C. 产生子宫腔内无菌性炎症反应　　D. 改变子宫内膜形态　　E. 改变子宫内膜功能

9. 为口服复方短效避孕药的妇女提供的健康指导内容，下列描述不正确的是(　　)。
A. 宜在睡觉前服用，可以减轻副作用
B. 若发生漏服情况，应在 24 h 内补服
C. 哺乳期妇女不宜口服避孕药
D. 需要生育者，应提前半年停药并改用其他避孕措施
E. 连续 3 个月停经者，应停止用药

10. 有关安全期避孕法的描述，下列不正确的是(　　)。
A. 在排卵前后 4～5 天是易孕期，其他时间为安全期
B. 避开排卵前后 2～3 天，其他时间有性生活是安全的
C. 使用安全期避孕法者应首先确定排卵日期
D. 安全期避孕法并不十分可靠
E. 月经不规律的妇女不宜选用安全期避孕法

11. 有关紧急避孕的说法，下列描述正确的是(　　)。
A. 指妇女在避孕失败后采取的避孕方法
B. 可以代替未使用任何避孕方法者在性生活后的避孕措施
C. 含铜宫内节育器可以用于紧急避孕
D. 未采用避孕措施者，在性生活后 5 天内，可口服紧急避孕药
E. 在无防护性性生活后 7 天内放入含铜宫内节育器

12. 有关吸宫术的描述，下列正确的是(　　)。
A. 适用于早期妊娠要求终止者　　B. 适用于妊娠 10 周内要求终止者
C. 多用于妊娠 11～14 周要求终止妊娠者　　D. 用于妊娠剧吐伴酸中毒未纠正者
E. 用于疾病急性期不能继续妊娠者

13. 下列不是取出宫内节育器指征的是(　　)。
A. 节育器异位　　B. 男方或女方已做绝育术　　C. 绝经 1 年
D. 子宫颈柱状上皮异位　　E. 计划再生育

14. 有关输卵管结扎术后患者的护理，下列描述不正确的是(　　)。
A. 患者卧床 24 h 后可恢复正常活动　　B. 督促患者术后及早排尿
C. 注意观察有无腹痛、内出血或脏器损伤征象　　D. 术后禁止性生活 1 个月
E. 术后休息 3～4 周

15. 下列不属于经腹输卵管绝育术的并发症的是(　　)。
A. 出血或血肿　　B. 感染　　C. 输卵管复通
D. 月经异常、白带增多　　E. 脏器损伤

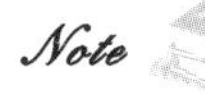

二、A2 型题

1. 李女士有习惯性痛经,护士建议她采用的最佳避孕方法是(　　)。

A. 安全期避孕法　　B. 口服避孕药　　C. 输卵管绝育术
D. 避孕套　　E. 安置宫内节育器

2. 白女士,新婚,月经规律;2 年内不准备生育,前来咨询避孕方法,你认为最好的方法是(　　)。

A. 口服长效避孕药　　B. 放置宫内节育器　　C. 避孕套
D. 口服短效避孕药　　E. 肌注长效避孕针

3. 张女士,44 岁,妇科检查发现Ⅱ度重型子宫脱垂,既往曾患乙型肝炎,首选的避孕方法是(　　)。

A. 放置宫内节育器　　B. 口服短效避孕药　　C. 注射长效避孕针
D. 口服长避孕药　　E. 避孕套

4. 自月经周期第 5 日起,每晚服 1 片,连服 22 日不间断。若漏服必须于次晨补服。这种服用方法的避孕药是指(　　)。

A. 探亲避孕药　　B. 外用避孕药　　C. 长效口服避孕药
D. 左炔诺孕酮三相片　　E. 复方短效口服避孕药

5. 为预防吸宫术后患者发生术后感染,嘱患者术后禁止性生活及盆浴的期限为术后(　　)。

A. 1 周　　B. 2 周　　C. 3 周　　D. 1 个月　　E. 2 个月

(王艳波)

项目十九　妇女保健

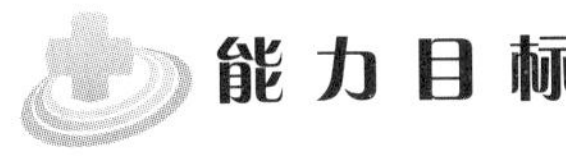

能力目标

1. 能叙述妇女保健工作的意义、方法和内容。
2. 能利用所学知识，为青春期、生育期、围生期、绝经过渡期、老年期妇女进行保健指导。
3. 能列出妇女保健统计的常用指标。

本项目 PPT

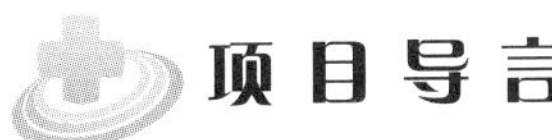

项目导言

妇女保健是我国卫生保健事业重要组成部分，与临床医学、疾病预防控制一起构成我国医学卫生防病的基本体系，其宗旨是维护和促进妇女身心健康。妇女保健工作是以预防为主，以保健为中心，以群体为服务对象，以基层为重点，防治结合，以保障生殖健康为核心的工作。世界卫生组织定义的生殖健康是指躯体、精神和社会全面完好的状态，而不仅仅是有关生殖系统及其功能各方面没有疾病或不虚弱。做好妇女保健工作，关系到家庭幸福和后代健康，有利于提高民族综合素质。

任务一　概　　述

一、工作目的

妇女保健工作的目的在于通过积极普查，宣传预防保健知识，采取有针对性的措施，为妇女提供连续的生理、心理服务及管理，开展贯穿女性青春期、生育期、围产期、绝经过渡期及老年期的各项保健工作，降低孕产妇及围生儿死亡率，降低疾病的发病率和伤残率，消灭和控制某些疾病及遗传病的发生，控制性传播疾病的传播，满足妇女的实际健康需求，提高其生活质量。

二、组织结构

（一）行政机构

1. 国家级　卫生与计划生育委员会（现称国家卫生健康委员会）内设妇幼健康服务司，下设综合处、妇女卫生处、儿童卫生处、计划生育技术服务处、出生缺陷防治处，领导全国妇幼保健工作。

2. 省级　省（直辖市、自治区）卫生与计划生育委员会内设妇幼健康服务处、计划生育基层指导处、计划生育家庭发展处。

Note

3. 市(地)级 一般与省卫生与计划生育委员会关于妇幼保健行政机构的设置保持一致，也有设立妇幼卫生处。

4. 县(市)级 县(市)级卫生与计划生育委员会内设妇幼保健/妇幼卫生科。

(二) 专业机构

2015 年国家卫生与计划生育委员会发布了《各级妇幼健康服务机构业务部门设置指南》(以下简称《设置指南》)，对妇幼健康服务机构的业务部门设置提出了具体要求。

1. 省、市级妇幼健康服务机构 省级妇幼健康服务机构承担全省妇幼保健技术中心任务，并协助卫生与计划生育行政部门开展区域业务规划、科研培训、信息分析利用、技术推广及对下级机构的指导、监督和评价等工作；地市级妇幼健康服务机构根据区域卫生规划承担妇幼保健技术分中心任务，并发挥着承上启下作用。省、市级妇幼健康服务机构主要设有 4 个部门。

(1) 孕产保健部：设有孕产群体保健科、婚前保健科、孕前保健科、孕期保健科、医学遗传与产前筛查科、产科、产后保健科。此外，根据功能定位、群众需求和机构业务发展需要可增设产前诊断等科室。

(2) 儿童保健部：设有儿童群体保健科、新生儿疾病筛查科、儿科、新生儿科等 13 个科室。

(3) 妇女保健部：设有妇女群体保健科、青春期保健科、更老年期保健科、乳腺保健科、妇科、中医妇科。此外，根据功能定位、群众需求和机构业务发展需要可增设妇女营养科、妇女心理卫生科、不孕不育科等科室。

(4) 计划生育技术服务部：设有计划生育服务指导科、计划生育咨询指导科、计划生育手术科、男性生殖健康科、避孕药具管理科。

2. 县区级妇幼健康服务机构 县区级妇幼健康服务机构是三级妇幼健康服务机构的基础。侧重辖区管理、人群服务和基层指导。业务部门设置主要有以下几个。

(1) 孕产保健部：设立孕产保健科、产科。

(2) 儿童保健部：设立儿童保健科、儿科。

(3) 妇女保健部：设立妇女保健科、妇科。

(4) 计划生育技术服务部：设立计划生育指导科、计划生育技术服务科、避孕药具管理科。

此外，乡级计划生育技术服务机构与乡(镇)卫生院妇幼保健职能整合，村级卫生室和计划生育服务室被同时保留。《设置指南》还明确提出省级妇幼健康服务机构应设妇幼保健科学研究中心、妇幼卫生计划生育适宜技术培训推广中心，承担科学研究和适宜技术培训推广等工作。

任务二　妇女保健工作内容

案例解析

案例引导

张女士产后半年，母乳喂养。最近，张女士单位经常需要加班，其无法按时回家照顾孩子而导致夫妻关系紧张，她想跟领导提出不加班，但又担心领导拒绝。

请问：

1. 张女士提出的要求合理吗?

2. 张女士这一时期应享受哪些权利?

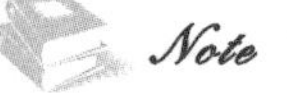

妇女保健工作内容包括：①妇女各期保健。②计划生育指导。③常见妇女病及恶性肿瘤的普查普治。④妇女劳动保护。

一、妇女各期保健

（一）青春期保健

青春期保健的目的是保护女性身体正常发育，重视女性健康与行为方面的问题，开展三级预防：①一级预防：根据青春期女性的生理、心理和社会行为特点，开展心理卫生和性知识方面的健康教育，纠正其不良生活习惯和行为方式，知晓自我保健的重要性并掌握自我保健常识，如合理营养、培养良好生活习惯、劳逸结合、注意经期卫生、避免非意愿妊娠、预防性传播疾病等。②二级预防：早期发现疾病和行为偏差问题。③三级预防：及时开展疾病的治疗和康复。青春期保健以一级预防为重点。

（二）婚前保健

婚前保健是为即将婚配的男女双方在结婚登记前所提供的保健服务，包括婚前医学检查、婚前卫生指导和咨询。婚前医学检查是对准备结婚的男女双方进行必要的医学检查，目的是发现影响结婚和生育的疾病。婚前卫生指导和咨询是为服务对象提供性保健、生育保健和避孕知识，针对婚前医学检查发现的疾病或异常情况以及服务对象提出的具体问题进行解答，提供有利于生殖健康和子代素质的医学治疗或建议，便于服务对象在知情的基础上做出适宜决定。婚前保健可避免近亲间、传染病及遗传病患者间不适宜的婚配或生育，减少遗传疾病的延续，促进服务对象个人和家庭幸福，达到优生优育及计划生育的目的。

（三）围生期保健

围生期保健包括妊娠前期保健、妊娠期保健、分娩期保健、产褥期保健、哺乳期保健。

1. 妊娠前期保健　妊娠前期保健是指为准备妊娠的夫妇提供以健康教育与咨询、妊娠前医学检查、健康状况评估和健康指导为主要内容的一系列保健服务。通过评估改善准备妊娠夫妇的健康状况，指导夫妇双方选择最佳受孕时机，如适宜的年龄、最佳的身心状态、良好的社会环境等，降低或消除导致不良妊娠结局的危险因素，减少高危妊娠的发生。女性最佳生育年龄在21～29岁，男性最佳生育年龄在23～30岁，<18岁或>35岁的女性是妊娠高危因素，易造成难产或其他产科并发症，以及胎儿染色体病；重视对年龄较大拟再生育的妇女提供咨询；使用长效避孕药避孕者需改用工具避孕半年后再受孕；妊娠前3个月补充叶酸可降低胎儿神经管畸形等风险。积极治疗对妊娠有影响的疾病，如病毒性肝炎、心脏病、糖尿病及甲状腺功能亢进等，选择适宜时机受孕，不宜妊娠者应及时告知；若有不良孕产史、家族遗传病史、传染病史者，应接受妊娠期咨询。评估妊娠前期女性的生理和社会环境状态，生活中的不良事件与产后抑郁症有关；夫妇应戒烟酒，避免接触有害物质和放射线。

2. 妊娠期保健　妊娠期保健是从确定妊娠之日开始至临产前，为孕妇及胎儿提供的一系列保健服务。目的是加强孕妇和胎儿监护，预防和减少孕产期并发症，开展出生缺陷产前筛查和诊断，及早干预，确保母婴安全。

（1）妊娠早期保健：妊娠早期是胚胎和胎儿发育的重要阶段，受有害因素影响，易发生胎儿畸形或流产。此期保健内容包括：开展妊娠期卫生、饮食营养、休息与活动、性生活、心理适应等方面的健康宣教，识别和预防流产的发生。尽早确诊妊娠并登记保健卡，确定基础血压和体重，进行高危妊娠和遗传性疾病的初筛，特别是对再生育高龄孕妇，认真询问其既往生育史、避孕史，详细进行体格检查，开展妊娠风险评估，筛查高危因素，识别高危孕妇和新生儿。指导孕妇避免接触有毒、有害物质和放射线，避免接触宠物，避免病毒感染。患病时遵医嘱用药。改变不良生活习惯及生活方式，避免高强度工作、噪声环境。避免精神刺激，保持心理健康，预防妊娠期及产后心理问题的发生。补充叶

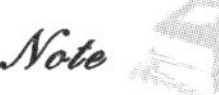

酸(每日 0.4～0.8 mg)或含叶酸的复合维生素,降低早产、胎膜早破的发生率。

(2) 妊娠中期保健:妊娠中期是胎儿生长发育较快的时期。此期保健内容包括:开展妊娠中期营养、生活方式、妊娠生理知识、妊娠期糖尿病筛查意义、早产的认识和预防等健康宣教;进行遗传筛查、胎儿畸形筛查。适当补充铁剂和钙剂,监测胎儿生长发育,预防和及早发现胎儿异常。指导孕妇进行胎教,建立良好的亲子关系;鼓励丈夫积极参与,适应父母角色转变,促进家庭和谐发展。

(3) 妊娠晚期保健:妊娠晚期胎儿发育最快,体重增加明显。此期保健内容包括:开展分娩和产褥知识、母乳喂养、新生儿预防接种及筛查等健康宣教;定期产前检查,加强胎儿子宫内生长发育的监护及孕妇胎盘功能的监测,防治妊娠并发症。指导孕妇注意补充营养;做好分娩前身体、心理和物质方面的准备,知晓临产症状、分娩方式及分娩镇痛方法;做好乳房准备,纠正乳头内陷,以利于产后哺乳。妊娠≥41 周或有高危因素的孕妇应遵医嘱提前住院待产。

3. 分娩期保健 分娩期保健指分娩与接产时的各种保健和处理。提倡住院自然分娩,全面了解和动态评估,加强对孕产妇和胎儿的全程监护,做到“五防、一加强”,即防滞产、防感染、防产伤、防出血、防新生儿窒息,加强对高危妊娠产妇的产时监护和产程处理,保证母儿平安。

4. 产褥期保健 产褥期是产妇全身器官恢复正常的时期,也是产妇角色适应与心理调适的重要时期。此期保健内容包括:开展产妇营养、卫生、活动与休息、母乳喂养等健康教育,加强家庭与社会支持;预防产后出血、感染和产后抑郁症的发生,促进产妇心理和生理机能的恢复。树立以家庭为中心的产科护理理念,指导产妇尽快适应母亲角色并建立亲子关系,鼓励家庭成员积极与产妇交流,参与育婴活动,促进家庭和谐发展。重视产后访视和计划生育指导,产后访视共 3 次,分别于产妇出院后 3 日内、产后 14 日和 28 日,由社区保健人员进行指导,产后 42 日到医院进行产后健康检查,同时给予计划生育指导,使夫妻双方知情选择适宜的避孕措施。

5. 哺乳期保健 哺乳期是指母乳喂养婴儿的时期,一般为 12 个月。母乳不仅营养丰富,容易消化吸收,而且含多种免疫物质,能增强婴儿的抗病能力,同时婴儿吸吮还有利于产妇子宫复旧。此期保健内容包括:保护、促进和支持母乳喂养,促进母亲身心健康、计划生育及新生儿护理等方面的指导。定期访视,评估母亲身心康复情况,指导母亲饮食、休息、清洁卫生、产后运动及合理用药;重点了解哺乳的次数,是否按需哺乳,观察哺乳的姿势并给予正确指导;评估婴儿睡眠、体重增长、大小便次数及性状、母子感情交流等。哺乳期宜采用工具避孕或产后 3～6 个月放置宫内节育器避孕。

为保障母乳喂养成功,WHO 提出“促进母乳喂养的十项措施”:①有书面的母乳喂养规定政策,并常规地传达给所有保健人员。②对所有保健人员进行必要的技术培训,使其能实施这一政策。③将有关母乳喂养的好处及处理方法告诉所有的孕妇。④帮助母亲在产后半小时内开奶。⑤指导母亲如何喂奶,以及在需与婴儿分开的情况下如何保持泌乳。⑥除母乳外,禁止给新生儿吃任何食物或饮料,除非有医学指征。⑦实施母婴同室,让母亲与其婴儿一天 24 h 在一起。⑧鼓励按需哺乳。⑨不要给母乳喂养的婴儿吸入空奶头,或使用奶头作安慰物。⑩促进建立母乳喂养支持组织,并将出院的母亲转给这些组织。

(四) 绝经过渡期保健

绝经过渡期是指从卵巢功能衰退到最后一次月经的时期,卵巢功能衰退可从 40 岁开始,历时可长可短,短则 1～2 年,长则 10 余年。中国妇女平均绝经年龄在 50 岁。绝经过渡期女性出现的一系列躯体和精神心理症状均与卵巢功能下降导致体内性激素的减少或波动有关。此期保健的主要内容包括:加强生活起居、食品营养、锻炼与休息、卫生及心理方面的指导,重视月经失调、绝经后阴道流血及肿瘤筛查,防治围绝经期综合征、骨质疏松、心血管疾病、生殖道脱垂及压力性尿失禁等疾病。重视蛋白质、维生素、微量元素及钙剂的补充;每 1～2 年进行 1 次妇科常见疾病及肿瘤的筛查;若妇女出现月经失调或停经超过半年以上,可适时取出宫内节育器,进行避孕指导直至月经停止 12 个月。必要时遵医嘱进行性激素补充治疗,以利于身心健康,提高生命质量。

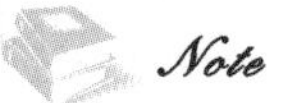

（五）老年期保健

妇女年龄在50岁及50岁以后为老年期，卵巢功能衰竭。体内性激素水平很低，极易患各种身心疾病。此期保健内容包括：开展老年期生理、心理卫生知识的宣传教育，使之能正确认识和对待身体上的变化，保持乐观、积极的心态，生活规律和合理膳食，注意劳逸结合，适度参加社会活动和从事力所能及的工作；指导老年人定期体检，及时防治老年期常见病和多发病。

二、积极做好妇女病普查普治

WHO《妇女、儿童和青少年健康全球战略（2016—2030）》的愿景及目标

国家卫生与计划生育委员会（现国家卫生健康委员会）关于《卫生部贯彻2011—2020年中国妇女儿童发展纲要实施方案》中提出，对妇女开展疾病防治行动，加强乳腺癌、宫颈癌、贫血等重大疾病防治。继续实施并逐步扩大农村妇女乳腺癌、宫颈癌检查及预防艾滋病、梅毒和乙肝母婴传播等重大公共卫生服务项目。因此，应建立健全的各级妇女保健网络，定期开展妇女常见疾病及恶性肿瘤的普查普治工作。对35岁以上妇女，应每1～2年普查1次，普查内容包括妇科检查、阴道分泌物检查、宫颈细胞学检查、超声检查。若发现异常，应进行阴道镜检查、宫颈活组织检查、分段诊刮术、CT、MRI等特殊检查，及早发现妇科肿瘤的癌前期病变，做到早期发现、早期诊断及早期治疗，提高生存率及生存质量。

三、计划生育指导与妇女劳动保护

（一）计划生育指导

以育龄妇女为中心，积极开展计划生育技术咨询，普及节育知识，大力推广以避孕为主的综合节育措施。指导育龄妇女选择适宜的节育方法，减少非意愿妊娠，谨慎采取避孕失败后的补救措施。

（二）妇女劳动保护

目前我国已经建立了较为完善的妇女劳动保护和保健的相关法律，通过采用法律手段，贯彻预防为主的方针，确保妇女在劳动工作中的安全与健康。《中华人民共和国妇女权益保障法》规定妇女在月经期、妊娠期、围生期、哺乳期享受特殊保护，国家推行生育保险制度，用人单位不得在女职工妊娠期、分娩期、哺乳期降低其工资、予以辞退、解除其劳动或聘用合同。有关妇女劳动保护规定如下。

1. 月经期　月经期妇女的劳动分配遵循调干不调湿（不下水田等）、调轻不调重（不从事重体力劳动）的原则。

2. 妊娠期　用人单位应根据医疗机构证明，对于不能适应原劳动岗位的妊娠期女职工，减轻劳动量或者安排其他能够适应的劳动；对妊娠7个月以上的女职工，用人单位不得延长其劳动时间或者安排夜班；并应在劳动时间内进行产前检查，所需时间计入劳动工时。

3. 围生期　女职工生育享受98日产假，其中产前可以休假15日，难产增加产假15日，若生育多胞胎，每多生育1个婴儿，增加产假15日。若妊娠未满4个月流产者，享受15日产假；妊娠满4个月流产者，享受42日产假。在基本产假基础上，符合条件者，如难产、晚育等，还可提出延长产假申请。各地方结合实际对延长产假的条件及时间做了不同规定，时间多在30～60日。

4. 哺乳期　哺乳时间为1年，有未满1周岁婴儿的女职工，用人单位不得延长其劳动时间或安排夜班；每天在劳动时间内为哺乳期女职工安排2次哺乳时间（每次30 min）；若生育多胞胎，则每增加1个婴儿，每天增加1 h哺乳时间。

四、妇女保健统计

妇女保健统计指标是客观评价妇幼保健工作的质量和反映妇幼健康状况基本的指标，同时也为进一步制订妇幼保健工作规划、提高妇幼保健水平提供科学依据。

Note

(一)孕产期保健质量指标

1. 孕产期保健工作统计指标

(1)产前检查率=期内接受过1次及1次以上产前检查的产妇人数/期内活产数×100%。

(2)孕产妇建卡率=期内由保健人员建立的孕产妇保健卡(册)人数/期内活产数×100%。

(3)住院分娩率=期内住院分娩的活产数/期内活产数×100%。

(4)剖宫产率=期内剖宫产活产数/期内活产数×100%。

(5)产后访视率=期内产后接受过1次及1次以上产后访视的产妇人数/期内活产数×100%。

(6)孕产妇系统管理率=期内孕产妇系统管理人数/活产数×100%。

2. 孕产期保健质量指标

(1)高危产妇发生率=期内高危产妇人数/期内活产数×100%。

(2)妊娠期高血压疾病发病率=期内妊娠期高血压疾病患病人数/期内孕妇总数×100%。

3. 孕产期保健效果指标

(1)孕产妇死亡率=期内孕产妇死亡数/期内孕产妇总数×10万/10万。

(2)围生儿死亡率=(妊娠满28周或出生体重≥1000 g的死产、死胎数+出生7日内新生儿死亡数)/活产数(孕产妇)×1000‰。

(3)新生儿死亡率=期内新生儿死亡数/期内活产数×1000‰。

(4)新生儿访视率=期内接受1次及1次以上访视的新生儿人数/期内活产数×100%。

(二)计划生育统计指标

(1)人口出生率=某年内出生人数/该年内平均人口数×1000‰。

(2)计划生育率=符合计划生育要求的活胎数/同年活产数×100%。

(3)节育率=落实节育措施的已婚育龄夫妇任一方人数/已婚育龄妇女数×100%。

(三)妇女病普查普治统计指标

(1)妇女病检查率=期内实际进行妇女病普查人数/期内20～60岁妇女总人数×100%。

(2)某种妇女病患病率=期内查出某种妇女病患病人数/期内实查妇女人数×100%。

(3)某种妇女病治疗率=接受某种妇女病治疗人数/查出同种妇女病总人数×100%。

直通护考

参考答案

A1 型题

1. 有关妇女保健内容的陈述,下列正确的是(　　)。

A. 育龄妇女每1～2年普查1次

B. 中老年妇女以防治子宫脱垂为重点

C. 中年妇女出现症状时,必须进行1次妇科检查

D. 老年妇女除了体检外,每3年需要进行1次妇科检查

E. 老年妇女的重点是预防骨质疏松

2. 下列有关青春期的描述,正确的是(　　)。

A. 月经是青春期的标志

B. 青春期是少女心理、生理发展的一个重要时期

C. 开展青春期教育是学校的基本保健工作

D. 要使青春期少女了解妇女常见病的治疗

E. 青春期是情感的叛逆期

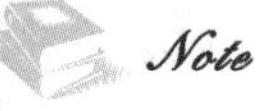

3. 关于孕产期保健，以下描述正确的是(　　)。
A. 产褥期是产妇分娩后生殖器官恢复功能的时期
B. 围生期是对母体进行监护的医学保健
C. 科学接生可提高产科质量
D. 妊娠期检查从妊娠 28 周始
E. 分娩属于生理过程
4. 人口自然增长率的正确计算方法是(　　)。
A. 同年出生人数/平均人口数×100%
B. (同年出生人数－同年死亡人数)/某地某年平均人口数×100%
C. 同年出生人数/某地某年平均人口数×100%
D. 出生人数/某地平均人口数×100%
E. 某年出生人数/(某地平均人口数－死亡人口数)×100%
5. 有关妇女保健工作的意义，下列描述正确的是(　　)。
A. 重点保护妇女、儿童的健康　B. 各机构都应该定期开展妇女普查工作
C. 是我国的基本国策　D. 有利于中、老年妇女健康
E. 降低孕产妇及围生儿死亡率
6. 有关妇女保健工作的宗旨，下列描述正确的是(　　)。
A. 定期进行妇女常见病、多发病的普查普治
B. 积极开展围生期保健　C. 维护和促进妇女身心健康
D. 做好妇女劳动保护　E. 积极开展妇女保健咨询
7. 下列有关青春期一级预防的描述，正确的是(　　)。
A. 月经是青春期的标志　B. 重点给予经期保健指导
C. 定期体格检查是学校的基本保健工作　D. 要使青春期少女了解妇女常见病的治疗
E. 青春期是情感的叛逆期
8. 有关月经期的保健内容，下列描述错误的是(　　)。
A. 月经期应该适当增加营养　B. 可以参加一般劳动
C. 注意保暖，避免受寒　D. 勤盆浴，保持外阴部清洁
E. 避免情绪波动，保持精神愉快
9. 下列有关妊娠前期保健的内容，不包括(　　)。
A. 做好母婴的系统保健，是此期的主要任务　B. 应该宣传并号召晚婚、晚育
C. 积极推行婚前检查　D. 了解男女双方是否存在不宜结婚的疾病
E. 进行正常性生活指导
10. 有关围生期的描述，下列说法正确的是(　　)。
A. 是指围绕产时的一段时期　B. 国际上对围生期有 3 种规定
C. 围生期保健重点是哺乳期　D. 我国采用的围生期是指从妊娠满 20 周至产后 1 周
E. 围生期保健的目的是降低围生儿及孕产妇的死亡率
11. 有关围绝经期的描述，下列说明不正确的是(　　)。
A. 目前将更年期称为围绝经期
B. 是妇女卵巢功能逐渐减退、生殖器官逐渐萎缩的一个过渡时期
C. 所有妇女在此时期都会出现明显症状，不必介意也无须治疗
D. 鼓励更年期妇女参加体育和文体活动，保持乐观情绪
E. 每 1～2 年进行 1 次妇科检查，包括防癌检查
12. 关于老年期的保健内容，应除(　　)外。

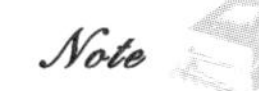

A. 指导老年妇女定期进行体检　B. 建立并保持有规律的生活起居
C. 注意补充激素,以减缓衰老过程　D. 积极预防老年妇女常见的骨质疏松
E. 参加社会活动,从事力所能及的工作

13. 产后访视率的正确计算方法是(　　)。
A. 当年接受产后访视的产妇人数/当年活产数×100%
B. 当年产妇人数/产前孕妇检查人数×100%
C. 当年产妇人数/当年出生的新生儿总数×100%
D. 当年接受产前检查的孕妇人数/当年产妇人数×100%
E. 当年产妇人数/当年接受产前检查的孕妇人数×100%

14. 妇女普查率的正确计算方法是(　　)。
A. 同年接受检查的妇女人数/同年人口总数×100%
B. 期内实查人数/期内应查人数×100%
C. 期内接受检查的妇女人数/期内接受检查的居民人口数×100%
D. 同年接受检查的妇女人数/某地平均人口数×100%
E. 已接受检查的妇女人数/同年妇女总人数×100%

15. 有关女职工的劳动负荷,下列正确的是(　　)。
A. 单人不得超过 20 kg　B. 两人抬运不得超过 30 kg
C. 单人不得超过 25 kg　D. 两人抬运不得超过 40 kg
E. 两人抬运不得超过 45 kg

16. 关于妇女保健工作目的的描述,下列不正确的是(　　)。
A. 降低围生儿死亡率　B. 降低孕产妇的死亡率
C. 降低围生儿出生率　D. 消灭和控制某些疾病及遗传病的发生
E. 控制性传播疾病的传播

17. 有关妇女保健工作方法特点的正确描述,应除(　　)外。
A. 强调全社会参与　B. 加强三级妇幼保健网的建设
C. 以治疗为中心开展群体性服务　D. 相关部门定期进行流行病学调查研究
E. 广泛开展社会宣传,普及卫生宣教

18. 青春期保健工作中的一级预防内容,应除(　　)外。
A. 经期卫生保健指导　B. 乳房保健指导　C. 青春期心理卫生
D. 性知识教育　E. 定期体格检查

19. 下列不属于围生期保健内容的是(　　)。
A. 婚前医学检查　B. 妊娠前期保健　C. 定期产前检查
D. 哺乳期保健　E. 产后检查及计划生育指导

20. 哺乳期保健人员的职责,应除(　　)外。
A. 定期访视　B. 评估母亲身心状况　C. 指导计划生育及用药
D. 评估婴儿生长发育　E. 给予婴儿接种免疫疫苗

(王艳波)

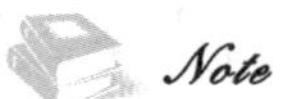

项目二十　妇产科常用护理技术

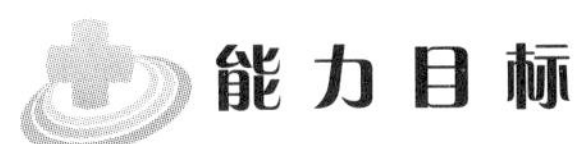

1. 能说出妇产科常用护理技术的适应证和护理要点。
2. 能学会妇产科常用护理技术的操作步骤。
3. 能运用妇产科常用护理技术对临床妇女进行护理。

本项目 PPT

任务一　会阴擦洗(冲洗)

一、目的

(1) 保持患者会阴及肛门部清洁,促进患者的舒适和会阴伤口的愈合。
(2) 防止生殖系统、泌尿系统的逆行感染。

二、适应证

(1) 妇科或产科手术后,留置导尿管者。
(2) 会阴部手术术后患者。
(3) 产后会阴有伤口者。
(4) 长期卧床,生活不能自理的患者。
(5) 急性外阴炎患者。

三、用物准备

橡胶单、中单各 1 块或一次性垫巾 1 块,一次性手套 1 副,会阴擦洗盘 1 个(弯盘 2 个,镊子或卵圆钳 2 把,浸有擦洗液的棉球若干,无菌干纱布 2 块)。

若行会阴冲洗,应准备内盛消毒液 500 mL 的冲洗壶 1 个,干棉球若干,水温计 1 支,便盆 1 个。

四、操作方法

(1) 核对患者,评估患者情况,做好解释说明;环境准备,关闭门窗,男家属回避。

(2) 嘱患者排空膀胱,协助患者脱下一侧裤腿,取屈膝仰卧位,暴露外阴,臀下垫橡胶单、中单或一次性垫巾,如行会阴冲洗,应将便盆置于其上。

(3) 用一把镊子或卵圆钳夹取浸有擦洗液的棉球,再用另一把镊子或卵圆钳夹住棉球进行擦

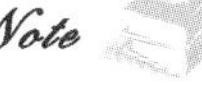

洗。一般擦洗 3 遍:第 1 遍由外向内,自上而下,先近侧后对侧;第 2、3 遍由内向外,自上而下,先对侧后近侧。如有伤口,则以伤口为中心,逐渐向外擦洗。最后擦洗肛周和肛门。

(4) 如行会阴冲洗,护士应一手持盛有消毒液的冲洗壶,另一手持镊子或卵圆钳夹住浸有消毒液的棉球,一边冲刷一边擦洗,顺序同会阴擦洗。冲洗完毕,撤去便盆。

(5) 撤去橡胶单、中单或一次性垫巾,协助患者整理衣裤及床单位。

(6) 做好宣教(产后有会阴伤口者的宣教包括:保持会阴清洁,勤换会阴垫,大小便后清洗会阴,伤口对侧卧位等)。

(7) 处理用物,洗手。

五、护理配合

(1) 观察会阴及会阴伤口周围组织,发现异常及时记录汇报。

(2) 产后及会阴手术的患者,排便后均应擦洗会阴。

(3) 有留置导尿管者,应注意导尿管是否通畅,避免脱落或打结。

(4) 注意无菌操作。

任务二　阴道灌洗

一、目的

(1) 促进阴道血液循环,减少阴道分泌物,缓解局部充血,以控制和治疗炎症。

(2) 使子宫颈和阴道保持清洁。

二、适应证

(1) 各种阴道炎、子宫颈炎。

(2) 子宫切除术前或阴道手术前的常规阴道准备。

三、用物准备

橡胶单、中单各 1 块或一次性垫巾 1 块,一次性手套 1 副,一次性妇科阴道冲洗器 1 个,输液架 1 个,弯盘 1 个,便盆 1 个,阴道窥器 1 个,水温计 1 个,干纱布若干。

灌洗液:0.02%碘伏溶液;0.1%苯扎溴铵(新洁尔灭)溶液;生理盐水;2%～4%碳酸氢钠溶液;1%乳酸溶液;4%硼酸溶液;0.5%醋酸溶液;1∶5000 高锰酸钾溶液等。

四、操作方法

(1) 核对、解释,环境准备。

(2) 嘱患者排空膀胱,上妇科检查床,取膀胱截石位,臀下垫橡胶单、中单或一次性垫巾,放好便盆。

(3) 将装有灌洗液的一次性妇科阴道冲洗器挂于输液架上,其高度距床沿 60～70 cm,排去管内空气,试水温(41～43 ℃)后备用。

(4) 一手持一次性妇科阴道冲洗器,打开开关,用灌洗液冲洗外阴,然后分开小阴唇,将灌洗头沿阴道纵侧壁插入阴道达后穹隆部。

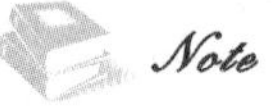

(5) 边冲洗边将灌洗头围绕子宫颈移动,也可用阴道窥器暴露子宫颈后灌洗;当灌洗液剩 100

mL 左右时，关上开关，拔出灌洗头和阴道窥器，再次冲洗外阴。

(6) 撤去用物，协助整理衣裤。

五、护理配合

(1) 灌洗筒到床沿的距离不应超过 70 cm；灌洗液温度以 41～43 ℃为宜；应根据不同的灌洗目的选择灌洗液。

(2) 灌洗头插入不宜过深，其弯头应向上，动作要轻柔。

(3) 产后 10 天或妇产科手术 2 周后的患者，可行低位阴道灌洗。

(4) 经期、产后或人工流产术后子宫颈口未闭或有阴道出血的患者，子宫颈癌有活动性出血者，不行阴道灌洗；未婚妇女可用导尿管进行灌洗。

任务三　会阴湿热敷

一、目的

(1) 促进局部血液循环，改善组织营养。

(2) 增强局部白细胞的吞噬作用，加速组织再生和消炎、止痛。

(3) 促进水肿吸收，使陈旧性血肿局限。

(4) 促进外阴伤口的愈合。

二、适应证

(1) 会阴水肿及血肿的吸收期。

(2) 会阴硬结及早期感染者。

三、用物准备

橡胶单、中单各 1 块或一次性垫巾 1 块，棉垫 1 块，一次性手套 1 副，会阴擦洗盘 1 个，无菌纱布数块，医用凡士林，棉签若干，热源袋，红外线灯。

热敷溶液：沸水，煮沸的 50%硫酸镁溶液，95%乙醇。

四、操作方法

(1) 核对、解释，环境准备。

(2) 嘱患者排空膀胱，暴露热敷部位，臀下垫橡胶单、中单或一次性垫巾。

(3) 热敷部位涂上一薄层凡士林，盖上干纱布，再敷上浸有热敷溶液的温纱布，外面盖上棉垫保温。

(4) 3～5 min 更换热敷垫 1 次，热敷时间 15～30 min。

(5) 移去热敷垫，观察，拭净皮肤，整理床单位。

五、护理配合

(1) 会阴湿热敷应该在行会阴擦洗后进行。

(2) 湿热敷的温度一般为 41～48 ℃，面积应是病损范围的 2 倍。

(3) 定期检查热源袋的完好性，防止烫伤。

(4) 护士应随时评价效果，并为患者提供一切生活护理。

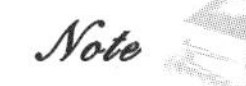

任务四　阴道、子宫颈上药

一、目的

治疗各种阴道炎和子宫颈炎。

二、适应证

各种阴道炎、子宫颈炎或术后阴道残端炎。

三、用物准备

(1) 橡胶单、中单各1块或一次性垫巾1块,一次性手套1副。

(2) 阴道灌洗用物1套、阴道窥器1个、长镊子、消毒干棉球、消毒长棉棍、带尾线的大棉球或纱布若干、喷雾器。

(3) 药品。

四、操作方法

(1) 核对,解释。

(2) 患者排空膀胱,取膀胱截石位,臀下垫橡胶单、中单或一次性垫巾。

(3) 行阴道灌洗后,用阴道窥器暴露阴道、子宫颈,用消毒干棉球拭干,根据病情和药物的不同性状可采用以下方法。

①阴道后穹隆塞药:将药物用长镊子放至阴道后穹隆处,也可指导患者自行放置。

②局部用药:非腐蚀性药物用消毒干棉球或长棉棍蘸药液直接涂擦;腐蚀性药物则用消毒长棉棍蘸少许溶液涂于子宫颈的糜烂面,并插入子宫颈管内约0.5 cm,稍后用生理盐水棉球擦去表面残余药液,最后用消毒干棉球吸干。

③子宫颈棉球上药:阴道窥器充分暴露子宫颈,用长镊子夹持带尾线的大棉球蘸药液后塞压至子宫颈处,将阴道窥器退出,然后取出长镊子,将大棉球线尾固定于阴阜侧上方。

④喷雾器上药:用喷雾器喷射,使药物粉末均匀地散布于炎性组织表面上。

五、护理配合

(1) 上非腐蚀性药物时,应转动阴道窥器,使阴道四壁炎性组织均能涂上药物。

(2) 应用腐蚀性药物时,要保护好阴道壁及正常的子宫颈组织。

(3) 消毒长棉棍上的棉花必须捻紧,涂药时应向同一方向转动。

(4) 阴道栓剂宜晚上或休息时上药,避免起床后脱出。

(5) 给未婚妇女上药时不用阴道窥器。

(6) 经期或子宫出血者不宜阴道给药。

(7) 用药期间应禁止性生活。

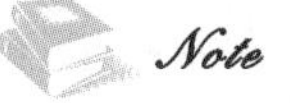

任务五　坐　浴

一、目的

清洁外阴，改善局部血液循环，消除炎症，以利于组织修复。

二、适应证

（1）外阴、阴道手术或经阴道行子宫切除术的术前准备。
（2）外阴炎、阴道炎、子宫脱垂者。
（3）会阴切口愈合但局部有硬结者。
（4）膀胱阴道松弛者。

三、用物准备

消毒小毛巾1块，坐浴盆1个，30 cm高的坐浴盆架1个，坐浴溶液。
常用坐浴溶液的准备与配备。
（1）滴虫性阴道炎：常用0.5%醋酸溶液、1%乳酸溶液或1∶5000高锰酸钾溶液。
（2）阴道假丝酵母菌病：常用2%～4%碳酸氢钠溶液。
（3）萎缩性阴道炎：0.5%～1%乳酸溶液。
（4）外阴炎、非特异性阴道炎、外阴阴道手术术前准备：常用1∶5000高锰酸钾溶液、1∶1000苯扎溴铵溶液或0.02%碘伏溶液等。

四、操作方法

（1）核对、解释。
（2）配制好足够量的溶液，将坐浴盆置于坐浴盆架上。
（3）患者排空膀胱后将臀部和外阴浸泡于坐浴溶液中，一般持续约20 min。
（4）结束后用消毒小毛巾蘸干外阴。
（5）根据目的不同，坐浴分为3种。
①热浴：水温在41～43 ℃，适用于渗出性病变及急性炎性病变，可先熏后坐浴。
②温浴：水温在35～37 ℃，适用于慢性盆腔炎、术前准备等。
③冷浴：水温在14～15 ℃，适用于膀胱阴道松弛、性无能及功能性无月经者。主要是利用低温刺激肌肉神经，使其张力增加。坐浴时间为2～5 min。

五、护理配合

（1）坐浴前擦干净外阴及肛门周围。
（2）坐浴溶液应严格按比例配制，浓度过低起不到治疗效果，浓度过高容易导致黏膜灼伤。
（3）坐浴溶液温度应根据坐浴的不同目的调节，并按照坐浴时间进行坐浴。
（4）坐浴时需将臀部及外阴全部浸入坐浴溶液中。
（5）经期妇女、阴道流血者、孕妇、产后7天内，禁止坐浴。

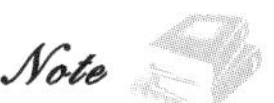

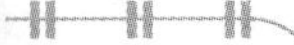

直通护考

参考答案

一、A1 型题

1. 会阴冲洗需准备多少冲洗液?( )

A. 300 mL　B. 400 mL　C. 500 mL　D. 800 mL　E. 1000 mL

2. 为患者进行阴道灌洗时,灌洗筒距床沿的距离一般不超过( )。

A. 40 cm　B. 50 cm　C. 60 cm　D. 70 cm　E. 80 cm

3. 为阴道假丝酵母菌病患者行坐浴时,宜选择的药液是( )。

A. 1∶5000 高锰酸钾溶液　B. 0.5%醋酸溶液　C. 生理盐水

D. 1%乳酸溶液　E. 2%～4%碳酸氢钠溶液

二、A3 型题

患者,女,40 岁。诉外阴及阴道口瘙痒难耐,阴道分泌物增多,白带增多,呈稀薄的泡沫状,时有尿频、尿急、尿痛等症状。妇科检查时见阴道黏膜充血。

1. 患者最可能的诊断是( )。

A. 滴虫性阴道炎　B. 外阴瘙痒症　C. 肾盂肾炎

D. 泌尿系统感染　E. 淋病

2. 患者进行阴道上药治疗时错误的护理要点是( )。

A. 阴道栓剂最好于晚上或休息时上药

B. 经期或子宫出血时不宜阴道给药

C. 用药期间无须禁止性生活

D. 上非腐蚀性药物时,应转动阴道窥器,使阴道四壁均能涂布药物

E. 棉棍上的棉花必须捻紧,防止棉花落入阴道难以取出

3. 患者若进行坐浴治疗应选择的溶液为( )。

A. 1∶2000 苯扎溴铵溶液　B. 2%～4%碳酸氢钠溶液

C. 1∶5000 高锰酸钾溶液　D. 0.025%碘伏溶液　E. 洁尔阴

(陈　哲)

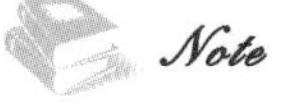

项目二十一　妇产科常用操作及手术患者的护理

能力目标

1. 记住生殖道细胞学检查的护理配合。
2. 记住宫颈活组织检查的适应证及禁忌证，熟悉护理配合。
3. 记住经阴道后穹隆穿刺术的护理配合。
4. 记住诊断性刮宫术的护理配合。
5. 说出妇产科内镜检查的操作过程，熟悉护理配合。
6. 记住输卵管通畅检查的护理配合。
7. 记住会阴切开术的操作步骤，护理要点。
8. 说出胎头吸引术、产钳术的用物准备，记住操作步骤、护理要点。
9. 记住剖宫产术的术前准备、术后护理，说出操作过程。
10. 记住人工剥离胎盘术的操作过程、术中配合、术后护理。

本项目 PPT

任务一　生殖道细胞学检查

女性生殖道细胞一般是指阴道、子宫颈管、子宫与输卵管的上皮细胞。临床上通过生殖道细胞学检查，观察女性生殖道脱落的上皮细胞（以阴道上段和子宫颈阴道部的上皮细胞为主）形态，了解其生理和病理变化。由于阴道上皮细胞受卵巢女性激素影响出现周期性变化，因此，检查女性生殖道脱落细胞既能反映其体内女性激素水平，又能协助诊断生殖系统不同部位恶性肿瘤及观察其治疗效果。检查方法简便、经济、实用，是临床防癌普查和内分泌检查不可缺少的手段。应当指出通过生殖道细胞学检查发现恶性细胞，只能作为初步筛选，不能定位，需行组织学检查才能确诊。

一、适应证

早期子宫颈癌筛查或排除子宫颈或子宫颈管可疑恶性病变，妇女子宫颈癌筛查应在性生活开始3年后或21岁以后，每年检查1次；卵巢功能及胎盘功能检查；闭经、功能失调性子宫出血、流产及生殖道感染性炎症的诊断。

二、禁忌证

生殖器官急性炎症；月经期。

Note

三、用物准备

阴道窥器 1 个，宫颈刮片(木质小刮板)2 个或宫颈刷 1 个，载玻片 2 张，无菌干棉球或棉签若干。0.5%碘伏溶液，装有固定液(95%乙醇溶液)标本瓶 1 个或新柏氏液(细胞保存液)1 瓶等。

四、操作方法

1. 阴道涂片 主要目的是了解卵巢功能及胎盘功能。受检者取膀胱截石位。

(1) 已婚妇女：检查者用未涂润滑剂的阴道窥器扩张阴道，一手持无菌干棉签轻轻刮取阴道上 1/3 段侧壁的分泌物及浅层细胞(避免混入深层细胞影响诊断)，将其薄而均匀地涂在干燥载玻片上，置于 95%乙醇溶液中固定，取出阴道窥器。

(2) 无性生活未婚妇女：检查者先将卷紧的无菌棉签在 0.9%氯化钠溶液中浸湿，持棉签深入阴道内，于阴道上 1/3 段侧壁处轻旋转 1 周取分泌物及浅层细胞，取出棉签横放于干燥载玻片上向一个方向滚涂，然后将载玻片置于 95%乙醇溶液中固定。

2. 宫颈刮片 主要目的是筛查早期子宫颈癌。受检者取膀胱截石位。

(1) 检查者用未涂润滑剂的阴道窥器扩张阴道，若阴道分泌物过多，先用无菌干棉球拭净，再用木质小刮板在子宫颈外口鳞-柱交界处、以子宫颈外口为圆心轻轻刮取 1 周，避免损伤组织引起出血而影响涂片质量和检查结果。

(2) 取出木质小刮板，将刮出物均匀地涂在干燥载玻片上，置于 95%乙醇溶液中固定。

3. 宫颈管涂片 主要目的是了解子宫颈管内情况，受检者取膀胱截石位。

(1) 检查者用未涂润滑剂的阴道窥器扩张阴道，先用无菌干棉球将子宫颈表面分泌物拭净，再将木质小刮板放入子宫颈管内，轻轻刮取 1 周。目前常用特制的子宫颈采样拭子或细胞刷，将其置于子宫颈管内 1.0 cm 处左右旋转 1 周，刷取子宫颈管上皮细胞。

(2) 取出木质小刮板，涂片并固定。或取出细胞刷，立即将取样刷头放置在细胞保存液内，旋紧瓶盖，做好标记，送实验室检查。

木质小刮板涂片法获取细胞数目较少，制片效果不理想，而通过细胞刷采样，应用 1996 年美国 FDA 批准的薄层液基细胞学检查技术，可消除标本中的杂质干扰，使异常细胞更容易识别，提高了检测子宫颈癌前病变的灵敏度和特异度。

五、护理配合

(1) 告知受检者检查前 2 日禁止性生活、行阴道检查或在阴道内放置药物。向其讲解生殖道脱落细胞检查的知识，使其积极配合。

(2) 检查中多与受检者交流，分散其注意力，减轻不适。取标本时动作应轻、稳、准，以免损伤组织引起出血。

(3) 涂片必须均匀，向一个方向涂抹，禁忌来回涂抹，以免破坏细胞。在载玻片、标本瓶上做好标记，及时送检标本。

(4) 向受检者讲清楚生殖道脱落细胞检查结果的临床意义，嘱其及时将病理报告结果反馈给医生，以免延误诊治。

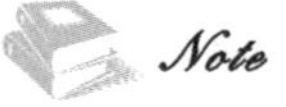

任务二　宫颈活组织检查

一、适应证

宫颈脱落细胞学涂片检查巴氏Ⅲ级、Ⅳ级及Ⅴ级者；宫颈脱落细胞学涂片检查巴氏Ⅱ级经抗感染治疗后复查仍为巴氏Ⅱ级者；TBS 分类鳞状上皮细胞异常者；阴道镜检查反复可疑阳性或阳性者；疑有子宫颈癌或慢性特异性炎症（如结核、尖锐湿疣等），需进一步明确诊断者。

二、禁忌证

生殖道急性或亚急性炎症、妊娠期或月经期、患血液病有出血倾向者。

三、用物准备

阴道窥器 1 个，宫颈钳 1 把，宫颈活检钳 1 把，长镊子 2 把，带尾棉球或带尾纱布卷 1 个，无菌洞巾 1 块，干棉球或棉签若干，手套 1 副。0.5％碘伏溶液，0.2％碘伏溶液，复方碘溶液，装有固定液（10％甲醛溶液）标本瓶 4～6 个。

四、操作方法

（1）受检者排空膀胱，取膀胱截石位。

（2）术者用 0.5％碘伏溶液消毒受检者外阴，铺无菌洞巾。用阴道窥器充分暴露子宫颈，拭净子宫颈表面黏液，用 0.2％碘伏溶液消毒子宫颈及阴道。

（3）选择子宫颈外口鳞-柱交界处或肉眼观糜烂较深或特殊病变处，用宫颈活检钳钳取适当大小的组织。可疑子宫颈癌者，应在子宫颈按时钟位置 3、6、9、12 点 4 处钳取组织。临床上已明确为子宫颈癌，只为确定病理类型或浸润程度者可行单点取材。为提高取材准确性，可在子宫颈阴道部涂以复方碘溶液，选择不着色区钳取子宫颈组织或在阴道镜指引下定位取材。

（4）钳取子宫颈组织后，用带尾棉球或带尾纱布卷局部压迫止血。

（5）将所钳取组织分别放在标本瓶内并做好部位标记。

五、护理配合

（1）告知受检者宫颈活组织检查时间应在月经干净后 3～7 日，检查前 2 日内避免性生活及子宫颈上药，向其讲解子宫颈活组织检查的目的、过程和注意事项。

（2）术中护士应陪伴在受检者身边，给其以心理支持。配合医生选择活组织检查部位，钳取组织时应有一定深度。

（3）标本瓶上标记好受检者姓名、年龄及组织来源部位。及时送检标本。

（4）嘱受检者观察有无阴道流血，若发现异常，应随诊。若无阴道流血，12 h 后自行取出阴道内带尾棉球或带尾纱布卷。

（5）嘱受检者保持外阴清洁，1 个月内禁止性生活、游泳及盆浴。

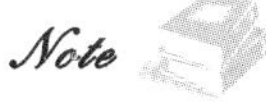

任务三　经阴道后穹隆穿刺术

一、适应证

疑有盆腔内出血或盆腔积液、脓肿患者，协助诊断积液性质；盆腔肿瘤患者，拟在B超引导下细针穿刺取活组织行病理检查；卵巢子宫内膜异位囊肿或输卵管妊娠患者，拟在B超引导下行部位注药治疗；接受辅助生育技术者，阴道B超引导下经后穹隆穿刺取卵。

二、禁忌证

盆腔严重粘连，较大肿块占据直肠子宫陷凹部位并凸向直肠者；疑有肠管和子宫后壁粘连者；临床已高度怀疑恶性肿瘤者；异位妊娠准备采用非手术治疗者。

三、物品准备

弯盘1个，阴道窥器1个，宫颈钳1把，18号穿刺针1～2个，10 mL注射器1个，无菌试管1个，孔巾1块，无菌纱布2块。

四、操作方法

(1) 患者取膀胱截石位，常规消毒外阴，阴道后铺孔巾。

(2) 用阴道窥器暴露子宫颈与阴道后穹隆，局部再次消毒。

(3) 用宫颈钳夹持子宫颈后唇向前牵引，充分暴露阴道后穹隆。

(4) 将针头与针管连接后，在后穹隆中央部距子宫颈阴道交界1 cm处平行进针，当针穿过阴道壁后有落空感时，表示进入直肠子宫陷凹，穿刺深度2～3 cm，然后调整针头偏向病变侧，边抽吸边退针。

(5) 抽吸完毕后拔针，局部以无菌纱布压迫片刻，止血后取出宫颈钳和阴道窥器。

五、护理配合

(1) 穿刺过程中注意观察患者生命体征及面色的变化，了解患者的感受。

(2) 穿刺时应注意进针方向、深度，防止伤及直肠。

(3) 当肠管和后壁粘连时，禁止行经阴道后穹隆穿刺术。

(4) 如抽出物为血液，应观察是否凝集，如凝集为血管内血液，相反为腹腔内血液，如为脓液，应进行细菌培养，涂片检查及药敏试验；如为黏液及渗出液，应一部分送化验室，另一部分送病理检查。

(5) 协助医生做好记录，以帮助疾病诊断。

任务四　诊断性刮宫术

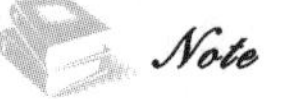

诊断性刮宫是刮取子宫腔内容物(子宫内膜和其他组织)进行病理检查的一种诊断方法，简称诊

刮。若同时怀疑有子宫颈管和子宫腔病变，应对子宫颈和子宫腔分别进行诊刮，简称分段诊刮。

一、适应证

子宫异常出血或阴道排液者，证实或排除子宫内膜癌或其他病变（如子宫内膜炎、流产等）；功能失调性子宫出血或怀疑子宫性闭经者，了解子宫内膜变化及其对性激素的反应；女性不孕症患者，了解有无排卵及子宫内膜病变；功能失调性子宫出血或疑有子宫腔内组织残留致长期多量出血者，刮宫有助于诊断并可快速止血。

二、禁忌证

急性阴道炎、急性子宫颈炎、急性或亚急性附件炎；术前体温＞37.5 ℃。

三、用物准备

无菌刮宫包 1 个（内有阴道窥器 1 个、宫颈钳 1 把、子宫探针 1 根、无齿卵圆钳 1 把、有齿卵圆钳 1 把、Hegar 宫颈扩张器 4～8 号各 1 个、刮匙 1 把、小刮匙 1 把、弯盘 1 个、洞巾 1 个、纱布 2 块、棉球若干）。0.2％碘伏溶液，0.5％碘伏溶液，0.9％氯化钠溶液，装有 10％甲醛溶液的标本瓶 2～3 个。

四、操作方法

（1）患者排尿后取膀胱截石位。

（2）术者用 0.5％碘伏溶液消毒患者外阴，铺洞巾。阴道窥器充分暴露子宫颈，用 0.2％碘伏溶液消毒子宫颈及阴道。双合诊查清子宫位置、大小及附件情况，再次消毒阴道及子宫颈。

（3）用宫颈钳钳夹子宫颈前唇，子宫探针探测子宫腔深度及方向。按子宫屈向，用 Hegar 宫颈扩张器自 4 号开始逐一扩张至 8 号。将小刮匙深入子宫腔内，由内向外沿子宫腔前壁、侧壁、后壁、子宫底和两侧子宫角部刮取组织，刮出物先放在一块盐水纱布上，肉眼观察，若可疑为癌组织，不应继续刮宫，以免出血及癌灶扩散。若怀疑子宫内膜结核，应注意刮取两侧子宫角部。将盐水纱布上的刮出物放入装有 10％甲醛溶液的标本瓶中送检。

（4）进行分段诊刮时先不探测子宫腔，用小刮匙先刮子宫颈内口至外口的子宫颈管组织，然后进行刮宫。将刮出的子宫颈管和子宫腔组织分开装入标本瓶中送检。

五、护理配合

（1）术前向患者讲解诊断性刮宫的目的和过程，解除其思想顾虑。告知其刮宫前 5 日内禁止性生活。了解卵巢功能时，术前至少 1 个月停用性激素。出血、穿孔和感染是刮宫的主要并发症，术前应根据患者实际情况，做好输液、备血及药敏试验的准备。

（2）配合医生选择患者适宜刮宫时间。不孕症患者或怀疑无排卵性功能失调性子宫出血患者，应选择月经来潮前数日或月经来潮 6 h 内进行诊刮；疑为子宫内膜不规则脱落，应于月经第 5～7 日刮宫；疑为子宫内膜癌，可随时诊刮。哺乳期子宫壁极软，应先肌内注射缩宫素后再刮宫。

（3）术中指导患者做深呼吸等一些放松动作，帮助其转移注意力，以减轻疼痛。

（4）协助医生观察刮出的可疑病变组织，放入标本瓶中做好记录，送检单应标明末次月经时间，及时送检。

（5）术后嘱患者保持外阴部清洁，2 周内禁止性生活及盆浴。及时向医生反馈病理检查结果，遵医嘱服用抗生素 3～5 日，术后 1 周到门诊复查。

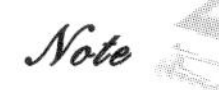

任务五　妇产科内镜检查

一、阴道镜检查

(一) 适应证

宫颈刮片细胞学检查巴氏Ⅱ级以上，或 TBS 提示上皮细胞异常者；接触性出血、绝经后不规则阴道流血或血性白带，肉眼观察子宫颈无明显病变者；肉眼观察子宫颈可疑癌变者，行可疑病灶定位活组织检查；疑有阴道腺病、阴道恶性肿瘤者；阴道及子宫颈病变治疗后复查和评估者。

(二) 禁忌证

月经期不宜使用。

(三) 用物准备

弯盘 1 个，阴道窥器 1 个，宫颈钳 1 把，卵圆钳 1 把，活检钳 1 把，尖手术刀柄 1 把，尖手术刀片 1 个，标本瓶 4～6 个，纱布 4 块，棉球数个及棉签数根等。

(四) 操作方法

(1) 患者排尿后取膀胱截石位，操作者用阴道窥器充分暴露患者阴道及子宫颈，用棉球轻轻拭去子宫颈分泌物。肉眼观察子宫颈形态、大小、色泽及有无赘生物等。

(2) 打开光源，调整阴道镜位置，使目镜适合观察，再调节焦距至物像清晰，先用低倍镜观察子宫颈阴道部上皮、血管等变化，再加用绿色滤光片并放大 20 倍，精细观察血管。

(3) 于子宫颈表面涂 3%醋酸溶液，柱状上皮在醋酸作用下水肿，变微白色呈葡萄状，以此鉴别子宫颈鳞状上皮和柱状上皮。不典型增生或上皮内癌时，上皮细胞膜、细胞核及细胞质内比正常鳞状上皮细胞含有更多的蛋白质，遇醋酸后蛋白质凝固而使上皮变白，涂醋酸 2 min 后，颜色完全显现。

(4) 重点观察子宫颈鳞柱状交界部位，用干棉球拭去醋酸溶液，涂以 1%复方碘液，正常鳞状上皮富含糖原呈棕褐色，不典型增生和癌变上皮因糖原少而不着色或着色极淡。观察不着色区域的分布、颜色、混浊度、表面构型及血管结构等。

(5) 在不着色的可疑病变部位多点夹取活组织，送病理检查。

(6) 记录检查所见，可用附图或绘图方式表示。

(五) 护理配合

(1) 向患者讲解阴道镜检查的目的及方法，以消除患者的顾虑。

(2) 手术前需做妇科检查，常规消毒。

(3) 检查前 24 h 内，应避免阴道活动，如阴道冲洗、检查、性生活等，月经期禁止检查。

(4) 术中配合医生调整光源，及时传递所需用物。

(5) 若取活组织，应填好申请单，标本瓶上注明标记后及时送检。

二、腹腔镜检查

(一) 适应证

不孕、不育患者，为明确或排除盆腔疾病、判断输卵管通畅程度及观察排卵状况；怀疑子宫内膜异位症者；原因不明的急慢性腹痛、盆腔痛及治疗无效的痛经者，寻找病因；明确盆腔肿块部位、定位

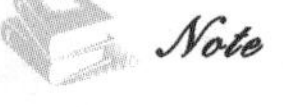

取活组织进行病理检查；恶性肿瘤术后或化疗后的效果评价；计划生育并发症的诊断，如腹腔异位宫内节育器的查找并取器、吸宫术发生子宫穿孔的诊断等。

（二）禁忌证

严重心、肺疾病或膈疝；盆腔肿块过大，超过脐水平及妊娠超过 16 周者；弥漫性腹膜炎或怀疑腹腔内广泛粘连；腹腔内大出血；凝血系统功能障碍。

（三）用物准备

阴道窥器 1 个，宫颈钳 1 把，敷料钳 1 把，卵圆钳 1 把，子宫探针 1 根，细齿镊 2 把，刀柄 1 把，组织镊 1 把，持针器 1 把，小药杯 2 个，缝线，缝针，刀片，棉球，棉签，纱布，内镜，CO_2 气体，举宫器，2 mL 注射器，局麻药等。

（四）操作方法

(1) 放置举宫器：患者排尿后取膀胱截石位，术者用 0.5%碘伏溶液消毒外阴，戴无菌手套，铺无菌巾。阴道窥器暴露患者子宫颈，用 0.2%碘伏消毒子宫颈及阴道，放置举宫器。无性生活史者不用举宫器。

(2) 消毒、麻醉：患者取仰卧位，术者用 0.5%碘伏溶液消毒腹部皮肤，特别注意对脐孔的消毒，铺无菌巾。腹腔镜检查多采用局部浸润麻醉及静脉麻醉，也可采用硬膜外麻醉。

(3) 人工气腹麻醉：生效后，术者在脐缘下 0.5 cm 处行横切口或纵切口，长约 1.5 cm。再用布巾钳提起腹壁，将气腹针自切口内与腹壁成 45°角刺入腹腔，将装有 0.9%氯化钠溶液的 5 mL 注射器与穿刺针连接，先回抽注射器，若无血液或其他液体，则将 5 mL 液体注入，注入顺利提示气腹针在腹腔内，再次回抽，证实无血液后，连接气腹机，以流量 1～2 L/min 注入 CO_2 气体，腹腔压力达 12 mmHg 左右停止充气，总充气量为 2～3 L，拔出气腹针。协助患者取头低臀高 20°体位，使肠管移至上腹部。

(4) 放置腹腔镜并观察：用布巾钳提起腹壁，将套管针沿气腹针穿刺部位垂直穿刺入患者腹腔，拔出套管针芯，将腹腔镜镜体自套管插入腹腔，打开冷光源，按顺序检查在盆腔内的各器官。助手配合移动举宫器，改变子宫位置。

(5) 取出腹腔镜：检查无出血及内脏损伤，关闭气腹机，取出腹腔镜。放尽腹腔内气体，拔出套管，协助患者取头高臀低 25°体位，缝合穿刺口，以无菌纱布覆盖，胶布固定。

（五）护理配合

1. 术前准备

(1) 在全面评估患者身心状况的基础上，向患者讲解腹腔镜检查的目的、操作步骤，术中配合，使患者消除疑虑，配合手术。

(2) 排空膀胱，取膀胱截石位，进行检查时需使患者臀部抬高。

(3) 腹部进行常规消毒，范围与一般腹部手术相同，皮肤切口局部选用相应的麻醉方式。

2. 术中配合

(1) 体位：随着 CO_2 气体进入腹腔，将患者改为臀高头低位，并遵照医生要求及时更换所需体位。

(2) 提供术中所需物品。

(3) 观察患者生命体征的变化，如有异常及时处理。

(4) 陪伴在患者身旁，了解患者的感受，并指导患者与医生配合的技巧。

3. 术后护理

(1) 术后卧床休息半小时，询问患者的感受，密切观察患者生命体征，如发现异常，汇报医生及时处理。

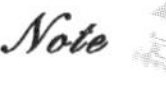

(2) 向患者讲解可能因腹腔残留气体而感肩痛及上肢不适的症状会逐渐缓解;两周内禁止性生活;如有发热、出血、腹痛等应及时到医院就诊。

(3) 观察脐部伤口情况,鼓励患者每天下床活动,尽快排除腹腔气体,使患者舒适。

(4) 按医嘱给予抗生素。

三、子宫镜检查

(一) 适应证

异常子宫出血者;不孕症、反复流产及怀疑子宫腔粘连者;评估超声检查的异常子宫腔回声及占位性病变;宫内节育器定位及取出;子宫造影检查异常者;子宫腔内手术的术前检查及术后随访。

(二) 禁忌证

急性及亚急性生殖道炎症;严重心肺功能不全或血液疾病;近期(3 个月内)有子宫穿孔或子宫手术史;子宫颈瘢痕影响扩张者;子宫颈裂伤或松弛致灌流液外漏者。

(三) 用物准备

阴道窥器 1 个,宫颈钳 1 把,敷料钳 1 把,卵圆钳 1 把,子宫探针 1 根,子宫腔刮匙 1 把,宫颈扩张器 4～8 号各 1 根,小药杯 1 个,弯盘 1 个,纱球 2 个,纱布 2 块等。

(四) 操作方法

(1) 患者排尿后取膀胱截石位,术者用 0.5%碘伏溶液消毒外阴,戴无菌手套,铺无菌巾。阴道窥器暴露患者子宫颈,用 0.2%碘伏溶液消毒子宫颈及阴道。

(2) 宫腔镜检查不需麻醉,对疼痛敏感者,可行宫颈旁神经阻滞麻醉或行宫颈管的表面麻醉,用浸湿 2%利多卡因的无菌长棉签插入子宫颈管,放置 5 min。

(3) 用宫颈钳夹持子宫颈前唇,子宫探针探查子宫腔方向及深度。根据宫腔镜管鞘外径,用 Hegar 宫颈扩张器扩张至稍大于管鞘外径,使镜管能够顺利通过。

(4) 接通液体膨宫泵,排空管内气体,压力调整为 10 mmHg,用 5%葡萄糖溶液膨开子宫颈,将宫腔镜插入子宫颈管,打开光源,边观察边进入子宫腔,调整液体流量和子宫腔内压力,冲洗子宫腔至流出液清亮。待子宫腔充盈后,转动宫腔镜管按子宫底、子宫腔前后壁、两侧子宫角及输卵管开口顺序检查子宫腔形态,观察有无异常,必要时在直视下取活组织送病理检查。

(5) 子宫腔内检查完毕,边退出边检查子宫颈内口和子宫颈管,取出宫腔镜。

(五) 护理配合

(1) 术前全面评估患者一般情况,向患者解释检查目的及操作过程,取得患者配合。

(2) 一般于月经干净后 5 天内进行检查,此时子宫内膜较薄且不易出血,同时,因黏液分泌少,子宫腔病变易暴露。

(3) 术中陪伴患者,观察患者的反应,发现异常及时处理。

(4) 术后卧床观察 1 h,按医嘱使用抗生素 3～5 天;告知患者经子宫镜检查后 2～7 天阴道可能有少量血性分泌物,需保持会阴清洁;术后 2 周内禁止性生活,盆浴。

(杨　娟)

任务六　输卵管通畅检查

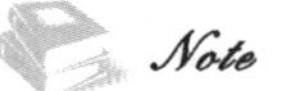

输卵管通畅检查的目的是了解子宫腔和输卵管腔的形态,输卵管是否通畅及其阻塞部位。常用

的方法有输卵管通液术、子宫输卵管造影术。近年来，随着内镜技术在妇产科的广泛应用，普遍采用腹腔镜直视下输卵管通液检查、宫腔镜下经输卵管口插管通液检查。

一、适应证

(1) 不孕症，男方精液正常，疑有输卵管阻塞者。

(2) 评价输卵管造口术或粘连分离术后手术效果。

(3) 评价输卵管绝育术后手术效果。

(4) 评价输卵管再通术、输卵管成形术后手术效果。

(5) 轻度输卵管黏膜粘连的治疗。

二、禁忌证

(1) 生殖器官急性炎症，慢性炎症急性或亚急性发作。

(2) 月经期或有不规则阴道流血。

(3) 可疑妊娠。

(4) 体温高于 37.5 ℃。

(5) 严重全身性疾病，不能耐受手术。

(6) 碘过敏者。

三、术前准备

1. 患者准备

(1) 月经干净 3～7 日，术前 3 日禁止性生活。

(2) 患者排空膀胱。

(3) 术前半小时肌内注射阿托品 0.5 mg，解除痉挛。

2. 用物准备　阴道窥器 1 个，宫颈钳 1 把，通液器 1 个，弯盘 1 个，长弯钳 1 把，卵圆钳 1 把，子宫探针 1 根，宫颈扩张器 1 套，治疗巾，孔巾各 1 张，纱布、棉签、棉球若干，20 mL 注射器 1 支等。

3. 药品准备　输卵管通液术(0.9%氯化钠 20 mL、庆大霉素 8 U、地塞米松 5 mg、透明质酸酶 15000 U)、子宫输卵管造影术(40%碘化钠造影剂 1 支或 76%泛影葡胺液 1 支等)。

四、操作方法

(1) 患者排空膀胱后，取膀胱截石位。

(2) 常规消毒外阴、阴道，铺无菌巾。行双合诊检查了解子宫大小及位置。

(3) 放置阴道窥器，充分暴露子宫颈，再次消毒阴道穹隆及子宫颈。以宫颈钳钳夹子宫颈前唇，置入 Y 形管，连接通液器，缓慢推注，压力不超过 160 mmHg。观察推注时阻力大小，有无液体回流及患者下腹有无疼痛等情况。

(4) 行子宫输卵管造影术，应将 40%碘化钠造影剂注满子宫颈导管，排出空气，缓慢注入，在 X 线透视下观察造影剂流经输卵管及子宫腔情况并摄片。24 h 后再一次摄盆腔片，观察腹腔内有无游离造影剂。若用泛影葡胺液造影，应在注射后立即摄片，10～20 min 后再次摄片，若在注入造影剂后子宫角圆钝而输卵管不显影，应考虑输卵管痉挛，可保持原位，肌内注射阿托品 0.5 mg，20 min 后再透视、摄片；或停止操作，下次摄片前先使用解痉挛药物。

五、护理配合

(1) 协助患者摆放体位。

(2) 在注射造影剂过程中严密观察患者生命体征，警惕造影剂栓塞，若患者出现呛咳，应立即停

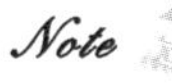

止推注,取出造影管,必要时按肺栓塞处理。

(3) 检查过程中及时递送医生所需物品。

(4) 术后再次核对患者信息,并协助患者整理好衣服。

(5) 评估患者心理状况,做好心理护理。

(6) 告知患者术后2周内禁止性生活和盆浴,遵医嘱应用抗生素预防感染。

任务七　会阴切开术

会阴切开术是常用的产科手术之一,是切开会阴组织以扩大外阴口的手术,有时阴道手术为扩大视野也可行会阴切开术。常用术式有会阴后侧切开和会阴正中切开两种。临床上以前者使用较多,有时妇科经阴道手术为扩大视野也会行会阴切开术(图21-1、图21-2)。

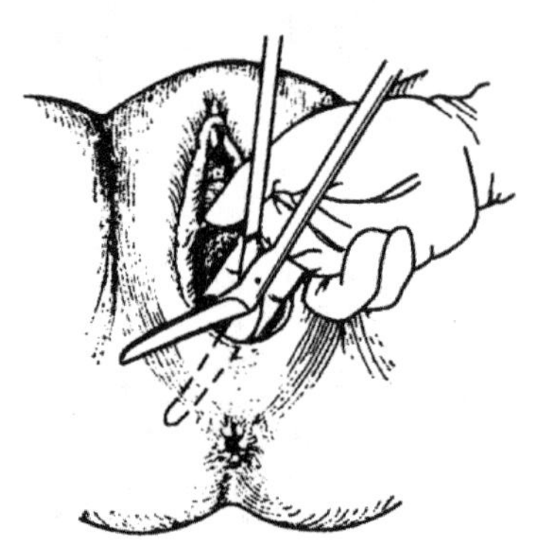

图21-1　会阴左后侧切开

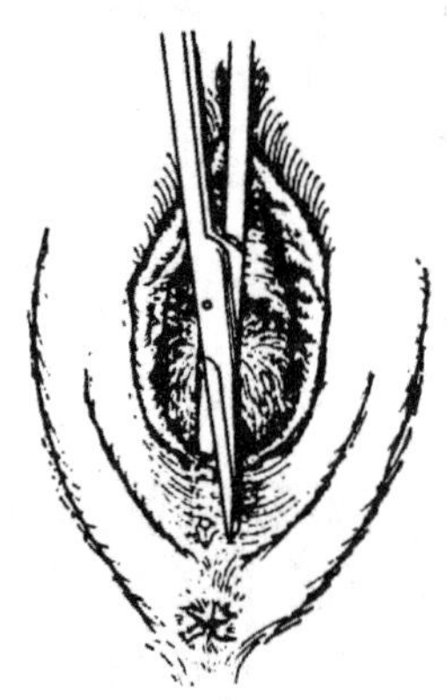

图21-2　会阴正中切开

一、适应证

(1) 会阴裂伤不可避免,如会阴坚韧、水肿或瘢痕形成,会阴体较长,持续性枕后位等。

(2) 需阴道助产,如产钳术、胎头吸引术、臀位助产术等。

(3) 需缩短第二产程,如继发性子宫收缩乏力,胎儿过大导致第二产程延长,胎儿窘迫等。

(4) 预防早产儿因会阴阻力引起颅内出血。

二、用物准备

(1) 物品准备:无菌会阴切开包1个(内有弯盘1个,弯血管钳2把,止血钳2把,长镊子2把,组织镊1把,侧切剪刀1把,线剪刀1把,20 mL注射器1个,长穿刺针1个,持针器1把,圆针、角针各1枚,治疗巾4张,1号丝线1团,2/0可吸收缝线1根),纱布1包,棉球若干,消毒液等。

(2) 药品准备:2%利多卡因1支,缩宫素注射液,止血药物。

三、操作方法

常规冲洗消毒会阴并铺无菌巾,进行局部麻醉,麻醉起效后,如选会阴左后侧切开,左手食指、中指伸入胎先露和阴道侧后壁之间,右手持剪刀在会阴后联合正中偏左0.5 cm处向左下方,与正中线成45°,在宫缩时剪开皮肤和黏膜3～4 cm,注意两者长度保持一致。如选会阴正中切开,当胎头着冠时,沿会阴正中向下切开,评估产妇会阴后联合的长度,通常剪开不超过2 cm,避免切口延长导致会

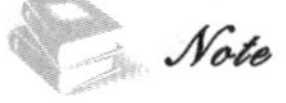

阴Ⅲ度裂伤。切开后立即保护会阴，注意胎头俯屈以最小径线娩出。

四、护理配合

(1) 协助产妇取膀胱截石位或屈膝仰卧位。

(2) 协助术者阴部神经阻滞麻醉及局部皮下浸润麻醉。

(3) 配合术者传递所需物品及药物。

(4) 指导产妇正确运用腹压，密切观察宫缩情况及胎心率的变化，顺利完成胎儿经阴道娩出。

(5) 分娩结束后协助术者缝合，缝合线应超出切口顶端上方 0.5～1.0 cm。需对合整齐，逐层缝合，不留死腔。

(6) 评估产妇的宫缩情况，胎先露下降程度，会阴情况及胎心率变化情况。评估产妇生命体征情况及阴道流血、流液情况。

(7) 评估切口情况(有无渗血、红肿、硬结及脓性分泌物)，如有异常，及时通知医生处理。会阴后侧切伤口于术后第 5 日拆线，会阴正中切开伤口于术后第 3 日拆线。

任务八　胎头吸引术

胎头吸引术是将胎头吸引器置于胎头顶部，利用负压吸引原理，按分娩机制牵引胎头，通过牵引协助胎儿娩出的一项助产技术。常用的胎头吸引器分三种：直筒状胎头吸引器、牛角形胎头吸引器、扁圆形胎头吸引器(图 21-3)。

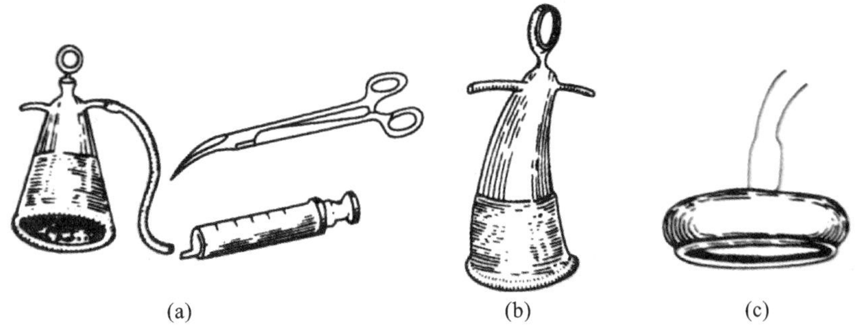

图 21-3　常用胎头吸引器

(a) 直筒状胎头吸引器；(b) 牛角形空筒胎头吸引器；(c) 扁圆形胎头吸引器

一、适应证

(1) 需要缩短第二产程者，如胎儿窘迫、妊娠合并心脏病、妊娠高血压疾病、子痫前期等。

(2) 子宫收缩乏力导致第二产程延长，或胎头拨露达半小时仍不能娩出者。

(3) 有剖宫产史或瘢痕子宫，不宜屏气加压者。

二、禁忌证

(1) 严重头盆不称、产道阻塞或畸形、尿瘘修补术后等，不能经阴道分娩者。

(2) 胎位异常者，如面先露、横位、臀位等。

(3) 胎头位置高或宫口未开全者。

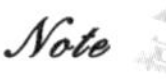

三、用物准备

(1) 物品准备:负压吸引器,胎头吸引器 1 个,100 mL 注射器 1 支,一次性负压吸引管 1 根,血管钳 2 把,治疗巾 2 张,纱布 4 块,消毒棉球若干,无菌手套 1 副、0.5%聚维酮碘溶液,新生儿抢救设备等。

(2) 药品准备:新生儿抢救药品等。

四、操作方法

(1) 产妇取膀胱截石位或屈膝仰卧位,导尿排空膀胱,冲洗后消毒外阴,铺无菌巾。

(2) 阴道检查,确认宫口是否开全、胎膜是否破裂,明确胎位情况。

(3) 评估会阴情况,若产妇会阴体较长或会阴部坚韧,应先行会阴后侧切开术。

(4) 放置胎头吸引器,检查吸引器与胎头顶端是否紧贴并有无子宫颈及阴道壁组织夹入,调整吸引器横柄与胎头矢状缝相一致,作为旋转胎头的标记。

(5) 开启电动负压吸引器形成负压,一般负压控制在 280～350 mmHg,再次确认吸引器与胎头之间无组织夹入,按分娩机制缓慢牵引。

(6) 牵引过程中,密切监测胎心率的变化,发现异常及时报告医生。

(7) 待胎头双顶径超过骨盆出口时,解除负压,取下胎头吸引器,并按分娩机制娩出胎头及胎体。

五、护理配合

(1) 术前向产妇讲解胎头吸引术助产的目的和方法,取得产妇配合。

(2) 牵拉胎头吸引器前,检查有无损坏、漏气,橡皮套是否松动等,以确保吸引装置完好。

(3) 指导产妇配合操作,当胎头双顶径越过骨盆出口时,避免屏气用力。

(4) 术后评估产妇软产道损伤情况,如有裂伤应及时缝合。

(5) 产后评估产妇生命体征、子宫收缩、阴道流血情况,发现异常及时通知医生。

(6) 密切观察新生儿有无头皮血肿及头皮损伤的发生,注意观察新生儿皮肤颜色、反应、肌张力,警惕发生颅内出血,做好新生儿抢救准备。

(7) 常规给予新生儿维生素 K_1 10 mg,肌内注射,防止出血。

(8) 24 h 内避免搬动新生儿,3 天内禁止洗头。必要时将新生儿转入新生儿科给予监护治疗。

任务九　产　钳　术

产钳术是用产钳牵拉胎头娩出胎儿的助产技术。根据手术时胎头所处位置分为高位、中位、低位、出口产钳四种。其中高位产钳术和中位产钳术风险大,目前临床上已极少采用。产钳由左、右两叶组成,每叶产钳又分为四个部分,即钳叶、钳胫、钳锁和钳柄四个部分(图 21-4)。

一、适应证

(1) 同"胎头吸引术"。

(2) 胎头吸引术失败而胎儿存活者。

(3) 臀先露后出胎头娩出困难者。

(4) 剖宫产娩出胎头困难者。

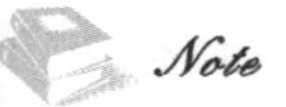

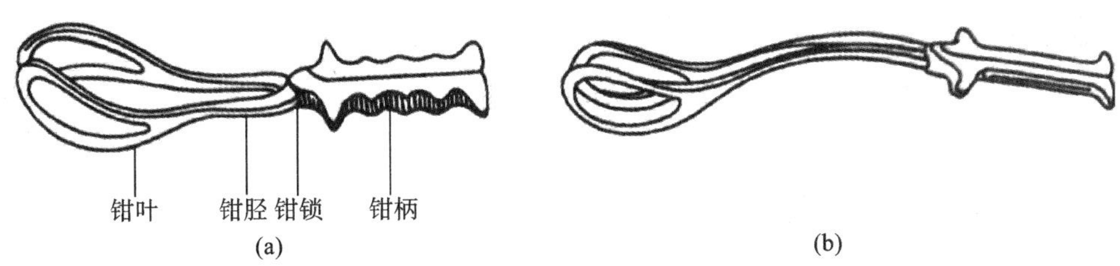

图 21-4　产钳

(a) 常用产钳及其结构;(b) 臀后位出头产钳

二、禁忌证

(1) 同“胎头吸引术”。

(2) 严重胎儿窘迫,短时间内不能结束分娩者。

(3) 畸形儿,死胎,行穿颅术者。

三、用物准备

(1) 物品准备:会阴切开包 1 个、无菌产钳 1 副、正常接产包 1 个、吸氧面罩 1 个、无菌手套 2 副、新生儿抢救设备等。

(2) 药品准备:麻醉药、抢救药品等。

四、操作方法

(1) 产妇取膀胱截石位,常规消毒外阴,套脚套,铺无菌巾,导尿。

(2) 阴道检查,明确胎位及施术条件。

(3) 一般行左侧会阴后侧切开术。

(4) 置入产钳,先左钳叶后右钳叶,分别放在胎头左右两侧,胎头矢状缝在两个钳叶正中,注意检查钳叶与胎头间有无软组织或脐带。合拢试牵,按产轴方向向下、向后缓慢牵引,待胎头着冠时,逐渐将产钳向前提,使胎头仰伸娩出。当胎头双顶径超过骨盆出口时,松开并取下产钳,按分娩机制娩出胎儿。

(5) 术后检查子宫颈、阴道壁及会阴切口,予以缝合。

五、护理配合

(1) 术前评估产妇心理状况,向家属和孕妇说明产钳术助产的目的、方法及必要性,缓解其紧张恐惧心理,取得产妇及家属的同意并积极配合。

(2) 术中密切监测子宫收缩及胎心的变化,发现异常及时通知医生。

(3) 术后产妇及新生儿护理同“胎头吸引术”。

任务十　剖宫产术

剖宫产术是经腹壁切开子宫取出胎儿及其附属物的手术。主要术式有子宫下段剖宫产术、子宫体部剖宫产术和腹膜外剖宫产术 3 种。

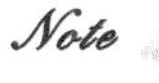

一、适应证

(1) 产力异常、头盆不称、骨盆狭窄、软产道异常、胎位异常、巨大儿、早产儿、过期妊娠儿、珍贵儿等。

(2) 妊娠合并症、并发症者。

(3) 脐带脱垂、胎儿窘迫者。

二、禁忌证

死胎及胎儿畸形,不应行剖宫产术终止妊娠。

三、用物准备

剖宫产术包1个,内有25 cm不锈钢盆1个,弯盘1个,卵圆钳6把,1、7号刀柄各1把,解剖镊2把,小无齿镊2把,大无齿镊1把,18 cm弯血管钳6把,10 cm、12 cm、14 cm直血管钳各4把,组织钳4把,巾钳4把,持针器3把,吸引器头1个,阑尾拉钩2个,腹腔双头拉钩2个,刀片3个,双层剖腹单1块,手术衣6件,治疗巾10块,纱布垫4块,纱布20块,1号、4号、7号丝线各1卷,可吸收缝线若干包,手套6副,0.5%聚维酮碘溶液。

四、手术方式

(1) 子宫下段剖宫产术:临床上最常用的剖宫产术式。切口在子宫下段,具有术时出血少,伤口愈合好,瘢痕组织少,大网、肠管粘连较少见,再次分娩时发生子宫破裂率低的优点。

(2) 子宫体部剖宫产术:又称古典式剖宫产术。此法易掌握,但术中出血多,切口易与大网膜、肠管、腹壁腹膜粘连,再次妊娠易发生子宫破裂,仅适用于胎盘前置不能做子宫下段剖宫产术者。

(3) 腹膜外剖宫产术:此术式较复杂,不进入腹腔,可减少腹腔感染的危险,对伴有子宫腔感染的产妇尤为适用。但此术式用时较多,伴有胎儿窘迫、胎儿巨大者,技术操作不熟练者不适用。

五、护理配合

1. 术前准备

(1) 告知产妇剖宫产术的目的,耐心解答有关疑问,缓解其焦虑。

(2) 评估产妇的手术史,药物过敏史等。

(3) 做好备皮、药敏试验等准备,具体参见"腹部手术患者的一般护理"。

(4) 术前禁用呼吸抑制剂,以防止发生新生儿窒息。

(5) 术日晨禁食水,留置导尿管。

(6) 做好新生儿保暖和抢救工作,如气管插管、氧气、急救药品等。

(7) 协助产妇取左侧卧位倾斜10°～15°,防止仰卧位低血压综合征的发生。

2. 术中配合

(1) 密切观察并记录产妇生命体征及胎心的变化。

(2) 若因胎头入盆太深致分娩胎头困难,助手可在台下戴无菌手套自阴道向子宫腔方向上推胎头。

(3) 建立静脉通道、遵医嘱使用缩宫素等。

(4) 观察并记录产妇导尿管是否通畅,尿液颜色、性状及量。

(5) 当刺破胎膜时,应注意产妇有无咳嗽、呼吸困难等症状,监测羊水栓塞的发生。

(6) 配合进行新生儿护理。

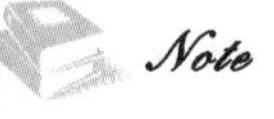

3. 术后护理

(1) 密切观察并记录产妇生命体征变化。

(2) 评估产妇子宫收缩及阴道流血情况，术后 24 h 产妇取半卧位，以便恶露排出。

(3) 留置导尿管 24 h，拔管后指导产妇自行排尿。

(4) 鼓励产妇勤翻身并尽早下床活动；根据肠道功能恢复情况指导饮食。

(5) 指导产妇出院后保持外阴清洁；落实避孕措施，至少避孕 2 年；鼓励符合母乳喂养条件的产妇坚持母乳喂养；做产后保健，促进骨盆肌及腹肌张力恢复；若出现发热、腹痛或阴道流血过多等，应及时就医；产后 42 日应去医院做健康检查。

任务十一　人工剥离胎盘术

人工剥离胎盘术是指胎儿娩出后，术者用手剥离并取出胎盘的手术。

一、适应证

(1) 胎儿经阴道娩出 30 min 后，胎盘尚未娩出者。

(2) 剖宫产，胎儿娩出 5～10 min 后，胎盘仍未娩出者。

(3) 胎儿娩出后，胎盘部分剥离，引起子宫大量出血者。

二、用物准备

(1) 物品准备：无菌手套 1 副，无菌手术衣 1 件，导尿管 1 根，无齿长镊 2 把，会阴消毒包 1 个，无菌洞巾 1 个，0.5%聚维酮碘溶液 1 瓶，5 mL 注射器，抢救车。

(2) 药品准备：阿托品 0.5 mg，哌替啶 50 mg，缩宫素注射剂，麦角新碱，抢救药品等。

三、操作方法

(1) 产妇取膀胱截石位，导尿排空膀胱。

(2) 术者重新消毒外阴，铺无菌洞巾，更换无菌手术衣及无菌手套。

(3) 术者一手五指并拢，沿脐带伸入子宫腔，找到胎盘边缘，掌心向上，以手掌尺侧缘钝性剥离胎盘，另一手在腹壁协助按压子宫底(图 21-5)。待胎盘全部剥离，手握胎盘取出，若无法剥离，需考虑胎盘植入，切忌强行或暴力剥离。

(4) 胎盘取出后应仔细检查是否完整，若有缺损应再次徒手伸入子宫腔清除残留胎盘、胎膜，必要时行刮宫术。

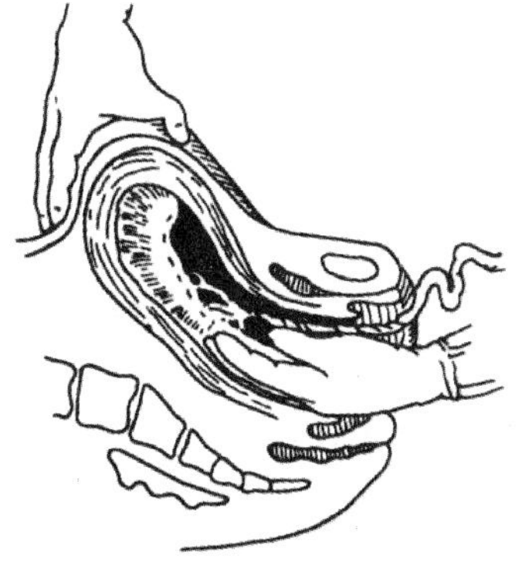

图 21-5　协助胎盘胎膜娩出

四、护理配合

(1) 术前评估产妇心理状况，向产妇说明行人工剥离胎盘术的目的及必要性，取得配合，并做好输液、输血准备。

(2) 术中密切观察产妇生命体征，发现异常及时通知医生。

(3) 术中严格执行无菌操作，动作轻柔，切忌粗暴及多次进出子宫腔。

(4) 术后评估产妇子宫收缩及阴道出血情况，子宫收缩不佳时需按摩子宫，遵医嘱给予缩宫素

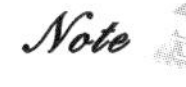

或麦角新碱。

(5) 术后评估产妇子宫颈、阴道、会阴是否有裂伤,发现裂伤及时缝合。

(6) 术后评估产妇体温有无升高、下腹有无疼痛及阴道分泌物是否正常,遵医嘱应用抗生素预防感染。

(张艳慧)

直通护考

参考答案

A1 型题

1. 患者,女,40 岁,孕 2 产 1。近半年偶有接触性出血,妇科检查:宫颈糜烂面积占子宫颈面积 1/2,子宫及双侧附件无异常发现。若检查见子宫颈 1 点处有异常血管,下一步处理是(　　)。

A. 宫颈活组织检查　B. 诊断性宫颈锥切术　C. 全子宫切除
D. 次全子宫切除　E. 观察随访

2. 患者,女,37 岁,结婚 6 年,孕 1 产 0,现孕 38 周。双足踝部及双侧小腿出现指凹性水肿。入院后测 T 36.5 ℃,P 90 次/分,R 22 次/分,BP 165/90 mmHg,患者诉 2 h 前出现头痛,胃部疼痛,时有恶心、欲吐感。该患者如行剖宫产术,术前应采取的护理措施为(　　)。

A. 术前告知产妇剖宫产术的目的　B. 手术当日清晨禁水、禁食　C. 做好输血准备
D. 备好急救药品、氧气等　E. 以上都对

3. 患者,女,40 岁,孕 2 产 1。近半年偶有接触性出血,妇科检查:宫颈糜烂面积占子宫颈面积 1/2,子宫及双侧附件无异常发现。正确的取材方法是(　　)。

A. 冲洗会阴后,取阴道穹隆部分泌物　B. 刮取子宫颈阴道壁的分泌物
C. 刮取子宫颈外口鳞状上皮和柱状上皮交界处的细胞　D. 刮取子宫颈表面的脱落细胞
E. 用刮片刮取阴道侧壁上 1/3 的分泌物

4. 患者,女,46 岁。主因:停经 4 个月余后,出现阴道不规则出血,持续 16 天出现阴道大量出血不止。诉乏力、懒言、精神倦怠。查体:T 36.5 ℃,P 88 次/分,R 20 次/分,BP 100/70 mmHg。提示:患者已确诊为功能失调性子宫出血。提问:应采取的治疗方法应该是(　　)。

A. 行阴道上药　B. 会阴冲洗　C. 诊断性宫颈锥切术
D. 会阴切开术　E. 诊断性刮宫

5. 患者,女,40 岁,孕 2 产 1。近半年偶有接触性出血,妇科检查:宫颈糜烂面积占子宫颈面积 1/2,子宫及双侧附件无异常发现。该患者进一步的检查是(　　)。

A. 宫颈刮片检查　B. 阴道镜检查　C. 宫腔镜检查
D. 腹腔镜检查　E. 诊断性宫颈锥切术

6. 患者,女,40 岁,孕 2 产 1。近半年偶有接触性出血,妇科检查:宫颈糜烂面积占子宫颈面积 1/2,子宫及双侧附件无异常发现。病理报告为巴氏Ⅰ级,其临床意义是(　　)。

A. 子宫颈可疑癌　B. 正常的阴道涂片　C. 子宫颈炎症
D. 子宫颈细胞具有恶性改变　E. 高度可疑癌

7. 会阴侧切术的角度一般为(　　)。

A. 30°　B. 40°　C. 45°　D. 50°　E. 60°

8. 用胎头吸引术助产时,全部牵引时间不宜超过(　　)。

A. 5 min　B. 10 min　C. 15 min　D. 20 min　E. 25 min

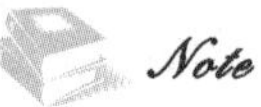
Note

9. 会阴切开后,会阴切口肿胀伴有明显疼痛时,应选用以下哪种药进行湿敷?(　　)

A. 50%硫酸镁溶液　　B. 1∶5000 高锰酸钾溶液　　C. 95%乙醇溶液
D. 1∶1000 的苯扎溴铵溶液　　E. 0.9%氯化钠溶液

10. 下列哪项不是生殖道细胞学检查的适应证？（　　）
A. 早期子宫颈癌的筛查　　B. 阴道炎　　C. 卵巢功能检查
D. 怀疑子宫颈管恶性病变者　　E. 胎盘功能检查

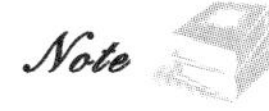

常用妇产科专有名词英文缩写

AC　abdominal circumference　腹围

ACOG　American College of Obstetricians and Gynecologists　美国妇产科医师学会

AD　abdominal diameter　腹径

ADH　antidiuretic hormone　抗利尿激素

AFE　amniotic fluid embolism　羊水栓塞

AFI　amniotic fluid index　羊水指数

AFLP　acute fatty liver of pregnancy　妊娠期急性脂肪肝

AFP　alpha fetoprotein　甲胎蛋白

AFV　amniotic fluid volume　羊水最大暗区垂直深度

AI　artificial insemination　人工授精

AID　artificial insemination by donor　供精者精液人工授精

AIH　artificial insemination by husband sperm　丈夫精液人工授精

AR　autosome recessive　常染色体隐性遗传

ART　assisted reproductive techniques　辅助生殖技术

AsAb　antisperm antibody　抗精子抗体

ASCUS　atypical squamous cells undefined significance　未明确诊断意义的不典型鳞状上皮细胞

AUC　area under the curve　曲线下面积

BBT　basal body temperature　基础体温

BCG　bacille calmette-guerin　卡介苗

BFHR　FHR-baseline　胎心率基线

BPD　biparietal diameter　双顶径

bpm　beat per minute　每分钟心搏次数

BV　bacterial vaginosis　细菌性阴道病

CA125　cancer antigen 125　癌抗原 125

CA19-9　carbohydrate antigen 19-9　糖链抗原 19-9

CC　choriocarcinoma　绒毛膜癌

CC　clomiphene citrate　枸橼酸克罗米芬

CCT　computer-assisted cytology test　计算机辅助细胞检测系统

CDC　centers for disease control　疾病控制中心

CEA　carcinoembryonic antigen　癌胚抗原

CHM　complete hydatidiform mole　完全性葡萄胎

CI　cornification index　角化指数

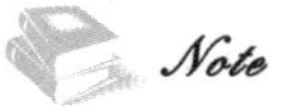

CIN cervical intraepithelial neoplasias 宫颈上皮内瘤变
CIS carcinoma in situ 原位癌
CMV cytomegalovirus 巨细胞病毒
CPD cephalopelvic disproportion 头盆不称
CRL crown-rump length 顶臀长
CRP c-reaction protein C-反应蛋白
CRS congenital rubella syndrome 先天性风疹综合征
CST contraction stress test 宫缩应激试验
CT chlamydia trachomatis 沙眼衣原体
CVR contraceptive vaginal ring 阴道避孕环
DC diagonal conjugate 对角径
D&C dilatation and curettage 刮宫术
DES diethylstilbestrol 己烯雌酚
DIC disseminated intravascular coagulation 弥散性血管内凝血
DUB dysfunctional uterine bleeding 功能失调性子宫出血
3-DUI 3-dimension ultrasound imaging 三维超声诊断法
E1 estrone 雌酮
E2 estradiol 雌二醇
E3 estriol 雌三醇
EC external conjugate 骶耻外径
ECC endocervical curettage 子宫颈管内组织刮除
ED early deceleration 早期减速
EDC expected date of confinement 预产期
EE ethinyl estradiol 炔雌醇
EI eosinophilic index 嗜伊红细胞指数
EIN endometrial intraepithelial neoplasia 子宫内膜上皮内瘤样病变
EMT endometriosis 子宫内膜异位症
ER estrogen receptor 雌激素受体
FAD fetal activity acceleration determination 胎儿活动加速测定
FAT fetal acceleration test 胎心率加速试验
FECG fetal electrocardiography 胎儿心电图
FGF fibroblast growth factor 成纤维细胞生长因子
FGR fetal growth restriction 胎儿生长受限
FHR fetal heart rate 胎心率
FIGO International Federation of Gynecology and Obstetrics 国际妇产科联盟
FL femur length 股骨长
FM fetal movement 胎动
Fn fibronectin 纤维结合蛋白
FPFD female pelvic floor dysfunction 女性盆底功能障碍
FSH follicle-stimulating hormone 卵泡刺激素
FSH-RH follicle-stimulating hormone releasing hormone 卵泡刺激素释放激素
GDM gestational diabetes mellitus 妊娠期糖尿病
GIFT gamete intra fallopian transfer 配子输卵管内移植

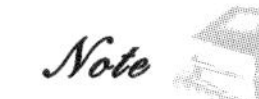

GIUT gamete intrauterine transfer 配子子宫腔内移植

Gn gonadotrophin 促性腺激素

GnRH gonadotropin-releasing hormone 下丘脑促性腺激素释放激素

GnRH-a gonadotropin-releasing hormone analogue 促性腺激素释放激素激动剂

GS gestational sac 妊娠囊

GTD gestational trophoblastic disease 妊娠滋养细胞疾病

GTT gestational trophoblastic tumor 妊娠滋养细胞肿瘤

Gy gray unit 辐射吸收剂量单位,1 Gy=100 rads

HC head circumference 头围

HCA the syndrome of hypexadrogenic chronic anovulation 雄激素过多持续无排卵综合征

HCT heat color test 热色试验

human chorionic thyrotropin (人)绒毛膜促甲状腺激素

hCG human chorionic gonadotropin 人绒毛膜促性腺激素

HDN hemolytic disease of newborn 新生儿溶血性疾病

HELLP hemolytic anemia,elevated liver enzymes and low platelets syndrome 溶血、肝酶升高及血小板减少综合征

HM hydatidiform mole 葡萄胎

HPG human pituitary gonadotropin (人)垂体促性腺激素

hPL human placental lactogen 人胎盘生乳素

H-P-O-A hypothalanius-pituitary-ovary axis 下丘脑-垂体-卵巢轴

HPV human papilloma virus 人乳头瘤病毒

HSG hysterosaipingography 子宫输卵管造影

HSV herpes simplex virus 单纯疱疹病毒

IC intercristaldiaraeter 髂嵴间径

ICP intrahepatic cholestasis of pregnancy 妊娠期肝内胆汁淤积症

ICSI intra-cytoplasmic sperm injection 卵细胞质内单精子注射

IS interspinal diameter 髂棘间径

ISGYP International Society of Gynecological Pathologists 国际妇科病理学家协会

ISSVD International Society for the Study of Vulvar Disease 国际外阴疾病研究协会

IT intertuberal diameter 坐骨结节间径

IUD intrauterine device 宫内节育器

IUGR intrauterine growth retardation 子宫内发育迟缓

IUI intrauterine insemination 子宫腔内人工授精

IVF-ET in vitro fertilization and embryo transfer 体外受精-胚胎移植

IYM in vitro maturation 卵母细胞体外成熟

KI karyopyknotic index 致密核指数

LAG large for gestational age 大于孕龄

LD late deceleration 晚期减速

LD50 median lethal dose 半数致死量

LEEP loop electrosurgical excision procedure 环形电切术

LH luteinizing hormone 黄体生成素

LHRH luteinizing hormone releasing hormone 黄体生成激素释放激素

LMA left mento anterior 颏左前

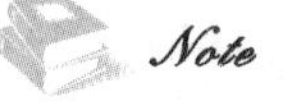

LMP left mento posterior 颏左后
LMP last menstrual period 末次月经
LMT left mento transverse 颏左横
LOA left occipito anterior 枕左前
LOP left occipitoposterior 枕左后
LOT left occipitotransverse 枕左横
LNG-IUD levonorgestrel-releasing intrauterine device 左炔诺酮宫内节育器
LPD luteal phase defect 黄体功能不足
LRF luteinizing hormone releasing factor 黄体生成激素释放因子
LSA left sacro anterior 骶左前
LSP left sacro posterior 骶左后
Lst left sacrotransverse 骶左横
LScA left scapulo-anterior 肩左前
LScP left scapulo-posterior 肩左后
L/S lecithin/sphingomyelin 卵磷脂/鞘磷脂
MAS meconium aspiration syndrome 胎粪吸入综合征
MG mycoplasma genitalium 生殖支原体
MH mycoplasma hominis 人型支原体
MI maturation index 成熟指数
MMMT malignant mesodermal mixed tumor 恶性中胚叶混合瘤
MP mycoplasma pneumonia 肺炎支原体
MPA medroxyprogesterone 甲羟孕酮
MPC mucopurulent cerricitis 黏液脓性子宫颈炎
NGU non-gonococcal urethritis 非淋菌性尿道炎
NPF natural family planning 自然避孕法
NST non-stress test 无激惹试验
NT nuchal translucency 胎儿颈项后透明带厚度
OCT oxytocin challenge test 缩宫素激惹试验
OGTT oral glucose tolerance test 口服葡萄糖耐量试验
OHSS ovarian hyperstimulation syndrome 卵泡过度刺激综合征
OMI oocyte maturation inhibition 卵母细胞成熟抑制因子
P progesterone 孕酮
PAIg platelet associated immunoglobulin 血小板相关免疫球蛋白
PAPP-A pregnancy associated plasma protein-A 妊娠相关性血浆蛋白
PCOS polycystic ovarian syndrome 多囊卵巢综合征
PGD preimplantation genetic diagnosis 植入前遗传学诊断
PID pelvic inflammatory disease 盆腔炎性疾病
PIF prolactin inhibitory factor 催乳素抑制因子
PMP previous menstrual period 前次月经
PMS premenstrual syndrome 经前期综合征
POP pelvic organ prolapse 盆腔脏器脱垂
POP-Q pelvic organ prolapse quantitative examination 盆腔脏器脱垂定量检查
PR progestogen receptor 孕激素受体

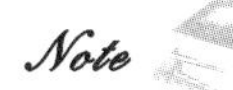

PRL　prolactin　催乳素
PROM　premature rupture of membrane　胎膜早破
PSβ1G　pregnancy specific β1-glycoprotein　妊娠特异性 β1 糖蛋白
RI　resistance index　阻力指数
RMA　right mento anterior　颏右前
RMP　right mentoposterior　颏右后
RMT　right mentotransverse　颏右横
ROA　right occipito anterior　右枕前
ROP　right occipitoposterior　右枕后
ROT　right occipitotransverse　右枕横
ROT　roll over test　翻身试验
RSA　right sacro anterior　骶右前
RSP　right sacroposterior　骶右后
RST　right sacrotransverse　骶右横
RScA　right scapulo-anterior　肩右前
RScP　right scapulo-posterior　肩右后
RVVC　recurrent volvovaginal candidiasis　复发性外阴阴道假丝酵母菌病
SCC　squamous cell carcinoma antigen　鳞状细胞癌抗原
SHBG　sex hormone binding globulin　性激素结合球蛋白
SUI　stress urinary incontinence　压力性尿失禁
T　testosterone　睾酮
TCC　transitional cell carcinoma　移行细胞癌
TDF　testis determining factor　睾丸决定因子
TO　transverse outlct　出口横径
TO A　tubo-ovarian abscess　输卵管卵巢脓肿
TSH　thyroid stimulating hormone　促甲状腺激素
TTTS　twin to twin transfusion syndrome　双胎输血综合征
TVL　total vaginal length　阴道总长度
UICC　international union against cancer　国际抗癌协会
UU　ureaplasma urealyticum　解脲支原体
VD　variable deceleration　变异减速
VEGF　vascular endothelial growth factor　血管内皮生长因子
VIN　vulvar intraepithelial neoplasia　外阴上皮内瘤变
VSM　vasculo-syncytial membrane　血管合体膜
VVC　vulvovaginal candidiasis　外阴阴道假丝酵母菌病
WHO　world health organization　世界卫生组织
ZJFT　zygote intrafallopian transfer　合子输卵管内移植术
EPDS　Edinburgh postnatal depression scale　爱丁堡产后抑郁量表
BDI　Beck depression inventory　Beck 抑郁量表
PDSS　postpartum depression screening scale　产后抑郁筛查量表
SDS　self-rating-depression scale　抑郁自评量表
DSMIV　diagnostic and statistical manual of mental disorders　精神病诊断与统计手册
VTE　deep venous thrombosis　深静脉血栓

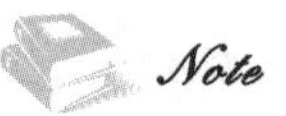

FPFD　female pelvic floor dysfunction　女性盆底功能障碍性疾病
OCT　oral contraceptive　口服避孕药
STD　sexually transmitted diseases　性传播疾病
AIDS　acquired immunodeficiency syndrome　获得性免疫缺陷综合征
HIV　human immunodeficiency virus　人免疫缺陷病毒
ART　antiretroviral therapy　抗逆转录病毒治疗
AUB　abnormal uterine bleeding　异常性子宫出血
MPS　menopause syndrome　绝经综合征
HRT　hormone replacement therapy　激素补充治疗

（杨　娟）

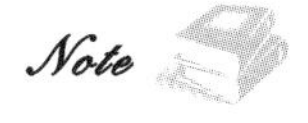

参 考 文 献

CANKAOWENXIAN

[1] 谢幸,孔北华,段涛.妇产科学[M].9版.北京:人民卫生出版社,2018.
[2] 安力彬,陆虹.妇产科护理学[M].6版.北京:人民卫生出版社,2017.
[3] 桑未心,杨娟.妇产科护理(临床案例版)[M].武汉:华中科技大学出版社,2016.
[4] 程红.妇产科护理学考试宝典[M].武汉:华中科技大学出版社,2014.
[5] 郑修霞.妇产科护理学[M].5版.北京:人民卫生出版社,2012.
[6] 王卫平,孙锟,常立文.儿科学[M].9版.北京:人民卫生出版社,2018.
[7] 夏海鸥.妇产科护理学[M].3版.北京:人民卫生出版社,2014.
[8] 蒋莉,蔡晓红.妇产科护理学[M].北京:中国医药科技出版社,2018.
[9] 马常兰,许红.妇产科护理[M].北京:人民卫生出版社,2016.
[10] 张欣,胡向莲.妇产科护理学[M].3版.西安:第四军医大学出版社,2015.
[11] 李淑文,王丽君.妇产科护理[M].北京:人民卫生出版社,2016.
[12] 张新宇,田小英.妇产科护理[M].北京:高等教育出版社,2010.
[13] 魏碧蓉.妇科护理学[M].北京:人民卫生出版社,2009.
[14] 陈霞云,吴培英.妇产科护理学[M].西安:第四军医大学出版社,2010.
[15] 熊庆,王临虹.妇女保健学[M].2版.北京:人民卫生出版社,2010.
[16] 孙燕.妇产科护理技术[M].北京:中国科学技术出版社,2018.
[17] 曹泽毅.中华妇产科[M].北京:人民卫生出版社,2014.